피부관리 올인원

피부관리 올인원

초판 1쇄 인쇄일 2018년 9월 7일
초판 1쇄 발행일 2018년 9월 13일

지은이 박규리
펴낸이 양옥매
일러스트 임희준
디자인 오현숙 송다희
교정 조준경

펴낸곳 도서출판 책과나무
출판등록 제2012-000376
주소 서울특별시 마포구 방울내로 79 이노빌딩 302호
대표전화 02.372.1537 **팩스** 02.372.1538
이메일 booknamu2007@naver.com
홈페이지 www.booknamu.com
ISBN 979-11-5776-615-4(13590)

이 도서의 국립중앙도서관 출판시도서목록(CIP)은 서지정보유통지원 시스템 홈페이지(http://seoji.nl.go.kr)와 국가자료공동목록시스템(http://www.nl.go.kr/kolisnet)에서 이용하실 수 있습니다.
(CIP제어번호 : CIP2018027345)

피부관리 올인원

1인 창업 → 재창업까지 **연봉 7천~1억원↑**

초보자 → 전문가까지 테크닉, 샵 운영 비법

| 박규리 지음 |

책과나무

들어가며

30년 전 처음 피부관리를 배웠고, 26년 전부터 처음 방문 홈케어로 뷰티 관련 사업을 시작하여 판매 및 영업직, 교육 강사를 거쳐 피부관리실을 운영하며 많은 지식과 경험을 축적하였습니다. 그동안 여러 관리사 분들과 원장님들을 보면서 어려운 여건에서 힘들게 일하는 모습이 남일 같지 않았고, 한편으로는 타성에 젖어 더 발전하지 못하는 부분이 안타깝기도 하였습니다. 그래서 관리사의 몸에 무리가 가지 않는 프로그램을 개발하여 교육하였고, 늘 더 많은 이론적 지식을 알려 주려 애써 왔습니다. 그러던 중 건강상의 이유로 샵을 정리하게 되었고, 잠시 휴식하던 기간에 저처럼 오랜 시간 동안 무리한 수기 자세로 인하여 건강이 나빠진 피부 미용 종사자들을 위한 마사지 도구를 개발하게 되었습니다. 빠르게 변화하는 시대의 흐름으로 1인 창업자가 급격하게 늘어나면서 그에 따른 과로와 스트레스에 몸과 마음이 지칠 대로 지쳤기에 치유와 변화가 필요한 때라 생각했습니다.

제가 개발한 제품은 수정, 세라믹, 스톤 재질의 천연석 온열 마사지 도구로 관리사의 몸에 무리가 가지 않으면서도 고객이 마사지 받는 동안 편안하고, 마사지 효과가 탁월한 것이 특징입니다.

샵을 운영하던 중 관리에 스톤을 이용하면 원적외선 때문인지 관리 후 효과가 눈에 보일 만큼 좋았기에 처음에는 스톤으로 제품을 개발하였으나 스톤은 숨을 쉬는 돌로, 오일 마사지 시 오일을 흡수하다가 다 차면 뿜어내어, 고객의 탁기가 관리사의 손이나 다른 고객에게 흡수되는 사실을 알게 되었습니다. 그래서 그 점을 개선할 수 있는 천연 수정으로 제품을 만들게 되었습니다. 수정은 과학적으로 검증하기 어려웠던 '히포크라테스' 때부터 가장 좋은 통증 치료의 도구로 사용되었다고 합니다. 현대에 와서 수정의 초당 3천 2백만 회의 파동이 인체의 뇌파를 알파파로 전환시켜 심신을 편하게 해주고, 수정테라피 관리 후 숙면을 취하도록 한다는 사실이 과학적으로 입증되었습니다. 그런데 수정이 전자파를 차단한다는 말에는 저 스스로도 의심이 들어 수정 제품 샘플을 전자레인지에 넣어 보았는데, 이상하게도 온도가 전혀 올라가지 않았습니다. 다시 2분간 유리와 천연석도구, 내열유리를 전자레인지에 함께 돌려보니 수정만 온도가 올라가지 않았습니다. 다른 제품 모두 뜨거워서 잡을 수가 없었고 뜨거워진 유리 제품은 물에 넣는 순간 파손되었습니다. 그 후로 저는 수정의 전자파 차단 효과를 확인하고 확신하게 되어 수정을 소재로 제품을 만들게 되었고, 공인검사기관에서 성분을 분석한 99.9% 고순도의 수정을 사용하여 수정테라피 제품을 개발하게 되었습니다.

제품 샘플을 이용하여 여러 원장님들과 시연 테스트를 한 결과 놀라운 효과를 보고 더욱 확신을 갖게 되었고, 수정 관리를 체험한 여러 원장님들이 한결같이 "이건 되겠다."라고 하셨습니다. 신기하게도 관리를 하는 저의 몸도 좋아지는 것을 느낄 수 있었는데, 이유를 생각해 보니 수정 온열 파동이 손바닥 반사구로 전해져서인지, 몸을 디톡스해주어 땀이 나면서 몸이 가벼워지고 상쾌함을 느낄 수 있었습니다. 그 후 여러 가지 제품을 개발하게 되었고, 전국에 계신 많은 관리사들께 인기 있는 상품으로 자리 잡게 되었습니다. 이유는 관리사의 건강을 좋게 하고, 관리사들이 일하기 편하며, 관리 효과가 좋고, 고객 만족도가 높아 한 번 관리 받으면 다시 받고 싶은 관리가 수정 관리이기 때문입니다.

4년 전 출간한 '쉽게 따라잡는 웰빙 테라피스트'가 품절되어, 그동안의 교육 경험으로 원장님들께 꼭 필요한 좋은 책을 쓰고 싶었습니다.

서점에 가 보면 피부관리 관련 전문 도서가 너무도 많고, 뷰티 산업의 트렌드에 맞는 지식을 겸비하려면 여러 권의 다양한 책을 보아야 하는 번거로움이 따릅니다.

그러나 현장에서 일이 끝난 뒤 피곤하여 잘 시간도 없는 1인 샵 원장님들께서 여러 권의 책을 구입하여 공부를 하고, 다양한 분야의 내용을 정리한다는 것은 참으로 쉽지 않은 현실입니다.

여러 권의 책을 구매하는 데 드는 비용의 문제와 스스로 공부하기가 어려운 점 등 현장에서 일하시는 원장님의 애로사항을 수렴하여, 샵에 찾아오시는 고객의 문제를 쉽게 관리할 수 있도록, 전신의 문제에 대응하는 관리 방법을 다양한 그림과 사진으로 쉽게 파악할 수 있는 실용적인 책을 만들게 되었습니다.

본서는 처음 피부관리실을 창업하는 초보자부터 재창업이 필요한 원장님들께 꼭 필요한, 시작하면서부터 1천만 원 이상 이익을 볼 수 있는 노하우들을 담았습니다. 그리고 샵 오픈 후 새롭게 재창업이나 새로운 프로그램 개편을 위해 전문가적 지식을 쉽게 습득할 수 있는 대안도 제시합니다.

특히 전문가 과정은 근, 골격계의 이론과 그에 따른 각종 통증, 체형의 변화가 한의학적 내용과 연계된 마사지 순서와 포인트를 쉽게 이해하고 관리할 수 있도록 사진으로 예시하였습니다. '한번 고객은 영원한 고객'이라는 책임 의식으로 고객의 현재 건강 상태와 체질, 심리 상태까지 점검하고, 이에 따른 효과적인 맞춤형 관리 프로그램을 진행합니다. 그리고 관리 후 병증에 따른 운동, 스트레칭 요법이나 부족한 기운의 장기에 이로운 컬러 푸드를 알려드려 고객의 평생 건강 컨설팅을 돕는 내용을 담았습니다.

또한 관리실에서 빠른 효과를 볼 수 있는 '3가지 복합테라피' 프로그램으로 '수정 - 전신 디톡스','아로마 - 병증 치유','컬러테라피 - 심리적 뇌파안정'등 프로그램화된 도표를 보고 3분 안에 고객의 병증에 맞는 유기농 아로마 브렌딩과 병증개선 효과가 탁월한 차별화된 맞춤형 프로그램을 소개합니다. '3가지 복합테라피' 관리 전후의 사진을 비교하시면 어떤 관리보다 효과가 탁월한 것을 확인하실 수 있습니다.

후반부에 소개된 창업과 전문가 과정의 내용은 5년간 일선 원장님들의 교육 후 프로그램 개편을 통하여 직접 효과를 체험한 실전 테크닉과 실용 프로그램으로 구성하였습니다.

제가 뷰티산업에 종사한 지가 근 30년이고, 제품 개발을 시작한 후 8년간의 실무 내용이 본서에 포함되어 있습니다. 시간에 쫓기어 공부하기 어려운 일선 원장님들이 이제부터는 일만 잘하는 것이 아닌, 그림과 도표를 활용하여 말도 잘하는 '브리핑'전문가가 되기를 바랍니다. 아이리스 본사에서는 무료 교육을 진행하여, 3회 교육만으로도 누구나 쉽게 고객 맞춤형 브리핑을 할 수 있는 기회를 드리겠습니다. 또한 병증고객이 오셨을 때 당황하지 않고 본서의 그림과 도표를 활용해 바로 전문 관리를 할 수 있도록 방향을 제시해 드립니다(네이버 '아이리스 수정테라피' 밴드에 가입하시면 무료 교육을 받으실 수 있습니다).

아이리스 수정테라피 제품은 관리사의 허리와 손목에 무리가 없이 편안하여, 관리를 하면 할수록 관리사의 건강이 좋아지며, 고객은 통증 없이 편안하면서도 빠른 다이어트 효과와 부작용이 없는 안전하고 차별화된 제품입니다.

아이리스 수정테라피 제품 출시 후 지금까지 전국 750곳 이상의 전문 뷰티샵에서 3,000명 이상의 관리사들이 사용하며 성업 중입니다. 저희 수정테라피를 사랑해 주시고, 꾸준히 사용하고 계시는 원장님들께 감사함을 전합니다.

국내에서는 피부과, 성형외과, 비뇨기과 등의 병원, 한의원, 호텔, 요양원, 산후조리원, 피부관리실 등 다양한 곳에서 제품을 사용하고 계시고, 미국, 일본, 중국, 말레이시아, 태국, 인도, 몽고, 대만 등 해외에서도 그 효과를 인정받았습니다.

과거에 비해 많은 분들이 어려움을 호소합니다.

현재의 어려운 시기를 극복하기 위해서는 더욱더 큰 고객의 신뢰를 얻어야 합니다. 그러기 위해서는 문제점이 많은 고객들의 개선 효과를 높여야 하기에, 단순한 테크닉만으로는 부족합니다. 어려운 시기에도 늘 바쁘신 원장님들은 대부분 전문성을 가지고, 브리핑도 관리도 잘하는 분들이 많습니다. 염가의 일로 하루 종일 바쁜 것이 아니라 관리 가격을 정상적으로 책정하여 수익 구조도 안정적입니다.

현실에 안주하는 사람은 뒤처지게 되고, 변화를 따라가는 사람은 현재 상태를 유지 할 수 있고, 한걸음 먼저 변화를 이끄는 사람은 앞서 나아갈 수 있습니다. 모든 분들이 뚜렷한 신념을 가지고 자신만의 중심을 세워서 피부 관리라는 매력적인 직업에서 차별화된 프로그램으로 보람되고 행복한 결실을 얻기 바랍니다.

제품 개발을 도와주신 여러 업체 관계자들과 제품 테스트에 협조해 주신 원장님들께 감사의 뜻을 전합니다. 그리고 본서의 출간을 도와주신 책과나무 사장님과 직원들, 체험 후기를 기고해 주신 원장님들과 힘든 상황 속에서도 항상 제 옆을 지켜주고, 이해해 준 가족에게 감사함을 전합니다.

2018. 8. 21. **박규리**

테라피스트가 가야 할 길

지금까지 관리사들의 대부분 마사지는 양적인 팽창은 하였으나 질적인 성장은 미미하여 스스로 테라피스트란 위치에 맞춰 가지 못했던 것이 현실입니다.
양적인 팽창과 장기불황까지 겹쳐 가격 하락 등 수익 구조가 악화하면서 어려운 삽들이 너무 많은 것 또한 현실입니다.
이럴때일수록 종전의 틀에 박힌 사고와 습관을 벗어 버리고 관리사에게 필요한 정확한 지식과 풍부한 경험을 토대로 전문 직업인으로 자리 잡을 때라고 생각합니다. 새로 시작하는 관리사님들도, 기존에 시작하신 분들도 각각의 눈높이에 맞추어 지식을 쌓아 피부 마사지사가 아닌 테라피스트란 직업을 자랑스럽게 생각하며 고객의 건강을 안내하고 관리해 주는 전문 직업인으로 성장하여 "나는 테라피스트다." 라고 스스로 가치를 높여야 할 때입니다.
그러기 위해서는 풍부한 경험과 해박한 지식, 고객을 대하는 노하우(Know-how) 등 적지 않은 노력이 필요합니다. 근 · 골격계와 피부, 장기 등 의학적 지식과 경락을 위주로 한 한의학적 개념, 아로마테라피, 컬러테라피, 아유르베다 등 세계 각국의 건강요법 등 공부해야 할 내용 또한 방대합니다.
본서는 실무에 활용할 수 있는 다양한 내용을 쉽게 이해할 수 있도록 하는데 중점을 두어 관리사분들을 위한 맞춤형으로 꾸며져 있습니다. 일선의 원장님과 관리사분들이 본서의 지식을 눈높이에 맞추어 비교적 쉽게 실무에 활용할 수 있습니다. 본서의 출판과 함께 새롭게 출시한 수정, 세라믹, 스톤 테라피제품과 아로마, 컬러를 활용한 요법의 결합은 지금까지 경험하지 못한 새로운 출발입니다. 관리사님들이 편안하고 쉽게 관리 할 수 있고, 오랫동안에 관리해도 손목이나 허리에 통증을 유발하지 않는 안전한 프로그램입니다. 또한 시대의 변화로 고객층이 젊은 직장여성과 워킹 맘들이 많아졌기 때문에 각종 스트레스로 휴식이 필요한 시점입니다. 이제부터는 강한 괄사 위주의 심한 통증을 수반한 프로그램이 아니라, 심신이 편안하게 휴식을 취하여 고객이 만족하면서 각종 문제점을 해결해 나아가는 것을 체험하게 될 것입니다.
아무쪼록 모든분이 스스로의 가치를 높이고 변화하는 트렌드에 능동적으로 대처하여 전문 직업인으로 거듭나시길 기원합니다.

CONTENTS

머리말 04

테라피스트가 가야 할 길 09

Therapist 01

원적외선의 효능과 천연석 온열효능

원적외선의 정의 24 / 수정 테라피 26 / 천연석의 온열효능 27

원적외선 온열마사지가 필요하신 분 28

Therapist 02

마사지전 꼭 알아야 할 여러 가지 지식

림프의 흐름 30 / 반사의 원리 33 / 상대응 반사이론 34 / 발 관리 35 / 발 지압법 36

신체의 음양과의 관계 40 / 꼭 알아 두어야할 기의 종류 41 / 마사지의 워밍업 42

Therapist 03

아이리스 도구를 활용한 실전 마사지 순서와 중요 혈과 요점

하지 뒤 마사지 순서 45 / 등 마사지 순서 48 / 하지 앞 마사지 순서 51

복부 마사지 순서 53 / 얼굴 마사지 순서 55 / 팔 마사지 순서 65

Therapist 04
12경줄기와 임맥, 독맥

1. 경락 67 / 2. 12경락 오행관련 도표 68 / 3. 오행의 속성 69 / 4. 폐경 71
5. 대장경 73 / 6. 위경 75 / 7. 비장경 77 / 8. 심장경 79 / 9. 소장경 81
10. 방광경 83 / 11. 신장경 85 / 12. 심포경 87 / 13. 삼초경 89 / 14. 담경 91
15. 간경 93 / 16. 복부 기혈 진단하기 95 / 17. 장부의 모혈 진단 96 / 17. 독맥 99

Therapist 05
그림으로 보는 증상별 중요 포인트

검버섯 · 주근깨의 중요혈 102 / 여드름 · 몸의 부스럼의 중요혈 103
방광염 · 요도염의 중요혈 104 / 부종 · 신장병의 중요혈 105 / 전신 냉증의 중요혈 106
월경불순 · 월경곤란증 · 월경통의 중요혈 107 / 변비의 중요혈 108
탈모 · 원형탈모증의 중요혈 109 / 소아 허약 체질의 중요혈 110 / 소아 천식의 중요혈 111
오행의 원리와 이용한 채식 112 / 컬러테라피로 본 아로마 113 / 올바른 식생활 115 /
몸에 이로운 계절음식 116

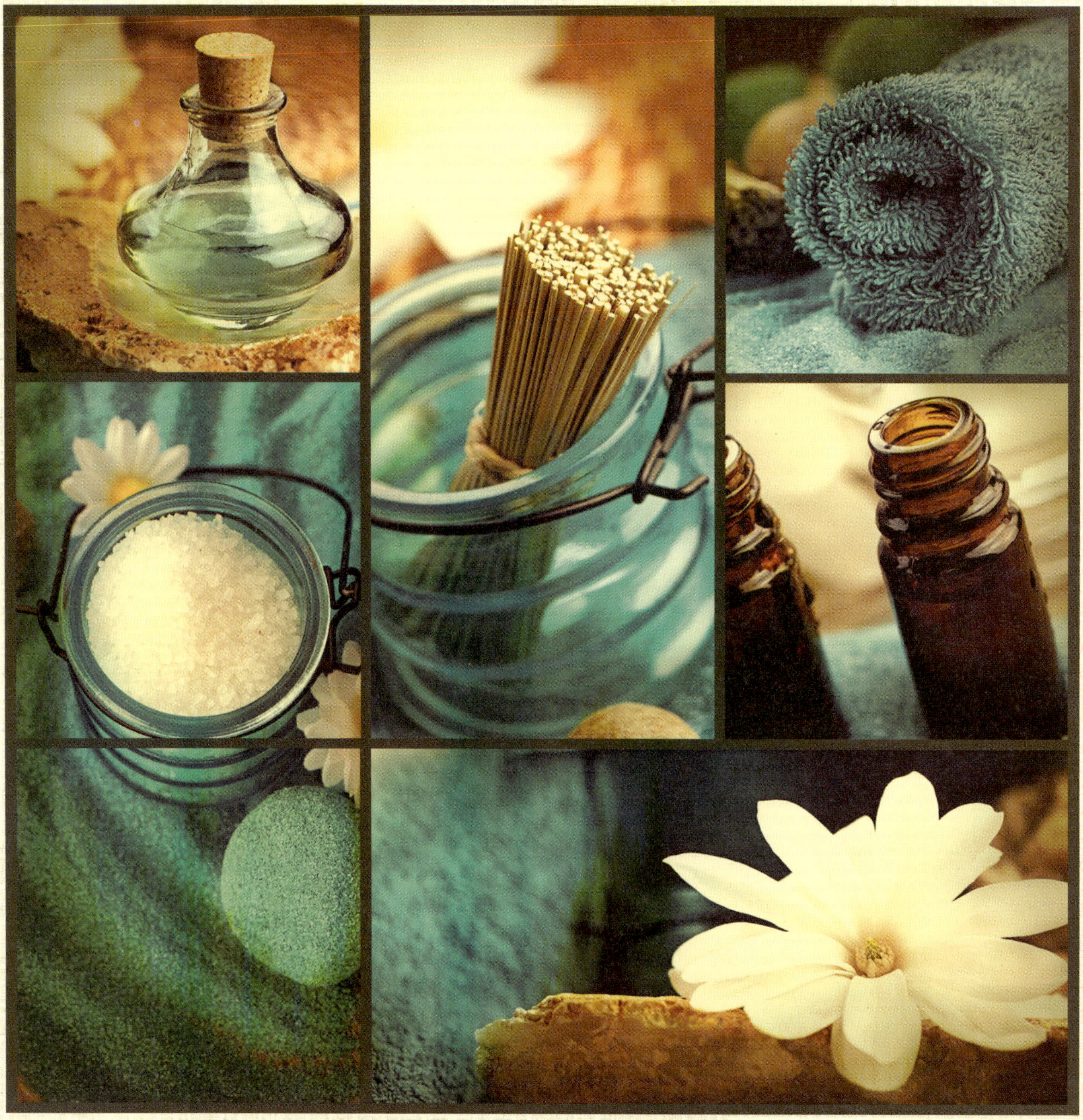

Therapist 06
아로마 실용 테라피 활용법

아로마의 유래 118 / 압착법 119 / 브렌딩 향기요법 120 / 마사지오일 만드는 방법 121
아로마 마사지 122 / 에센셜오일의 보관 방법 123 / 샤워하면서 즐기는 아로마 요법 124
캐리어 오일 125 / 당근 오일 126 / 피부에 적용한 아로마 127
얼굴 관리 시 주의해야 할 피부타입 별 관리방법 130
문제점이 있는 고객을 처음 브리핑 할 경우 132 / 임신중 아로마 에센셜 사용법 134
유아용 아로마 136 / 아로마 활용 레시피 137

Therapist 07
일상생활 속의 컬러테라피

색채의 역사 140 / 컬러테라피 141 / 생활 속에 활용한 힐링 컬러테라피 142
컬러를 이용한 천연가루의 다양한 효능 145 / 보라색 147 / 녹색 148 / 남색 149
파란색 150 / 터키옥색 151 / 오렌지색 152 / 노란색 153 / 빨간색 154
회색 155 / 은색 155 / 흰색 156 / 갈색 156 / 금색 157 / 검은색 157

얼굴 · 복부 중요 경줄기

복부에 흐르는 경줄기 158 / 얼굴에 흐르는 경줄기 159
증상에 따른 전신 중요혈자리, 전신근육이름, 전신림프 160

수정테라피 12분의 원장님들의 체험 후기 166

1부 성공창업 길라잡이

안정적인 수익의 창출, 쉽게 하는 관리방법

1장 피부 관리실 창업과 고수익 브리핑

제품 선별 및 자리 선정의 중요성 180 / 소규모 창업자를 위한 조언 181
프랜차이즈 창업 시 유의사항 183 / 창업 전 고객 맞춤형 고수익 브리핑 186

2장 오픈 샵 성공 마케팅 전략

오픈 샵 고객 만족과 직원 관리법 190 / [성공 전략 1] 괄사요법 192
[성공 전략 2] 극혈 195 / [성공 전략 3] 온열 수정 뜸 요법 198

3장 뷰티 산업의 과거와 오늘

뷰티 산업의 과거, 12년 전을 회상하며 201 / 뷰티 산업의 현재, 과포화 상태 203
뷰티 산업은 현대판 농사 204

4장 시대 흐름에 변화하는 다양한 전문샵

남성 전문 피부 관리 및 왁싱 205 / 어린이 · 청소년 전문 관리 206
산전 · 산후 관리 프로그램 207 / 100세 시대를 대비한 노후 건강 관리 208

5장 새로운 부가가치, 슈가 왁싱 관리

오픈 샵에 새롭게 뜨는 왁싱 토탈 창업 209 / 왁싱에 대한 전문적인 이해 210
슈가 왁싱 관리 및 주의사항 211

6장 차별화된 어린이 성장 마사지 프로그램

어린이 성장 호르몬의 중요성 212 / 맞춤 성장 아로마 마사지 관리와 효과 214
성장통의 증상과 해결방법 222 / 성장기 척추 측만증 · 후만증의 증상과 관리 223

7장 비만클리닉 아이리스 운동법, 유튜브에 '아이리스 수정테라피' 운동요법 연동

비만의 원인과 해독 다이어트 225 / 건강한 다이어트를 위한 아이리스 하루 실천 228
자세에 따른 비만 유형 및 한의학적 관리 234 / 식욕을 억제하는 혈자리 지압법 238

2부 전문가 과정

한의학과 근골격계 증상별 맞춤관리

1장 경줄기학 이론과 맞춤형 프로그램

경줄기학 이론을 배워야 하는 이유 242 / 경줄기학의 이해 243
인체 음양오행에서 허증과 실증의 이해 246 / 오행 장기별 이상에 따른 맞춤형 프로그램 248

2장 현대인의 스트레스 해소 운동요법

뇌파와 수정테라피 251 / 피로를 풀어 주는 뇌파 자극 기체조 252
샵에서 일 시작 전 꼭 해야 할 운동 6가지 254 / 머리 도리도리, 발끝 부딪히기 뇌파 자극 256

3장 한의학 형상의학에 따라 얼굴로 보는 질병

외형과 질병과의 상관관계 258 / 형의상학으로 보는 얼굴 각 부위별 질병 258
얼굴형으로 본 형상의학 262 / 형상의학에서 불임이나 난임의 유형 264
육장 육부의 냉증 264 / 여성호르몬 비스페놀 264

4장 탈모와 아로마테라피

탈모의 원인 266 / 한의학적 탈모 관리와 두피 반사구 268
탈모의 아로마테라피 향 치료법 269

5장 눈 건강과 수정 안경

눈에 좋은 운동과 음식 270 / 안경의 유래와 수정 안경 272 / 일반 안경과 수정 안경의 차이 273

6장 만성비염에 효과적인 수정관리법

한의학적 코의 기능 274 / 만성비염의 원인과 증상 275 / 비염 치료를 위한 수정관리법 277

7장 귀 마사지와 증상별 이침 관리

몸의 독소를 발산해 신진대사를 돕는'귀 마사지' 280 / 귀 반사구 자극 오행 이침 요법 281
증상별 혈자리 및 이침 관리 283

8장 피로를 풀고 가벼운 질병을 고치는 손 마사지

손으로 보는 건상 신호 288 / 손톱 모양과 색의 병증 289
손가락 관절염 통증과 손목 터널 증후군 290 / 팔과 손의 통증유발점과 자가 마사지법 292

9장 팔의 중요 치료 경혈과 수정테라피

상완근과 오구완근의 수정테라피 295 / 골프엘보 · 테니스엘보의 치료 299
팔 전체의 중요 치료 경혈 300 / 탄력 있고 날씬한 팔뚝 관리 방법 303

10장 건강을 위한 발 · 종아리 관리법

건강의 적신호를 한 방에, 자가 발 마사지 306 / 종아리 근육의 경련과 이완 307

발 · 종아리에 위치한 혈자리 건강법 308 / 날씬한 종아리를 위한 수정테라피 관리법 310

11장 등 · 복부의 경줄기와 반사구

등의 양의 방광경 311 / 방광경에 이상이 생기면 311 / 등의 반사점과 장기와의 관계 312

복부의 음의 신장경 313

12장 얼굴 경련 · 비대칭 바로잡는 수정 관리법

얼굴의 근육과 가능 314 / 보톡스와 필러 시술을 하면 안 되는 이유 315

갸름한 얼굴을 위한 수정 안면축소관리법 316 / 얼굴 경련 · 비대칭 얼굴을 위한 지압법 319

13장 경추 이상 증후군과 온열 수정테라피

목부터 전신의 근육과 경줄기학의 연관성 320 / 경추 이상으로 생기는 현상 321

거북목과 일자목의 증상과 예방법 322 / 목의 각도와 목뼈가 받는 하중 323

온열 수정테라피를 활용한 목 관리 324

14장 건강한 어깨를 위한 오십견 처방전

어깨 근육과 경줄기도의 흐름 326 / 어깨 안정화 근육인 네 개 근육 327

회전근개 파열과 운동치료법 328 / 오십견과 수정테라피 처방 330

15장 척추 건강을 위한 근육별 맞춤 수정테라피

척추만곡의 종류와 증상 333 / 샵에서의 척추측만증 진단법 334
척추 관련 근육별 맞춤 수정테라피 관리법 339

16장 요통의 한의학적 관리 및 마사지법

요통의 원인과 증상 345 / 한의학적 허리 통증의 이해 346 / 한의학적 허리 통증 관리법 348
요통의 주범, 요방형근의 마사지법 349

17장 엉덩근 저하에 따른 문제와 지압법

엉덩이근육과 통증 부위별 문제 350 / 엉덩근 저하에 따른 골반 측면 경사 352
골반 전방경사 홍수정 올킬 관리 356 / 골반 후방경사 홍수정 올킬 관리 357
단축된 근육의 스트레칭 359 / 좌골신경통의 중요혈 및 지압법 361

18장 틀어진 골반 및 변형된 다리 교정요법

문제는 틀어진 골반 363 / 출산 후 골반의 변화와 문제 365
샵에서의 골반 진단 및 골반 교정요법 367 / 골반의 틀어짐으로 인한 다리의 변형과 관리 370
O자다리 수정관리 방법 373 / X 자 다리 수정관리 방법 374 / 무릎 통증 포인트 수정관리 374

19장 건강한 자궁을 위한 아로마와 수정테라피

자궁근종의 한의학적 관리 375 / 여성 생식기를 위한 궁테라피 요법 378
갱년기 장애에 좋은 아로마와 운동요법 383 / 요실금의 원인과 수정테라피 385

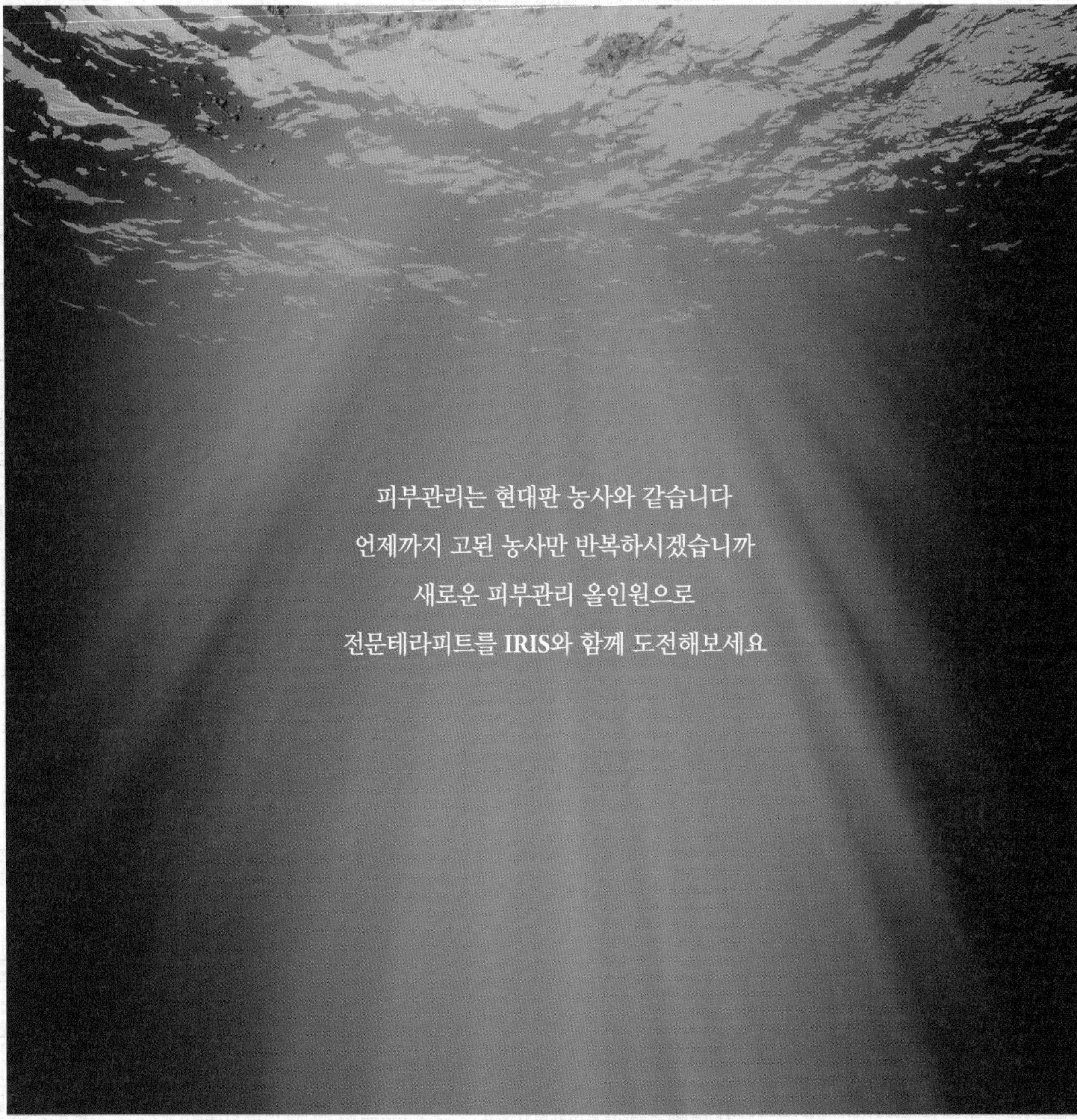
피부관리는 현대판 농사와 같습니다
언제까지 고된 농사만 반복하시겠습니까
새로운 피부관리 올인원으로
전문테라피트를 IRIS와 함께 도전해보세요

20장 복통의 원인과 복부 중요혈의 괄사요법

복부 근육의 기능과 압통점 387 / 의학적 복통의 원인과 복부 냉증 389
장의 한의학적 이해 391 / 노폐물을 제거하는 복부 중요혈의 괄사요법 392

21장 난임클리닉 및 산전 · 산후관리

난임과 불임의 원인 394 / 여성 난임의 구분에 따른 개선 방법 397
난임 · 불임을 위한 푸드테라피 399 / 유산 방지와 산전 · 산후 관리 401

아이리스 박규리 대표의 글을 마치며 404
아이리스 회사소개, 수정테라피 관리 전후 사진 407
Y존 울화소통, 안면축소 – 3가지 융합테라피 관리 순서 408

부록 | 전신 근육도(전신혈관도, 전신골격, 장기도)

본 제품은 세라믹, 천연석, 수정, 금속화합물로 제작한 도구로써, 인체의 입체적인 형태를 감안하여 부드러운 곡선과 밑면에 온열을 저장할 수 있는 두께로 만들었으며, 인체의 각각의 부위별로 디자인을 차별성을 두어 고안한 제품으로써 오일을 바른 후 문지르는 테크닉으로 누구나 쉽게 관리할 수 있습니다. 손잡이가 있어 오랜 시간동안 관리하여도 손이나 허리에 무리가 가지 않는 안전한 제품입니다.

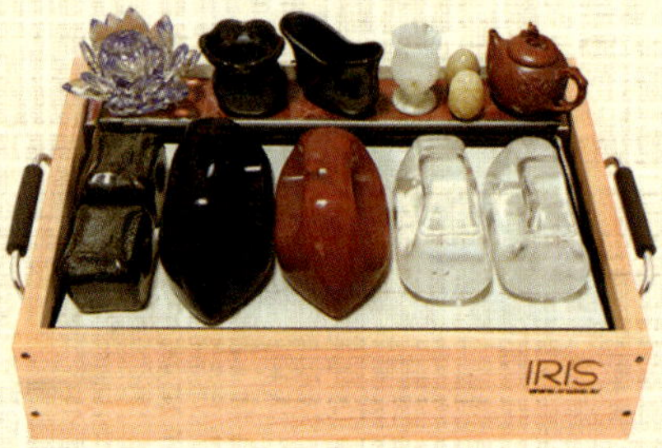

:: 컬러수정세트 ::

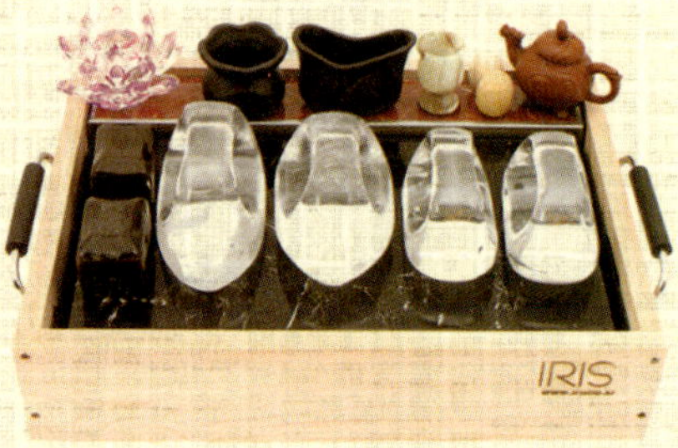

:: 백수정세트 ::

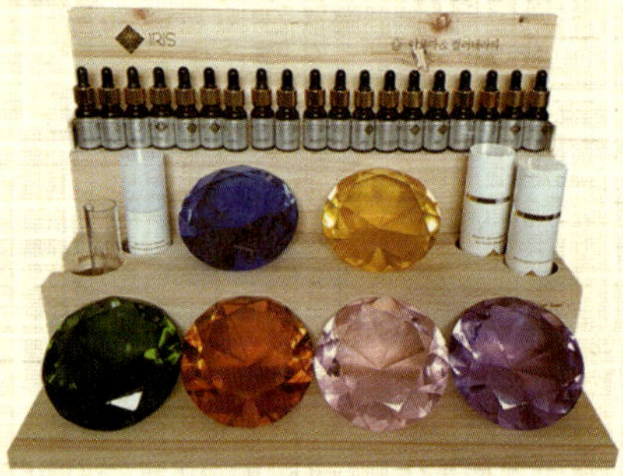

:: 아로마, 컬러테라피세트 ::

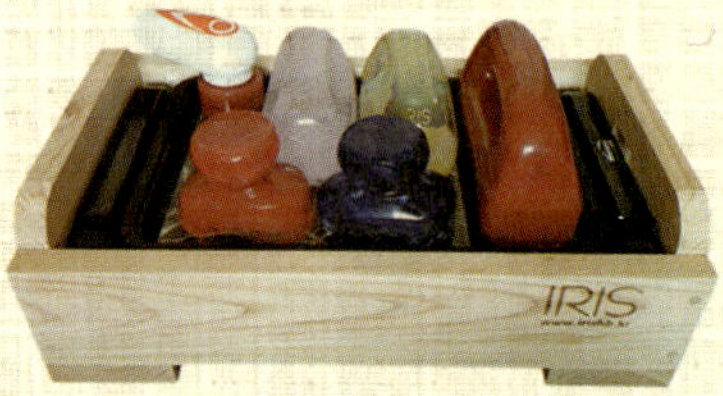

:: 미니형 컬러수정세트 ::

Therapist 01

원적외선의 효능과 천연석 온열효능

원적외선의 정의

주요 발원지가 태양인 원적외선(遠赤外線, Far infrared ray)은 적외선 중 파장이 긴 빛으로 파장이 25㎛ 이상인 것을 말한다. 적외선은 가시광선의 적색 영역보다 파장이 길어 열작용이 큰 전자파의 일종으로, 파장이 짧은 것은 근적외선이라 한다. 눈에 보이지 않고 물질에 잘 흡수되며 유기화합물 분자에 대한 공진(共振) 및 공명(共鳴)작용이 강한 것이 특징이다. 특정한 물질로부터 원적외선이 방사되어 우리의 인체에 조사 되었을 경우에 열의 에너지(Energy)로 전환되어 진다. 인간의 몸은 75%이상의 물과 단백질로 형성 되어 있다. 유기체, 무기질의 복합성인 우리 인간은 원적외선에 쉽게 영향을 받을 수 있는 조건을 갖고 있을 뿐만 아니라 원적외선의 방사의 형태에 따라서 건강상 효험을 얻을 수가 있다.

"즉" 다시 열거 한다면 우리의 인체의 피부에서 원적외선의 파장 흡수 형태를 마이크론 미터(1㎛)단위로 연구하여 본 결과 3㎛-12㎛의 영역에서 복사열 에너지를 흡수 할 때 효과가 매우 큰 것을 확인 할 수 있다.

몸 깊이 원적외선을 흡수시켜 혈액의 흐름을 촉진 발안 작용하여, 생체에 쌓인 노폐물을 배출시켜 부종을 없애므로 점진적으로 셀룰라이트를 분해시켜주고, 또한 중금속을 몸 밖으로 배출시켜 발암물질을 제거하므로 자율신경계통의 치료 및 관절염 완화, 만성피로 등을 해소 할 수 있다.

원적외선과 물

우리의 일상생활속의 물이란 생명과 직결되는 것으로서 소홀하게 다루거나 혹은 가볍게 여겨 지나쳐 버리기가 쉬운 것이 사실이지만, 음식물의 대부분을 차지하는 물질은 물이라고 하며 물 분자는 과학적으로 H_2O라는 화학식으로 표시를 하는데 "즉" 산소 원자 1개에 수소원자 2개이다. 그래서 원적외선을 우리의 몸에 흡수 시키면, 몸속에 있는 물 분자가 분자운동을 활발하게 하여 세포를 활성화 시키고, 혈액순환과 신진대사, 노화방지 효과가 있으며 스트레스 및 과로로 인한 피로를 풀어 준다.

원적외선의 효능

천연광물질의 원적외선은 우리의 몸에 흡수되어 세포를 구성하는 수분과 단백질 분자에 닿으면 1분에 2,000번씩 세포를 미세하게 흔들어줌으로써 세포조직을 활성화하여 생체 조직을 파괴하지 않으면서 건강한 상태로 복원 할 수 있도록 적극적으로 도와준다. 또한 원적외선 방사는 우리의 몸에 물을 이온화 시켜 주는데 변각운동, 병진운동, 회전운동, 신축운동을 통하여 우리 신체의 수축된 혈관들을 이완시켜 혈행 촉진을 도와주게 되어 신체의 밸런스를 정상으로 회복 시켜준다.

우리 인체 내에 투사되는 원적외선의 방사거리는 30cm-40cm의 피하조직까지 침투 하게 되어 활성화를 이롭게 한다.

* **향균력** : 황색 포도사상균 99.9%, 폐렴쌍구균 99.9%
* **탈취력** : 암모니아 98% 이상
* **원적외선 방사도** : 90% 이상
* **내수면성** : 반영구적 사용

원적외선의 기능

＊ 혈액순환을 좋게 한다

＊ 체질 개선에 효과적이다

체질을 알칼리성 체질로 개선하여, 성인병 예방과 치료에 도움을 주고 질병에 대한 저항력도 강화 한다.

＊ 피부 미용에 좋다

피부 조직의 세포를 활성화 하여 부드럽고, 탄력 있는 피부, 음이온과 항균효과로 세균성 피부 질환 방지에 도움을 주고 땀으로 인한 피부질환 개선 효과를 준다.

＊ 전자파로부터 보호해 준다

전자제품이 방사하는 전자파를 원적외선에서 방사하는 파장이 무력화 시켜 우리의 몸을 보호 한다.

＊ 곰팡이 세균 번식을 방지 한다

오염된 실내 공기들로부터 공기 정화기능을 하므로 피부 가려움증을 개선시킨다.

＊ 습기를 조절 한다

계절에 변화하는 습도를 뽀송뽀송하게 유지시켜준다.

수정 테라피

고대 그리스에서는 신비롭고, 아름다운 이 물질을 신들은 맑고 투명한 물을 영원히 보존하기 위해 얼려 놓은 얼음이라고 생각하여 얼음이란 이름을 붙였다. 수정은 시간이 지날수록 자라는 돌이기에 생명의 상징이고 우주의 에너지를 흡수 하여 전달하는 광물로 신성하고 불가사의한 힘이 있다고 여겼다.

수정은 석영의 일종으로 산소와 규소로 구성된 광물질이며, 산화규소로만 형성되면 무색투명하다, 수정의 성분은 SiO_2라고 하고, 99.9% 수정을 보석이라고 한다. 미국 서구에서는 수정 치료 요법이라 불리는 새로운 치유의 도구로 널리 사용되고 있으며, 중국 의학고서의 동의광물 약전과 본초 강목 등에는 체온유지, 심장강화, 각종진통의 효과, 염증의 치유, 불임여성의 경우 몸에 착용하는 것으로도 수태 회복 등에 탁월한 효능이 쓰여 있다. 수정의 에너지의 힘은 이미 미국, 일본, 독일, 선진국의 의학 연구소에도 활용되고 있다.

수정의 효능

정신적 육체적 건강에 도움을 준다.

인체 내부의 생체 전류가 불규칙하면, 신체 리듬이 흐트려져 병이 생기는데 수정의 규칙적인 주파수(1초에 수천만회)가 이를 바로 잡아준다. 같은 이치로 수맥파를 방지시켜 준다. 수정을 지니고 있으면 명상 할 때 처럼 알파파가 증가하여 뇌의 힘이나 집중력이 높아진다.

수정 보관의 주의점

수정은 살아 있는 생명체와 같이 주변의 모든 에너지를 흡수하기도 하고, 정화하기도 하기 때문에 주의하여 귀하게 여겨야 한다.

옥보다도 강도가 강하고 온열을 흡수할 때 특히 원적외선의 방출량이 많아지는데 수정과 수정이 부디 치면 손상 될 수 있으므로 주의가 필요하다. 사용 시 몸이나 정신적인 탁한 에너지를 수정이 많이 흡수하고 정화 시키는데, 수정의 색이 탁해지거나 끈적일 경우는 흐르는 맑은 물에 씻어주면 뽀송뽀송해지며, 색깔도 처음처럼 맑아진다. 그리고 보관 할 때는 천연 식물성 천으로 싸서 보관 하는 것이 좋다.

※ **수정 관리 시** : 수정의 기운이 교류하여 수정과 완전히 일치되면, 관리를 받는 사람도 관리를 하는 사람도 순수하고 맑아지며 건강해 진다.

천연석의 온열효능

천연광물질의 심부 온열 에너지를 발생하여 피부, 근육통증의 진정, 억제, 완화 작용에 효과가 있으며, 인체에 무해하고 유익한 기 에너지를 발생시켜 신체의 자연치유력을 극대화시켜준다. 또한 온열 에너지로 몸 구석구석을 따뜻하게 하여 서서히 기분이 차분하게 만들어주며, 긴장이 풀리고, 스트레스뿐만 아니라 통증완화 및 셀룰라이트를 분해시켜 준다.
그 외에도 노화된 피부를 재생시켜 주고 만성적인 여러 증상을 개선시키는데 도움을 준다.

몸의 냉기가 인체에 미치는 영향

몸의 냉기가 심한 부종이나 어혈을 만들고, 그로 인해 비만으로 진행되면서 모든 병의 근원이 된다.

"두한족열" 이라 하여 선조들은 일찍이 차가운 윗목에 머리를, 따뜻한 아랫목에 발을 두고 자는 지혜로움을 발휘하여 모든 질병과 노화는 냉기와 함께 진행되는 것을 염두에 두었다. 현대에도 대부분의 병이 냉 때문에 생겨나고 만병의 근원도 알고 보면 냉에서 기인한 것이다.

"냉" 이란 단순히 손발이 차게 느껴지는 냉뿐만이 아니라 스트레스, 과로, 흡연, 과음 등으로 신체의 온도가 고르지 않고, 몸 곳곳이 저온 상태로 균형이 깨져 생긴 "냉" 까지를 일컫는다.

몸에 냉기가 많게 되면 혈액순환 정체 및 자율신경이 원활하지 않아 병에 걸리기 쉽고, 초조함, 히스테리 등 원인을 알 수 없어 **"병"**이라고 정의 할 수 없는 대부분 증상들의 원인이 된다.

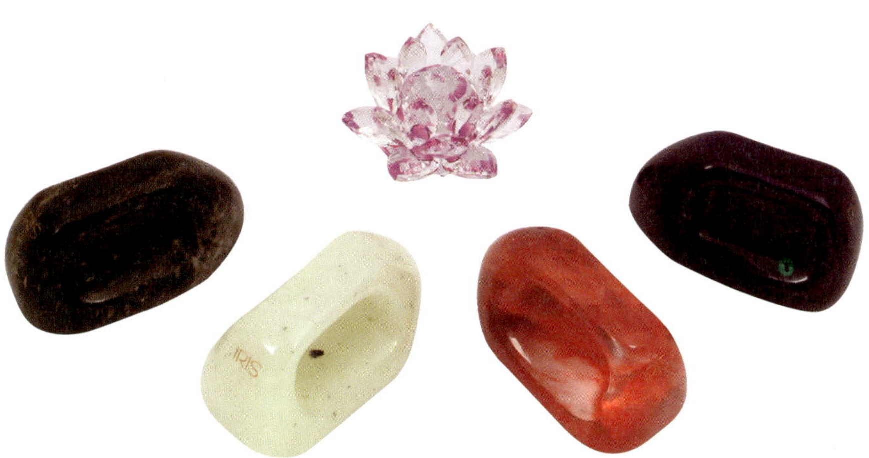

원적외선 온열마사지가 필요하신 분

* 늘 피곤하신 분
* 수족이 냉 하신 분
* 심한 전신부종
* 오랫동안 앉아있는 분
* 잠을 못 주무시는 분
* 스트레스가 심하신 분
* 생리통 및 하복부 냉증이 심한 분
* 편두통 및 귀 울림이 있는 분
* 어깨통증, 근육통 등이 있으신 분
* 셀롤라이트로 신체가 울퉁불퉁한 분
* 기미, 잡티, 여드름등 피부트러블이 있는 분
* 경락 관리 후 멍이 싫은 분, 관리 후 아픈 통증이 싫은 분

온열마사지 요령

가열기 위에 마사지도구를 올려놓고, 온도조절기를 이용하여 적당한 온도를 유지한다. 처음 마사지를 시작할 때는 약한 온도로 시작하여 서서히 온도를 높여가면 고객에게 편하면서도 효과를 높일 수 있다.

온열 마사지를 10분간 해주고 괄사를 이용하여 2-5분 여간 마사지한 후 다시 온열 마사지로 마무리해 준다. 한 부위 당 소요시간은 20분 정도이며, 얼굴 마사지도 피부 상태에 따라 위와 동일한 방법으로 관리한다.

※ 모든 제품을 사용할 때 마다 반드시 관리사가 손바닥, 손목에 온도를 측정한 후에 사용한다. 온도를 높여 시작할 때는 조금 빠르고 넓게 진행하다가 서서히 속도를 늦춘다.

Therapist 02

마사지전 꼭 알아야 할 여러 가지 지식

림프의 흐름

림프계에는 림프관과 림프절이 있고, 림프관은 정맥을 따라 몸 전체에 둘러 싸여 있다. 중간중간에 수많은 림프절은 림프액을 모아 정화 하는 일을 수행한다. 림프는 몸속 각 부분에서 나온 불필요한 수분과 노폐물을 정맥으로 운반하는 일을 하며, 수분과 노폐물을 대변과 땀, 소변에 섞여 몸 밖으로 배출하도록 돕는다.

또한 림프는 몸속에 침투한 세균 및 바이러스와 싸우는 역할을 하는 면역기능을 가지고 있다.

림프 마사지는 심장에서 가장 먼 곳에서부터 각 림프절을 향해 마사지 하면 된다.

림프는 심장처럼 펌프기능이 없으며, 근육의 수축에 의해서 흐르기 때문에 운동 부족인 경우 림프 순환이 정체될 수 있다. 마사지로 림프의 흐름을 소통시켜 부종과 근육의 결림을 개선 시켜 주어야 한다.

경락과 림프의 공통점

경락도 몸속의 에너지를 순환하는 경로이며, 경락의 흐름이 정체되면 장기에 영향을 미쳐 여러 가지 병리 증상을 나타내는 것과 같이, 림프와 경락의 공통점은 우리 몸 전체에 **"흐름"**을 원활하게 해주어 몸에 고여 있는 노폐물을 배출하여 건강한 삶을 살 수 있도록 하는데 같은 의미를 갖고 있다.

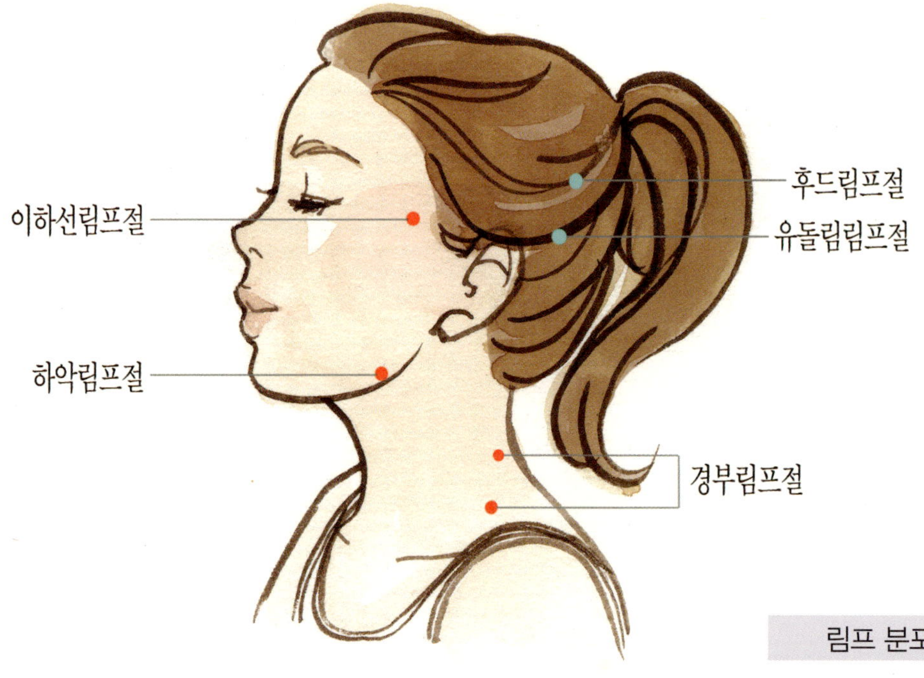

림프 분포도

림프 분포도

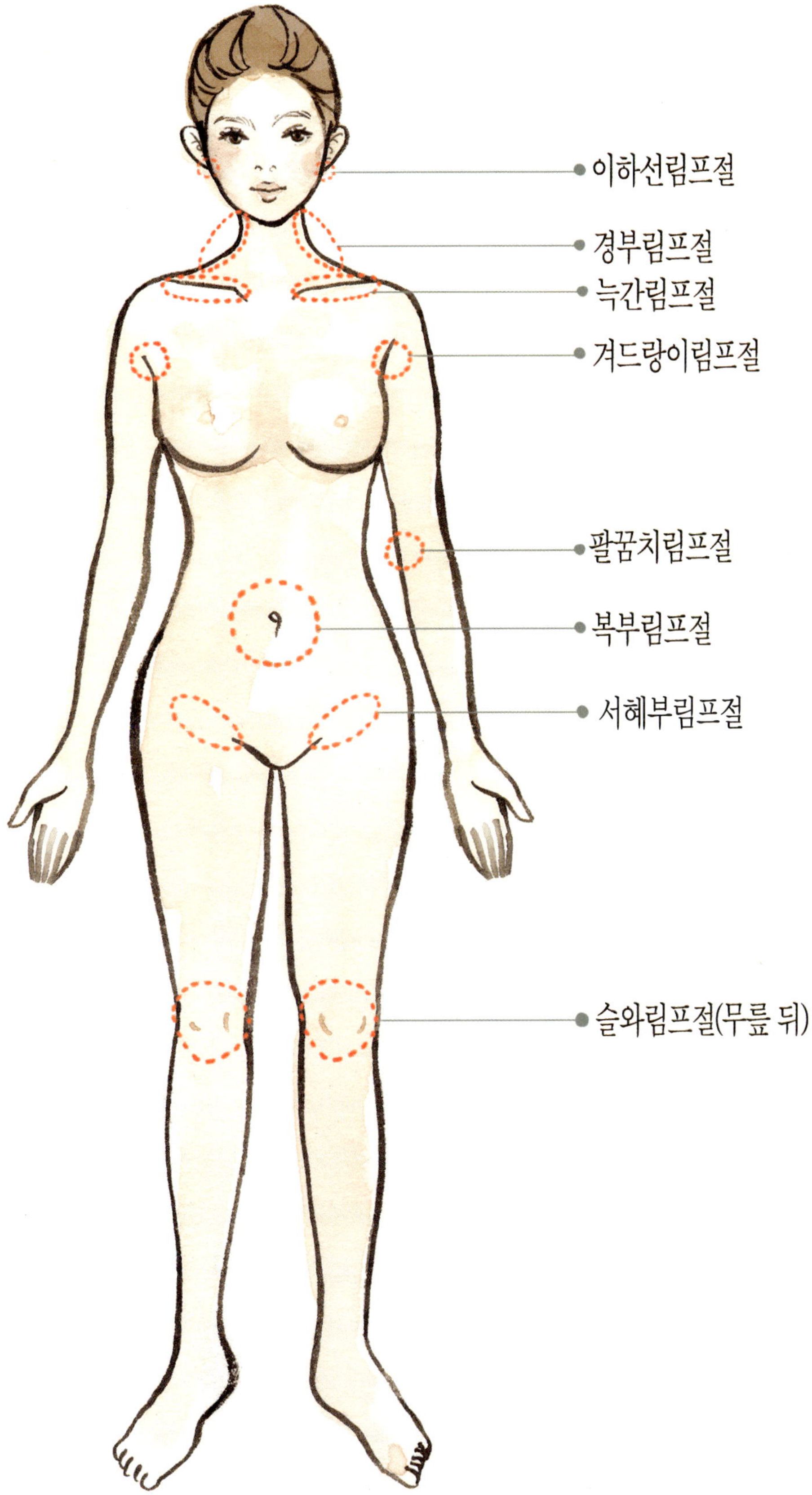

전신 림프도

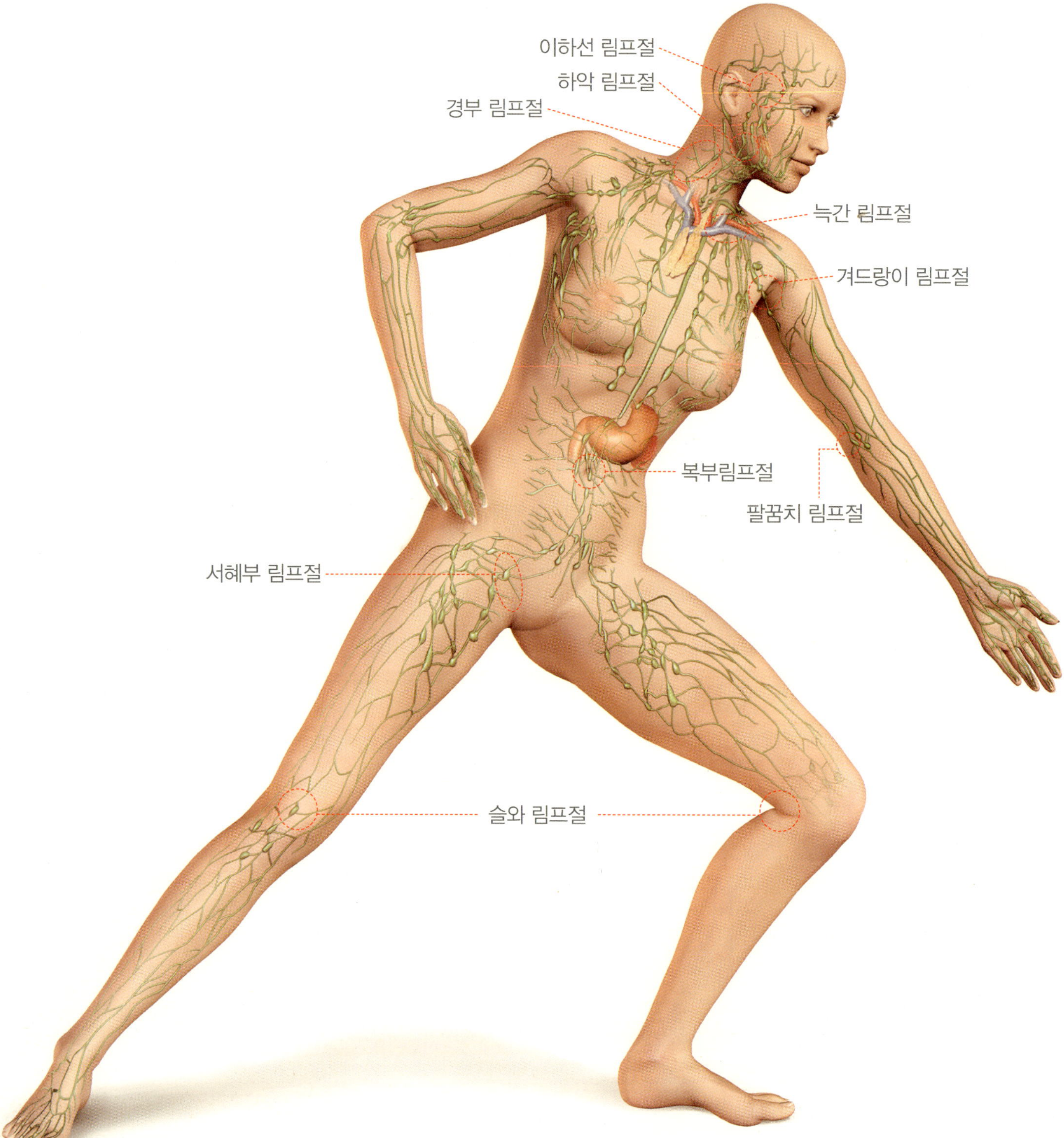
이하선 림프절
하악 림프절
경부 림프절
늑간 림프절
겨드랑이 림프절
복부림프절
팔꿈치 림프절
서혜부 림프절
슬와 림프절

반사의 원리

반사라는 것은 무의식적으로 자극에 대하여 반응하는 것을 말한다.
자극의 작용은 혈액과 신경을 통해 내분비선이나 근육에 작용한다.
예를 들어 오른쪽 눈의 반사구는 왼쪽 발에 위치하고, 왼쪽 눈의 반사구는 오른발에 위치한 것과 같은 이치이다.
그래서 **"반사구"**는 신체의 각 기관이 어떤 한 신경에 집중되어 있는 곳으로, 이 반사구가 장기와 기관에 밀접한 영향을 주는 장소이다.
결국 어떤 기관이나 부위에 질병이 생기면 그곳에 대응하는 반사구에 문제가 생긴다는 점이다.
또 손과 발의 서로 대응하는 반사구가 있기에 발에 상처가 있는 경우 손의 반사구를 자극하면 효과가 나타난다는 점이다.
그 예로 발목이 삐었을 때 바로 발목에 찜질을 해준 후 손목을 자극해 주면 효과가 더욱 빠르게 나타난다.
"피치제럴드의 반사이론"에 의하면 손과 발에 반사구가 있다고 알려졌다. 손과 발의 반사구에는 말초신경이 모여 있는 이유로 인체의 모든 장기의 변화가 가장 반응이 빨리 나타나는 곳이기에 인체의 각 기관과 각 부위에 질병이 생기거나 변화하는 경우 각 기관의 **"말단 수신기"**인 양발에 신호를 전달하여 나타난다는 것이다. 그래서 건강을 위해 맨발로 땅을 걷거나 밟으면 좋은 자극을 받으므로 건강한 신체를 유지 할 수 있다는 이론이다.

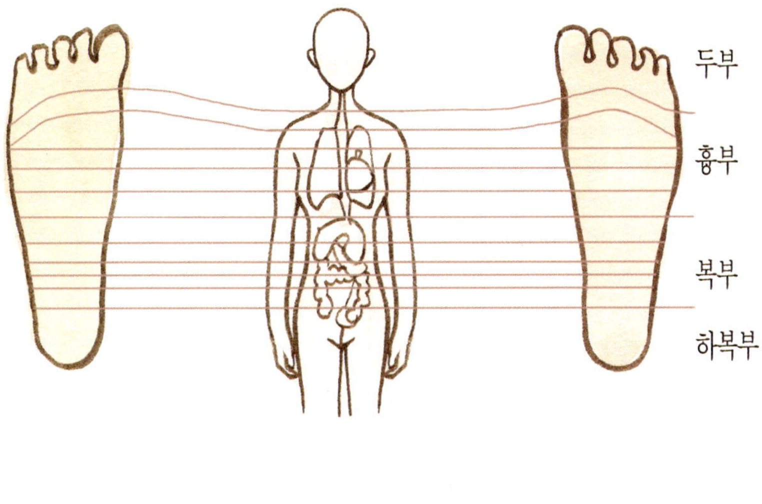

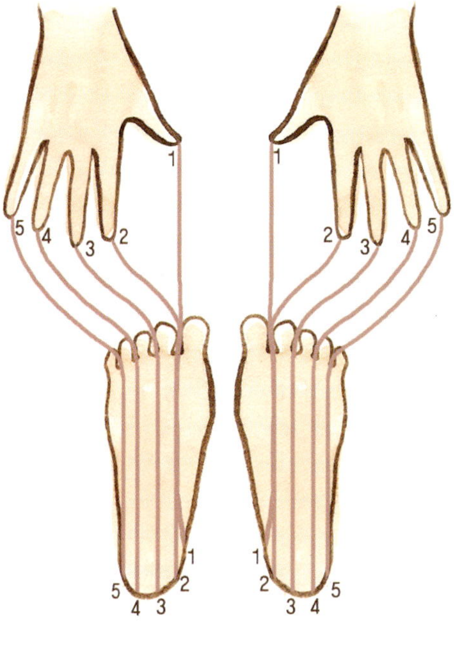

상대응 반사이론

좌병우치, 우병좌치, 상병하치, 하병상치 현상은 우리 몸이 상대응 원리를 따르기 때문이다. 예를 들면 얼굴의 상대응 원리로 오른쪽 엄지발가락과 왼쪽 얼굴, 왼쪽 엄지발가락과 우측 얼굴이 서로 상응하는 원리이다.

※ 손에 땀이 많이 날 때는 발바닥의 용천을 자극해주고, 발바닥에 땀이 많이날 때는 손바닥의 노궁을 자극해 주면 효과적인 것이다.

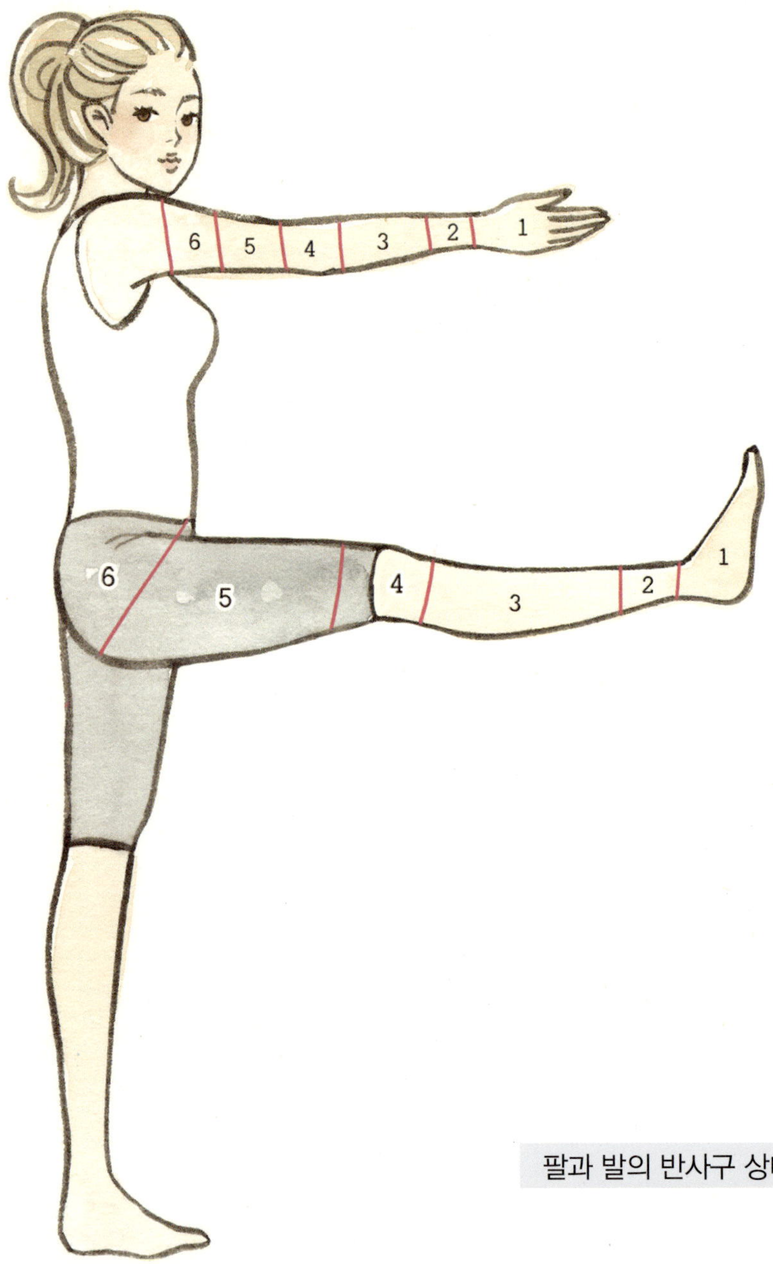

팔과 발의 반사구 상대응 반사구

발 관리

왼발은 심장의 반사구이고 오른발은 간장의 반사구이다. 발 관리는 약간 아프면서 시원한 정도의 압력으로 자극하여 준다. 너무 아프면 근육과 신경이 경직되어 자연치유의 효과가 감소되므로 고객관리시 고객의 통증을 주의깊게 살피며 관리 한다.

발 반사도

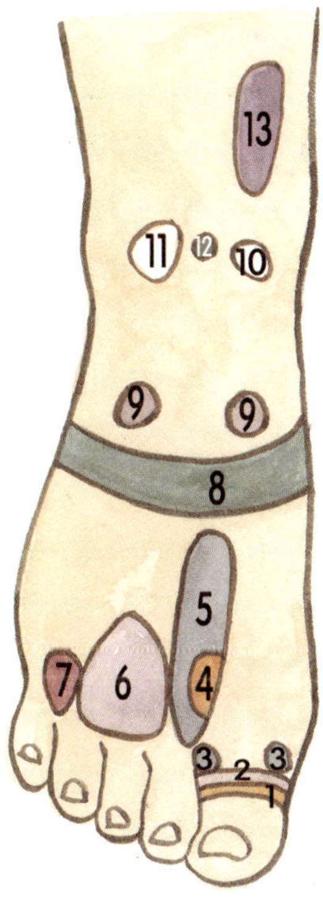

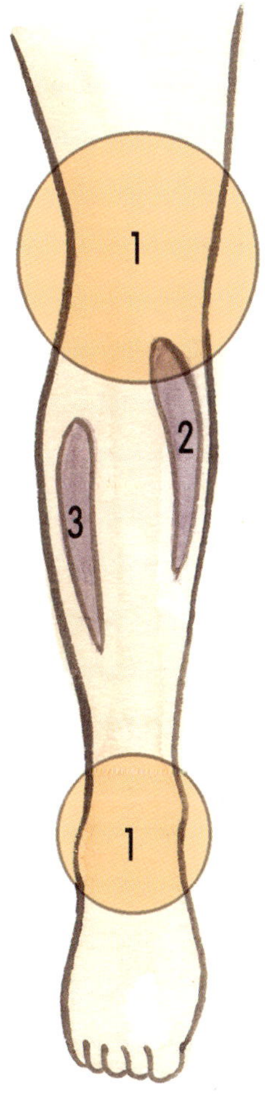

발등 반사구

1. 윗턱(상악) – 치통, 코걸이
2. 아랫턱(하악) – 치주염
3. 편도선 – 편도선염
4. 기관지 – 천식, 호흡기
5. 흉부 임파선
6. 흉부 – 흉부 압박감
7. 평형기관 – 이명, 멀미
8. 횡경막 – 흉통, 페기능강화
9. 늑골 – 흉통, 늑막염
10. 하반신 림프선 – 암예방
11. 상반신 림프선 – 암예방
12. 객담배출 – 가래, 기침
13. 서혜부

좌골신경

1. 좌골 신경반사구
2. 무릎 안쪽 경골신경계통
3. 무릎 바깥쪽 비골신경계통

발 지압법

발 지압법은 발의 반사부위를 이용한 자연요법으로 그 발생은 5천년 전으로 거슬러 올라간다. 그것은 중국 침구의학과 동일한 기원을 갖고 있으며, 중국 고대의 전통의학 가운데 하나에 속한다. 황제내경의 소녀편에 쓰여 있는 관지법 또는 족심도 라는 것은 **"발의 혈도"**를 자극하고 그 반사원리를 이용해서 치료 효과를 얻는 방법이다.

반사 부위란 신경이 집결된 곳을 말하며, 각각의 집중점은 인체구조의 각 부분과 밀접한 관계를 가지고 있어서 발에 분포된 반사부위를 자극해서 연관된 신체의 질병을 치료하는 방법이다.

그리고 발바닥은 심장에서 가장 먼 곳에 위치한 곳이므로 발바닥에 노폐물이 응집 될 수 있으며, 발바닥을 문질렀을 때 작은 알갱이가 바로 "뇨산" 이라고 한다. 발마사지를 주기적으로 받으면 "뇨산"을 배출시킬 수 있다.

발냄새

몸의 정맥 순환이 잘 안되면 발 냄새가 많이 나고, 발에서 쉰내가 나는 것은 간과 담의 독소가 빠지는 현상이며, 썩은 냄새는 신장과 방광의 독소가 빠지는 냄새이고, 구린 냄새는 소화흡수가 잘 안 되어 복부에 노폐물이 누적된 상태를 말한다.

발 지압판을 이용하여 가정이나 샵에서 하루에 30분씩 올라가 걸으면서 여러 발의 반사구를 자극하여 주면 몸의 독소 배출에 도움을 주며, 건강에 활력을 유지할 수 있다.

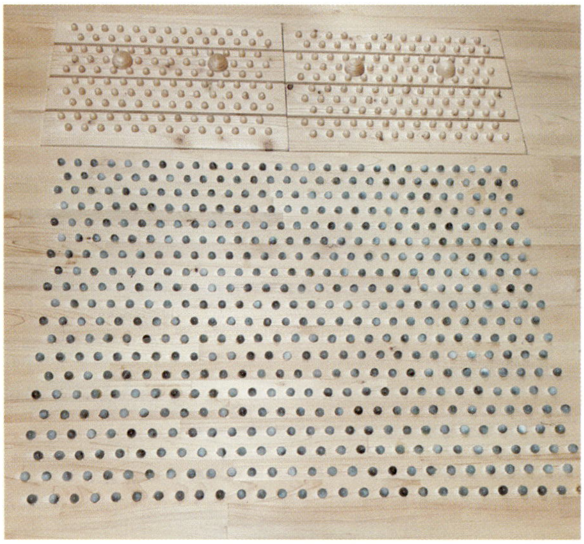

[편백 수정지압판]

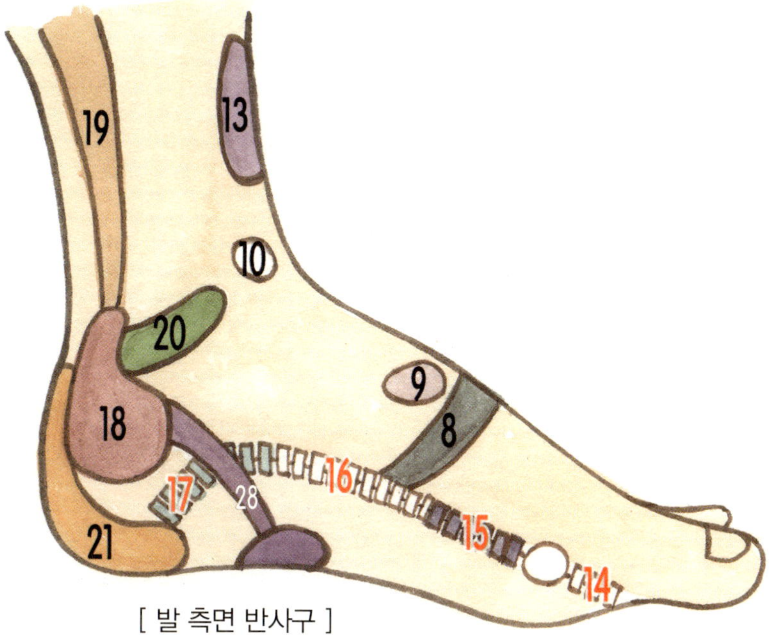

[발 측면 반사구]

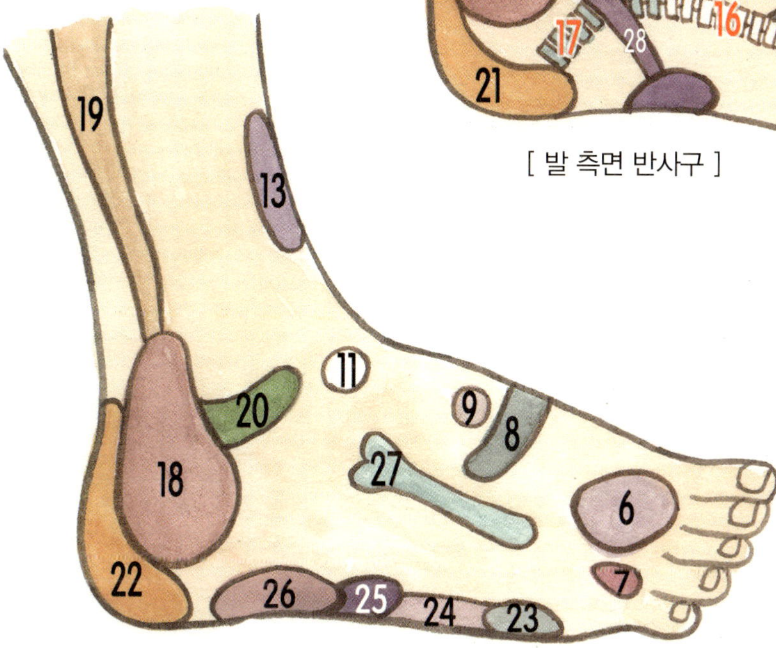

[발등 반사구]

발옆선 반사구

6. 흉부
7. 평형기관
8. 횡경막
9. 늑골
10. 하반신 임파선
11. 상반신 임파선
13. 서혜부
14. 경추
15. 흉추
16. 요추
17. 천골
18. 남(전립선) 여(자궁)
19. 하복부(좌골신경)
20. 대퇴부 임파선
21. 내미골
22. 외미골
23. 어깨
24. 윗골
25. 주관절
26. 무릎
27. 견갑골
28. 질, 요도

발 반사구 도표

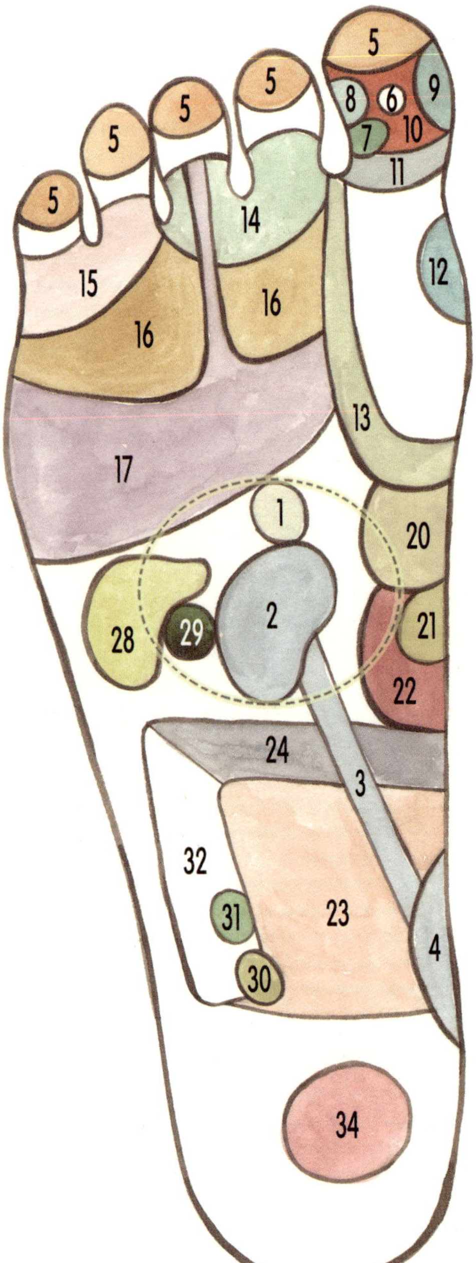

[오른발 반사구]

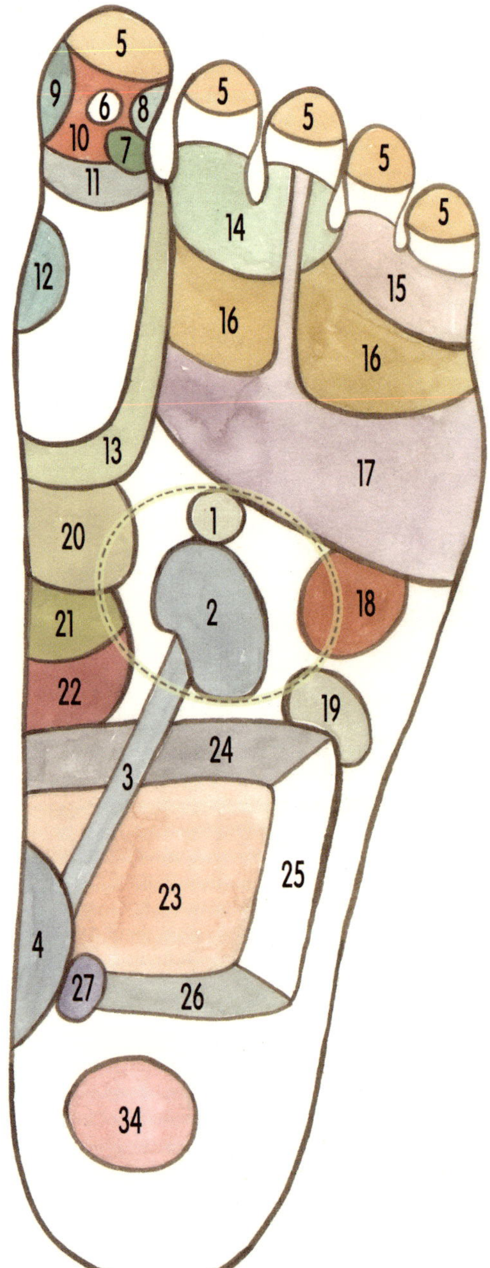

[왼발 반사구]

1. **부신** – 의식불명
2. **신장** – 동맥경화, 정맥류, 부종
3. **수뇨관** – 요로결석, 요도협착
4. **방광** – 배뇨불량, 방광염
5. **전두동** – 코골이, 건망증
6. **뇌하수체** – 호르몬분비균형, 자율신경
7. **소뇌, 간뇌** – 신 체균형, 자율신경
8. **삼차신경** – 안면신경통, 편두통
9. **코** – 비염, 축농증, 잇몸염증
10. **대뇌** – 두동, 편두통, 기억력
11. **목** – 어깨결림, 목통증
12. **부갑상선** – 수족마비, 갑상선저하
13. **갑상선** – 부정맥, 비만
14. **눈** – 결막염, 근시, 녹내장, 백내장
15. **귀** – 중이염, 이명, 멀미, 난청
16. **승모근** – 어깨결림, 손저림
17. **폐와 기관지** – 천식, 기관지염, 기침
18. **심장(왼발)** – 부정맥, 협심증
19. **비장(왼발)** – 빈혈, 구토, 근육경련
20. **위장** – 위궤양, 위하수
21. **췌장** – 당뇨병, 신진대사
22. **십이지장** – 십이지장궤양, 소화불량
23. **소장** – 소화흡수, 설사, 복통
24. **횡행결장** – 복통, 설사
25. **하행결장(왼발)** – 변비, 설사
26. **직장(왼발)** – 변비
27. **항문(왼발)** – 치질, 정맥류
28. **간(오른발)** – 만성피로, 간장장애
29. **담당(오른발)** – 담석증, 소화불량
30. **맹장(오른발)** – 충수염
31. **회맹판(오른발)** – 복부팽만
32. **상행결장(오른발)** – 변비, 설사
33. **복강 신경통** – 스트레스, 소화기이상
34. **생식선** – 생리통, 생리불순, 갱년기, 불임증

신체의 음양과의 관계

인간은 하나이면서 남자와 여자로 구성되어 있다. 남자는 여자와 비교해서는 양이다. 그러나 양의 남자인 경우에도 상체는 양이며 하체는 음이다.

앞가슴과 배가 있는 앞쪽은 음이요 뒤쪽에 있는 등은 양이다. 또 앞의 위인 앞가슴은 양이고 아랫배는 음이다. 그러므로 앞가슴은 음중에 양인 샘이며, 아랫배는 음중에 음이 되는 것이다.

음양의 기본 철학을 바탕으로 신체의 질병 치료와 예방, 진단 등에 적용한 것이 바로 한의학이다.

병리적인 면에서 음양을 구별하는 예를 둘러보면 인체 내에 음이 넘치게 되면, 음에 해당되는 몸속이 차가워지고 부족하면 체내에 미열이 발생한다.

반대로 양이 넘치면 양에 해당 되는 몸에 겉으로 열이 나고, 부족하면 체외가 차가워진다. 이러한 논리에 의하여 다른 사람에 비해 손발이 항상 차가운 사람은 극도로 양이 부족한 까닭이며, 폐결핵 환자가 오후만 되면 조열이 생기는 것은 음이 극도로 부족한 때문이다.

이처럼 과잉과 부족이라는 것에 의해 체내의 음양의 평형이 깨어지면 그에 따라 변화가 오는데, 서로가 어우러져 존재 할 수밖에 없는 것이 음양이므로, 계속해서 음이 부족하면 결국은 양도 부족하게 되어 상호관계가 유지되지 못한다.

그러므로 음과 양이 늘 평형을 유지하게 하는 방법, 이것이 한의학에서 말하는 예방의학의 기본이며 양생의 기본 조건이다.

※ **신체 관리 시** : 등과 복부 관리(15분씩)를 같이 받았을 때 상호 밸런스가 맞추어져 효과가 증폭 된다.

꼭 알아 두어야할 기의 종류

진기는 부모로부터 선천적으로 받은 '원기'와 후천적으로 음식에 의해서 얻어지는 '위기', 그리고 호흡으로 얻어지는 '흡기'가 합쳐진 것이다.

사기는 생장 양육의 반대적 역방향으로 불어오는 정풍은 몸을 손상시켜 '감기'를 들게 하는 현상으로, 사기가 들면 몸을 차게 하며 근육을 경직시키고 피부는 푸석푸석하며 거칠어지고 붓는 현상이 일어난다.

탁기는 고객을 마사지할 때 몸에서 역겨운 냄새가 나는 경우이며, 평소 이런 분들은 얼굴이 검붉고 종기와 트러블이 등과 엉덩이에 많이 나타난다. 그리고 근육이 경직되어 있다가 마사지를 하면 열이 나면서 모공이 벌어져 노폐물이 나오는데, 이때 쉰내, 구린내, 썩은내가 나온다.
이것은 장기에 독소가 빠져나오면서 나타나는 현상이다.

그리고 **'원기'**는 보통 신장에서 발생하는 **'수'**의 기운을 말한다.

위의 여러 가지 내용을 종합하여 보면, 우리의 몸을 위해 좋은 제철음식과 가끔씩 산행을 하여 삼림욕을 해주고 몸을 따뜻하게 유지해 주는 것을 실천해야 한다는 것이다. 또한 우리의 인체는 70%가 수분으로 이루어져 있기에 고여 있는 물은 부패하고 썩는 것과 같이 매일 깨끗한 물을 충분히 섭취하여야만 우리의 몸을 건강하게 유지할 수 있다.
다만 바쁜 일상 속에 할 수 있는 여건이 되지 않는다면 가까이 있는 테라피스트를 찾아 정신적, 육체적으로 누적된 본인의 피로를 그 때 그 때 풀어주어야 한다.

마사지의 워밍업

약손이란 사랑의 정신과 기가 나오는 손으로, 눈을 감고 마음을 모아 집중을 하면 인체의 에너지 파장인 좋은 에너지가 나와 관리를 받은 후 고객에게 직 간접적인 영향을 준다.

약손 만들기

1. 두 손이 뜨거워 질 때 까지 잘 비벼준다.
2. 호흡을 들이마실 때는 손을 벌리고 호흡을 내쉴 때는 손을 붙인다.
   손바닥과 손바닥 사이에 공이 움직이는 것 같은 느낌을 느껴 본다. (5-10분간 명상상태 유지)

에너지 마사지

고객 마사지 전 손에 기를 모아 고객의 병기와 사기를 뽑는다는 생각으로 마사지에 집중 한다. 마음속으로 고객은 내손으로 치유 된다고 생각을 집중한다. 마사지는 되도록 조용하고 청결한 곳에서 진행한다. 관리사 또한 몸과 마음을 깨끗이 정화 시키도록 한다. 본인 스스로의 건강에 항상 신경을 써야 한다.

각국의 대표적인 마사지

1. 중국에는 추나요법과 발마사지가 발달되었고, 전신의 반사구가 위치한 발은, 모세혈관이 가장 많이 분포되어 있기 때문에 피로회복에 큰 도움이 된다.
2. 일본의 신츄 마사지의 요법은 지압을 자극하며 속도가 빠른 편이고, 약초요법이 발달되어 있다.
3. 태국은 불교식 타이 요가마사지 유명하며, 더운 지방의 마사지는 느린 편이며 향기 요법이 발달 되어 있다.
4. 인도의 아유르베다는 7가지 체질을 분석하여, 우주의 5가지 기본 에너지인 공간, 공기, 불, 물, 흙의 요소를 활용하는 아유르베딕 요법으로 마사지를 한다.
5. 서양의 대표적인 마사지는 주로 스웨덴식 마사지와 림프 오일 마사지가 발달되어 있다.

국내에선 카이로프락텍, 스포츠마사지, 경락, 림프마사지 등이 주류를 이루며 최근 타이마사지, 중국마사지 등 각국의 마사지가 유입되는 추세이다.

Therapist 03

아이리스 도구를 활용한 실전 마사지 순서와 중요 혈

마사지 동영상은 www.irishb.kr 참고하세요.

하지 뒷면 마사지 뒤 하지 전체오일 도포 후 각권을 이용하여 발 반사구를 자극합니다.

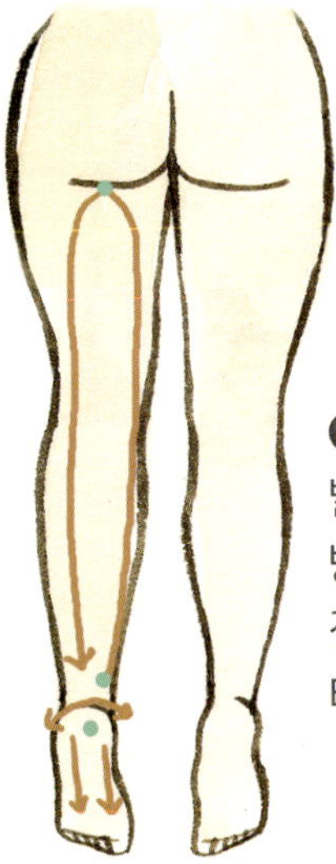

❶
발바닥 부터
방광경줄기
전체 긴
타원 마사지

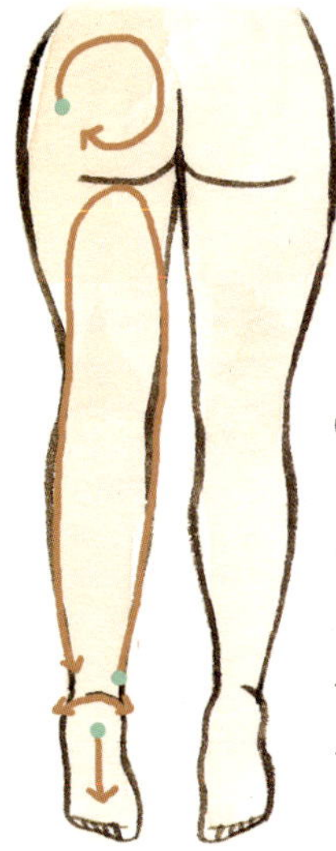

❷
발바닥-발목-
(안의간경줄기-
밖의 담경줄기)
큰타원 마사지후-
환도 마사지

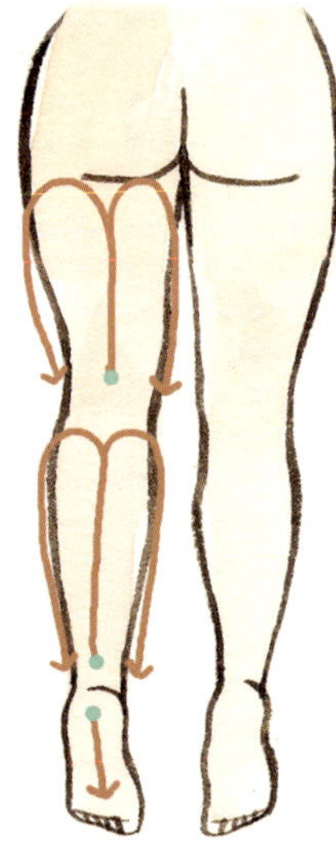

❸
발바닥-발목-
뒤 하지 전체를
분수모양
마사지

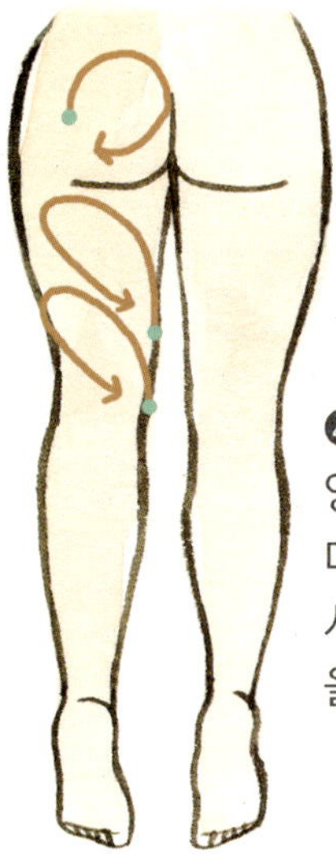

❹
엉덩이 환도
마사지-대퇴부
사선으로 끌어
올리듯 마사지

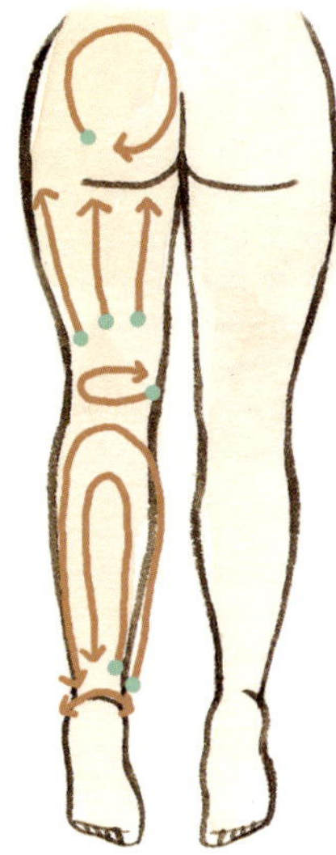

❺
발목-위중-
뒤허벅지-
환도혈 마사지

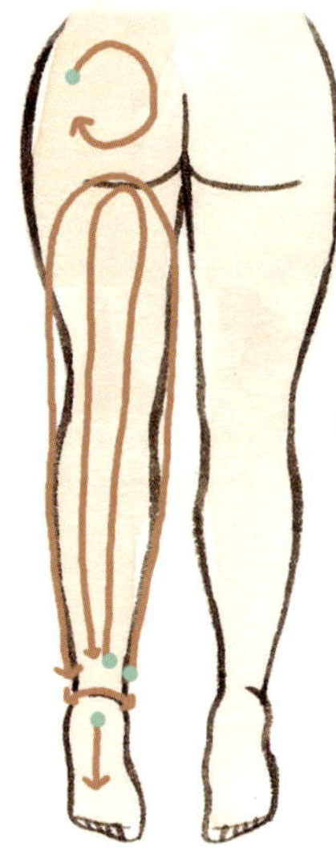

❻
1번과 2번
동작반복

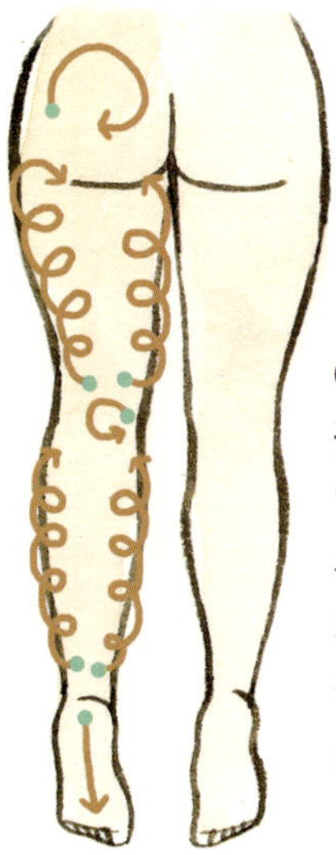

❼
괄사순서
발바닥-발목-
종아리-위중-
뒤 허벅지-
엉덩이-종아리-
허벅지 순서로

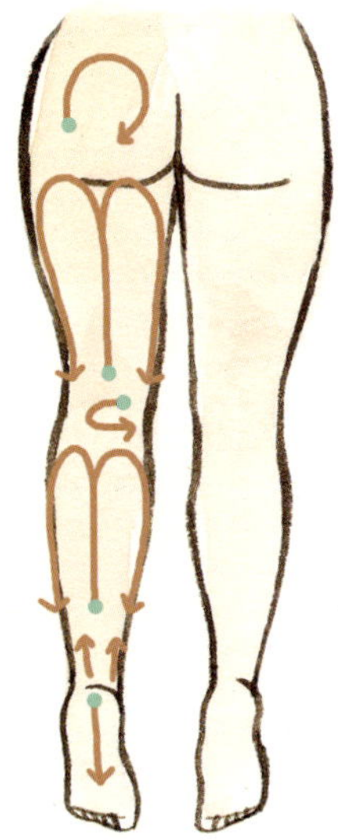

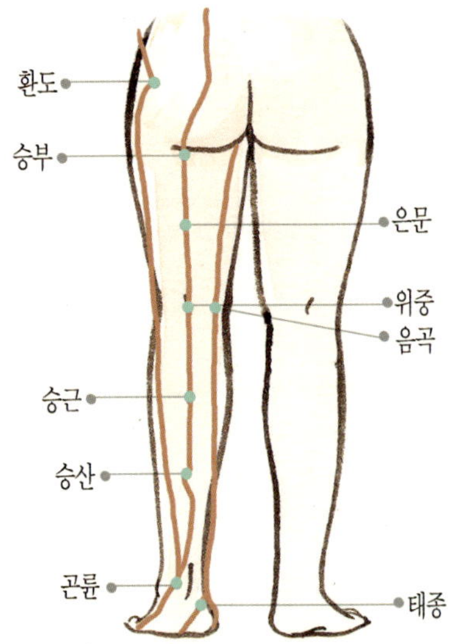

하지 뒤 마사지

신경 경줄기

신장과 방광의 기능이 떨어져 몸에 열이 뜨거우면 냉의 색이 진하고, 냄새도 심하다. 몸이 차면 냉이 투명하다. 승산혈과 환도혈은 풍열을 내려준다.

용천혈 : 성 에너지의 밀접한 영향으로 생리불순, 냉 대하증에 밀접한 관계가 있다. 용천혈은 신장(콩팥)의 경락이 시작되는 혈자리로 자극하면 '신장과 방광' 기능이 좋아진다. (1-3분간 조금 강하게 지압해 준다.)

태계혈 : 월경 불순, 척추, 허리 통증에 가장 효과적이다.

승근혈 : 수영하다 경련이 날수 있는 곳으로 허리, 등 통증 및 좌골 신경통에 효과적이다.

위중혈 : 등이 많이 아프신 분은 먼저 이 혈을 마사지후 등관리를 하면 통증이 부드럽다.

위양혈 : 몸이 자주 붓거나 소변이 잘 나오지 않을 때 사용하는 혈이다.

요유혈 : 독맥 전체의 기운을 북돋아 주는 혈이다. 엉덩이의 마지막 뼈 지점으로 미골에 위치하며 출산 후 힘든 일을 바로하면 밑이 빠졌다는 이야기를 하는데 그곳을 요유혈이라 한다.

운문, 승부, 회양혈 : 좌골신경통과 배설작용을 향상시키며, 힙업 혈이다.

※ 방광의 기운이 허해지면 아랫배가 냉해지면서 수분 배출이 되지 않아 비만이 되기 쉽다.

※ **하지관리 시** : 심장에서 가장 먼 발 관리는 전신관리의 처음 시작하는 곳으로 어머니가 만져주듯 시간과 정성을 들이면 긴장된 고객의 스트레스가 쉽게 이완이 되며, 전신을 만지는 것과 같은 효과이다.

방광경 마사지 : 정맥 및 임파의 기 순환에 도움을 주어 비만 및 부종에 효과가 있어 다이어트를 하려면 꼭 하지관리를 받아야 한다.

등 마사지 ❶

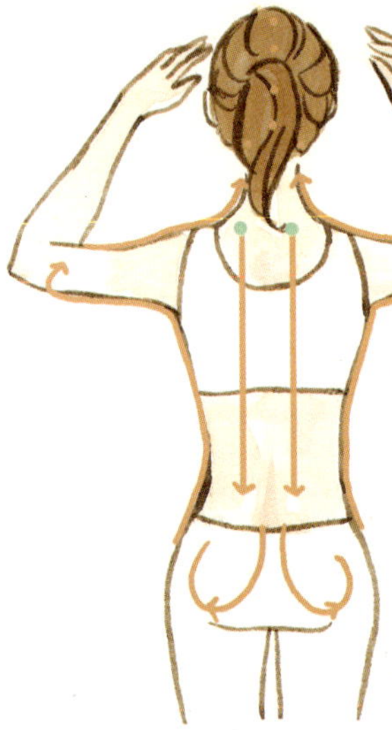

❶
독맥선을
따라 백회혈-
풍부혈까지
엄지로 지압한 후
등 전체
오일을 도포

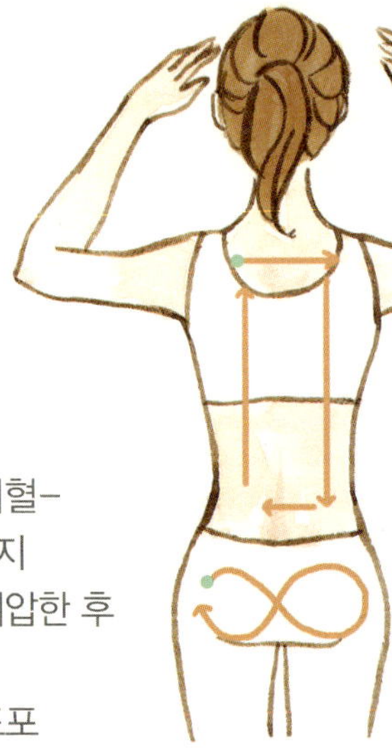

❷
방광경줄기
1선과 2선
마사지후
엉덩이 8자
마사지

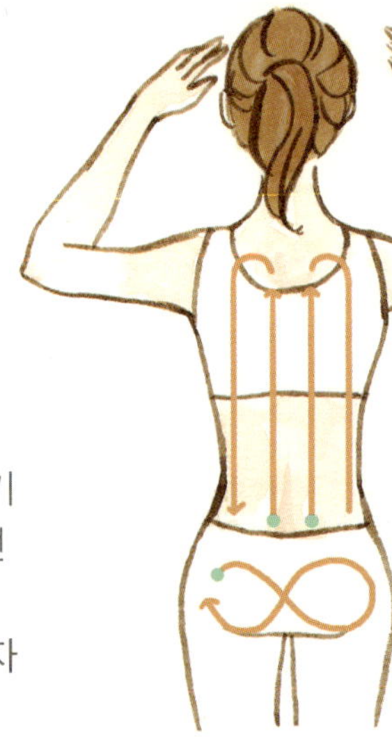

❸
등의 화타협지
양 옆선을
타원모양
마사지 후
엉덩이 8자
마사지

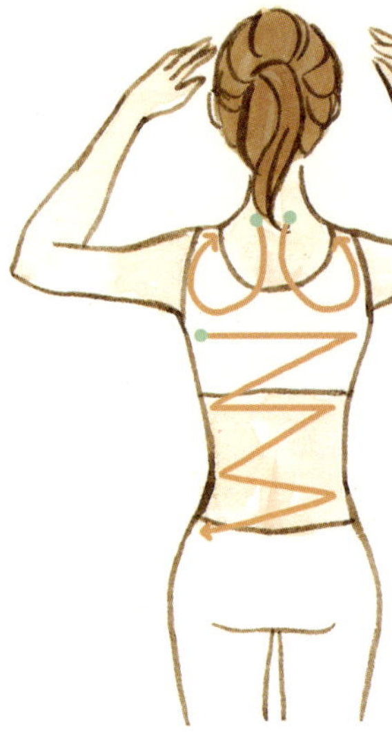

❹
견갑골
반원 마사지후
Z 그리며
마사지

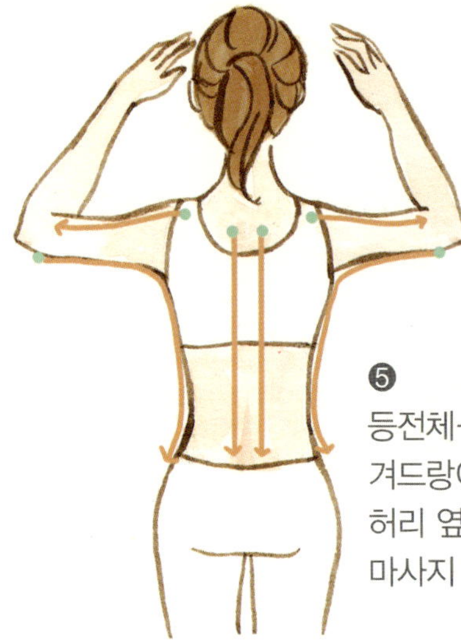

❺
등전체-팔-
겨드랑이-
허리 옆 라인
마사지

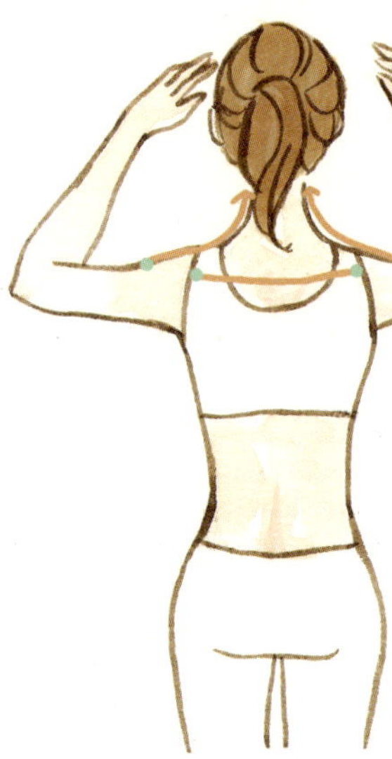

❻
승모근 반원
마사지

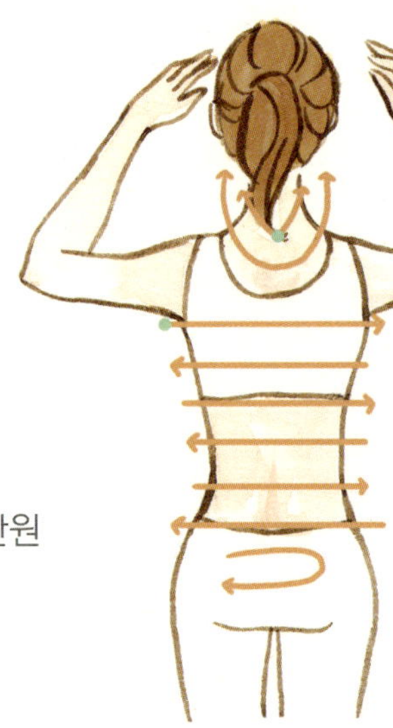

❼
목 라인
V, U-등전체-
허리 옆 라인
마사지

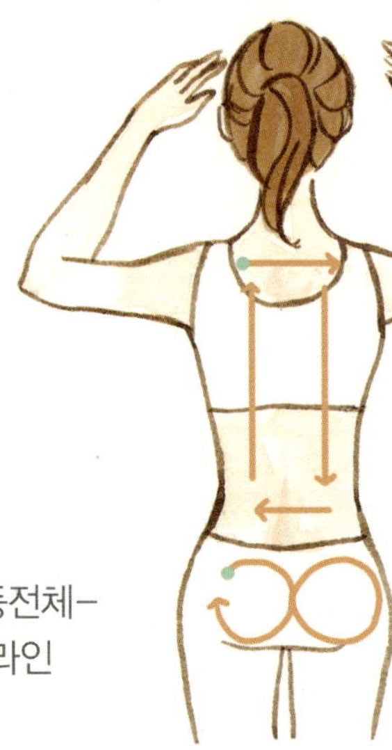

❽
2번 동작
반복

등 마사지 ❷ – 등 괄사 순서

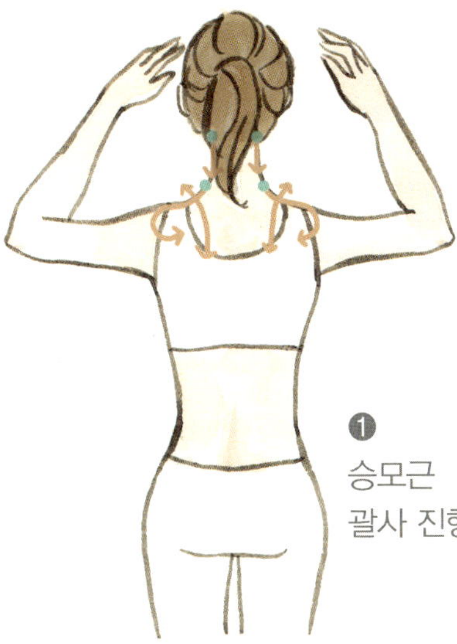

❶
승모근
괄사 진행

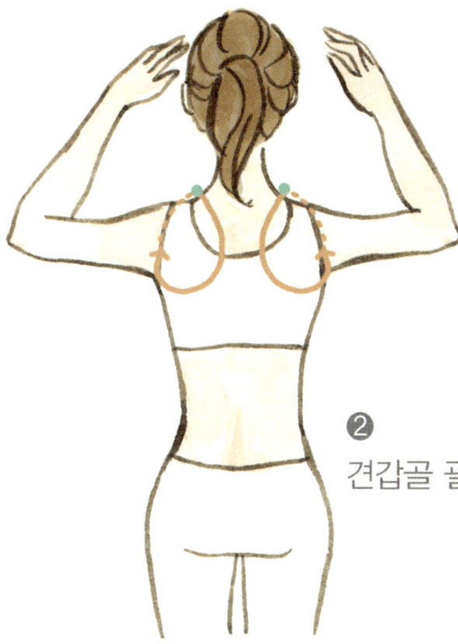

❷
견갑골 괄사

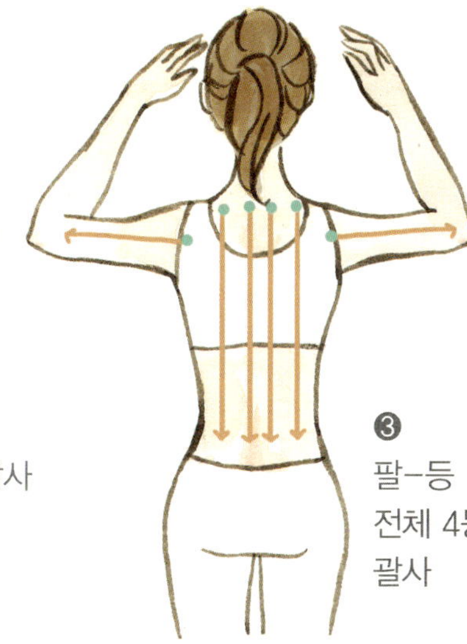

❸
팔–등
전체 4등분하여
괄사

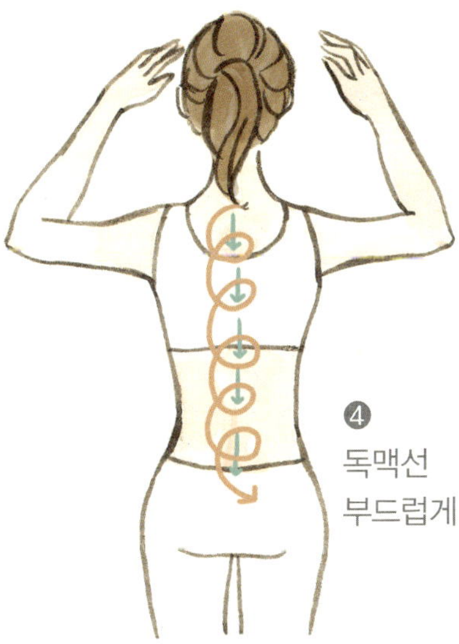

❹
독맥선
부드럽게 괄사

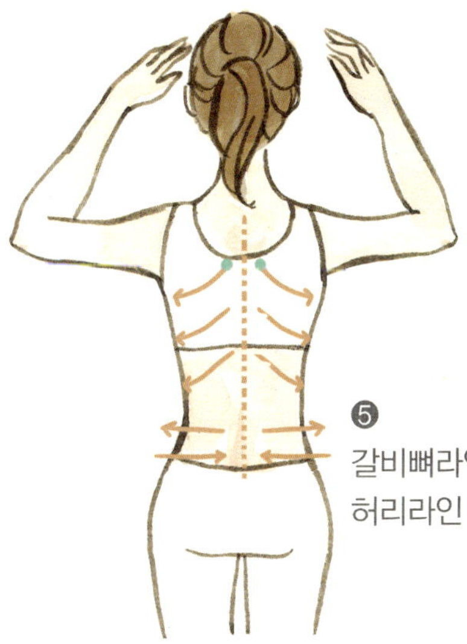

❺
갈비뼈라인–
허리라인 괄사

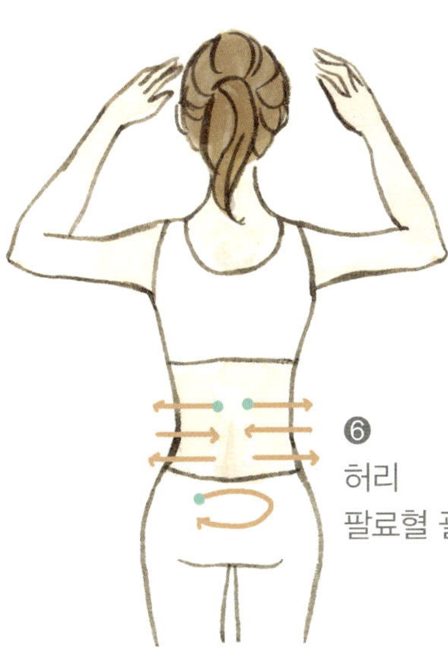

❻
허리
팔료혈 괄사

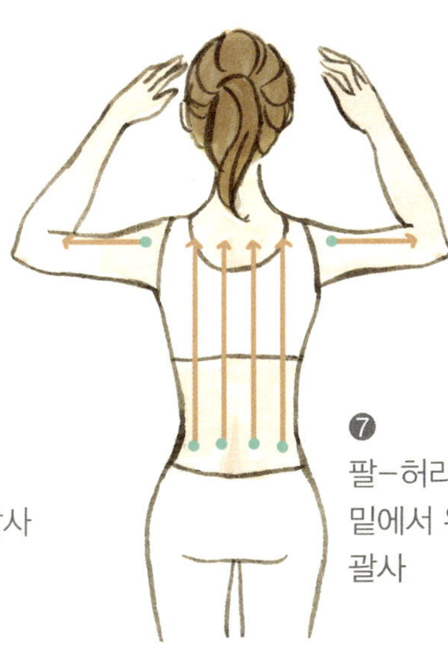

❼
팔–허리
밑에서 위로
괄사

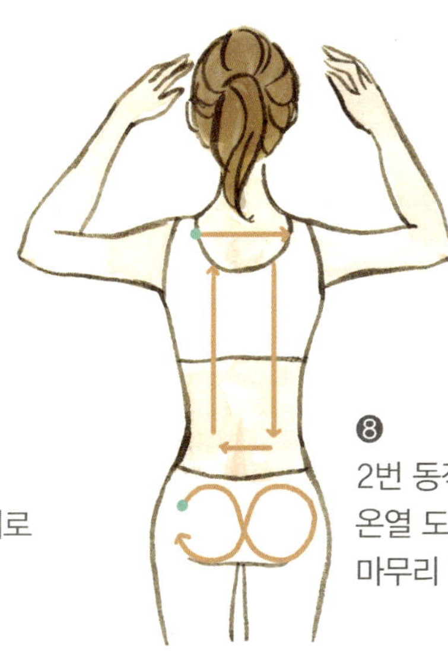

❽
2번 동작을
온열 도구로
마무리 마사지

등 마사지

1. 등의 방광경과 독맥은 양의 장부를 주관하고 있는 곳으로 음의 문제가 양으로 반응 하므로 음의 진단도 가능 하다. 등관리만으로도 복부의 문제를 해결할 수 있다. 단 남자는 등을 먼저 여자는 복부를 먼저 풀어주면 효과가 더 좋다.
2. 등 관리 시 괄사를 위에서 아래 방향으로 하면 기를 통하게 하며, 근육을 풀려면 아래에서 위로 마사지 해준다.
3. 등을 마사지 할 때 등 전체가 아프면 양기가 허해진 상태이다.
4. 병증이 실증 일 때 척추가 뻣뻣하여 뒤로 젖혀진다.
5. 허리통증은 방광경과 독맥을 풀어주면 90% 효과를 본다.
6. 병증이 허하면 머리가 무겁고 아랫배 명치 부분이 치밀어 오르는 통증이 있다.

경추의 이상증세

디스크의 원인은 칼슘 부족이 80%이며, 약물중독과 신체피로가 10% 나머지는 운동 중에 다치는 경우이다. 목과 어깨 이상은 방치할 경우 팔과 손가락 이상 및 합병증, 심장, 폐, 소장, 심포에 까지 이상을 초래 할 수 있다. 그리고 불면증 및 신경쇠약, 노이로제가 발생한다.

* **뒷목 마사지 효과** : 머리의 기혈 통로인 뒷목을 마사지하면 머리로 흐르는 산소를 공급하여 머리를 맑게 해준다.
* **대추혈 마사지 효과** : 6개의 양의 경락이 모이는 곳으로 이곳이 막히면 팔, 얼굴 에너지가 차단되고, 복부가 굳어진다. 이곳을 풀어주면 팔, 얼굴마비 두통 및 고혈압을 예방 할 수 있다.
* **승모근 마사지 효과** : 승모근은 각종 스트레스에 민감하게 반응 하여 쉽게 경직 된다. 승모근 마사지는 심신에 안정을 주어 마음이 편안해 진다.
* **견갑골 마사지 효과** : 오십견, 만성질환 해소, 심장, 폐기능이 원활해지며, 신경성 피부염, 모유 결핍, 유방암 예방 할 수 있다. 견갑골 중앙의 천종혈을 눌렀을 때 아픈 통증을 호소하면 병기가 깊숙이 자리 잡고 있는 것으로 충분히 풀어 주어야 한다.
* **허리 마사지의 효과** : 비뇨기 질환, 생식기계통의 각종 문제점이 완화된다.

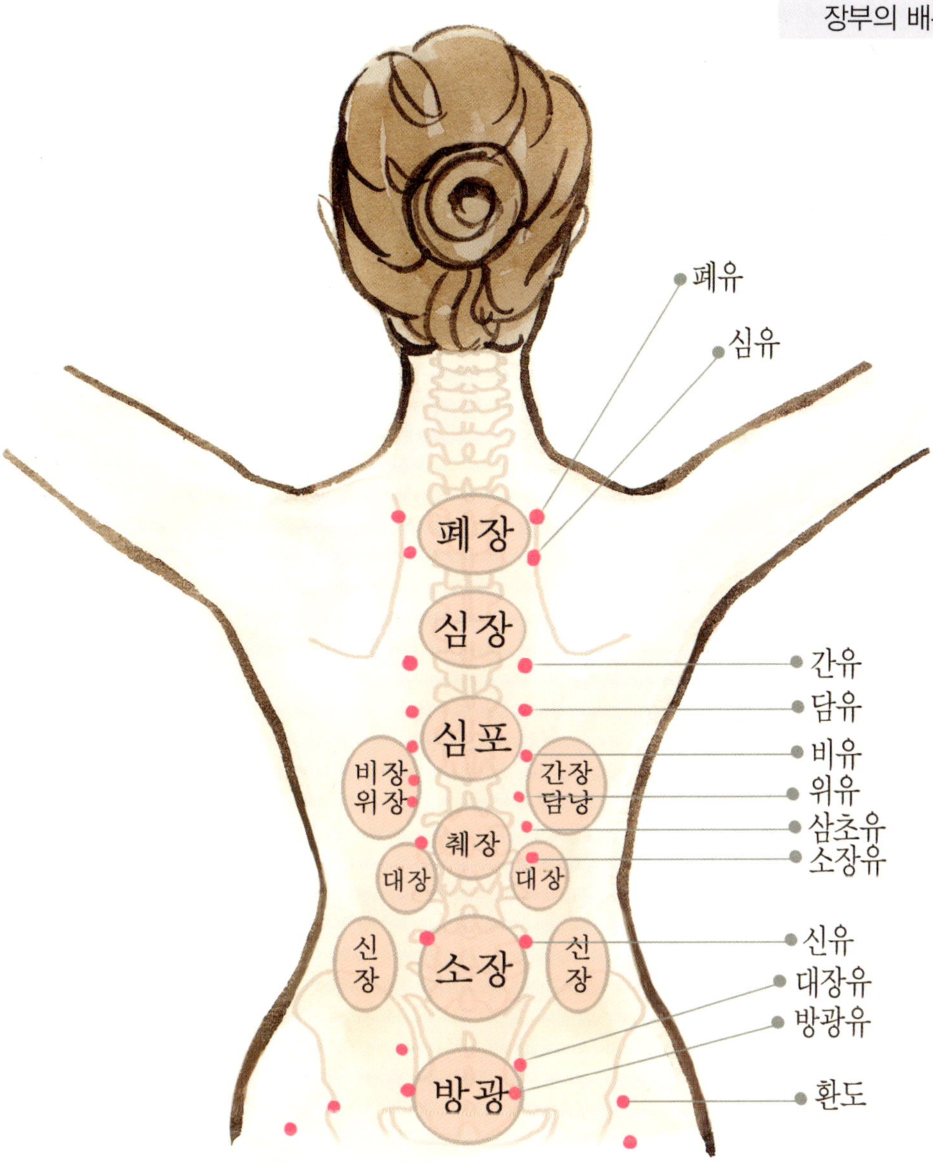

가슴 앞쪽이 오그라들 정도로 등이 굽어있는 경우는 반사구인 광대뼈가 동시에 튀어나와 얼굴형의 변형을 일으킨다. 그럴 경우 얼굴과 등을 동시에 관리해야 효과가 좋으며, 일주일에 2회 관리를 권한다.

* **백회혈** : 백가지 기운이 모이는 곳으로 정신병, 간질, 숙취, 차멀미, 눈의 피로, 탈모예방 혈.
* **풍부혈** : 바람풍이라 하여 찬 기운 나쁜 기운이 모이는 곳으로, 두통, 천식, 나른함, 코막힘, 감기, 뇌출혈, 고혈압에 효과적인 혈이다.
* **견정혈** : 부드럽게 파주어야 한다. 너무 강하면 병기가 숨는다.
* **팔료혈** : 서혜부와 연결되어있어 하복부 냉증, 복부냉증, 호르몬, 여드름에 효과가 있다.

하지 앞면 마사지

하체전체 오일 도포 후 발가락–발등–발 옆선–발목풀기

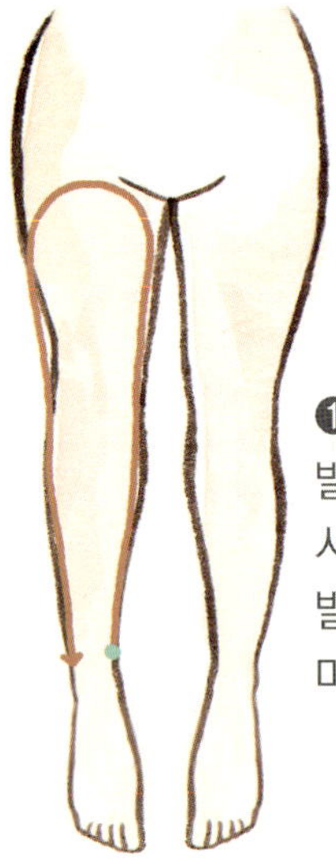

❶ 발목 안쪽–서혜부 방향–발목 바깥쪽 마사지

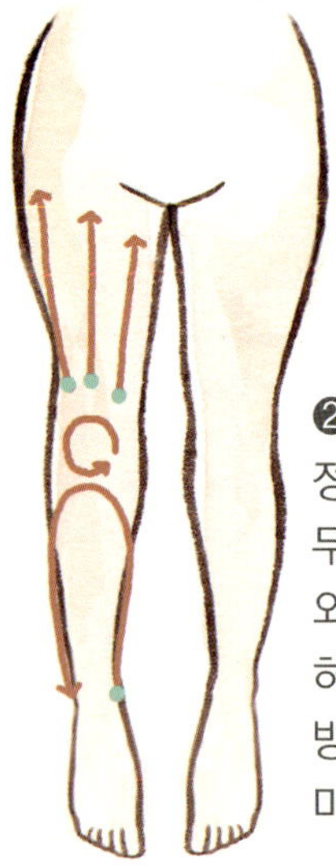

❷ 정강이에서 무릎(내슬와–외슬와)–허벅지 직선 방향으로 밀며 마사지

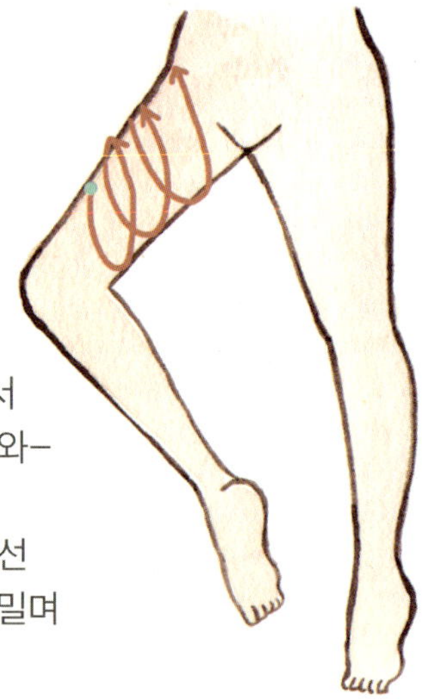

❸ 허벅지 ㄱ자로 올린 후–밑에서 위 사선 방향으로 끌어 올리며 마사지

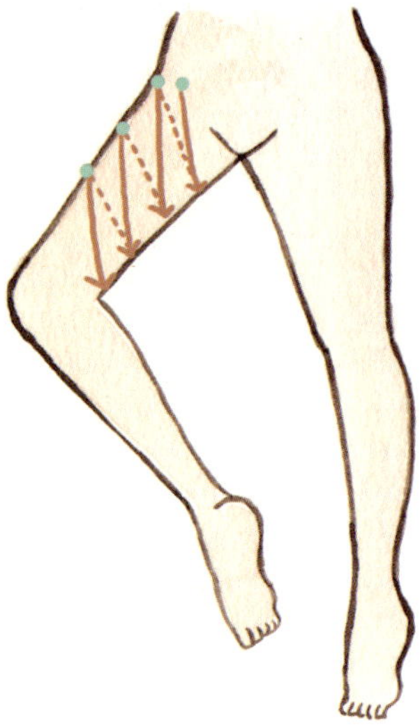

❹ 허벅지 안쪽 사선으로 밀며 마사지

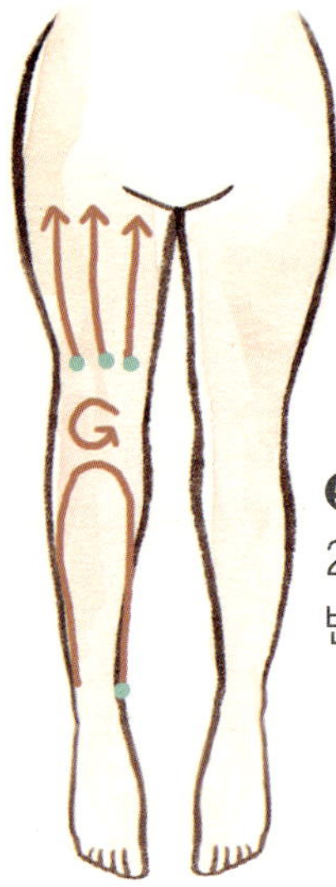

❺ 2번 동작 반복

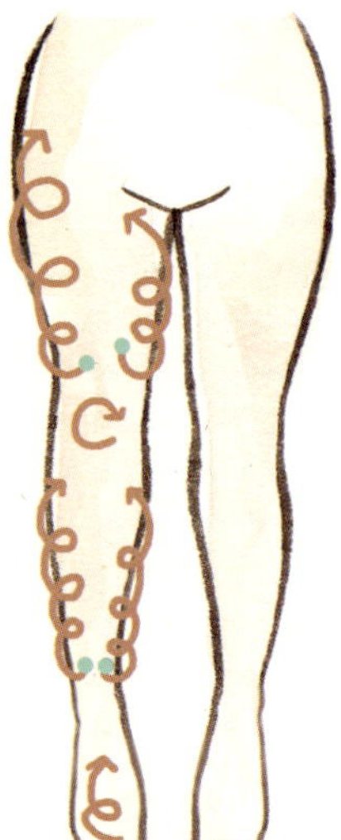

❻ **괄사순서** 발등–발목–정강이–무릎–허벅지순서

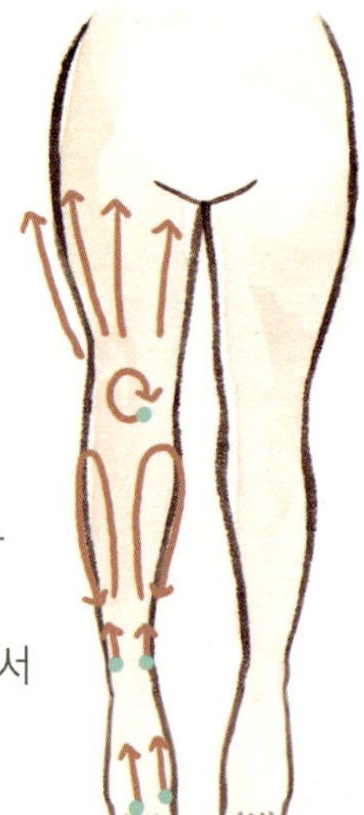

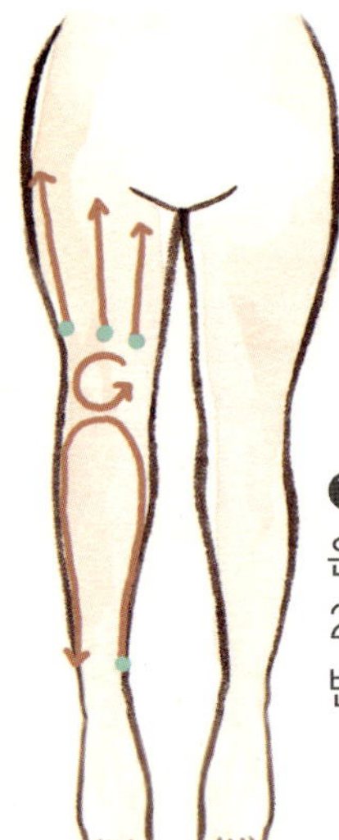

❼ 온열 도구로 2번 동작 반복

하지 앞 마사지

비경

삼음교 : 비장, 간장, 신장 3개의 장기를 조절 하는 혈로 안쪽 복사뼈의 위에서 손가락 세 마디만큼 올라간 혈이다. 허리의 통증, 너무 찌거나 마른경우, 다리 및 허리 냉증, 불면증에 효과적인 혈이다.

음릉천 : 위장병, 남녀 생식기질환, 폐경, 갱년기 장애에 효과적이다.

혈해혈 : 하지 전체 부종과 얼굴 부종까지 관여하는 다이어트 혈로 꼭 풀어 주어야하며, 본인이 수시로 주물러주어도 효과가 증대된다.

위경

족삼리 : 위에 관련된 모든 질병에 밀접한 영향이 있으며, 간상, 당뇨병, 호흡기 질환, 심장병,신경쇠약, 코의 질환, 소아 허약체질 및 많은 부분에 효과적인 "만병통치" 혈이다.

(음) 비경 과 간경 (양) 위경 과 담경

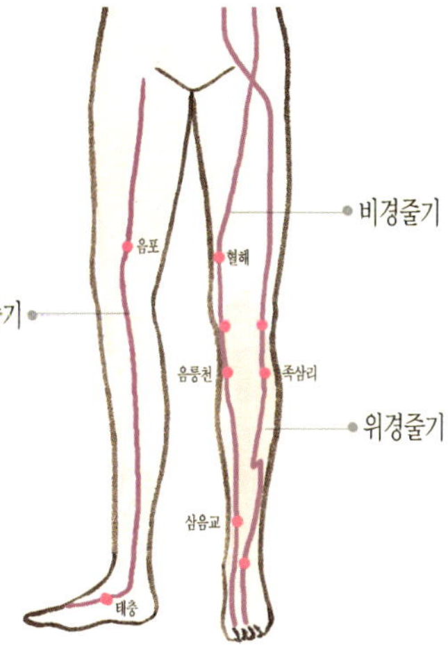

경락 다이어트 상식

1. 건강한 피부와 다이어트를 원한다면 우선 간경을 풀어주면 간의 해독작용이 회복된다. 그리고 지방분해가 활발해져 비만에 효과가 빠르다. 술을 자주 마시거나, 술을 마시지 않아도 간과 담의 휴식시간인 11시안에 매일 잠을 청하지 못하는 경우는 매일 술을 먹는 것과 같아 간에 무리를 준다.
2. 비만체질은 음식 조절기능이 떨어지기 때문에 밥과 물을 구분하여, 식사는 젓가락만으로 하며, 식사 후 2시간 후에 물 3컵을 먹는 것을 원칙으로 하면 위기능이 좋아지고 다이어트에 효과가 있다.
3. 다리를 쭉 뻗고 누웠을 때 양쪽발의 모양이 각각 45도 각도로 U자가 되면 건강한 발인데 한쪽 다리의 발이 바닥에 닿거나 두 다리의 벌어진 각도가 다른 경우는 고관절이 너무 이완되었거나, 골반 한 쪽의 변형이 있을 수 있다. 또한 좌골신경통도 생길 수 있다. (치마를 입었는데, 자꾸 치마가 돌아가는 경우)

복부 마사지 독맥선을 따라 백회혈에서 신정혈까지 지압

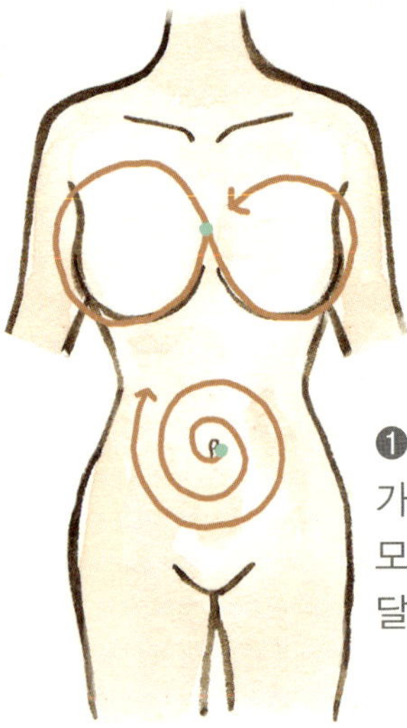

❶
가슴 나비
모양– 복부
달팽이 마사지

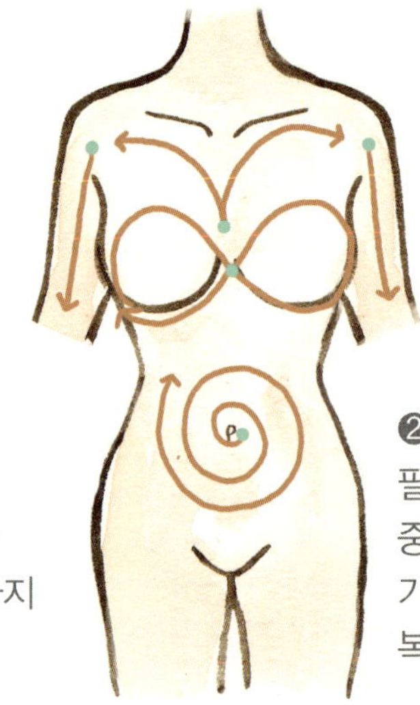

❷
팔–단중–
중부–
가슴리본–
복부 마사지

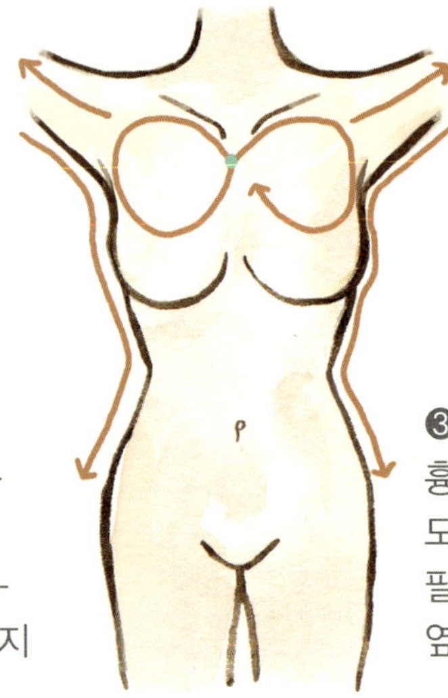

❸
흉부 나비
모양 마사지–
팔에서 허리
옆 라인

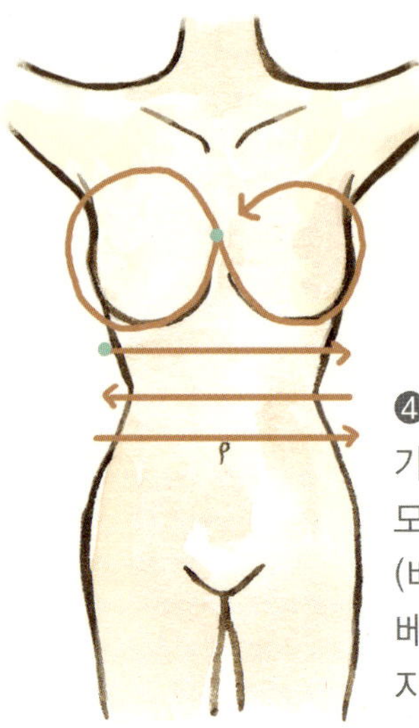

❹
가슴 리본
모양 마사지 후
(베드 끝에서
베드 끝
지점까지)

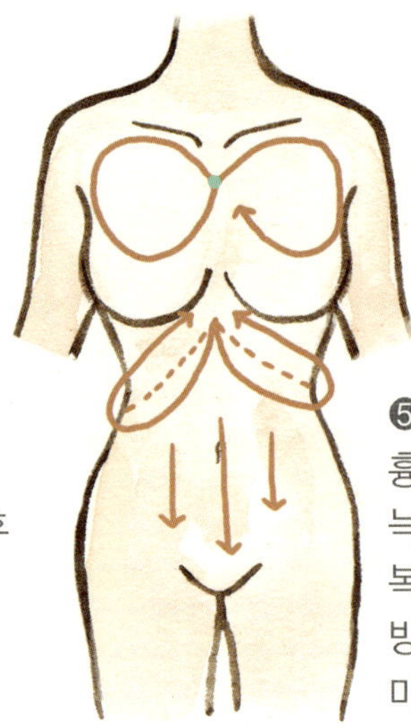

❺
흉부 리본모양–
늑골 반원–
복부 중극혈
방향으로 밀며
마사지

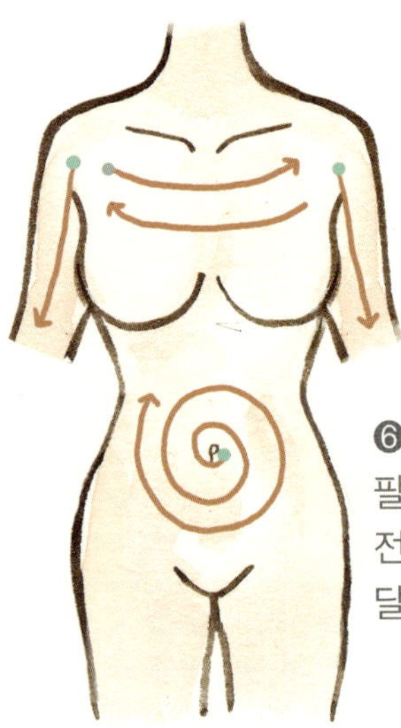

❻
팔–흉부–
전중–복부
달팽이 마사지

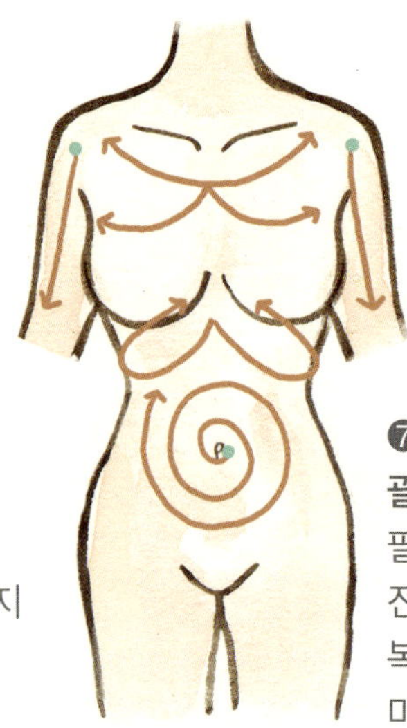

❼
괄사순서
팔–흉부–
전중–늑골–
복부순서로
마사지

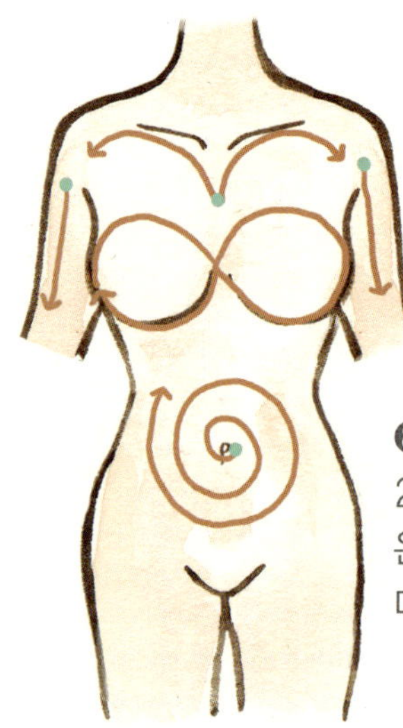

❽
2번 동작
온열 마사지로
마무리

복부 마사지

복부마사지 시 물렁물렁 쑥쑥 손이 들어가면서 탄력이 없다는 것은 음의 기운이 허하다는 것이므로 회복시간이 오래 걸리며 강하게 만져주는 것을 좋아하는 특징이 있다. 하지만 너무 강하게 만지면 오히려 기운이 허해지며 어지럽거나 답답하다고 할 수 있다.

복부관리 시 딱딱하고 굳어있는 경우는 기가 멈춰있거나 사기가 침투한 상태이다. 뭉친 근육에 스톤 온열마사지를 하면 열이 나고, 열이 나면 물이 되어 복부부종 배출이 원활 해 진다.

그리고 늑골이 파지지 않는 것은 대부분 간의 문제이다. 등과 복부관리 중 한 가지만 선택해야 할 때는 남자는 등을, 여자는 복부를 먼저 시작하고 가장 효과적인 것은 등과 복부를 동시에 받는 것이다.

마사지 순서

백회 – 중부 – 전중 – 신궐 – 거궐 – 늑골파주기 – 경문 – 장문 – 기문

* **중완혈** : 맥이 뛰는 부위이며, 보법으로 관리 한다. 배꼽과 명치의 중간 지점이며, 전신의 기혈이 저하된 경우 한약을 복용하여도 무리가 간다. 이곳에 뜸을 뜨거나 스톤을 이용하여 매일 따뜻하게 해주면 부작용 없이 보약을 먹는 것과 같이 원기를 회복시켜주는 자연치유요법이다.
* **신궐혈** : 우리 몸의 정중앙 배꼽이며, 옛날부터 갑자기 실신하거나 고혈압, 중풍으로 쓰러졌을 때 쓰이는 응급처치 혈이다.
* **관원혈** : 배꼽 및 3촌에 위치하며, 음의 원기가 들락날락하는 곳으로 반드시 보법으로 만진다. 호흡과 같으면 보법, 역행하면 사법이 된다.
* **장문혈, 경문혈** : 허리 옆 라인 군살을 빼주면 비뇨기 생식기와 배설 작용에 도움이 되며 다이어트에 효과적이다.

복부의 경줄기

비경 : 이상이 생기면 위에 통증을 느끼고 속이 메스껍고 트름이 자주 발생하며, 무릎이 뻣뻣하고 냉하다. 음식섭취 후 복부 팽만감과 쉽게 소화가 되지 않는다. 입술이 창백하며 살이 빠지고 무기력해 진다.

간경 : 간이 막히면 전중혈자극시 심한 압통이 있고, 울화병이 있는 것이며, 간기능이 떨어지면 지방분해 능력이 떨어져 비만으로 갈수 있다. 다이어트를 하려면 간에 좋은 녹황색채소를 섭취하고 10시안에 취침을 하여 충분한 휴식을 취하는 것이 좋다. 저녁 늦게 운동을 하면 간의 기운이 상실되어 지속적 다이어트를 할 수 없으며, 억지로 다이어트를 하여도 요요현상이 오거나 건강에 문제가 올수 있다.

신경 : 신장은 소변을 걸러주고 독소 배출을 시켜 주는 기능을 하며, 기능이 약해지면 머리카락이 빠지고 가늘어 지며 자궁에 가장 밀접한 관계로 모든 생식기 질환에 관여 한다.

위경 : 아침 식사를 거르면 위장 기능이 떨어져 다이어트 효과를 볼 수 없다. 얼굴이 빨개져있거나, 열꽃이 볼에만 있을 경우 위에 열이 있는 경우이며, 볼의 여드름은 과거의 위장 장애가 있었던 경우이다 (대부분 위, 대장, 폐에 열이 있는 경우). 속 쓰림 현상과 아침에 입 냄새가 심하면 위 기능에 이상이 있는 것이다.

삼초경

<table>
<tr><td rowspan="2">상초</td><td>목 아래부터 명치 밑까지</td><td>호흡 순환계</td></tr>
<tr><td colspan="2">임신 초기에 이곳을 부드럽게 마사지 해주면 습관성 유산 예방</td></tr>
<tr><td rowspan="2">중초</td><td>명치 밑에서 배꼽 까지</td><td>소화기와 호흡기</td></tr>
<tr><td colspan="2">복부의 가스배출, 배설 기능 촉진. 피부 맑고 투명하게 개선 효과</td></tr>
<tr><td rowspan="2">하초</td><td>배꼽 밑에서 아래 동체까지</td><td>생식기 및 배설기능</td></tr>
<tr><td colspan="2">대장과 소장의 기능을 활발하게 하여 복부 지방 제거 효과</td></tr>
</table>

얼굴마사지 ❶

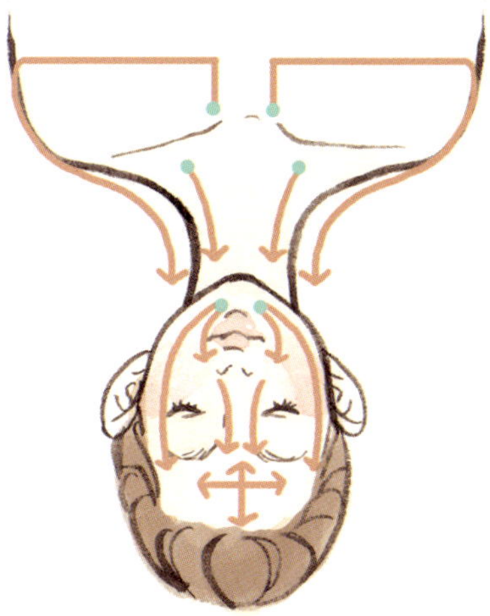

❶ 얼굴부터 데콜테 오일을 바른 후 기본 동작 헨드링

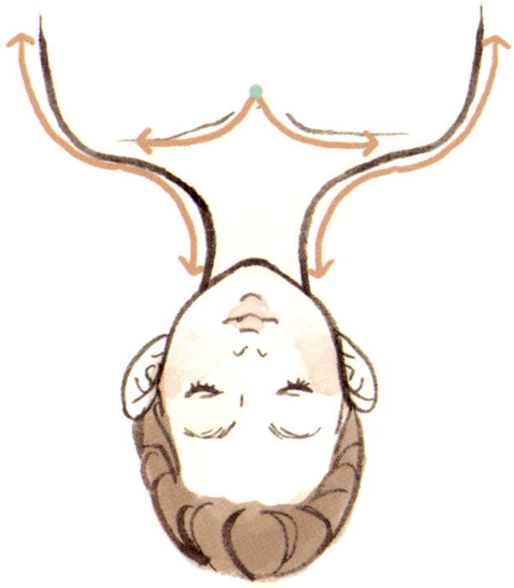

❷ 쇄골-쇄골라인-데콜테 마사지

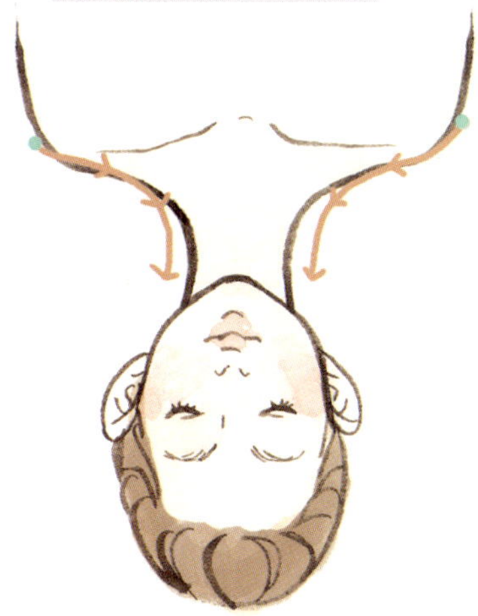

❸ 각권으로 승모근 마사지

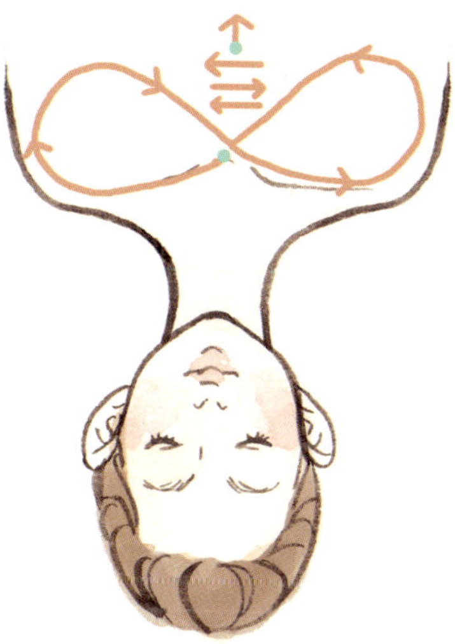

❹ 전중-흉골 리본 마사지

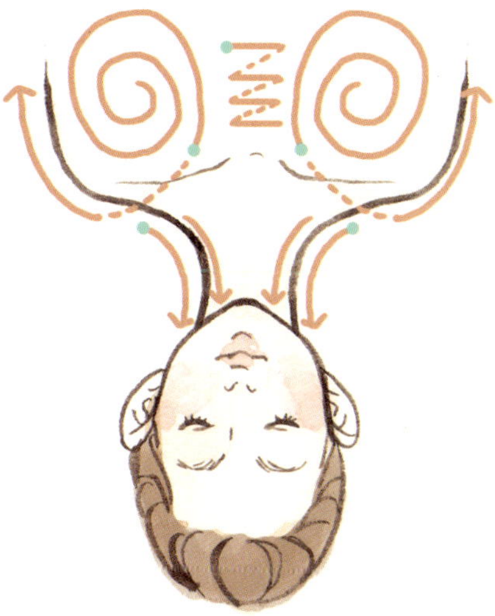

❺ 전중-흉부 달팽이-목 옆선 마사지(온열도구로5번-13번 진행)

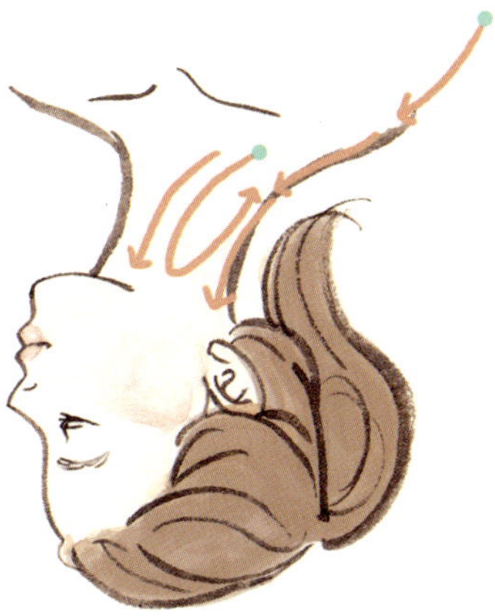

❻ 얼굴을 90도 돌린 후 목뒤-흉쇄유돌근 마사지

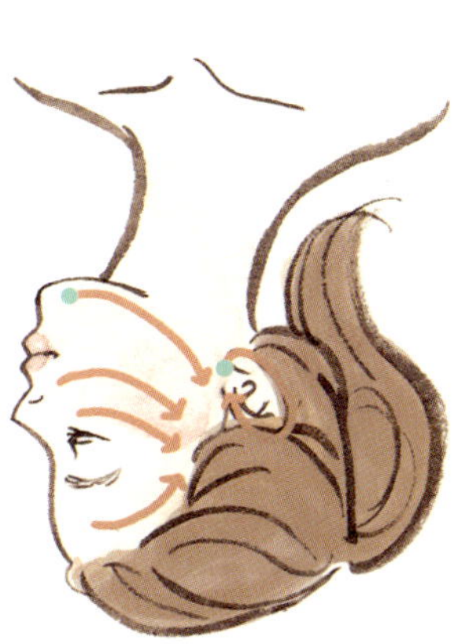

❼ 얼굴 옆라인-귀-이마 (림프절 방향으로 마사지)

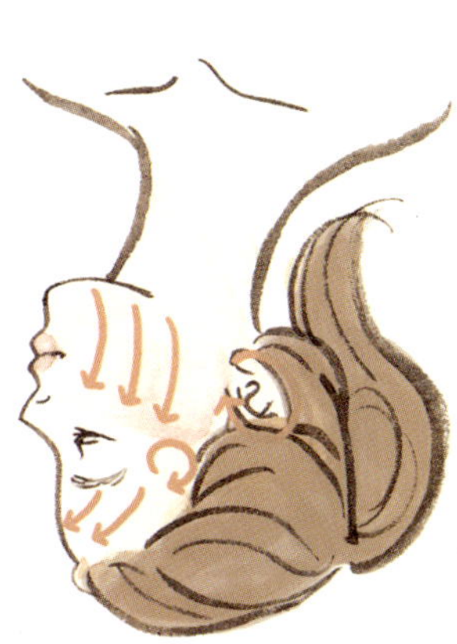

❽ 볼-귀-관자놀이-이마 리프팅 마사지(반대로 돌려 6-8번 다시 진행)

얼굴마사지 ❷ – 얼굴 괄사

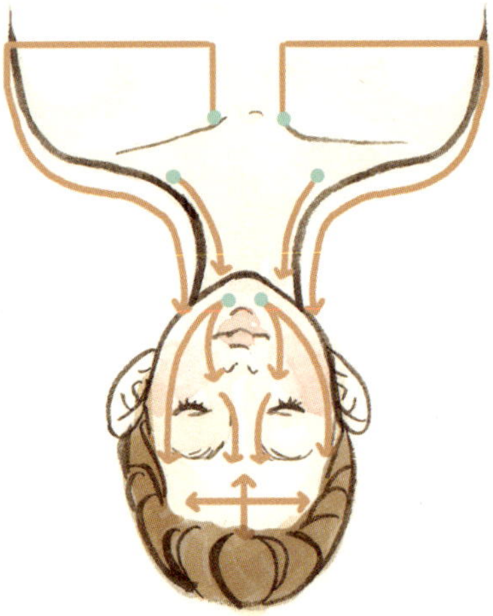

❾ 얼굴을 정면 위치로 한후
온열도구로 1번 동작 반복

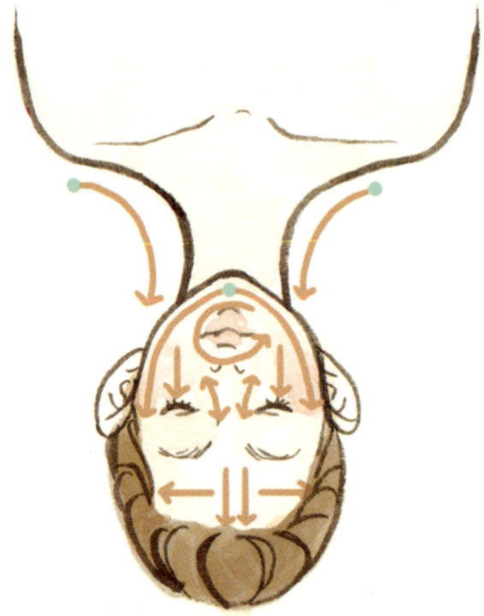

❿ 목 옆선–얼굴 전체 마사지

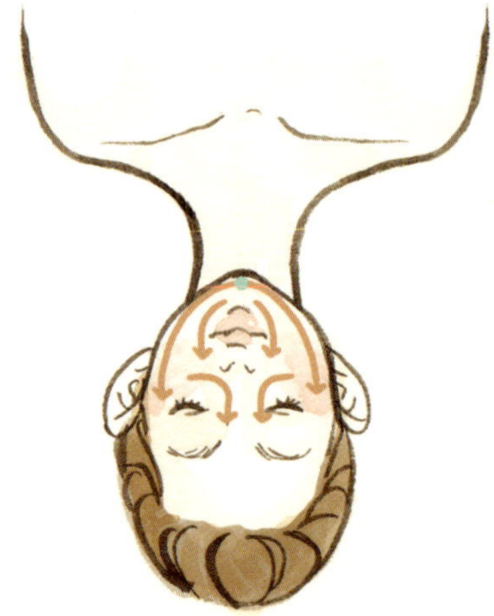

⓫ 턱라인–입라인–
코옆 리프팅 마사지

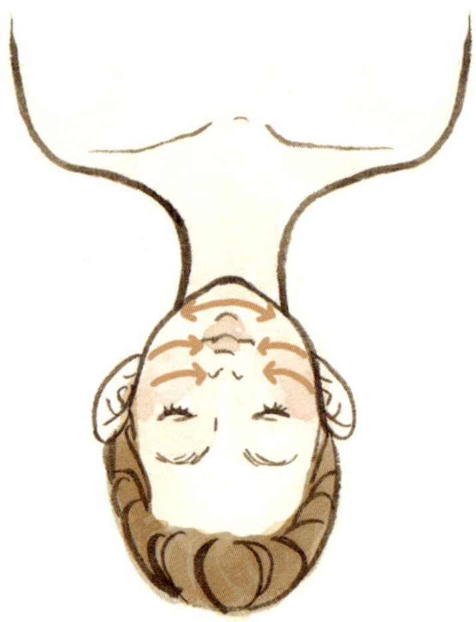

⓬ 턱, 볼 축소 마사지
(밖에서 안으로 밀어 준다)

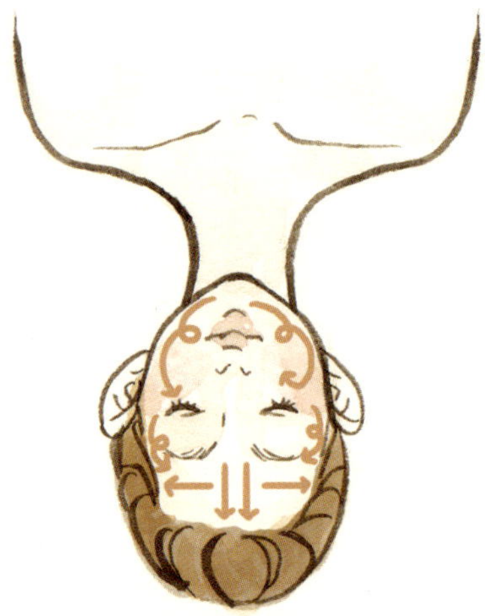

⓭ 볼–관자놀이–
이마 리프팅 마사지

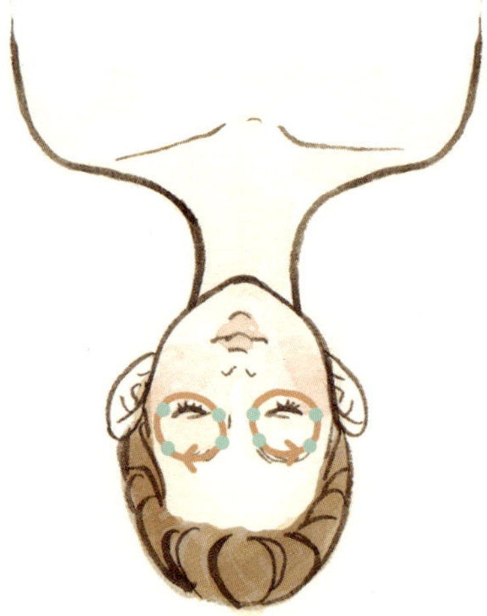

⓮ 옥볼을 중탕하여 온도를
손목에 체크한 후 (찬죽–어요–
사죽공–정명–동자료 자극)

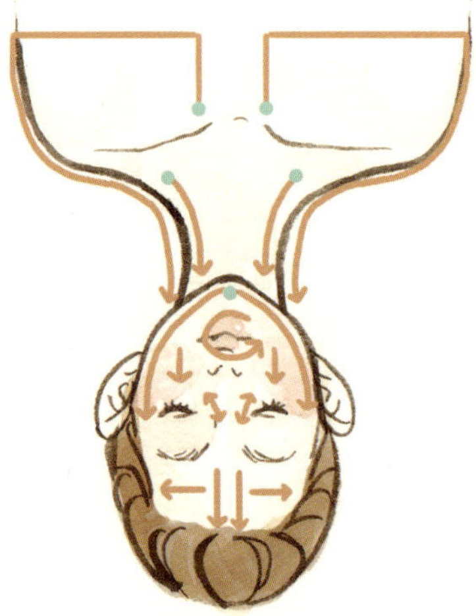

⓯ 부드러운 괄사.
피부 상태에 따라 선택

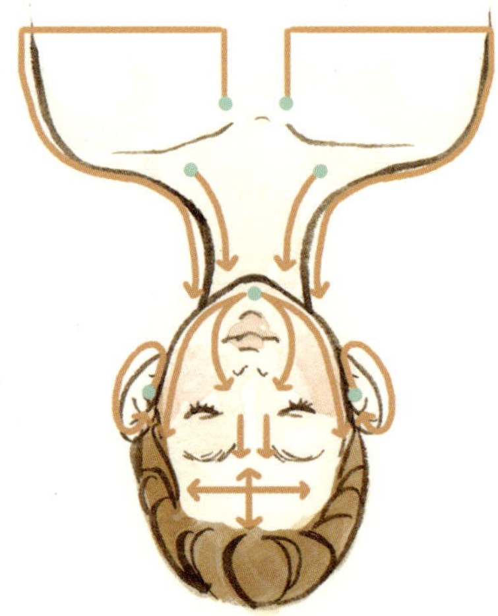

⓰ 온열 도구로 9번 동작 마무리

얼굴에 변형이 생기는 경우

* 무거운 가방을 한쪽으로만 들면 어깨에 변형이 생기고 얼굴의 변형을 일으킨다.
* 얼굴의 중심인 코가 얼굴형과 몸매를 변하게 한다.
* 한쪽 다리를 꼬고 앉는 습관도 골반이 틀어지면서 얼굴에 변형을 일으킨다.
* 한쪽으로만 자는 습관도 얼굴형에 변화를 일으킨다.
* 몸매의 변형도 얼굴형에 변화를 일으킨다.
* 비염이나 축농증은 얼굴 변형의 원인이 된다.

얼굴 축소 반사구

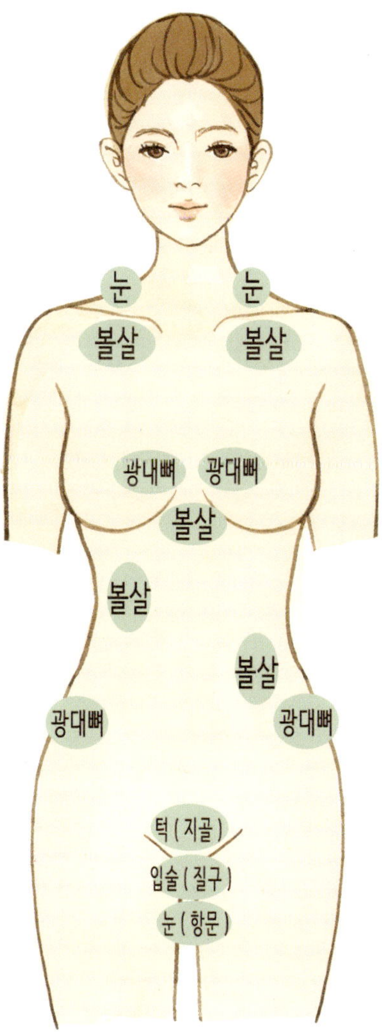

[정면 복부]

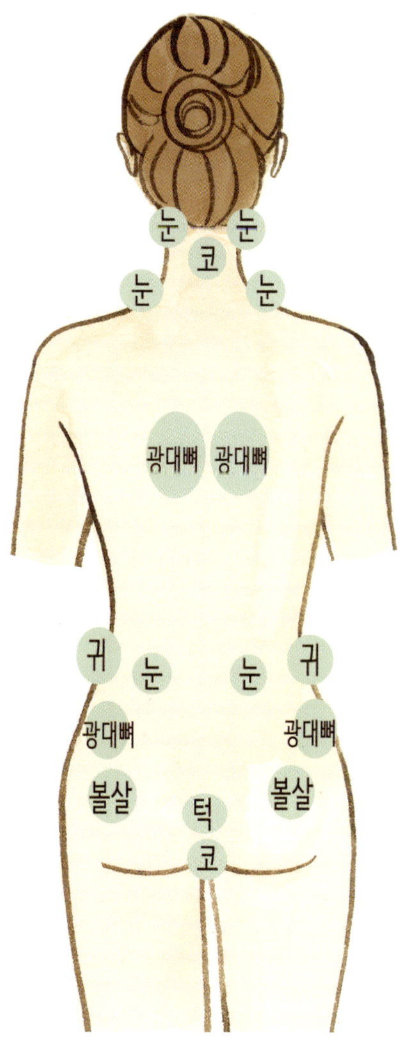

[뒷모습 등]

얼굴 오존과 질병과의 관계

G존 : (이마는 심장) 이마에 열꽃이나 여드름, 자주 입안에 열이 많아 혀에 열꽃이 있거나 목이 쉽게 건조해지는 경우는 심장과 소장에 열이 있는 경우이다.

K존 : 피부에 때가 낀 것처럼 짙은 갈색이거나 갈색 색소침착이 거친 경우는 몸 전체의 자율신경과 모든 분비작용에 이상이 생겼기 때문이다. 노화가 진행되면 더 심해지기 때문에 식생활 개선과 스트레스해소, 독소배출요법을 찾아 실천해야 한다. (눈 부위는 간의 상태, 눈 밑의 와잠은 신장) 이 부분에 다크써클이 생기거나 물혹이 생기면 신장의 기능이 좋지 않다. (눈꼬리 부분은 간장, 눈꺼풀의 좌측은 비장, 우측은 췌장, 눈썹은 폐와 비장, 눈썹은 장의 길이)

S존 : 뚱뚱하면서 항상 숨이 차는 경우 순환계 문제이며, 얼굴이 거무스름해지고 혈색이 나빠진다. 이곳에 이상이 생기면 손바닥에 열이 나고 눈이 누렇게 변하고 볼이 붓는다. 목구멍이 쉬 아프고 심한 피로감이 온다.

H존 : 피부가 거칠어지며, 호흡기계통과 배설 기능의 문제와 목, 코가 약하고 쉬 감기가 들어온다. 목주위에 땀이 나고 오한이 온다. 코가 납작하면 뇌하수체와 기관지 기능이 나쁘다. 턱의 H존은 생식기, 내분비, 신장, 호르몬의 상태를 파악한다.

M존 : 위가 약하고 소화기능에 이상이 있는 경우 설사나 변비, 얼굴은 황색 빛을 띤다. 평소에 식생활에 신경을 쓰며 스트레스 해소 방법을 연구해야 한다. 입의 크기는 눈 동공 사이의 길이와 비슷해야 정상인데 입이 큰 사람은 잦은 설사, 건조한 사람은 변비가 자주 온다. 아랫입술에 갈색 점이 있으면 치질일 경우가 높다.

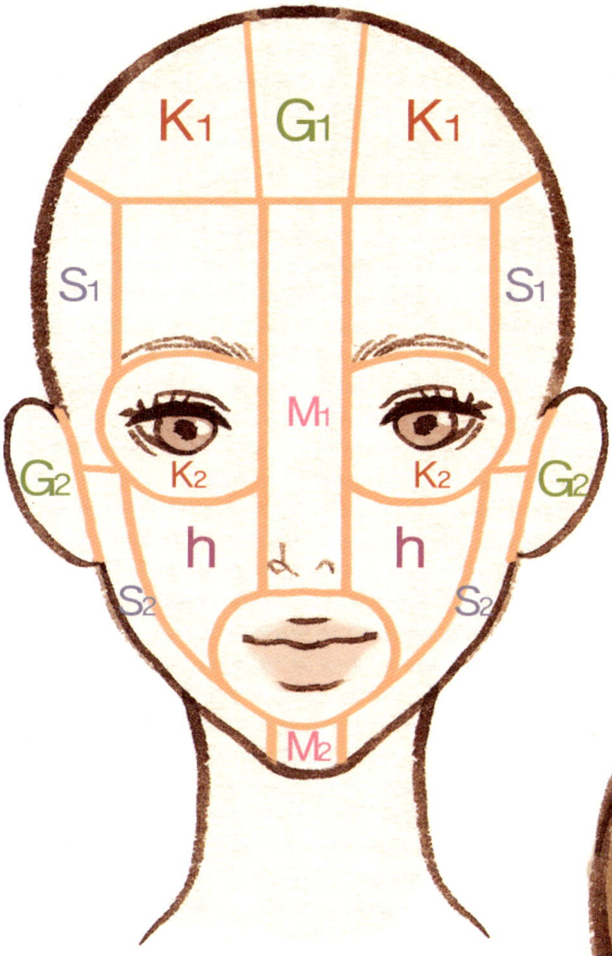

[얼굴과 질병의 관계]

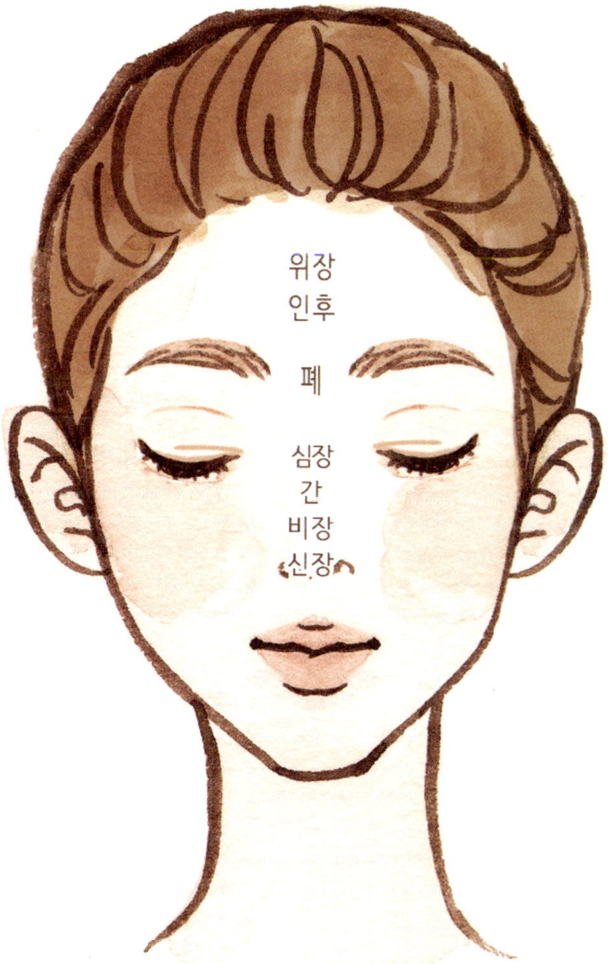

[얼굴 반사구]

얼굴 반사구

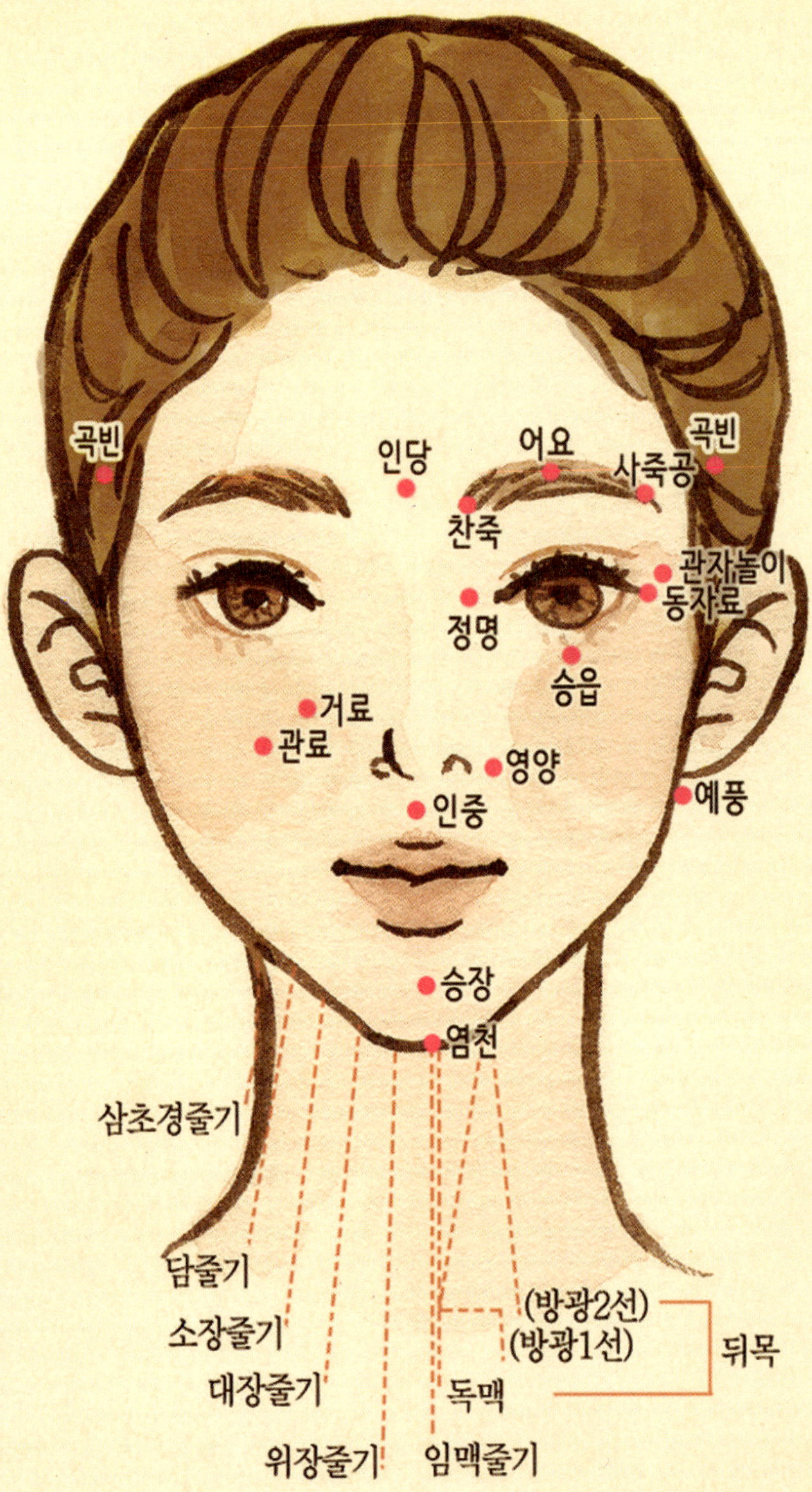

[얼굴 경혈과 목의 경줄기]

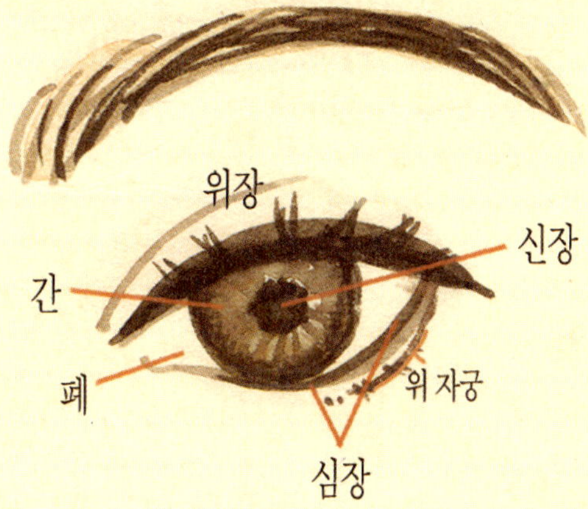

[눈과 장기의 반사구]

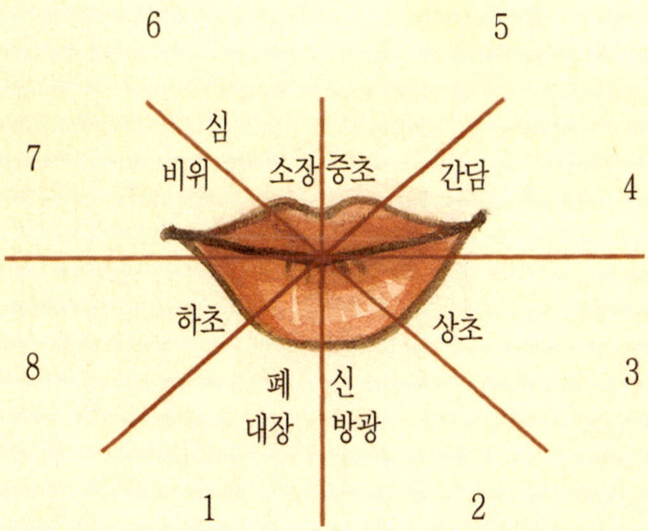

[입술과 장기의 반사구]

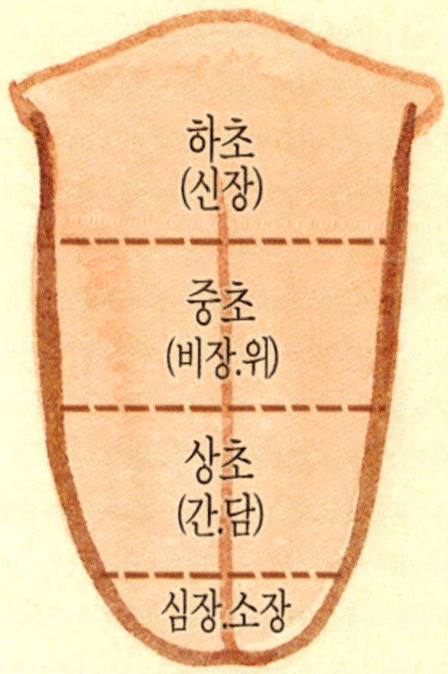

[혀와 장기의 반사구]

귀와 손 반사구

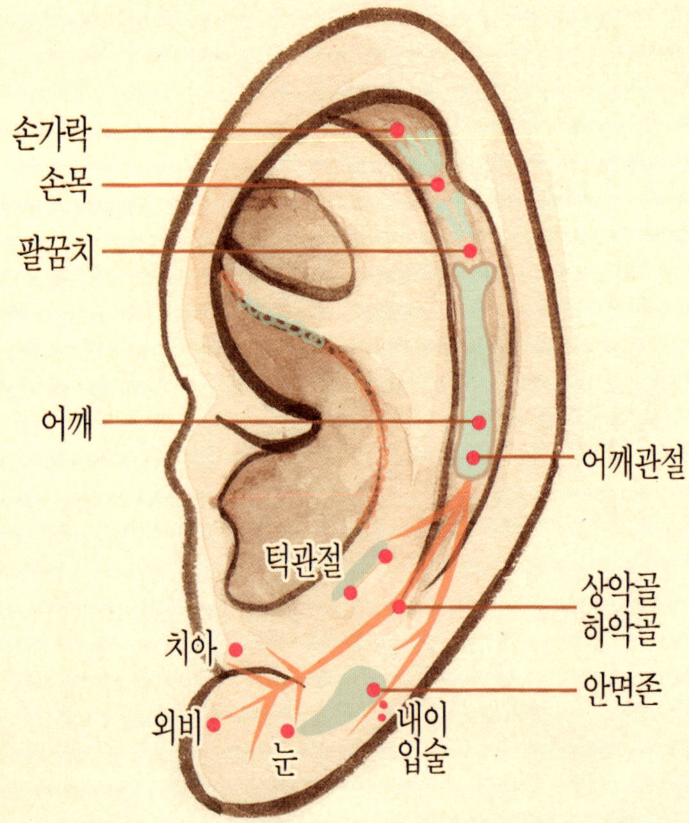

[귀의 신체 반사구]

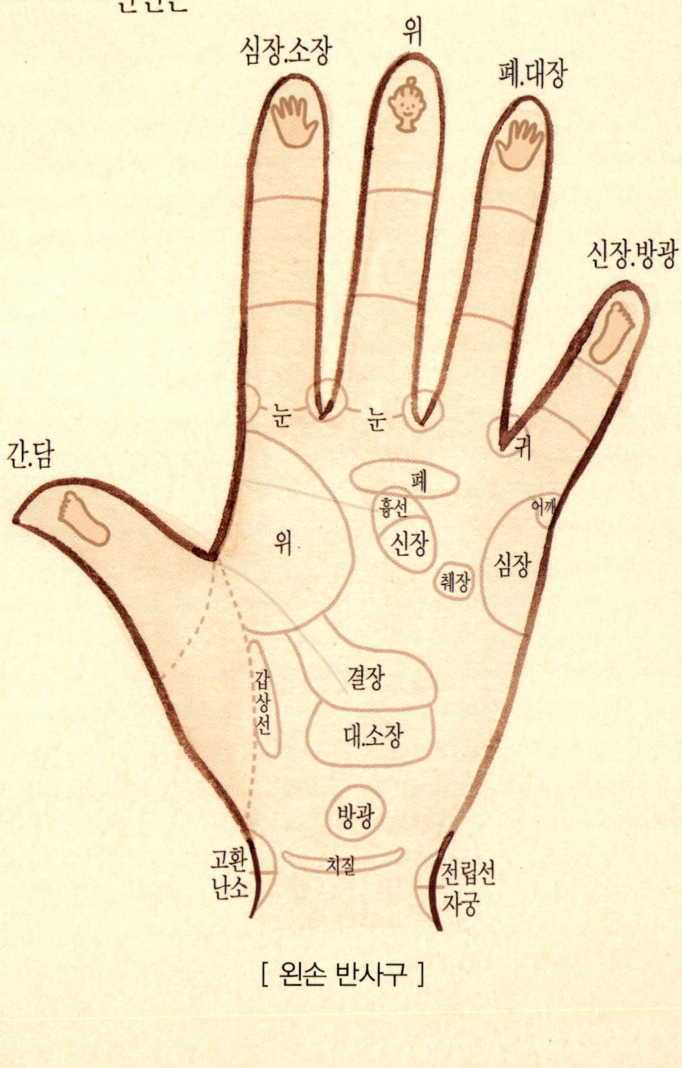

[왼손 반사구]

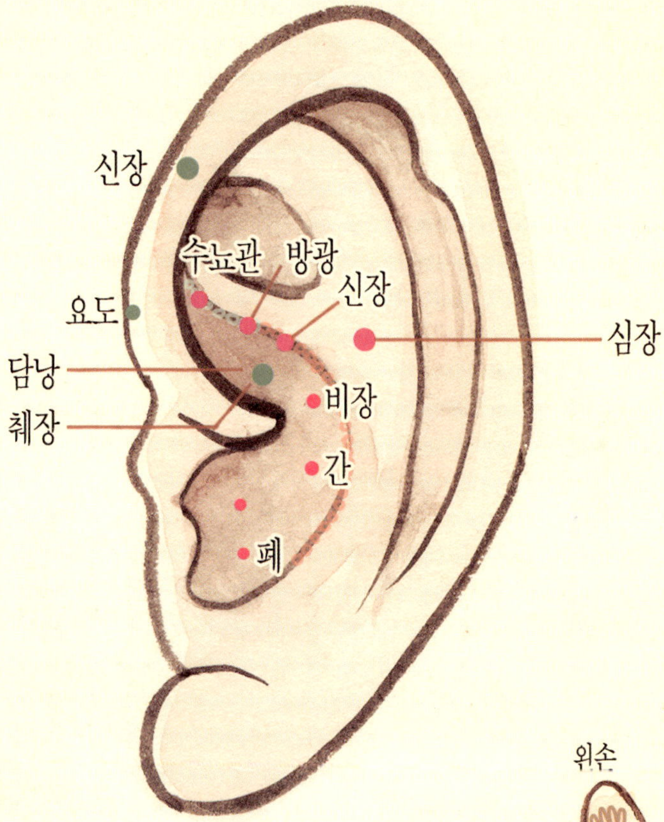

[귀의 장기 반사구]

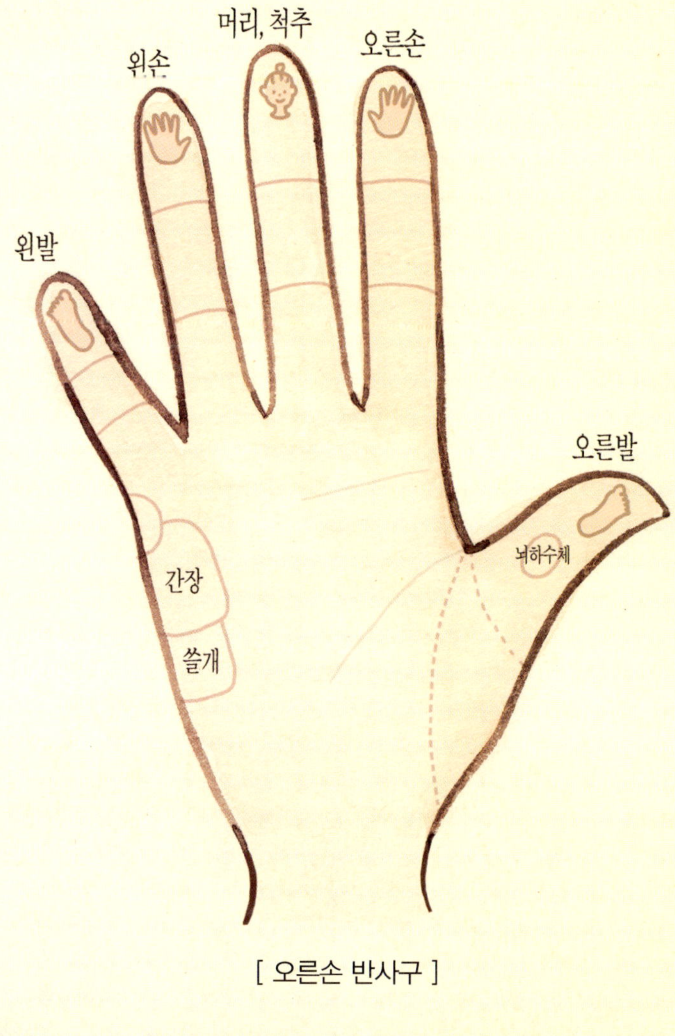

[오른손 반사구]

팔 마사지

오일을 팔 전체도포

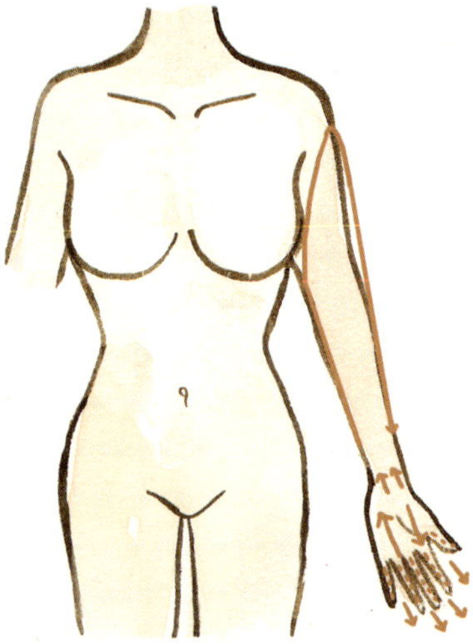

❶ 손바닥–손등–손가락–손목마사지

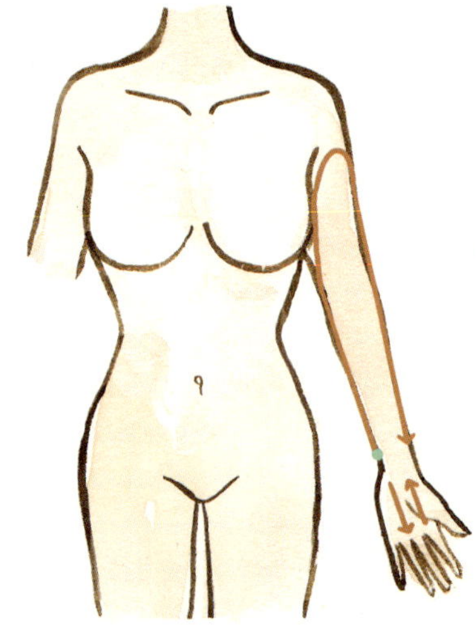

❷ 팔안쪽–팔 밖으로 타원 마사지 (2번–4번 반대로 돌려 한번 더)

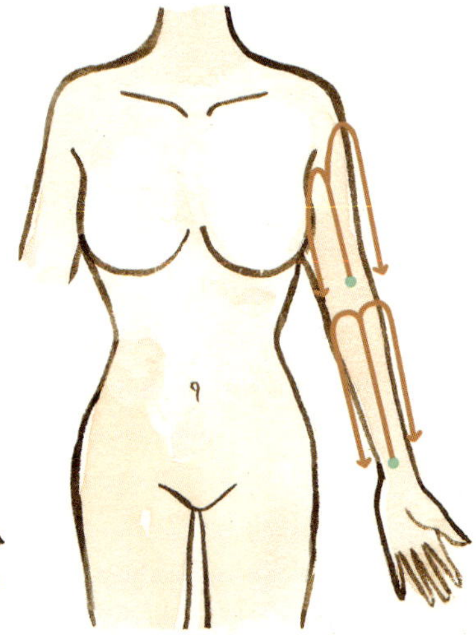

❸ 팔을 이등분하여 분수모양 마사지

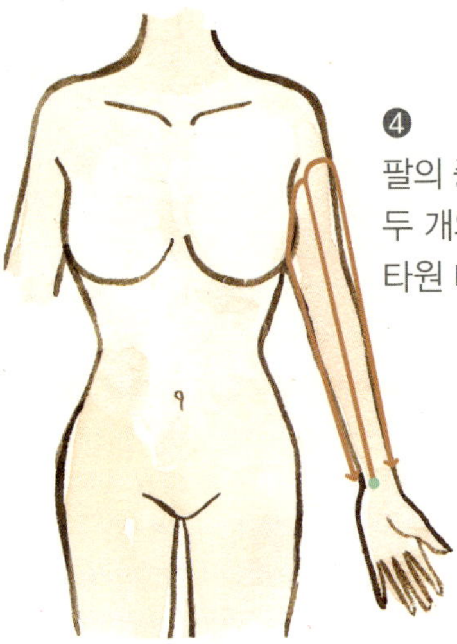

❹ 팔의 중앙에서 두 개의 긴 타원 마사지

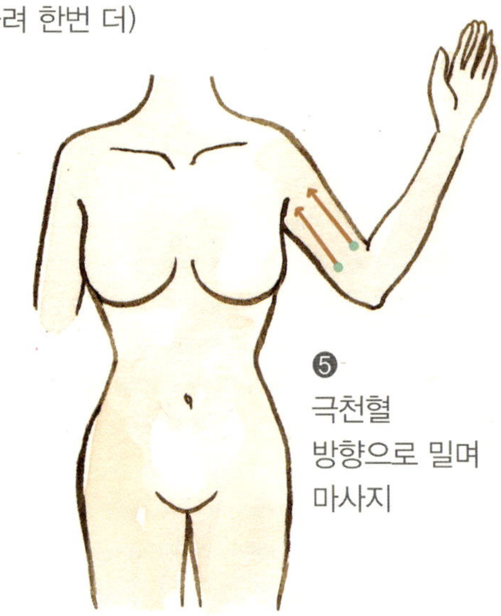

❺ 극천혈 방향으로 밀며 마사지

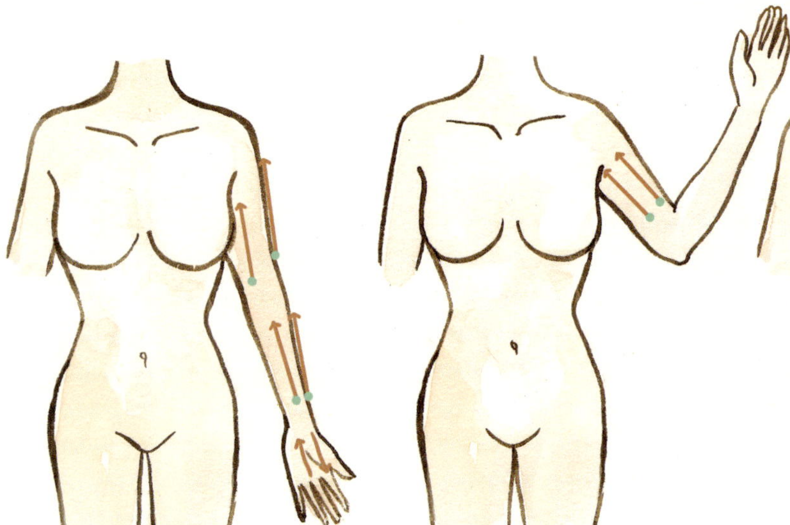

❻ **괄사순서** 손바닥–팔목–팔뚝–극천혈 방향으로 진행

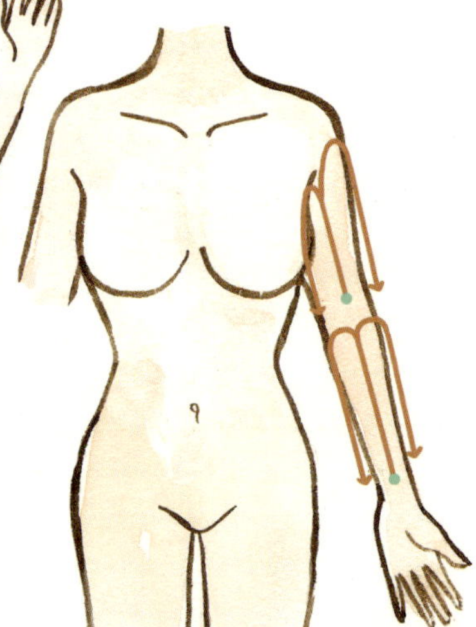

❼ 온열 도구로 3번 동작 마무리

팔 마사지

의학입문서에는 손등이 뜨거운 것은 밖에서 오는 병이고, 손바닥이 뜨거운 것은 음식으로 오는 병이라고 쓰여 있다.
손바닥을 풀어주면 손의 냉증이 해소되고, 손가락과 손등을 풀어주면 대장, 소장, 심장, 폐 기능을 돕는다.

팔에는 6개의 경줄기가 흐르고 있다.

음경에는 폐경, 심포경, 심경.
양경에는 대장경, 삼초경, 소장경이 있다.

팔의 음경, 팔의 양경

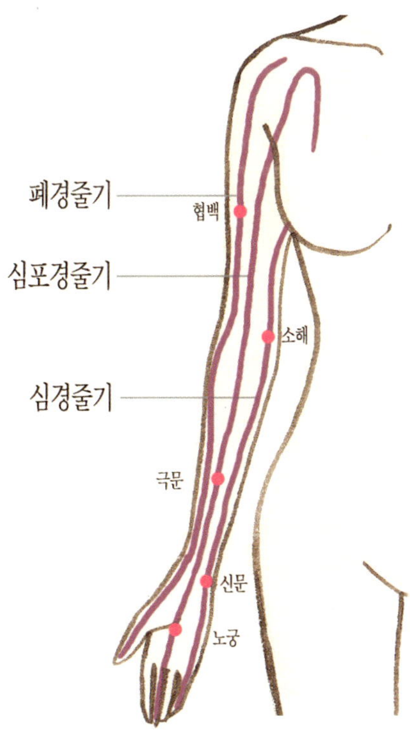

[팔의 음의경줄기]

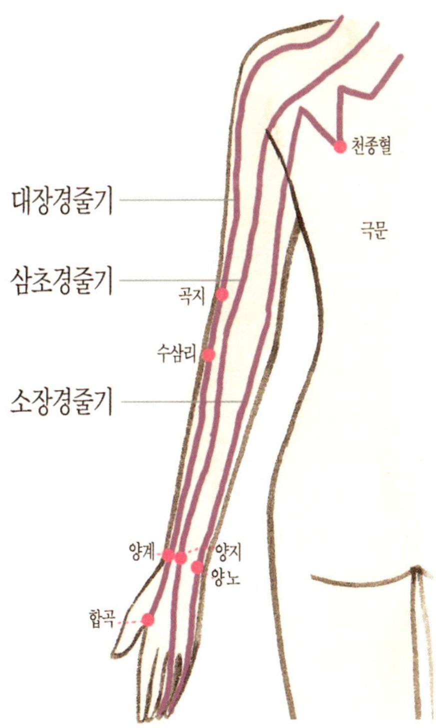

[팔의 양의 경줄기]

Therapist 04

12경줄기와 임맥, 독맥

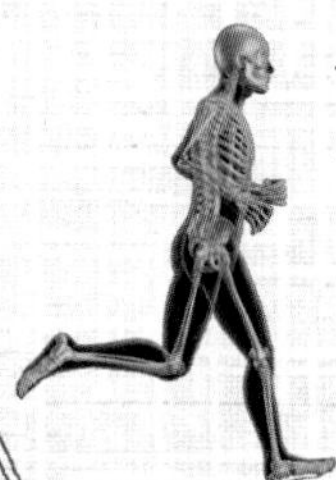

1. 경락 2. 12경락 오행관련도표 3. 오행의 속성 4. 폐경
5. 대장경 6. 위경 7. 비장경 8. 심장경 9. 소장경 10. 방광경
11. 신장경 12. 삼초경 13. 심포경 14. 담경 15. 간경
16. 복부 기혈 진단하기 17. 장부의 모혈 진단 18. 독맥

1. 경락

12경락이란 육장육부에 각각의 장부와 기능에 연결된 12가지의 에너지 '통로'이다. 이것을 '경락'이라고 한다. 육장육부와 몸을 순환하는 주된 경락은 정경 12경으로 '기경팔맥'이라 하며, 임맥과 독맥을 합해 14경이라고 한다. 이는 '몸에 흐르는 기혈' 로서 경수라고 불리는 에너지 통로인 것과 동시에 '경혈의 통로'이다.

오행에 해당되지 않는 장부

'심포'라는 장과 '삼초' 라는 내장과의 조합을 말한다. 심장을 둘러싸고, 포장하여 보호해 주는 자루라고 붙은 이름이 심포이며, '삼초'는 3개의 열원으로 인간의 몸에 일정한 따뜻한 온도를 유지하며, 열을 만드는 근원이 되는 곳이다. 이것을 바로 오장오부에 추가하여 육장육부라 말한다.

삼초

상초	심장, 폐의 병증을 조절하며, 견갑골, 어깨, 승모근을 풀어주면 효과가 있다.
중초	간, 담, 비위의 병증을 조절하고, 견갑골 끝 흉추 7번부터 흉추 12번에 위치한 곳이다.
하초	신장, 방광, 장의 하지관리를 조절하며, 요추1번에서 선골 4번에 위치한 곳이다.

음양오행설

동양의 자연관에는 자연계가 식물, 열, 토양, 관물, 액체라는 5가지의 물질로 구성되어 있는 것으로 목(木), 화(火), 토(土), 금(金), 수(水)라고 표현 하는 것이다. 자연계의 모든 것이 위의 구성과 음(陰)과 양(陽)으로 구성 되어 있다.

등은 양, 배는 음, 피부가 양, 장기가 음이다.

육장(六臟) 간장, 심장, 비장, 폐, 신장, 심포가 음이고,

육부(六腑) 담, 소장, 위, 대장, 방광, 삼초가 양이다

2. 12경락 오행관련 도표

12경락	오행	색	계절	시간	12지	오관	오체
폐경	금(金)	백색	가을(秋)	오전 3 ~ 5	인(寅)	코(鼻)	피부 배설기관
대장경				5 ~ 7	묘(卯)		
위경	토(土)	황색	긴여름 (長夏)	7 ~ 9	진(辰)	입(口)	살 생식기관
비장경				9 ~ 11	사(巳)		
심장경	화(火)	적색	여름(夏)	11 ~ 오후 1	오(午)	혀(舌)	혈관 피
소장경				오후 1 ~ 3	미(未)		
방광경	수(水)	흑색	겨울(冬)	3 ~ 5	신(申)	귀(耳)	뼈 내분비
신장경				5 ~ 7	유(酉)		
심포경		황금색		7 ~ 9	술(戌)		신경계통
삼초경				9 ~ 11	해(亥)		
담경	목(木)	청색	봄(春)	11 ~ 오전 1	자(子)	눈(目)	근육 힘줄
간경				1 ~ 3	축(丑)		

3. 오행의 속성

오행	성질	맛	오과	감정	냄새	소리	오액
목(木)	생명의 태동	시다	자두	노여움	부패	외침	눈물
화(火)	생명의 확장	쓰다	살구	즐거움	탄내	웃음	땀
토(土)	생명의 변화	달다	대추	동정	향기	노래	눈곱, 귓밥
금(金)	생명의 수축	맵다	복숭아	슬픔	구린내	울음	눈물
수(水)	생명의 응집	짜다	밤	무서움	썩은내	신음	침

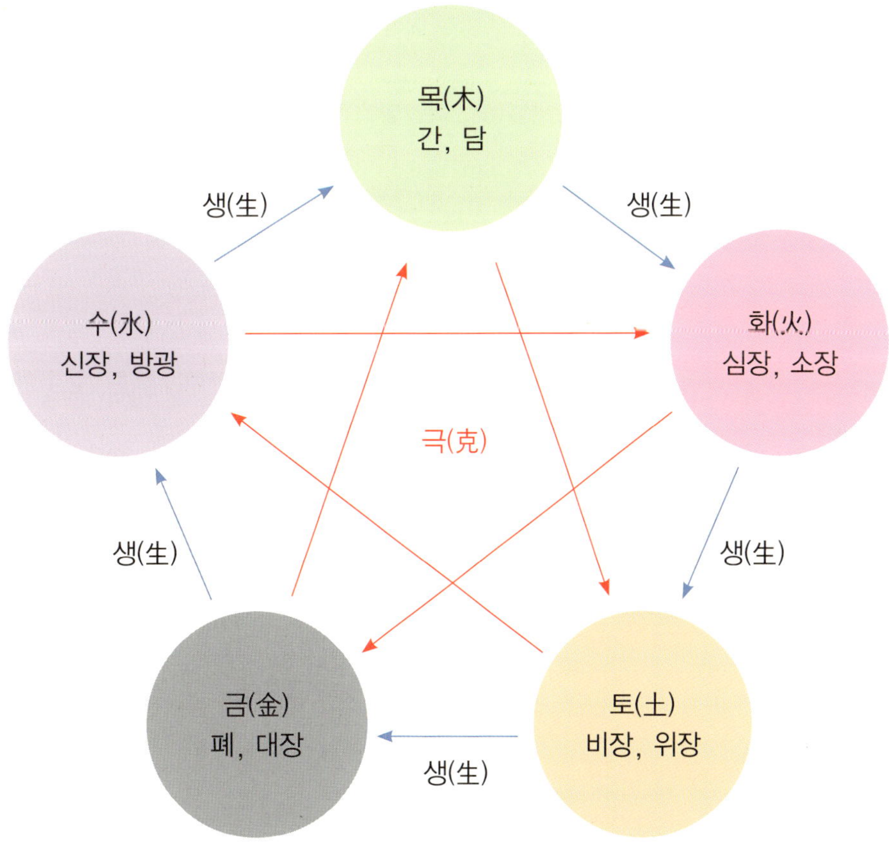

폐경 사진도

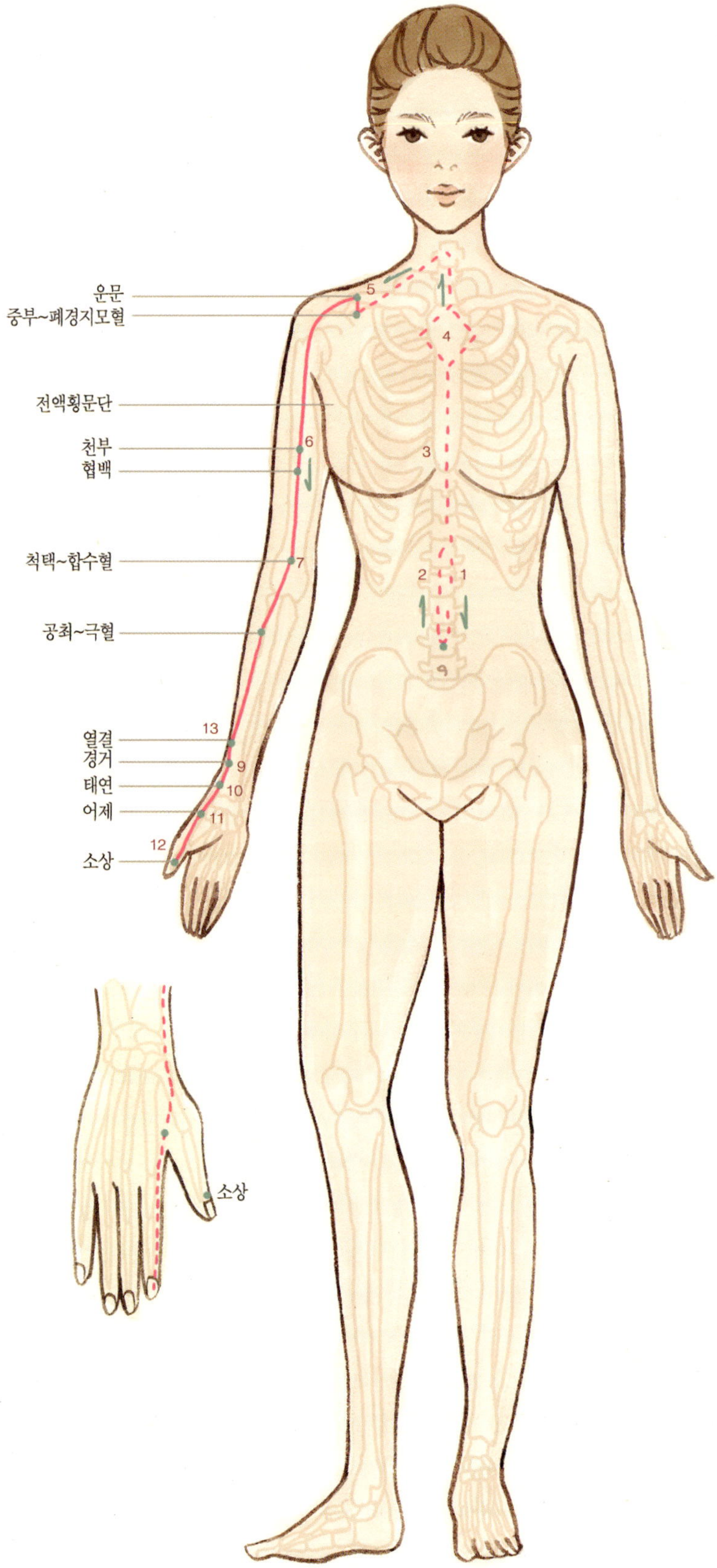

태연혈
기침, 담, 가슴통증,
호흡기 질환, 기미,
눈의 질환, 주근깨,
원형 탈모증, 탈모.

척택혈
귀당 귀수라고 함.
눈의 질환, 두통,
편도선염,
손이 화끈거리거나 통증,
천식, 가슴 두근거림,
폐의 열을 내려주는 혈.

중부혈
병의 원인이 되는
나쁜 기운이 중앙에
모이는 장소.
만성담, 천식, 얼굴부종,
여드름, 기관지염,
소아천식.

운문혈
하늘의 기를 체내로 받아
들이는 곳. 담, 가슴,
천식, 통증, 오십견.

시작 : 중부혈-소상혈

4. 폐경

오장에서 가장 위에 있으며, 좌우 두개의 벌집모양 구조를 가진 풍선에 비유할 수 있다.

색 : 미색. 동물: 소 (저축, 성실, 부를 의미한다)

여러 가지 증상 : 쇄골상의 가운데가 아프다. 숨이 끊어 질것 같고 기침.
시력장애, 오한, 감기 ,목의 뻣뻣함, 만성피로, 천식.

※ 5분 동안 호흡을 못하면 죽음에 이르며, 입으로 호흡을 하면 폐기능이 약해지므로 코로 호흡을 하도록 해야 하며 단전호흡으로 공기 중 산소를 공급하고, 이산화탄소는 배출시켜 폐 기능을 강화시킬 수 있다.

폐의 실증 : 어깨와 잔등이 아프며, 땀이 많이 나거나 몸에서 미열과 식은땀이 나며 소변의 횟수가 늘어난다.

폐의 허증 : 어깨와 잔등이 아프며, 추워하며 호흡곤란 및 오줌색의 변화가 온다.

폐기능이 떨어지면 : 기운이 없고 말하기 싫으며, 발소리가 작다. 신경성 피부염. 입술이 마르고 얼굴이 달아오르며, 가슴이 답답함, 손과 발바닥이 저리거나 뜨거워지고 피부에 윤기가 없어진다.

폐경 마사지 폐경 질환에 효과적이며, 숨이 차고 기운이 없는 질환에 효과적이다. 또한 재채기, 복창, 견비통 등에도 효과적이며, 오금은 척택혈부터 공최혈, 태연혈까지 풀어준다.

대장경 사진도

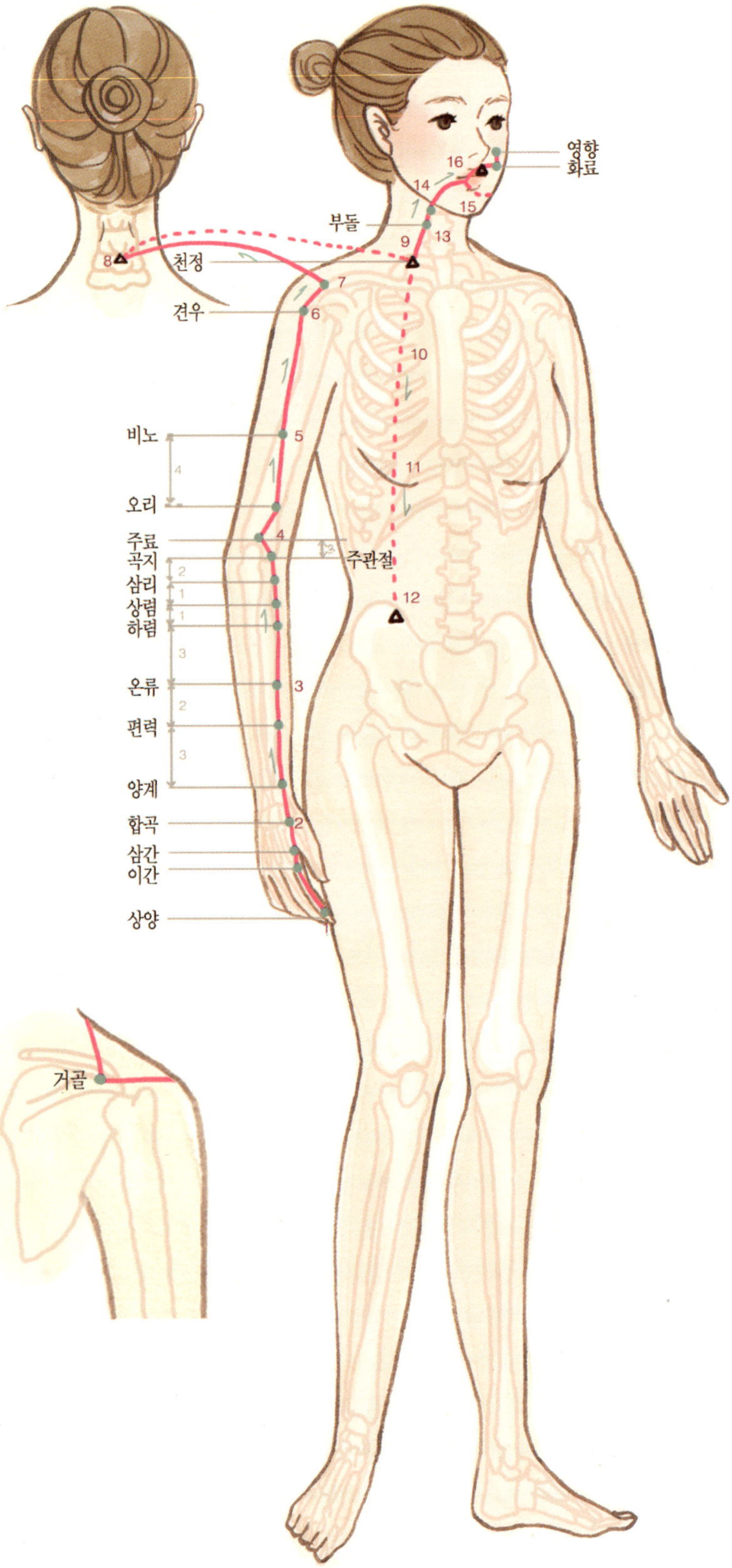

합곡혈

두통, 치통, 잇몸통증,
변비, 목의 통증,
시력저하, 귀울림,
여드름, 종기, 기미,
위염천식, 설사, 변비
원형 탈모증, 죽은깨,
고혈압, 저혈압, 백내장,
생리 불순.

수삼리혈

각종 위장병에 효과.
여드름, 테니스 엘보,
설사, 정서적인 안정,
편도선염.

곡지혈

나쁜 기운이 모이는 곳.
테니스 엘보에 직효.
변비, 뇌졸중, 두통,
피부병,
냉 체질 및 생리 불순.

견우혈

만성관절, 류마티즘,
뇌혈관 장애, 오십견

영양혈

코막힘, 축농증,
급성 비염, 축농증.

시작 : 상양혈-영향혈.

5. 대장경

대장은 우리 몸에 생성된 유독가스와 불순물들을 배설하는 기능으로 아침에 화장실에 가지 못하는 사람은 대장경에 이상이 있다는 증조이며, 대변을 비우지 못하면 아침식사 생각이 없을 뿐 아니라 대장의 노폐물로 장기가 손상을 입게 된다.

동물 : 토끼 **색** : 백색

의미 : 질투심과 시기심의 상징이며, 대장에너지가 부족하면 비만과 중풍이 발생하며 둘째손가락 안쪽이 저리며, 뚱뚱한 사람들에게 더 많이 올수 있는 질병이다.

대장에 문제가 생기면 나타나는 현상

* 공갈, 협박 및 공포분위기를 조장하며 화를 잘낸다.
* 간에 침투하년 삼엄 유발 된다.
* 관절이 뻣뻣해 진다. 단 음식을 찾으며 코막힘과 어깨통증이 온다.
* 소화기관에 독소가 오염되면 피부가 창백해진다.
* 대장의 협착증(염증. 대장암, 폴립)이 생긴다.
* 재산이 없으면서도 남을 도와줄 이상한생각을 한다.
* 대장의 열은 변비, 차가우면 설사가 일어난다.
* 찬물을 끼얹는 것 같은 심한 추위. 흰자위가 노랗게 된다.
* 변비, 설사, 대장의 가스가 유발되며, 가스가 상장을 압박하면 불안증, 심장통증, 호흡곤란, 혈액 속에 독소가 침투하여 뇌와 신경조직을 오염 시킨다.

대장경 마사지 양계혈부터 곡지혈까지 풀어주며 수삼리와 곡지혈을 집중적으로 풀어준다.

이마는 폐와 대장에 밀접한 관계가 있으며 대장의 반사구이다. 대장경락이 코에 직접적으로 관여를 하지만, 폐 경락이 대장에까지 연결되어 폐로 들이쉬는 숨도 대장까지 연결되며 아침에 이마가 뜨거울 정도로 문질러주면 변의가 느껴진다.

위경 사진도

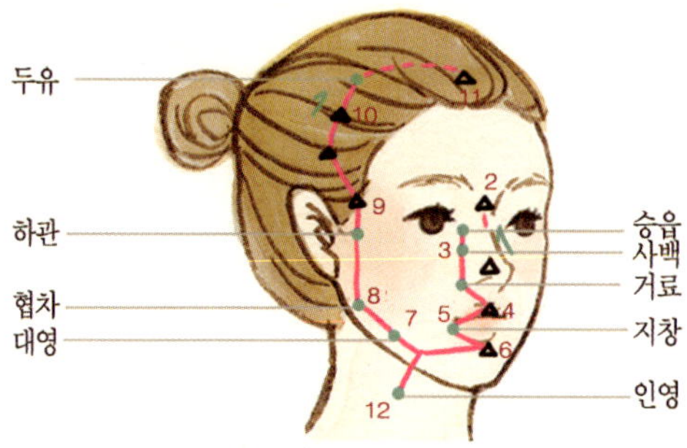

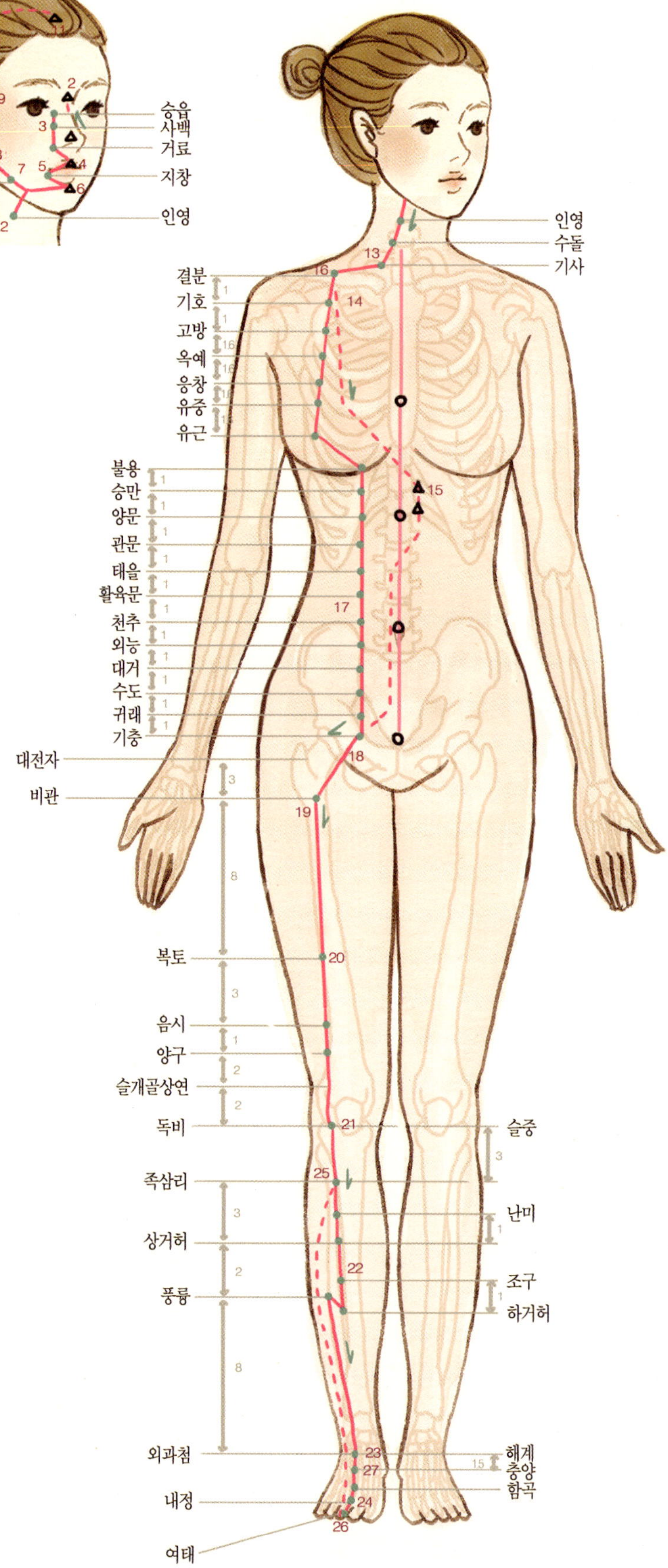

혜계혈
관절이 삐었거나 관절염, 변비, 눈의 피로, 얼굴 부종, 히스테리, 류마티즘, 위경련, 다리경련.

족삼리혈
위경련, 위염, 명치 통증, 위에 관련된 모든 질병, 만성 설사, 변비, 간장, 비염, 호흡기질환, 코의 질환, 당뇨병, 신경쇠약, 심장병, 소아마비, 소아허약 체질.

천추혈
위장과 비장의 기능, 음식 억제혈, 변비 적, 백색 냉대하증.

승읍혈
눈물샘 자리, 임맥혈과 만나는혈로 구안와사, 결막염.

시작 : 여태-승읍

6. 위경

아침은 반드시 식사를 해야 한다. 다이어트를 하기 위해 아침을 거르면 소화기능이 떨어지고 신진대사가 저하 돼 살 빼는데 도움이 되질 않는다.

동물 : 닭 **색** : 짙은 미색

의미 : 정성, 모성(음식에 대한 정성과 모성이 부족할 때 올수 있다)

위장에 이상이 올 때 발생하는 현상

* 신체의 모든 기능이 저하돼 만사가 귀찮아진다.
* 코가 쉬 막히고, 입 가장자리가 자주 갈라진다.
* 위장에 어혈이 생기면 갈증이 심해진다.
* 얼굴이 빨개져 있다는 것은 위도 상기된 상태이고, 얼굴이 창백하면 위도 창백하다.
* 보통 음식을 섭취한 후 4시간 안에 소장으로 내려가는데 위에 이상이 생길 때 12시간이 지나서 소화되는 경우도 있다.
* 명치끝과 배꼽사이를 눌러보면 불쾌한 통증이 동반된다.
* 두통이 동반되고 항상 짜증스럽고 신경이 예민한 상태가 된다.
* 입술이 메마르고 창백하며 소화기관이 건강하면 입술이 붉고 윤택하며 촉촉하다.

※ 흉쇄유돌근을 풀어주면 목감기 갑상선질환 및 눈이나 귀가 나빠지는 현상이 개선되며 얼굴색이 환해지고, 목이 길어지는 효과가 있다.

위경 마사지 위장은 경추 6번부터 11번까지 따뜻하게 자극해주면 효과가 좋다. 냉한 음식을 자주 섭취 하면 위장의 활동이 더디게 되며 위로 냉기가 들어가 소화시간이 지연된다. 평소에 꼭꼭 여러 번 씹고, 차가운 음식을 피하며 몸을 따뜻하게 보호한다.

비장경 사진도

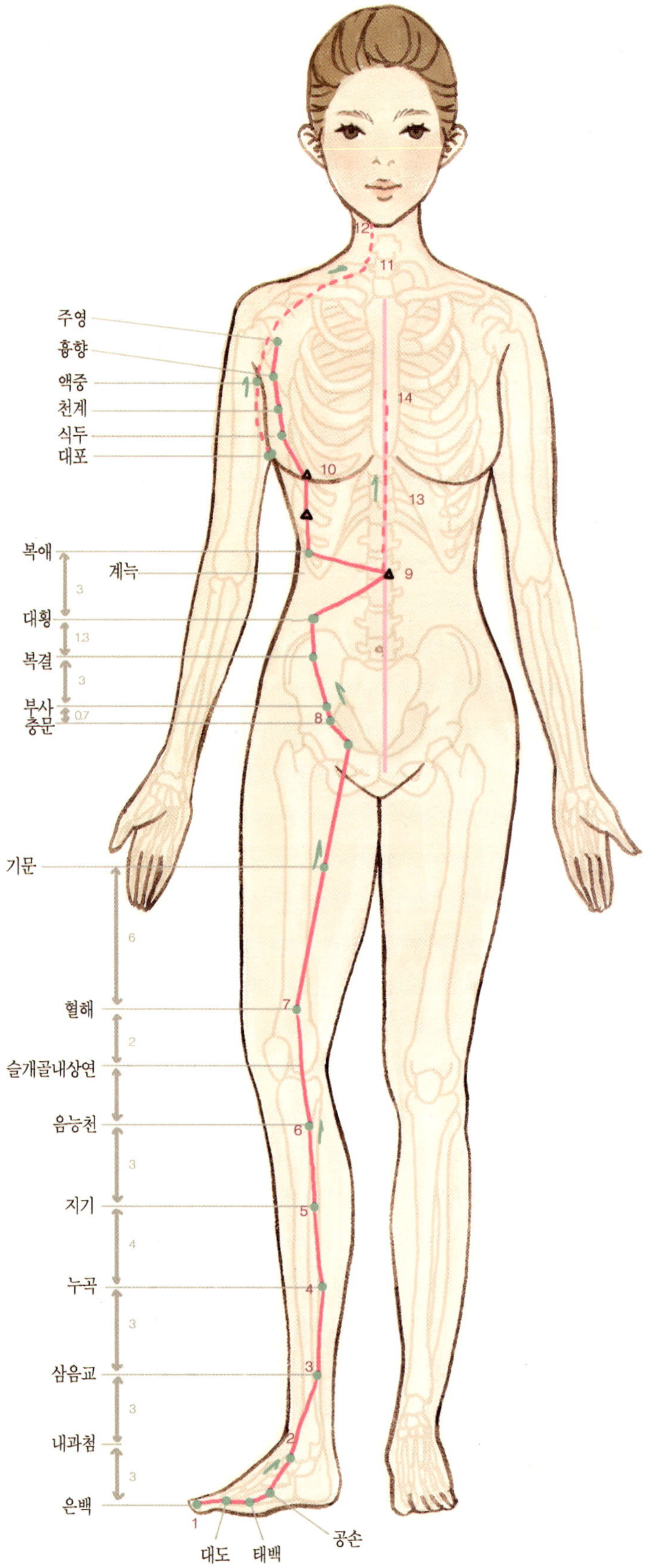

삼음교혈
생식기 병, 월경불순, 불임증, 너무 찌거나 마른 경우, 간경, 신경, 비경이 만나는 곳.

음릉천혈
다리 전체 질환, 남녀 생식기 질환, 무릎, 허리, 위장병, 손발냉증, 옆구리 통증, 갱년기 장애, 당뇨병.

혈해혈
헤모글로빈 분자의 70%가 당과 물로 이루어 졌다. 얼굴부종 및 눈 밑 부종 하지전체 수분 다이어트혈. 남자의 모든 질환.

기문
빈뇨, 배뇨곤란, 서혜부 부종곤란, 허벅지 통증, 치질, 다리 하지정맥류

시작 : 은백–대포

7. 비장경

비장은 소화분비액 조절과 당분 분해를 도우며 흡수된 글리코겐의 저장 및 포도당 공급 기능을 한다. 위는 소화흡수기관이며 운송역할을 수행한다.

동물 : 양 **색** : 황색 **의미** : 사색. 비굴. 겸손.

비장에 이상이 올 때 발생하는 현상

* 소화기계통의 질병과 수분 대사 장애가 온다.
* 비뇨 생식기 질환이 유발된다.
* 신경병 및 근육질병, 혀에 마비가 오거나 위통이 온다.
* 속이 메스껍고, 트름이 발생 한다.
* 설사 및 변비 증상이 온다.
* 무릎이 뻣뻣하며 냉하다.
* 팔, 다리 전신무기력증, 식욕부진이 온다.
* 쉽게 멍이 들고 대변출혈 및 복부 팽만감이 생긴다.
* 비장이 약해지면 입술이 창백하며 살이 빠진다.

비장 혈액을 생산하고 저장하는 역할을 하고, 췌장은 인슐린을 생산해 혈액의 응고를 방지한다. 췌장의 기능을 상실 하면 당뇨병이 생긴다.

췌장 이자, 십이지장과 연결되어 비장에 인접해 뒤에 숨어 있으며 초음파사진으로도 찾을 수 없어 췌장암 진단이 어렵고 위독한 상황을 초래한다.

※ **췌장에 위치한 곳을 마사지 할 때 심한 통증이 있을 경우** : 알콜중독자나 당분중독자 일 경우가 매우 많다.

심장경 사진도

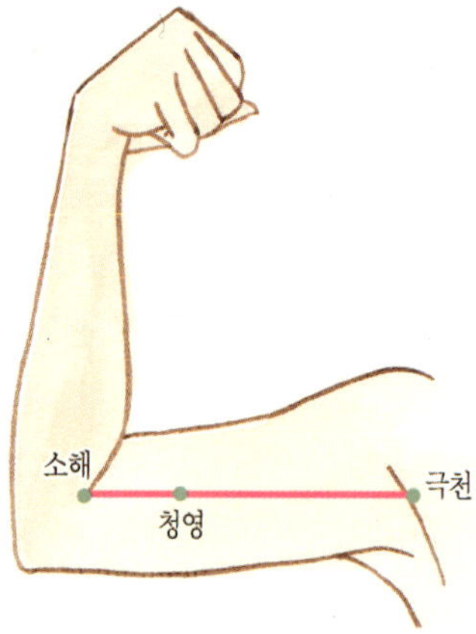

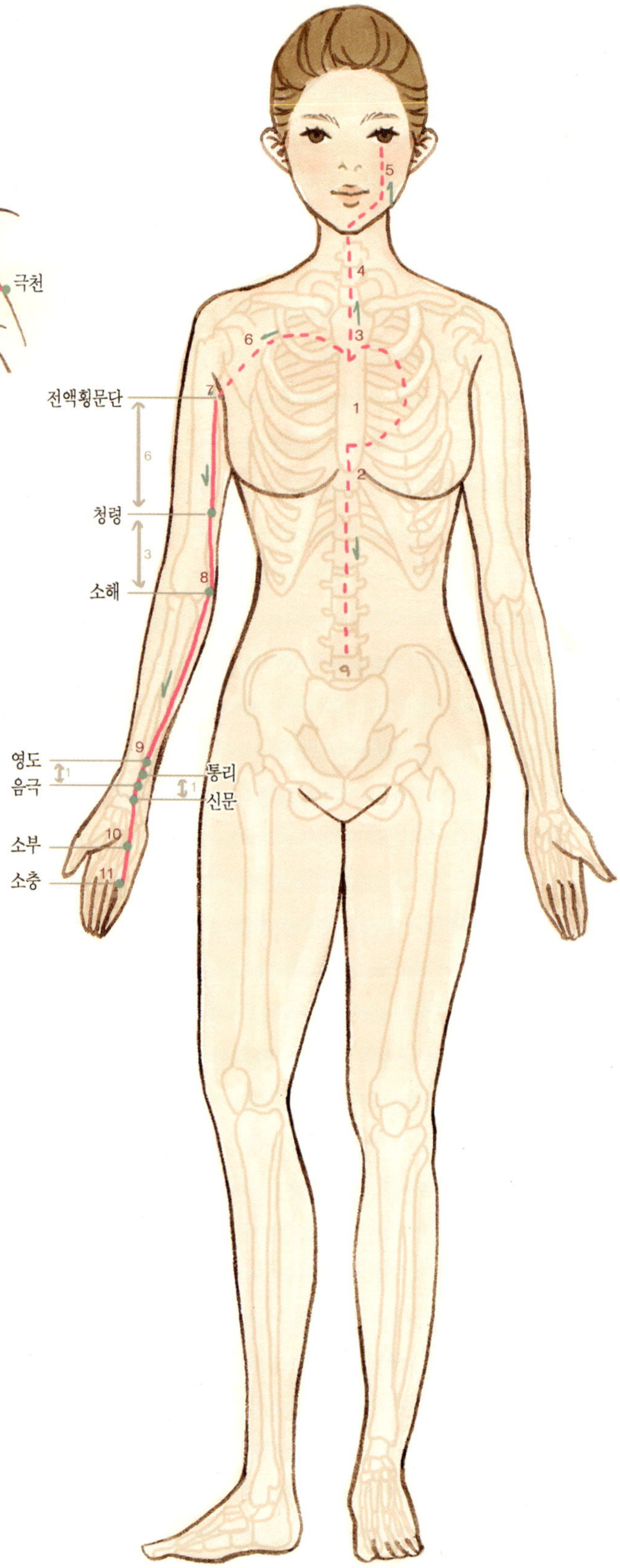

소충혈
숨이 차고 가슴이
답답한 증상. 소아경련,
심근 경색증, 눈의 흰자가
노랗게 되는 것.

신문혈
소심한 사람은 직하방향.
마음이 불안한 사람은
심장을 향하여 위로
마사지를 진행한다.
병이 있을 때는 강하게
마사지 한다.

음극혈
순환계통, 코막힘, 코피,
눈의 피로감, 명치 압박감.
극한 추위, 정신 안정혈.

소해혈
팔의 물 저장 창고. 치통,
신경통, 오십견, 귀울림,
심장 체온 상승 효과.

시작 : 극천–소충

8. 심장경

심장은 육보의 제왕이며, 뇌의 기능조절 및 각종 스트레스로 인한 심인성 병을 관여한다.

동물 : 말　　**색** : 빨간색　　**의미** : 사랑, 예술, 감각.

심경에 이상이 올 때 발생하는 현상

* 어깨나 손발이 차거나 뜨겁다.
* 가슴이 벌렁벌렁 거리며 답답하다.
* 비정상적으로 땀을 흘리며 미각을 잘 느끼지 못한다.
* 정신적으로 혼탁해지고 과도한 흥분상태와 분노를 느낀다.
* 팔과 팔꿈치가 아프거나 사소한 공포심이 생기고 불면증 및 신경쇠약에 걸린다.
* 심장이 약해지면 성격이 소심해지고 자기희생을 모르는 이기주의적 성향이 짙다.
* 심장에 열이 과해지면 혀가 붓거나 헐기도 하고, 소장에 영향을 주어 소변에 혈뇨가 생긴다. 또한 경솔하고 쉽게 자기도취, 질투, 시기, 비난, 무시하는 경향이 나타난다.
* 가슴, 등 쪽에 담이 걸리고 심하면 심장판막증 및 심근경색이 올 수 있다.

심경 마사지 각종 심인성병, 신경쇠약, 건망증 해소, 팔꿈치의 소해혈부터 손목의 신문혈까지 풀어준다. 손목혈 주변의 경줄기를 꼼꼼하게 풀어주면 피부 관리에 많은 효과를 볼 수 있다.

※ 가슴과 가슴사이 전중혈을 눌렀을 때 심한 통증이 생기는 것은 심장에 에너지가 부족해 생기는 현상이며, 마음을 편안하게 하는 운동과 봉사하는 마음을 기르면 통증이 완화된다.

※ 심장에 평소 이상이 있다고 생각 되는 분은 평소 오른손으로 왼쪽 가슴을 많이 두드려 주면 효과를 볼 수 있다.

소장경 사진도

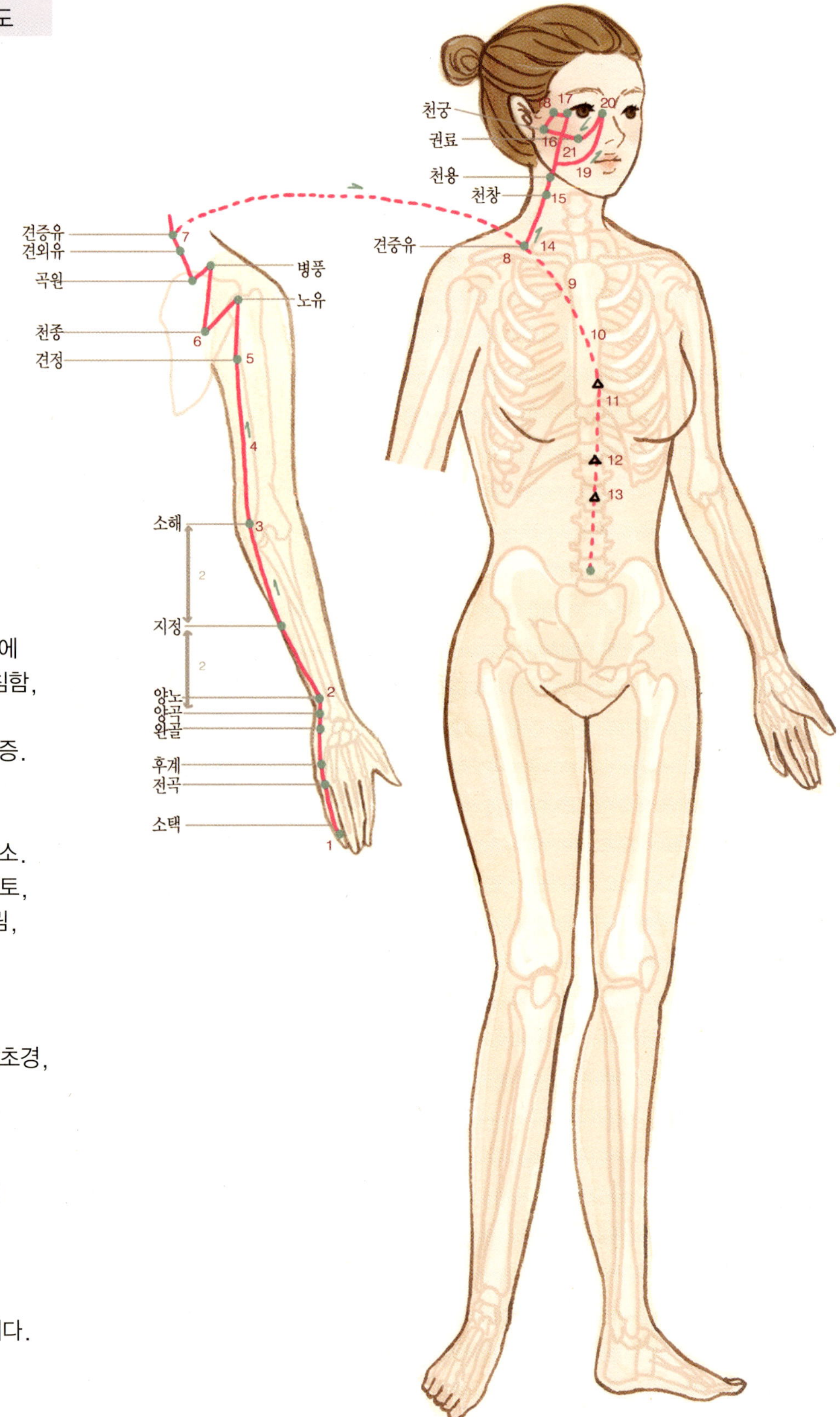

소택혈
백내장, 녹내장,
목의 부종, 기침,
머리 어지럼증,
두통, 모유 부족.

양노혈
얼굴이나 등 종기에
특효혈, 눈의 침침함,
시력저하,
어깨 팔꿈치의 통증.

소해혈
물이 모여드는 장소.
오십견, 치통, 구토,
뒷목 결림, 귀울림,
팔의 신경통.

청궁혈
소장경, 담경, 삼초경,
만나는혈,
"침구갑을경"…›
"똑똑히 듣는다.
의미로 입을 벌려
구멍을 찾아
혈을 눌러준다.
소염, 급성
중의염, 효과적이다.

병풍혈
피부 가려움증 해소

시작 : 소택– 청궁

9. 소장경

소화 흡수된 영양분을 맑은 피로 전환시켜 조혈 기능을 돕고 심신을안정시켜주는 기능을 한다.

동물 : 개　　**색** : 밝은 자주　　**의미** : 죽은 것을 회생시킴.

소장에 이상이 올 때 발생하는 현상

* 감정의 영향을 많이 받는다.
* 어깨통증 및 허리통증이 있다.
* 얼굴이 쉬 붓고, 목구멍이 잘 쉬며 아프다.
* 스트레스나 잘못된 습관으로 발생 할 수 있다.
* 머리, 눈, 귀, 인후 및 정신병과 관련이 높다.
* 눈의 흰자위가 노랗게 되고, 귀가 잘 들리지 않는다.
* 살이 쉬 찌지 않는 경우는 감정이 소장에 미쳐 기능이 떨어졌기 때문이다.
* 손목, 팔꿈치, 견갑골, 귀의 질환, 눈이 쓰리거나 충혈 되는 증상.

분노 – 간 근처 소장의 오른쪽을 긴장 시키고, 근심 – 왼쪽 상부 비장 근처에 영향을 준다.
초조 – 불안은 소장에 영향을 주며, 슬픔 – 양쪽 옆구리에 영향을 준다.
공포 – 복부 아래쪽 가장 깊은 곳에 영향을 준다.

※ 보법과 사법

보법이어도 통증이 수반 되면 사법이 된다. 천천히 살살 만지면–**보법(기를 올려준다)**

빠르고 강하게 약간의 통증을 유발 하면서 만지면–**사법(기를 내려준다)**

※ 모든 관리는 빠르게 움직여서 관리하면 체내의 당 또는 단백질이 분해되지만 천천히 **20분이상 마사지** 하면 지방분해 효과는 더욱 커진다.

방광경 사진도

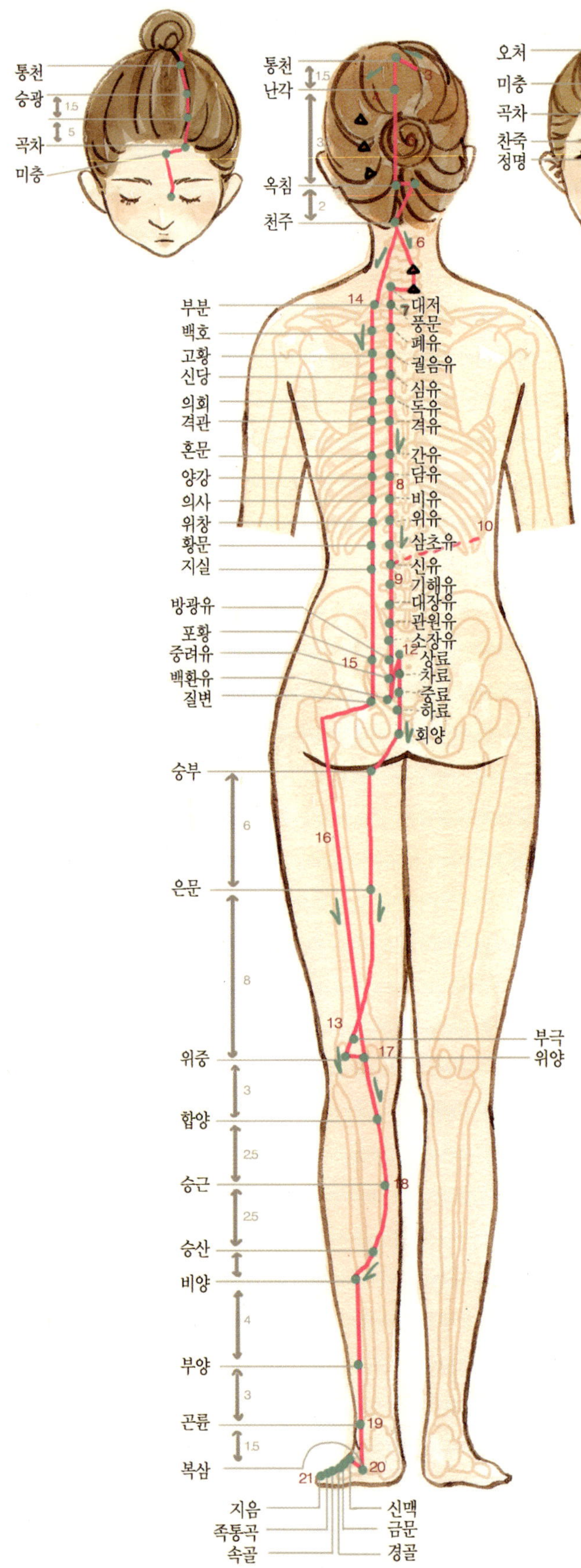

곤륜혈

마리를 치료 하는 혈,
어지러움, 방광염,
두통, 좌골 신경통.

승산혈

종아리 통증,
간과 담의 습열,
발바닥 발뒤꿈치
통증 해소, 치질 변비.

승근혈

변비, 치질, 손발 마비,
임산부 유산 가능성혈.
좌골 신경통혈.

위중혈

등 관리 전에 마사지 하면
더 효과적 이며, 병증이
있을 때 강하게, 없을
때는 빠르면서 약하게

회양혈

상료 : 요실금, 대소변,
월경질환.
차료 : 혈뇨, 설사,
허리통증.
중료 : 좌골신경통,
부인병, 피부병.
하료 : 생식기 질환, 하지
마비증.

시작 : 정명 –지음

10. 방광경

소변을 저장했다가 몸 밖으로 배출시키는 역할을 하며, 신장에 이상이 생기면 방광막이 아래로 처져 소량의 소변이 저장되어도 자주 배뇨하려는 신호를 뇌신경에 전달하게 되며 이를 **"다뇨증"**이라고 한다.

동물 : 용 **색** : 검은색 **의미** : 공포, 긴장, 경계.

방광경에 이상이 올 때 발생하는 현상

* 머리에 통증이 생기고 눈의 피로, 머리가 무겁다.
* 코피가 나거나 어깨, 등, 허리, 엉덩이, 무릎 뒤, 종아리 통증이 생긴다. 코가 쉬 막히고 근육이나 관절에 통증이 유발 된다.
* 새끼발가락에 심한 통증이 생긴다.
* 갱년기가 되면 더욱 여러 가지 증상들이 복합적으로 가중 된다.

방광경 풀어주기 임신, 피임도구 사용 시에는 마사지를 해서는 안 되며, 월경이 끝난 후에 한다.

※ 방광이 밑으로 쳐지는 현상으로 변비나 위, 자궁이 눌려서 처지거나 잦은 출산에 의해 발생한다. 괄약근 이상으로 "요실금"이 생길 수 있다. 또한 "요실금"이 생기면 요추 2-3번에 압통이 유발 된다.

신경 사진도

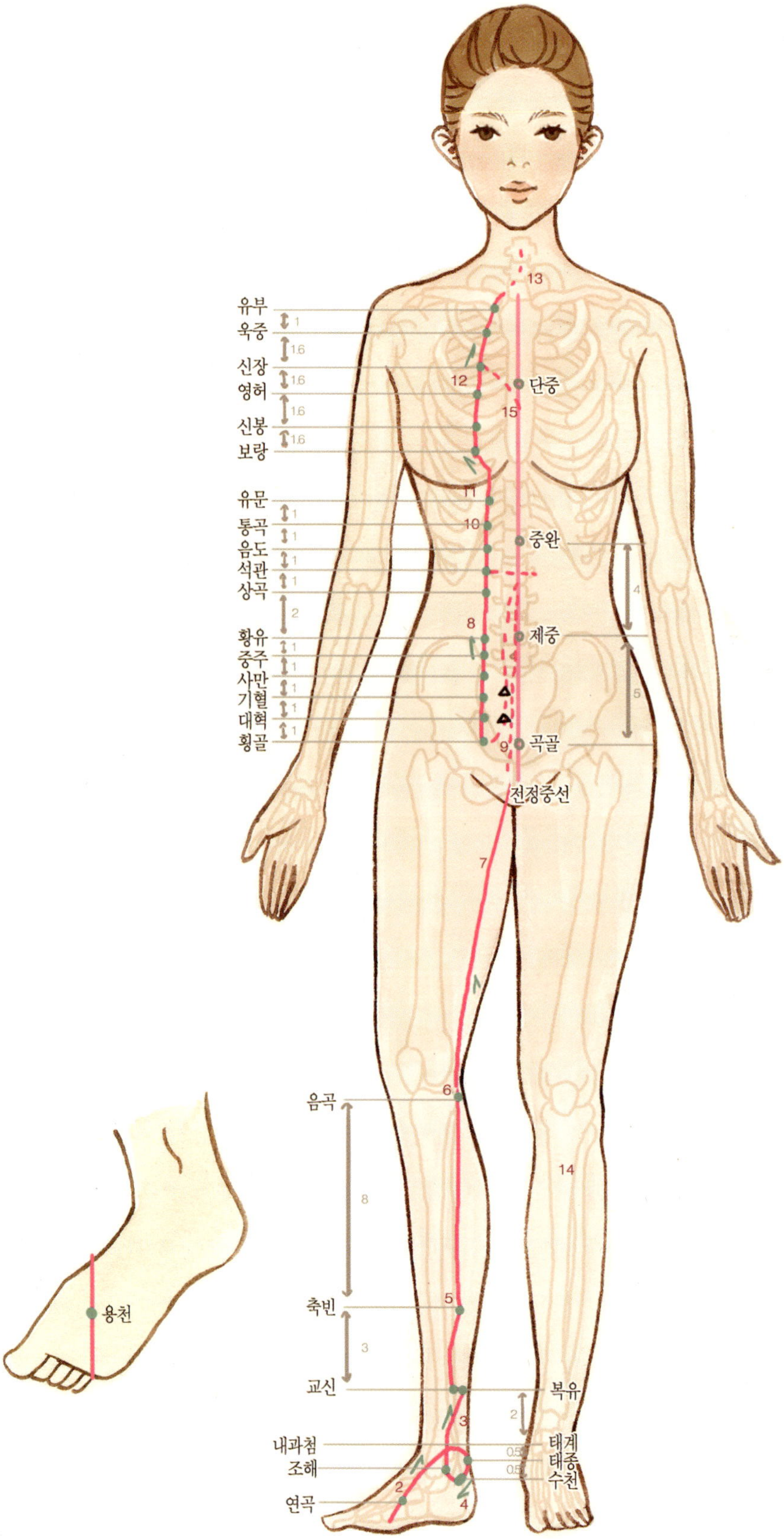

용천혈
태어나면서 생긴
근본 에너지.
히스테리, 목통증,
체력 조절, 신장까지
기를 올려주는 혈,
허리힘을 강화하려면
강하게 만져야 효과적.
몸이 뜨거우면 냉 색이
진하고, 냄새가 강하다.
몸이 차면 냉이 투명하다.

태계혈
선천적 건강을
알 수 있는 혈, 현기증,
혈압, 귀울림, 습진,
두드러기, 기미, 주근깨,
방광염, 불임, 변비,
기관지염.

축빈혈
숙취, 멀미, 구역질,
유아, 얼굴, 머리에
생기는 피부병에 효과적.
종아리 통증, 하체 냉증.

대혁혈
조루, 불감증, 관원과
삼음교 혈을 같이
자극하면 효과적.

신봉혈
마음의 병, 기침, 구역질.
가슴답답증, 가슴 두근거림

시작 : 용천–유부

11. 신장경

신장은 소변을 걸러주고 소변을 만들며 독소를 동시에 배출시키는 일을 한다. 피를 걸러주고 노폐물을 혈액에서 제거해주고, 정력과 수명을 결정한다.

동물 : 쥐　　**색** : 자주색　　**의미** : 저축, 다산, 근면.

신장에 이상이 올 때 발생하는 현상

* 신장이 약해지면 허리가 약해진다.
* 기억력감퇴, 현기증, 이명, 청력저하가 온다.
* 머리카락이 가늘어지거나 빠지는 현상이 나타난다.
* 얼굴빛이 어두워지고 배가 고픈데도 입맛이 없으며 몸이 허약해진다.
* 뼈가 쑤시고 머리가 어지러운 증상. 대상, 방광, 사궁에 불임까지 올수 있다.
* 만성신부전증, 비뇨기와 생식기질환, 요통, 내분비기능, 갑상선, 부갑상선에 영향을 준다.
* 자신이 없고 무섭고 공포증, 반항적이고 저축과 저장이 없고, 지혜가 지나쳐 놀고먹기를 좋아한다.
* 신장이 좋은 사람은 두뇌가 활동적이고, 정교하며, 기억력이 좋고, 건망증이 없다. 뼈와 골격도 튼튼하다.
* 발뒤꿈치에 굳은살이 두꺼운 경우는 난소호르몬 순환장애이므로 발목과 손목, 서혜부 마사지를 많이 해주면 효과가 높다.

자궁 마사지 자궁경부에 문제는 자궁근종 및 내막염, 불임의 원인이 된다.

난소 마사지 골반 양쪽에 부드럽게 하복부 마사지를 하면 난소에 효과가 있다.

전립선 마사지 접립선은 방광 밑 회음에 위치하고 있으며, 전립선액이 정액의 60%에 해당되므로 서혜부쪽 마사지는 기능이 향상 된다.

※ 동양의학에서 신장은 생명의 원천이며, 성 에너지와 밀접한 영향을 준다.

심포경 사진도

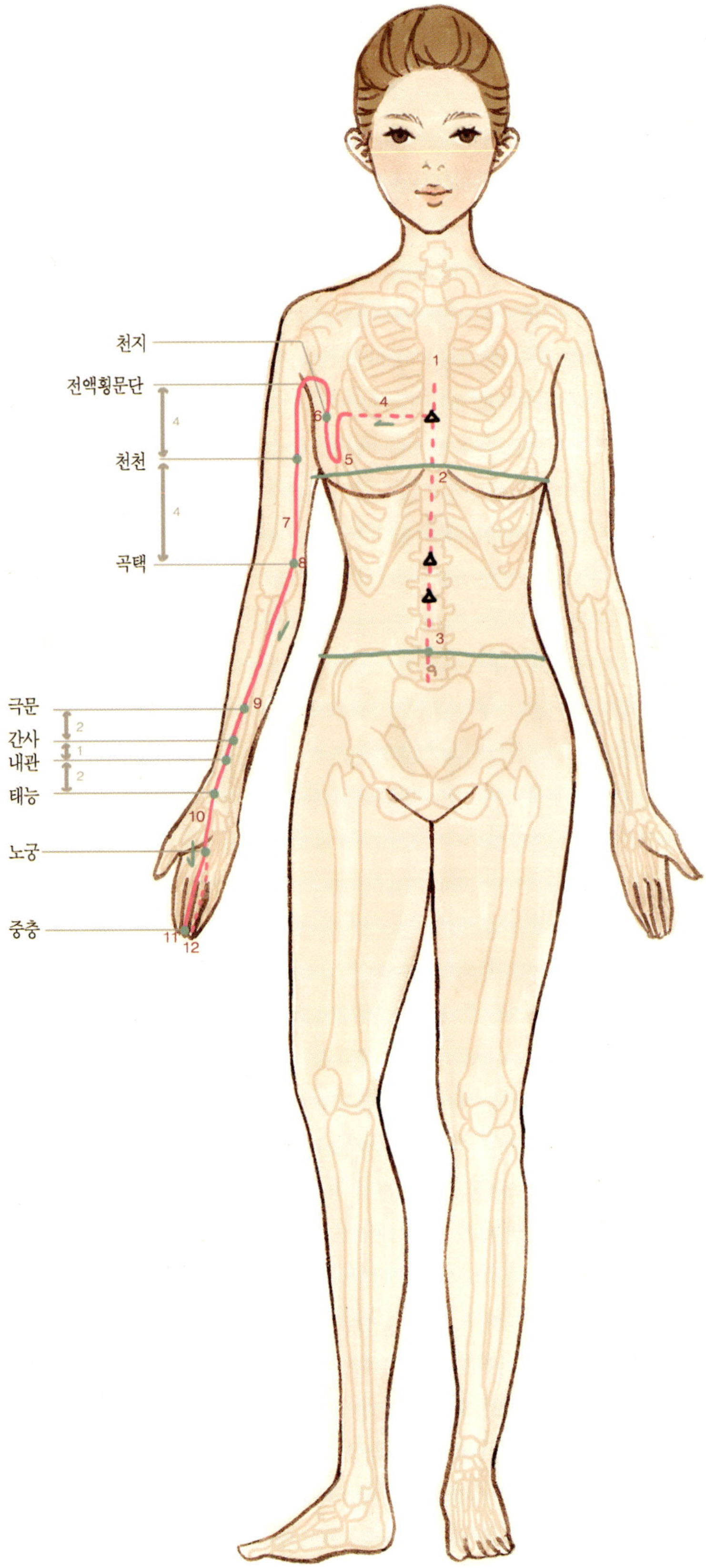

태능혈
손바닥이 화끈거리거나 팔의 통증이나 저림, 만성 류마티즘, 반신불수, 겨드랑이 목의 부종, 명치의 통증, 조울증.

내관혈
심장 발작, 만성위염, 불면증, 딸꾹질, 신경통, 손의 통증과 저림.

곡택혈
팔꿈치에서 손목까지의 통증, 신경통.

중충혈
중풍, 졸도, 협심증

노궁혈
간질 특효혈, 소아경련, 다한증, 중풍, 협심증, 심포의 기 상승혈.

시작 : 천지–중충

12. 심포경

심장을 둘러싸고 있는 심장 벽에 분포된 관상동맥과 심장에 분포된 신경을 말한다. 혈전이 막히면 – 협심증, 심근경색, 심장병이 된다.

동물 : 뱀 **색** : 보라색 **의미** : 천진성, 순진무구, 지성.

※ 예로부터 심보를 잘 쓰라는 말의 심보란 심포경을 말하며 흉부, 심장과 정신 계통질환 및 모든 마음과 관련된 질병과 연관이 있다.

심장에 이상이 올 때 발생하는 현상

* 입술이 빨갛게 변한다.
* 혓바늘이 돋고, 팔다리가 저리다.
* 조금만 심한 운동에도 숨이 차다.
* 건망증이 심해진다.
* 복부 팽만감이 오고 현기증이 난다.

가슴유방 마사지 가슴 중앙의 전중혈은 면역세포를 생산하는 곳으로 이곳이 막히면 우울증, 자살충동, 호흡 곤란이 생기며, 삶의 의욕상실이 된다. 전중혈을 풀어주면 마음이 넓어지고 이해심이 생기며 인체 면역력을 높여 질병에 대한 저항력을 강화 시켜준다.

심포경 마사지 이 줄기를 풀어주면 당뇨병에 큰 효과가 있고, 관상동맥을 확장시키고 신경과 정신계통이 조절 된다. 팔꿈치의 곡택혈부터 척골과 요골사이의 극문, 간사, 내관을 거쳐 손목의 태능혈까지 촘촘히 풀어 준다.

심장에 생기는 문제 심장에 생기는 문제는 3개의 관상동맥, 심근경색, 심장마비 등 돌연사의 90%가 뇌졸중이나 심근경색 등 순환기계통의 문제로 발생되는데 협심증은 가슴을 세게 누르는 통증을 말한다.

삼초경 사진도

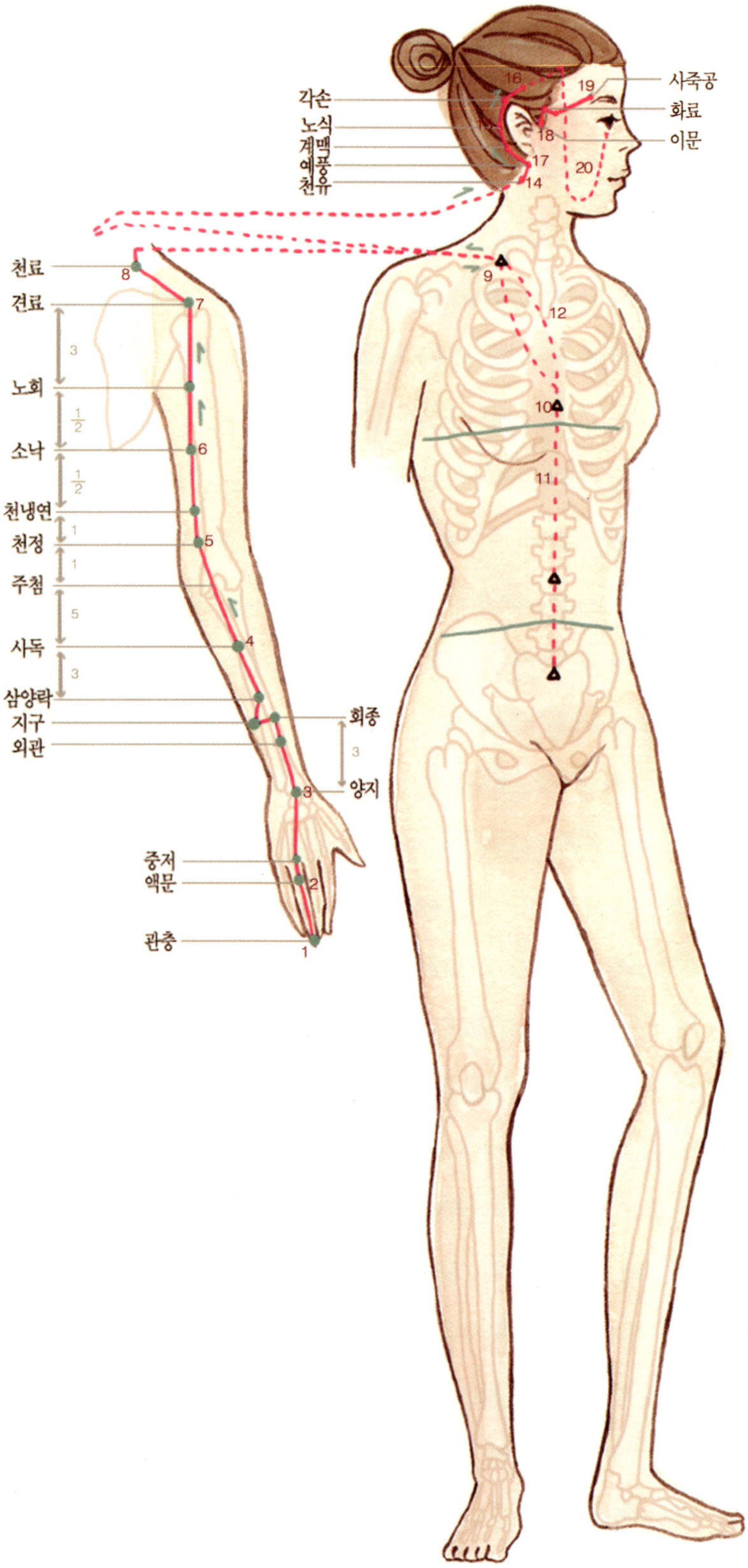

양지혈
오십견, 팔이 올라가지 않을 때.
기미, 습진, 여드름,
두드러기, 탈모,
원형 탈모증.

노회혈
삼각근의 통증, 오십견.
어깨 관절 통증,
목의 부종.

천유혈
하늘의 창, 얼굴의 부종,
목이 뻐근함, 시력 감퇴,
치통 난청.

이문혈
귀 울림, 난청, 중이염,
안면신경 마비증상.

예풍혈
귓불 움푹 들어간 곳.
삼초경, 담경, 만나는 곳.
풍지혈과 같이
자극하면 효과적.
귀 울림, 갑상선염,
안면 신경 마비 특효혈.

시작 : 관충–사죽공

13. 삼초경

옛 선인들은 꼭 이 시간에 취침해 낮 동안 소진된 원기를 회복시켰다.

동물 : 원숭이 **색** : 분홍색

삼초경에 이상이 올 때 발생하는 현상

* 인후통, 눈 충혈, 어깨결림, 복부팽창, 피부병, 소변불통 및 빈뇨 형상.

팔뚝 마사지 팔의 각종 통증과 비만해소 및 폐기능, 심장기능을 향상시킨다. 늑막염, 각혈, 갑상선질환, 다한증에 효과가 있다.

손 경락 마사지 손은 말초신경과 모세혈관이 집중적으로 분포되어있어 손 마사지도 간접적으로 전신 마사지 효과를 볼 수 있다.

삼초경 마사지 양지혈부터 팔꿈치의 천정혈까지 삼초경 줄기를 풀어주며, 신경과 정신계통이 조절된다. 월경전증후근도 호전된다.

팔경락 마사지 삼각근은 삼초경, 대장경, 소장경이 지나가는 부위로 화를 잘 내고 근심걱정이 많으며, 팔꿈치 모양에 이상이 생긴다. 혈액순환이 잘 되지 않아 피하지방이 축척되며 **컴퓨터 등 오랫동안 의자에 앉아있는 시간이 증가하면** 오십견, 사십견, 삼십견도 오며, 팔뚝과 손목이 굵어진다.

담경 사진도

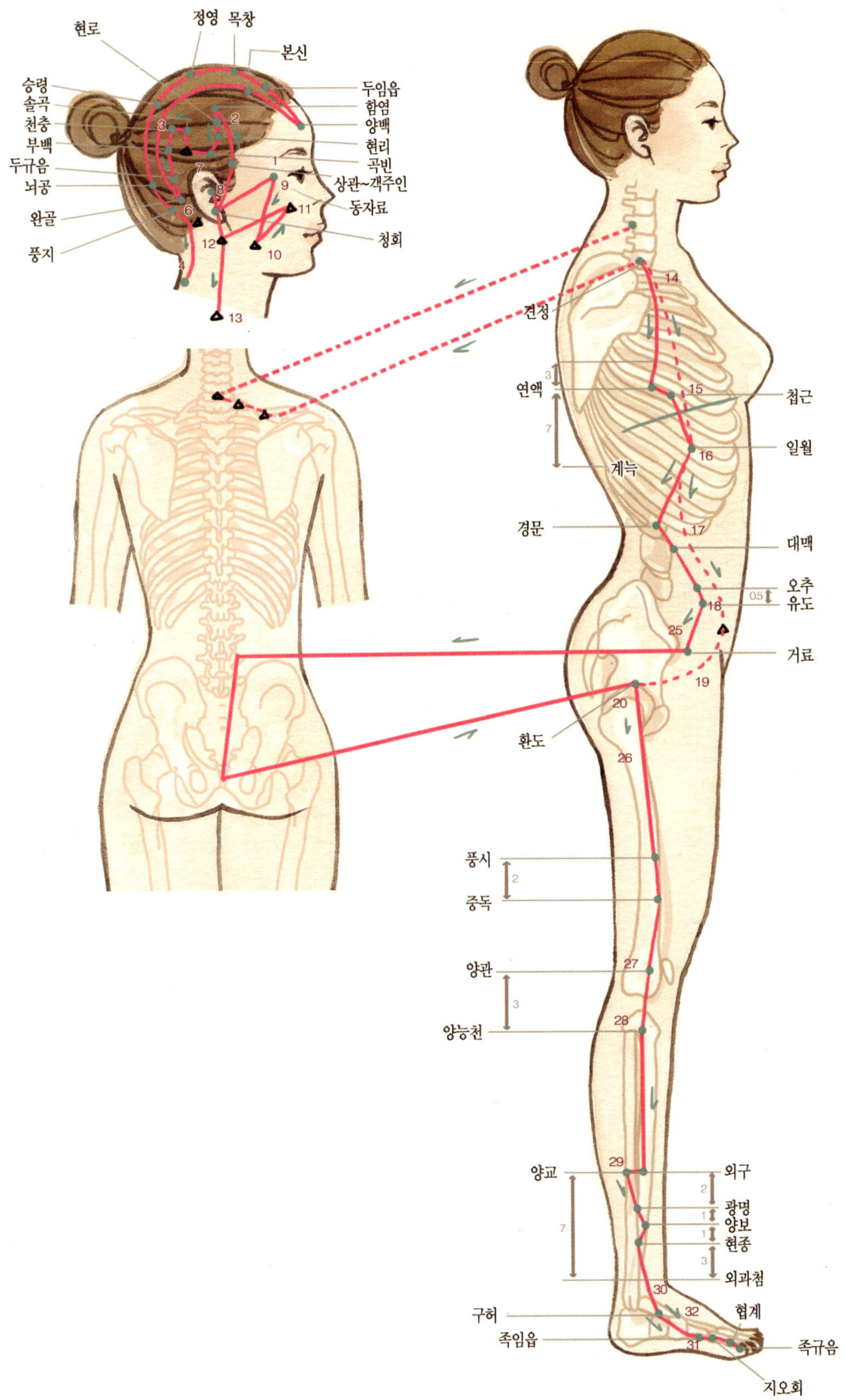

현종혈
중풍, 반신불수, 치질,
뒷목 결림, 목 디스크.

양릉천혈
배꼽 위의 병이나 차가운
증상에 (음릉천) 자극 하면
효과적, 부종 증상일 때
(양릉천)자극 하면 효과.
복부의 늑골에 손이
들어가지 않을 때 양릉천을
자극 후에 늑골을 만지면
부드럽게 들어간다.

환도혈
담경과 방광경의 교차점.
생식기 방향으로 압력을
주면 생식기능 향상.
눌렀을 때 통증이 심하면
생식기 염증 상태.
일반적으로 시큰한 느낌.
팔꿈치를 지렛대 이용
하듯 구부렸다 폈다.
좌골 신경통.

풍지혈
담경과 삼초경 교차점.
감기예방, 치료, 숙취,
멀미, 원형 탈모증.

동자료혈
눈의 피로, 충혈,
눈밑 주름살.

견정혈
담경,삼초경,
위경 만나는 곳으로
피로회복,어깨목통증.

시작 : 동자료-족규음

14. 담경

단백질이나 지방질의 분해와 장에서의 흡수를 돕는 기능을 하며, 간 기능이 떨어지면 담의 기능도 떨어져 지방 분해 능력이 상실되어 비만으로 갈 수 있다.

동물 : 호랑이　　**색** : 보라색　　**의미** : 정신과 용맹성.

담경에 이상이 올 때 생기는 현상

* 기미, 윤기 없는 피부가 된다.
* 입이 쓰고, 가슴 옆구리가 통증이 있다.
* 옆 목부터 목구멍 뿌리까지 통증이 있다.
* 과식을 자주하면 담석증에 걸릴 위험이 높다.
* 수족이 떨리고, 혀의 마비증상, 수족이 뻣뻣해 진다.
* 환절기가 되면 노곤해지고, 튀긴 음식을 좋아 한다.
* 월경양이 적어지고 불규칙하며, 무서움이 많고 잘 놀랜다.

골반뼈(엉덩이 마사지) 치골 주위의 문제는 자연분만을 어렵게 하고 특히 치골이 너무 벌어져있으면, 비만의 근본적인 원인이 되고 출산 후 급격하게 살이 찌고 골반이 넓어져 성생활장애가 올 수 있으므로 출산 후 관리가 꼭 필요하다.
골반 틀어지면 다리의 길이가 달라지고 냉, 대하, 월경불순, 엉덩이 비만, 복부 비만, 척추 디스크, 얼굴의 비대칭이 올 수 있다.

담경 마사지 헛배가 꺼지고 배, 옆구리 군살이 없어지면서 골반통도 해소되고 몸매도 예뻐진다.

간경 사진도

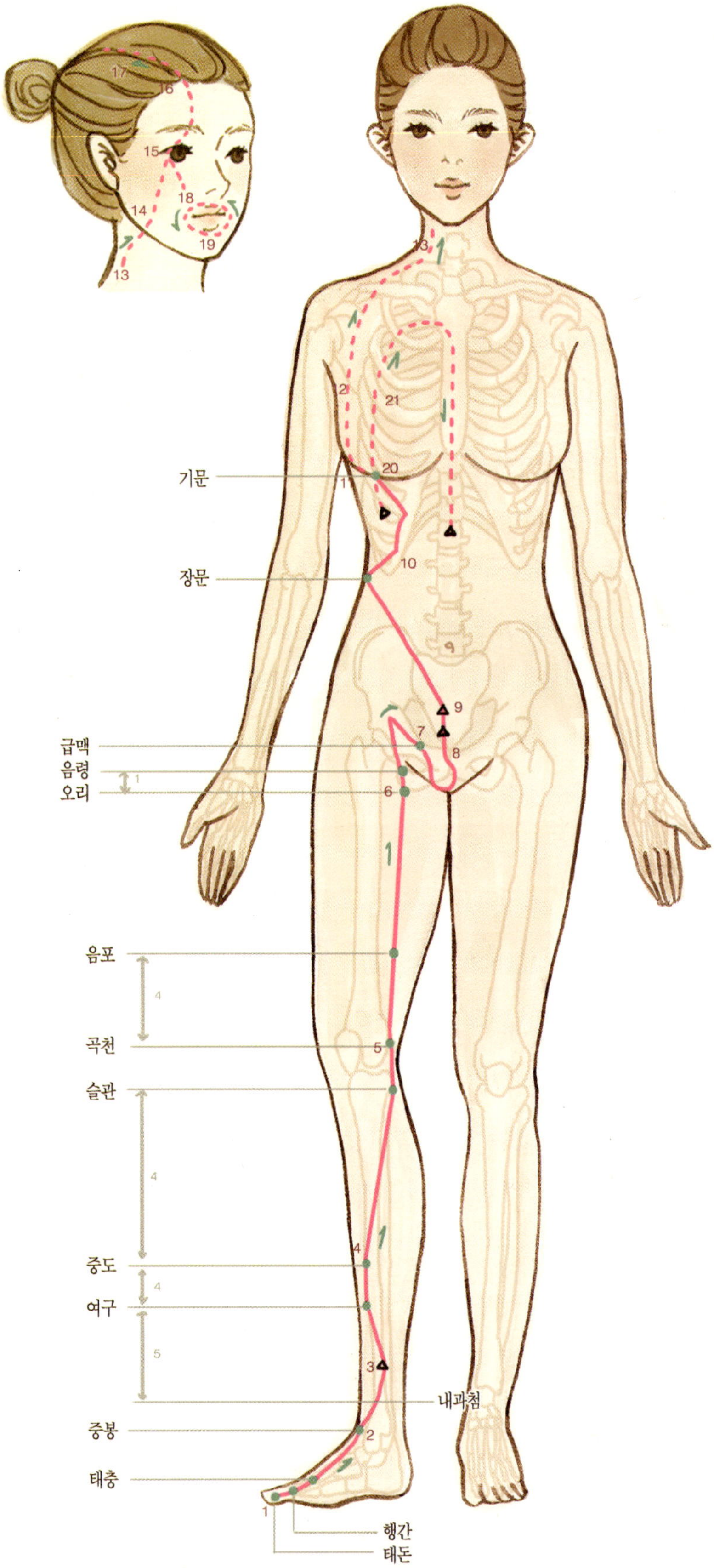

태충혈
간경의 가장 큰 통로
남녀 생식기 질환. 현기증,
귀 울림, 난청, 시력 저하,
감기, 요통, 아랫배 통증.

곡천혈
설사, 소변불통,
생식기 질환,
월경 불순, 허벅지 통증,
종아리 통증.

장문혈
간과 비장을 소통
시켜 주는 어혈 치료혈.
팔꿈치를 직각으로
구부려서 옆구리에 댈 때
팔꿈치 닿는 곳.
소화불량 구토, 등 결림,
위통, 늑간 신경통.

기문혈
간경과 비경이 만나는 혈.
가슴이 순환하는 출입구
월경 불순, 자궁 내막증,
부인과계통의 질환.
배가 단단하고 당길 경우,
옆구리 담이 올 때.
노이로제, 천식, 발작.

시작 : 태돈–기문

15. 간경

간은 4개의 조각으로 1.5Kg의 혈액을 저장하며 지방, 지용성 비타민을 소화 흡수시키며 모든 독소를 제거하는 일과 **글리코겐**이라는 영양분을 생성한다.

동물 : 돼지　　　**색** : 파란색

의미 : 자신감과 권력의지, 통이 크고 대범한 인물을 간이 크다고 한다.

간에 이상이 올 때 생기는 현상

* 기가 막히면 울화병이 생긴다.
* 지방 분해 저하로 비만으로 간다.
* 몸이 마르고 전신 근육의 피로가 온다.
* 양치질을 하면 구역질이 나는 현상이 나타난다.
* 간과 담에 열이 발생하면 백내장, 녹내장이 온다.
* 혈액이 탁해지고 통풍과 빈혈이 생긴다.
* 허리, 복부, 생식기, 비뇨기, 인후, 정신질환이 유발된다.
* 얼굴이 지저분해보이고 목이 타며 가슴이 답답하다.
* 구역질, 설사, 오한, 남성 성기 이상 현상이 나타난다.
* 담즙(쓸개)에 이상이 오면 황달 및 당뇨병을 유발 시킨다.
* 생리 시 가슴 몽우리가 생기는 것은 간의 기가 막힌 것이다.

손톱 겉모양과 간의 상태 간에 축적된 혈액이 부족하면 손톱이 연약하여 얇으며, 손톱 중간에 우묵한 홈과, 손톱에 광택이 없고 손톱이 위축되거나 비대해 진다.

임맥 사진도

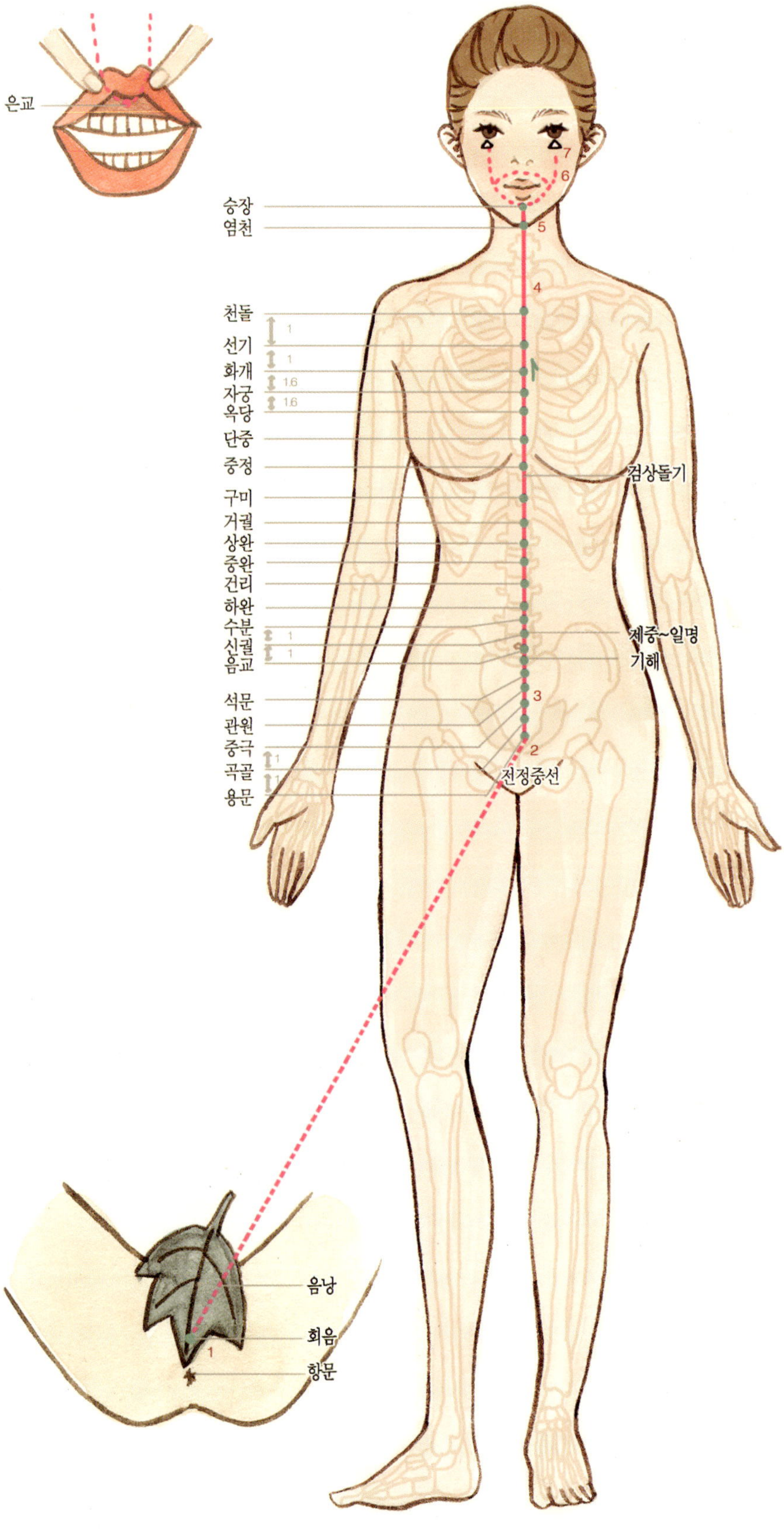

임맥은 정중앙에 위치.
복부 – 9개의 경줄기.
복부의 좌우에
신경, 위경, 비경, 간경.

복부 마사지는
시계방향.

견정혈
우물이라는 뜻
살살 달래가며
부드럽게 마사지.

시작 : 회음– 승읍

16. 복부 기혈 진단하기

중요혈 눌렀을 때

기분이 좋다		아프다
중부혈	허증	실증
일월혈	허증	실증
경문혈	허증	실증
천추혈	허증	실증
거결혈	허증	실증
석문혈	허증	실증

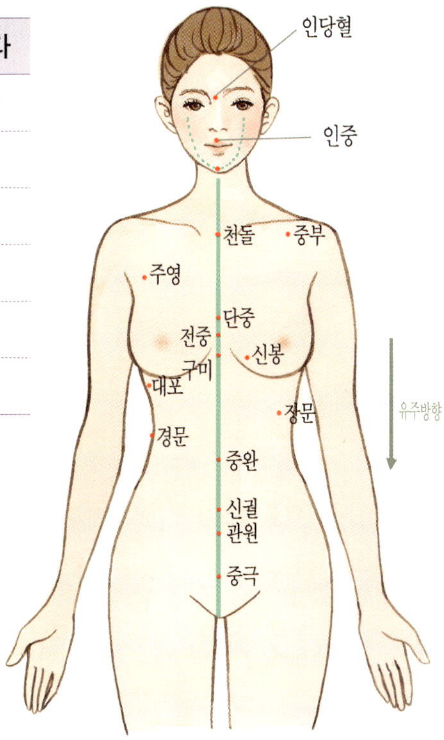

기분이 좋다		아프다
단중혈	허증	실증
중완혈	허증	실증
기문혈	허증	실증
관원혈	허증	실증
장문혈	허증	실증
중극혈	허증	실증

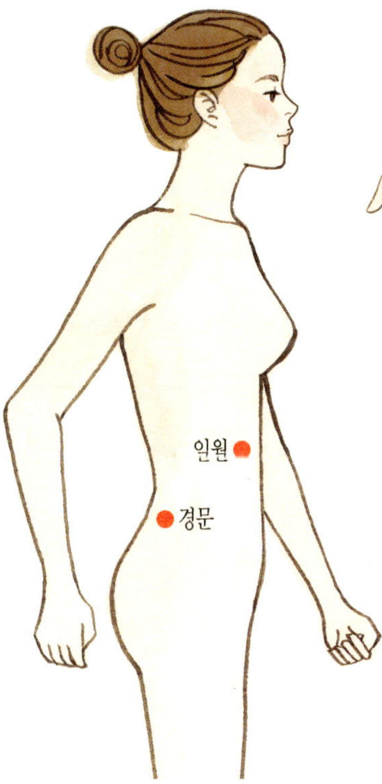

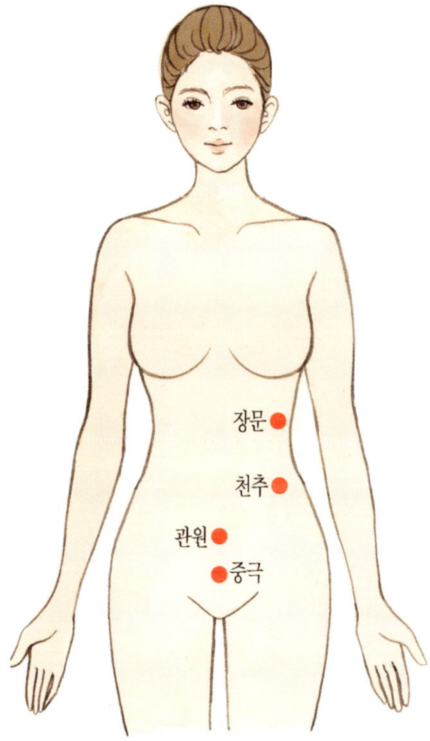

※ 보법과 사법

보법이어도 통증이 수반 되면, 사법이 되고, 천천히 살살 만지면-**보법(기를 올려준다)**

빠르고 강하게 약간의 통증을 유발 하면서 만지면-**사법(기를 내려준다)**

※ 모든 관리는 빠르게 움직여서 관리 하면 체내 당 또는 단백질이 분해되지만 천천히 **한 관리 부분에 20분간 마사지 하면 지방 분해가 더 효과적이다.**

17. 장부의 모혈 진단

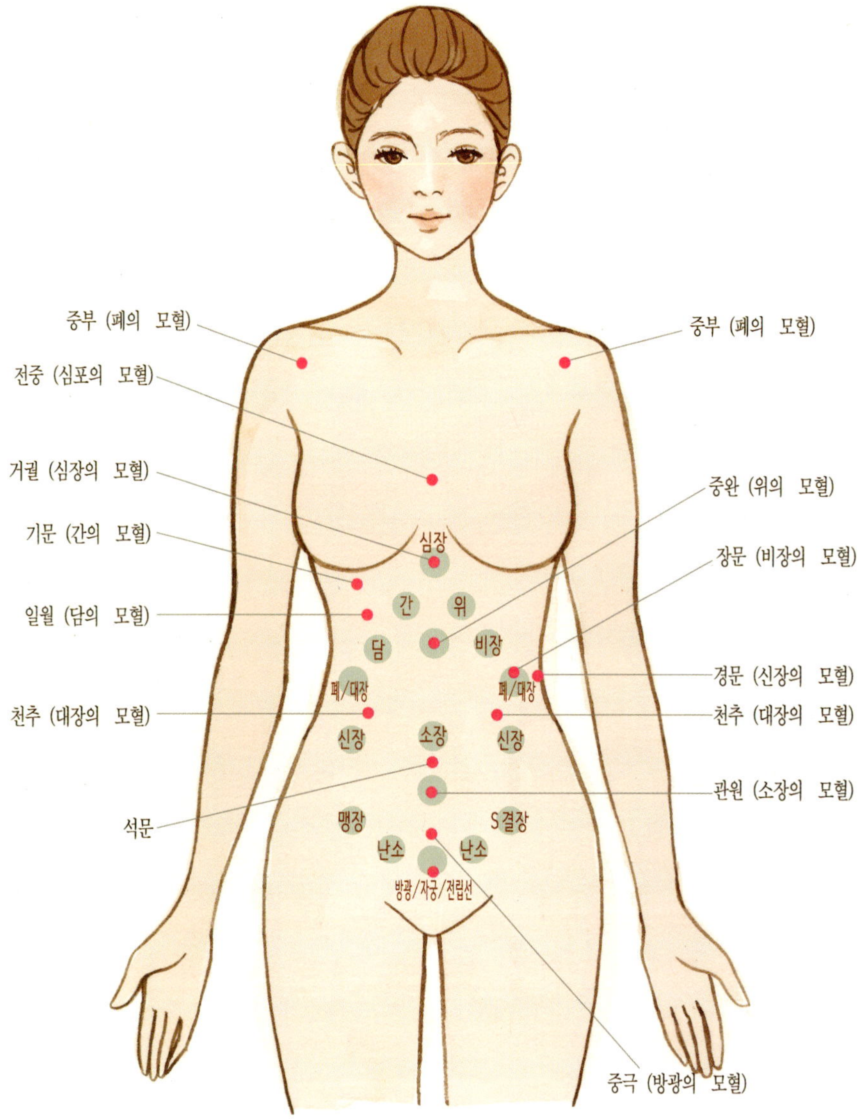

장부의 기능을 조절 할 뿐만 아니라
장부와 관계하는 전신질환을 치료한다.

모혈이란

장부의 흉복부의 특정한 부위에 모이는혈을 모혈이라 한다. 모혈은 장부와 거리가 가장 가깝게 위치하고 있으며 장부의 생리 병리반응과 밀접한 관계를 가지므로 장부에 이상이 있을 때, 가장 빠르게 나타남으로 이곳을 만져보면 과민반응이 나타나는 곳을 알 수 있다.

예를 들어 간 경락에 기가 너무 많이 모여 간 경락의 모혈인 기문혈에도 기가 너무 많이 흐르면 기문혈에도 과민 반응과 아픈 통증이 나타난다. 반대로 간 경락에 기가 너무 적게 흐르면 기문혈에도 기가 너무 적게 모여 있기 때문에 감각이 둔하게 반응한다.

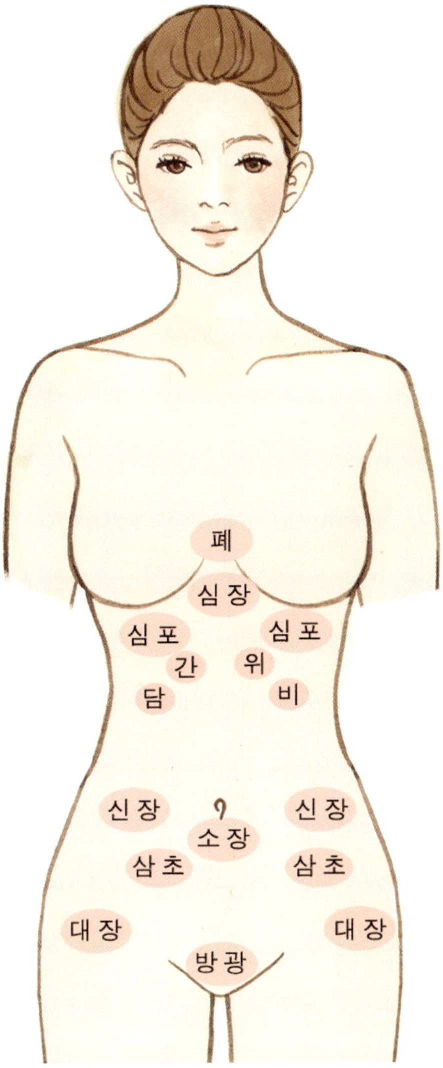

[장기와 복부의 에너지 순환도]

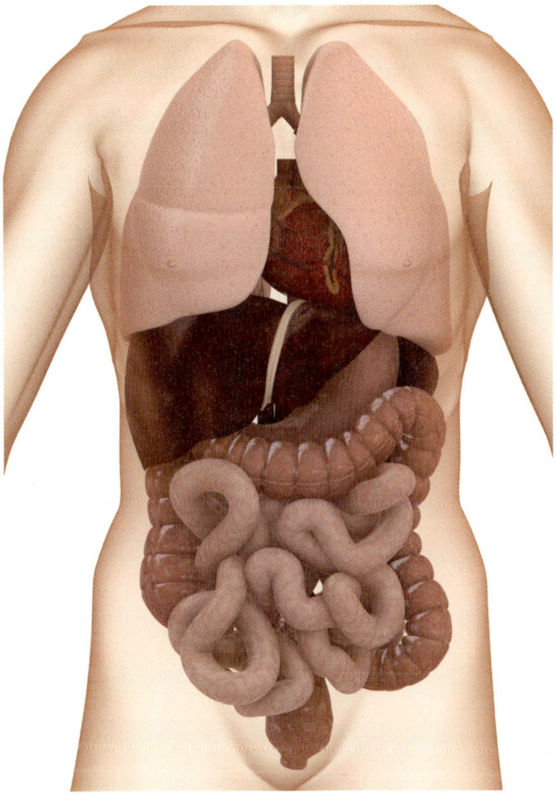

[장기 사진도]

1. 위	7. 폐
2. 비장	8. 심장
3. 소장	9. 담
4. 대장	10. 방광
5. 간	11. 심포
6. 신장	12. 삼초

실제 장기 사진도

음식을 입에서 씹어 부수고, 침과 섞은 음식물은 식도를 거쳐 위로 보내진다. 위에서 위액과 섞어 걸쭉한 죽 상태로 만들어 소화를 위한 사전준비를 해서 소장으로 보낸다. 다시 소장에서 십이지장으로 소화가 진행한다. 이때 아미노산과 포도당은 혈관으로 들어가 간장으로 운반되며, 소장에서 영양분과 수분 흡수 후 찌거기는 대장으로 다시 직장에 도착되어 "대변"이 되는 것이다.

독맥 사진도

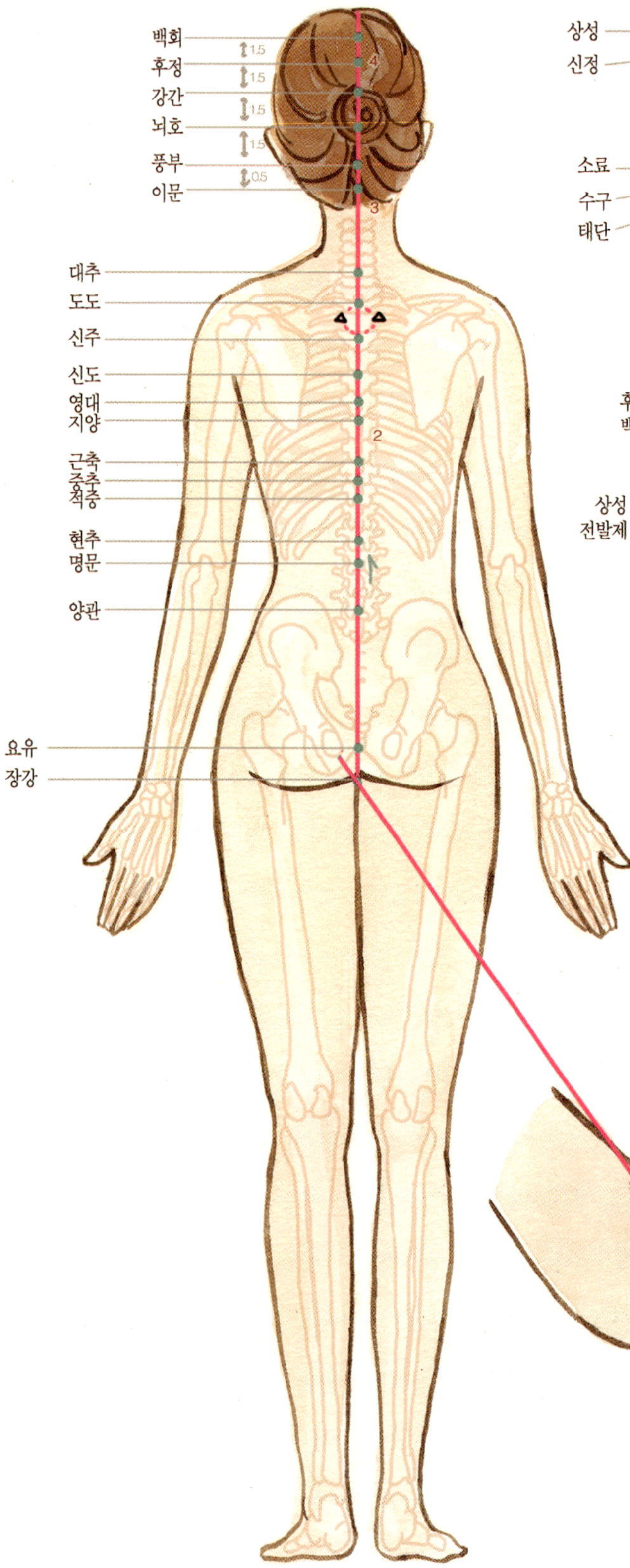

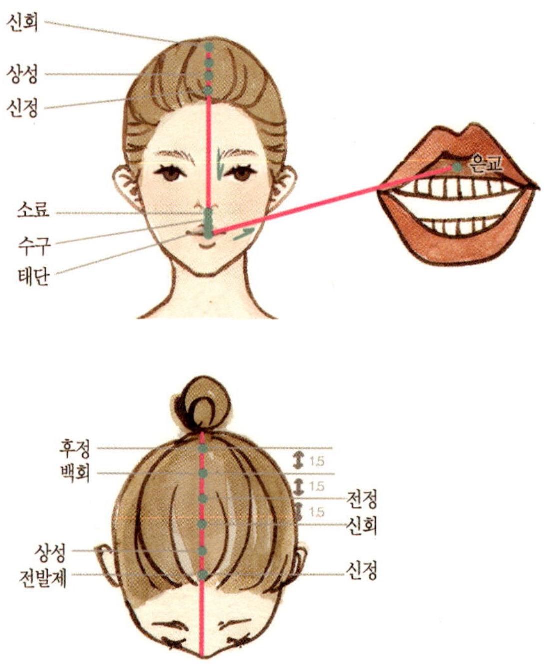

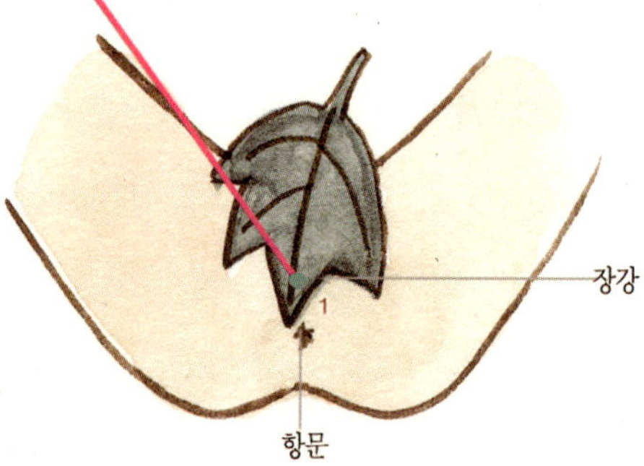

예풍혈
풍 예방 혈,
감기 예방 혈,
얼굴이 틀어지지
않도록 예방 혈.

코 옆 비천혈
틀어진 얼굴을
바로 잡아주는 혈이다.

합곡혈
상초의 통증을
가라앉히는 혈.

마취혈(진통)
합곡, 족삼리, 공최,
지음혈, 삼음교혈.

시작 : 장강-은교

17. 독맥

* 인체 양기의 대표는 머리이며, 가장 넓게 분포된 곳으로 장부 조절이 연결되어 있어 양기의 조절이 가능하다. 등은 양이며, 등에 이상이 오면, 음에 해당되는 상체의 앞면 오장육부에도 이상이 생긴다.
* 척추 근육간의 장력 부족으로 나쁜 자세로 골반이 틀어지거나 휘게 되면, 질병이 생길 수 있다.
* 방광경과 독맥을 풀어주면 허리, 등 부위의 통증은 대부분 해소된다.

우리 인체

척추는 경추7개, 흉추12개, 요추5개, 선골과 미골.

괄사 마사지후 멍이 생기는 것은

멍이 드는 이유는 피부의 모세혈관이 파괴되었거나 혈액에 어혈, 노폐물이 많아 탁하기 때문이다. 살아있는 모세혈관은 마사지로 터지지 않는다. 한 예로 한방치료에 부항요법은 검고 진한 어혈을 올라오도록 피를 뽑는 원리로 혈액의 탁한 기운이 있을 때 어혈이 생길 수 있다. 어혈은 상태에 따라 일주일 안에 건강이 회복되면서 사라진다. (당뇨병 질환자는 어혈이 더 심하다)

1. 방광	7. 비장
2. 대장	8. 폐
3. 소장	9. 심포
4. 삼초	10. 위
5. 신장	11. 간
6. 심장	12. 담

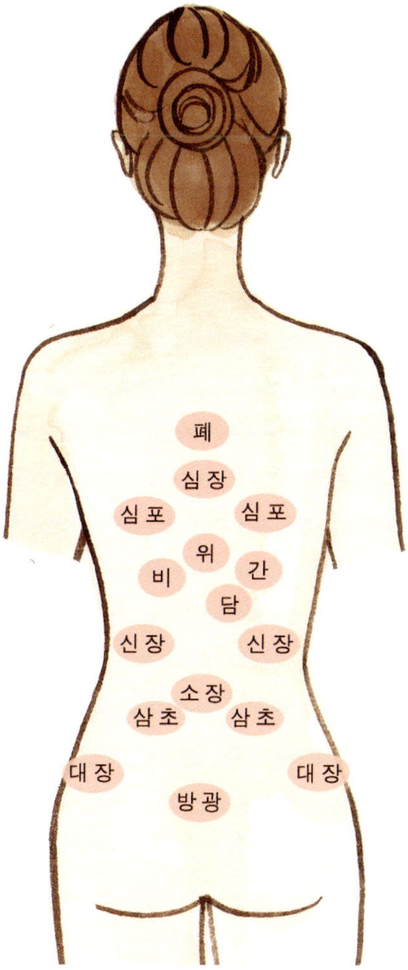

[장기와 등의 에너지순환도]

Therapist 05

그림으로 보는 증상별 중요 포인트

검버섯 · 주근깨의 중요혈

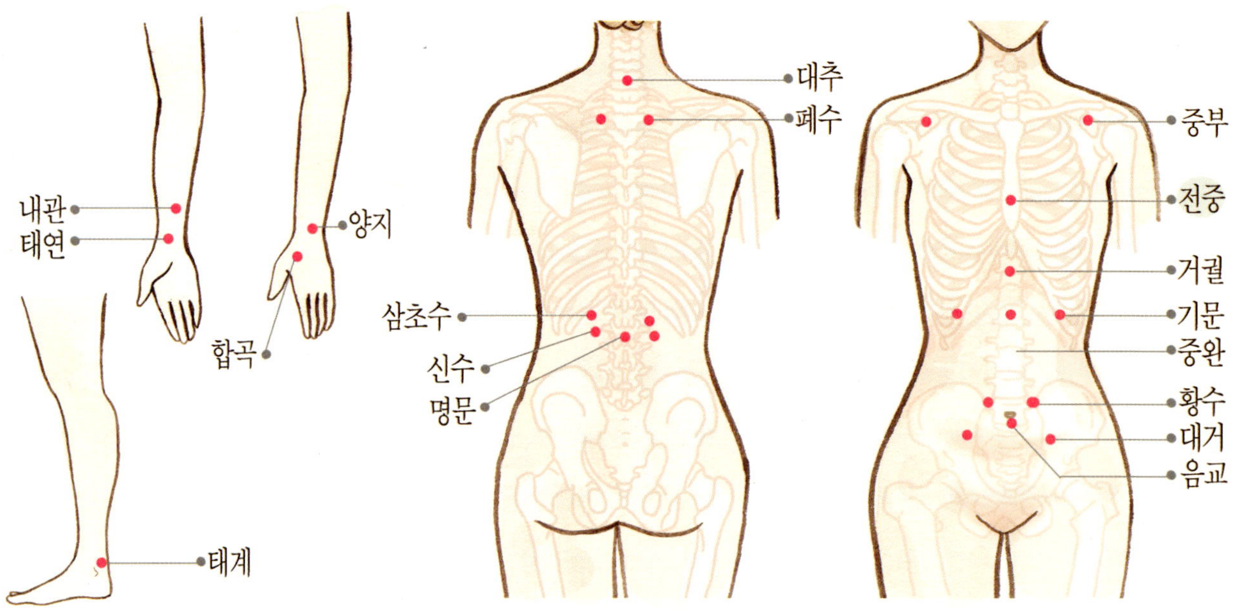

❖ **증상** | 검버섯과 주근깨는 피부의 색소침착으로 주로 햇볕의 노출이 많은 광대뼈라인에 검버섯이 코 위, 입 주변에 주근깨가 나타난다. 검버섯은 노화나 병의 원인이 많고, 주근깨는 유전적인 경우가 많다. 단시간에 없애는 것은 불가능하며, 체질을 개선시켜 화이트닝 효과로 엷어질 수 있다.

❖ **신수** | 몸의 긴장을 완화시켜주어 피부의 자연치유력을 극대화 시켜준다.

❖ **태계** | 피부트러블 개선에 효과적이다. 관리 시 고객에게 집에서 수시로 지압하도록 알려준다.

❖ **전중 · 복부 천체** | 뜸을 뜨는 것이 효과적이지만 스톤을 매일 복부에 따뜻하게 올려주면 피부 전체 의 신진대사가 올라가 효과가 좋다.

여드름 · 몸의 부스럼의 중요혈

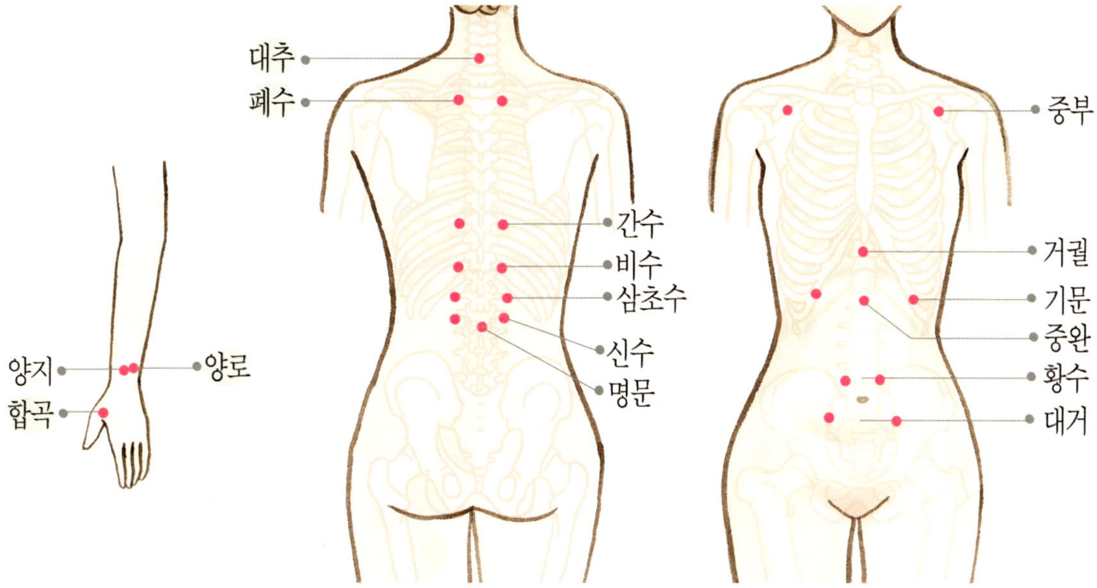

❖ **증상** | 피부 표면에 피지샘이 너무 과하여 모공에 각질이 쌓이고, 세균에 감염되어 곪거나 주변에 빨갛게 고름이 생기는 염증이 발생 한다. 염증부위의 관리 소홀은 상처자국을 남길 수 있다. 피부의 자연치유력을 높이기 위해 체력증진과 내장기능을 촉진시켜 주어야 한다.

❖ **합곡** | 손의 혈로 머리와 얼굴에 열을 내려주며, 피부의 부스럼을 진정시켜 준다.

❖ **대추 · 폐수** | 등의 마사지는 피부 치유력을 높이며, 피부 부스럼에 효과적이다.

방광염 · 요도염의 중요혈

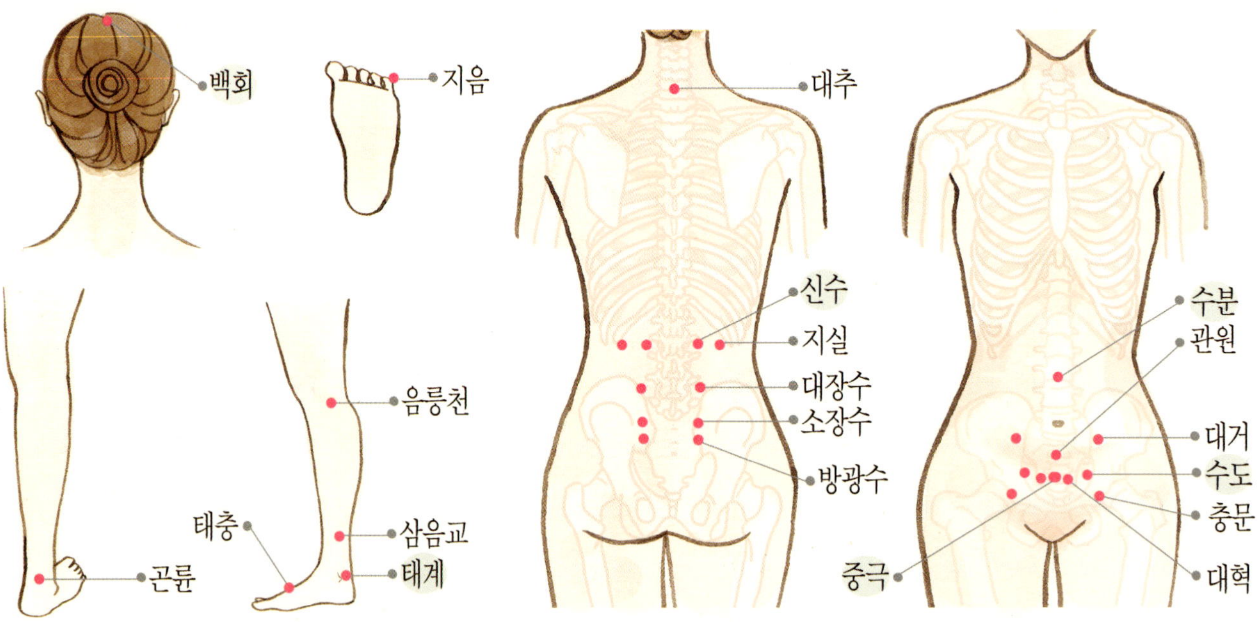

❖ **증상** | 방광염과 요도염은 세균감염의 원인과 소변을 너무 참았거나 허리의 냉증으로도 생길 수 있다. 빈번한 소변과 소변볼 때의 통증, 혈뇨, 소변본 후 잔뇨감 같은 느낌이 나타 날 수 있다. 급성 방광염일 경우엔 오한발열이 동반된다.

❖ **신수 · 지실** | 만성적인 방광과 신장 기능 및 전신의 활력을 불어넣어준다.

❖ **중극 · 백회** | 비뇨기 전반의 경혈로 빈뇨에 특히 효과가 높다.

❖ **수분 · 관원 · 대거 · 수도** | 몸의 수분 배출과 비뇨기 전체의 기능을 향상 시켜준다. (부드럽게 시계방향으로 원을 그리듯 한다)

❖ **백회 · 태충 · 대추** | 소변이 나오지 않는 증상을 완화시켜 배뇨가 편해진다.

부종 · 신장병의 중요혈

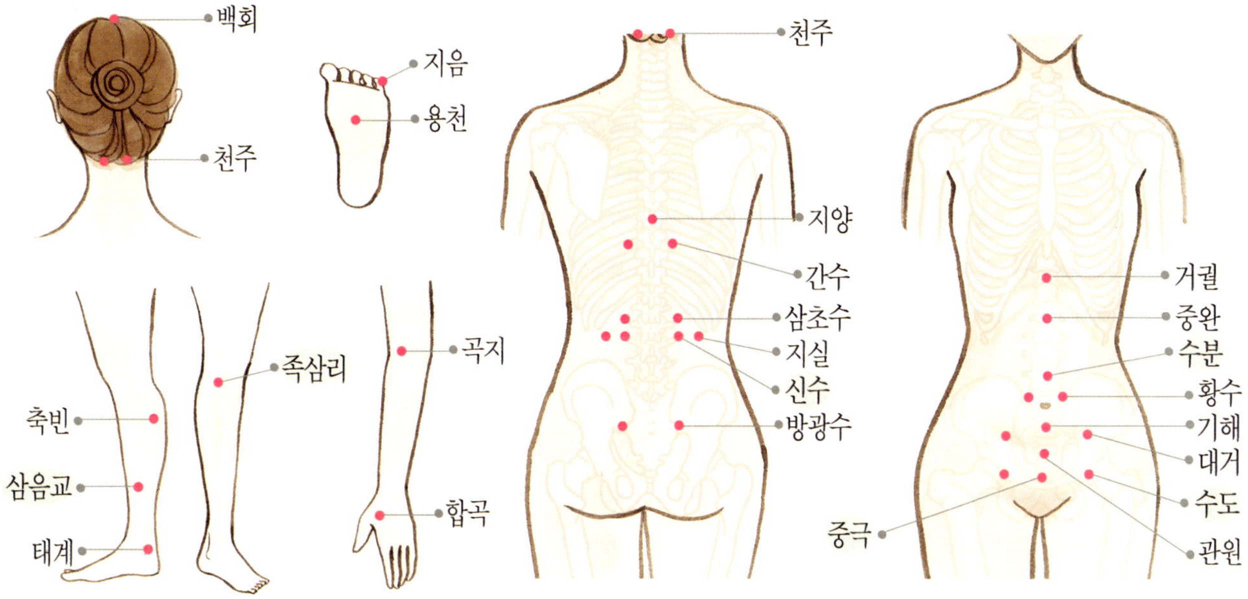

❖ **증상** | 부종이란 피하조직 속에 수분이 고이는 증상을 말하며, 혈액순환이 좋지 않을 때는 부종이 생긴다. 고혈압이나 심장병으로 생기는 부종은 몸의 말초신경 부분에 부종이 생기며, 신장이나 비뇨기계의 병에는 얼굴과 몸에 나타난다. 전신의 나른함과 소변의 양, 횟수가 급격히 변할 때는 신장병의 우려가 있으니 전문의의 상담을 받아야 한다.

❖ **천추 · 백회** | 혈압으로 인한 부종을 관장하며, 특히 천추혈은 신장병의 전신 나른함을 완화시켜 준다.

❖ **수분 · 수도 · 중극** | 몸의 수분과 비뇨기관, 수분 배출에 중요혈이다.

❖ **곡지 · 합곡** | 얼굴의 부종 해소에 효과적인 혈이다.

❖ **족삼리 · 축빈 · 삼음교 · 태계** | 다리의 부종 완화에 효과적인 혈이다.

❖ **방광수** | 비뇨기계의 치료 및 소변을 자주 보는 증상에 효과가 있다.

❖ **신수** | 전신의 긴장을 풀어주고 활력을 찾을 수 있는 혈이다.

전신 냉증의 중요혈

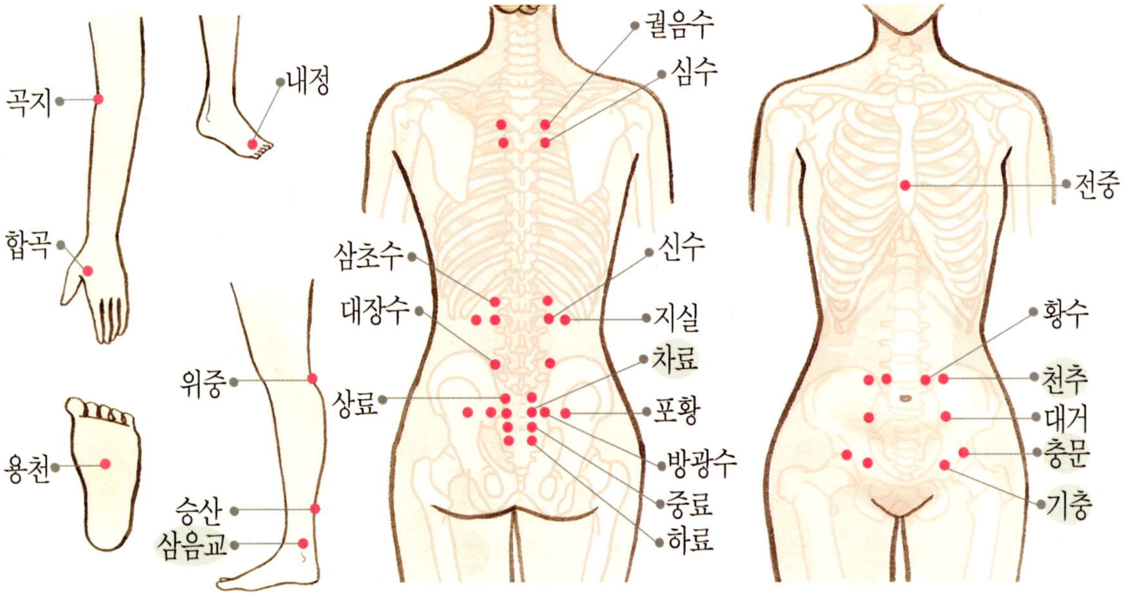

❖ **증상** | 냉증에는 허리와 손발이 차가운 느낌의 경우가 많으며, 두통, 초조함, 현기증, 요통, 하복부통증이 동반된다. 갱년기 장애로 심해질 수 있고 냉증이 심하면 젊은 여성이 임신하기 힘들 수 있다.

※ 규칙적인 운동과 족욕, 반신욕을 권장 한다.

❖ **충문 · 차료 · 삼음교** | 온도 상승혈로 하복부의 당김 현상이 개선된다.

❖ **천추혈 및 배꼽주변 혈** | 복부 전체 당김 현상을 완화시켜 준다.

❖ **기충** | 다리 부분 서혜부의 중앙부와 성기의 중간 부분으로 충문과 같이 풀어주면 혈액순환 냉증을 완화 시켜준다.

❖ **차료** | 허리를 둘러싸고 있는 차가운 냉증을 순환 시킨다.

월경불순 · 월경곤란증 · 월경통의 중요혈

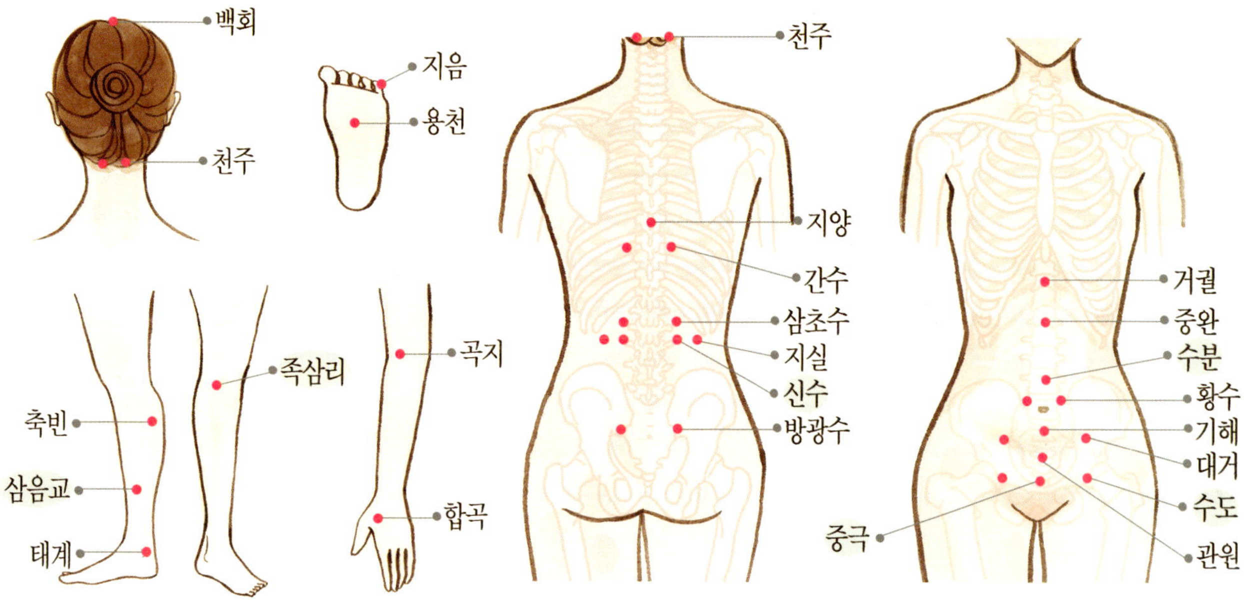

❖ **증상** | 대부분 호르몬의 밸런스가 무너져 생기며 3주간 –40일안에 생리는 병증으로 보지 않는다. 월경 시 월경통과 하복부 당기는 증상, 허리가 차갑고 등의 통증, 어깨 결림, 현기증의 불쾌한 증상이 일어나는 것을 월경 곤란증이라고 한다.

❖ **혈해** | 산부인과의 모든 질병과 생리 양에 이상이 생길 때 효과적인 혈이다.

❖ **합곡** | 진통해소에 탁월 하다.

❖ **신수 · 중완** | 월경이 너무 앞 당겨 질 때 쓰이는 중요혈이다.

❖ **관원 · 신수 · 간수 · 백회 · 풍지 · 천주 · 삼음교 · 음릉천** | 월경이 늦어 질 때 쓰이는 중요혈이다.

❖ **상료 · 중료 · 하료** | 허리와 생식기능조절 및 차가운 냉증에 효과가 있다.

변비의 중요혈

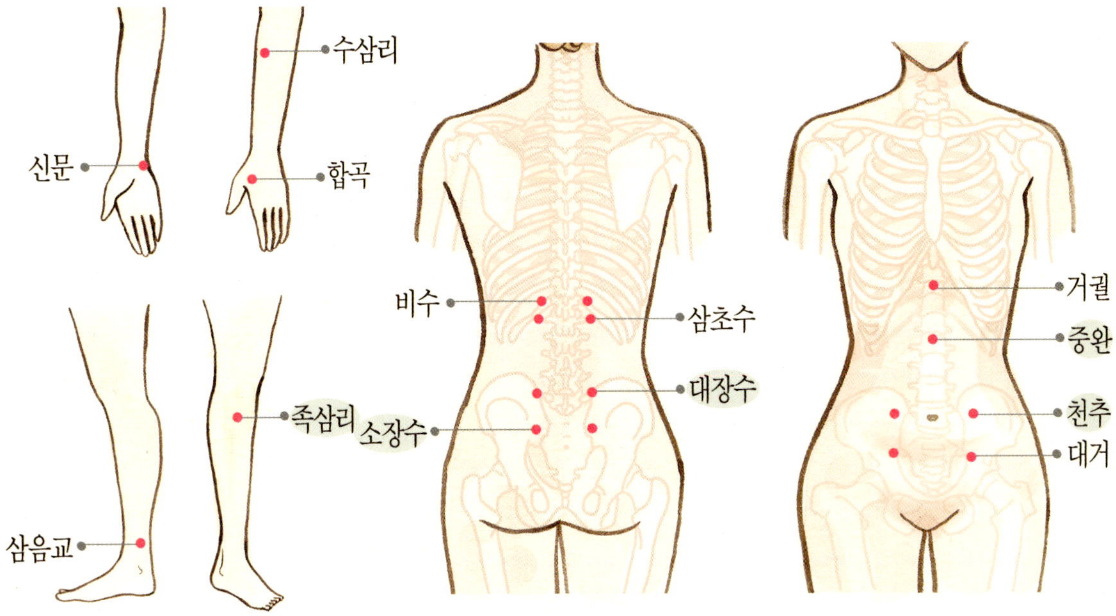

❖ **증상** | 변비가 오면 배가 부풀어 오르고 당기며 불쾌한 느낌과 통증, 두통, 전신 권태감, 식욕부진, 마음의 초조함이 나타난다. 너무 단단해진 변은 항문에 부담을 주어 치질이 올수도 있다. 만성적인 변비는 정신적인 스트레스의 원인이 되어 일어난다.

❖ **중완 · 천추** | 소화기관 및 배변을 편안히 볼 수 있다. 원을 그리듯이 부드럽게 하면 복근의 긴장을 완화 시켜준다.

❖ **대장수 · 소장수** | 장 기능을 촉진시켜주는 중요 혈이다.

❖ **심문 · 족삼리** | 소화기능을 촉진시켜주므로, 변비에 효과적 이다.

❖ **가정 요법** | 변을 보고 싶다는 생각이 들면, 가능한 한 참지 말고, 화장실로 바로 가서 배변을 보는 습관을 갖는다.

탈모 · 원형탈모증의 중요혈

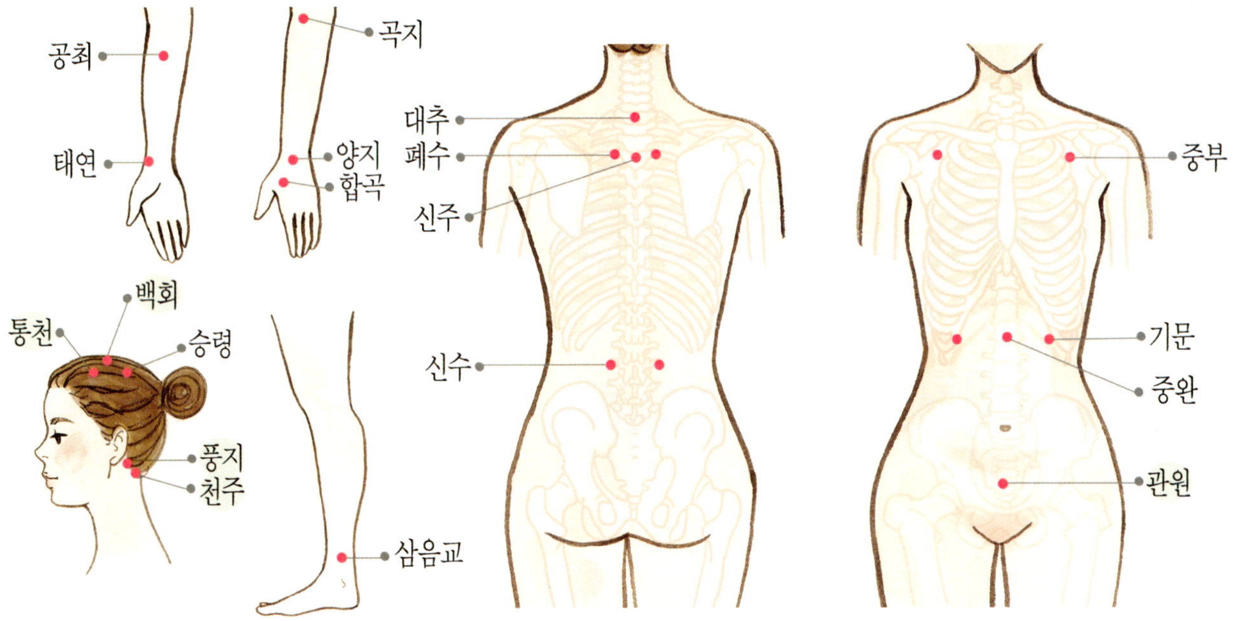

❖ **증상** | 머리카락이 매일 많이 빠지는 증상으로 호르몬과 신경계의 기능에 관여하며, 특히 정신적인 스트레스가 가장 큰 원인이 되기도 한다.

❖ **백회 · 통천 · 풍지 · 천추** | 탈모의 중요혈은 머리 전체를 빗으로 가볍게 매일 두드려주면 효과가 좋다.

❖ **신주** | 탈모예방 및 머리, 목 등의 모든 증상을 개선시켜주는 혈이다.

❖ **관원** | 온몸의 신진대사를 조절하고, 두피의 증상과 정신적인 안정을 주는 혈이다.

소아 허약 체질의 중요혈

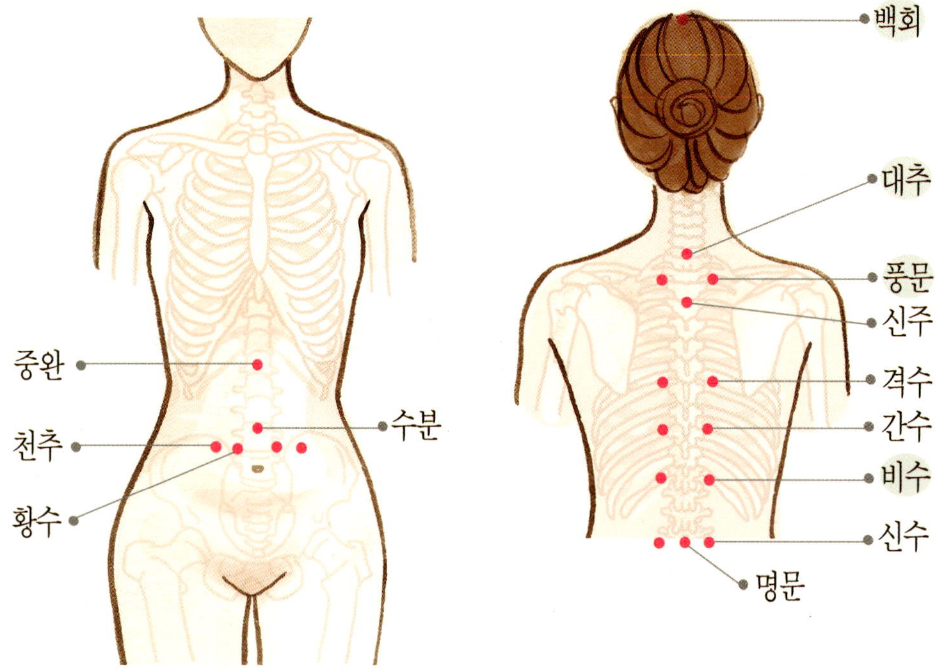

❖ **증상** | 주로 마른체형에 혈색이 좋지 않은 경우가 많고 허약체질인 경우에는 생리적으로 불안정하고 과민한 경우가 있다. 그리고 비만형의 아이에게도 피부에 탄력이 없으며, 근력이 부족한 경우도 있다.(겉모습은 비만이지만 속은 허한 체질일 경우도 있다)

❖ **백회 · 신주 · 신수** | 체력증진 및 신체의 밸런스를 조절해주는 혈이다.

❖ **풍문** | 감기예방혈로 겨울철에 스카프를 하여 목을 따뜻하게 해주면 감기를 예방 할 수 있다.

❖ **대추** | 알레르기체질 및 허약한 어린이에게 효과적이다.

소아 천식의 중요혈

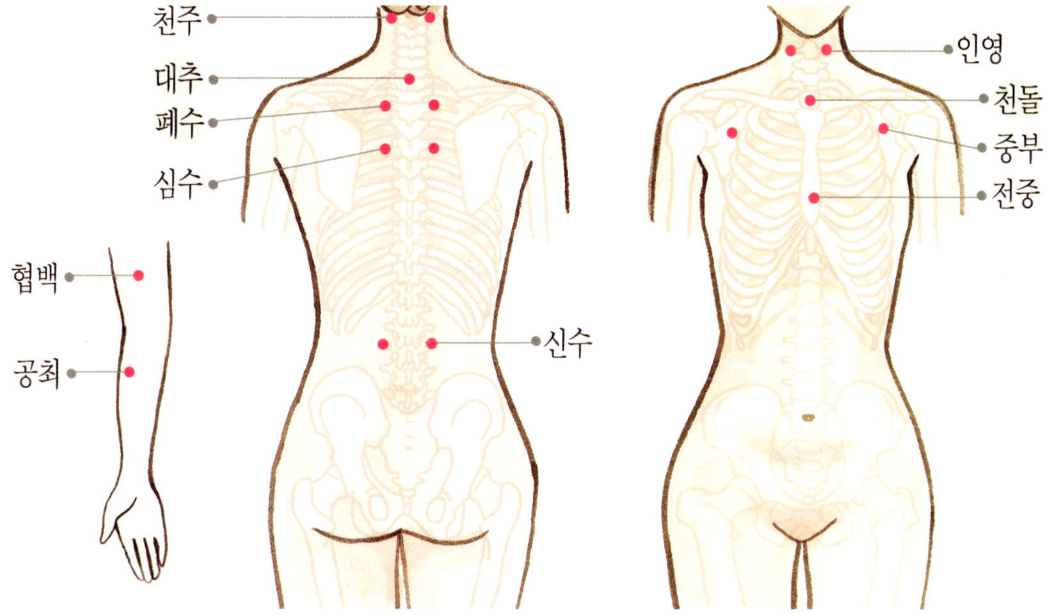

❖ **증상** | 호흡기 곤란으로 숨을 쉴 때 이상한 소리가 나는 증상으로 알레르기 체질인 경우가 많고 감기가 쉽게 걸리는 허약 체질이 많다. (비염일 경우도 알레르기 증상이 동반 된다)

❖ **천추 · 협백 · 공최** | 전식 발삭 시 급 처방혈로 부종에도 효과가 있다.

❖ **대추 · 폐수** | 등의 긴장을 풀어주어 호흡기증상 및 알레르기체질 개선 효과가 있다.

❖ **천돌** | 기침이 심할 경우 기침을 가라앉혀 주는 혈로 되도록 아프지않게 혈을 눌러 준다.

※ 스톤으로 뜨겁지 않게 마사지 해주는 것은 뜸 효과로써 더욱 개선 효과가 높다.

오행의 원리와 이용한 채식

한의학의 기본철학이 되는 오행에 따르면 색깔이 각각 다른 채소나 곡물은 그 색깔과 속성이 같은 장기의 기능을 증진시키는 것으로 보고 있다. 예를 들어 얼굴이 병적으로 **창백한 사람은 흰색**의 속성에 속하는 **폐**의 기능에 문제가 있는 사람이고, 폐의 기능을 회복시키고 증진시키기 위해서는 껍질이나 속의 색이 흰색인 곡물과 야채를 많이 섭취 해야만 된다는 것이다.

또 얼굴이 너무 **붉은 사람은 적색**에 해당되는 **심장**에 질환이 있을 가능성이 있고, 너무 **누런 사람**은 소화기관 즉 **위장병**으로 고생하는 사람이며, **검거나 푸른 사람**은 신장이나 **간**에 이상이 있는 사람이라는 것이다. 그래서 자기의 얼굴 색깔과 비슷한 색깔의 야채나 곡물을 많이 먹으면 오장의 기능이 조화롭게 된다는 설명을 하고 있다.

우리 몸에 꼭 필요한 영양분은 탄수화물, 단백질, 지방, 무기질과 물뿐이라고 생각 하였다. 그러나 비타민의 역할이 알려지고부터 인체의 생리적 활동에 반드시 필요한 비타민의 고른 섭취가 특히 강조되고 있는 시점이다.

육식과 가공식품에 길들여진 서양인들의 환경에 성인병이 급등하자 대대적인 광범위한 연구끝에 고지방, 고콜레스테롤 식품의 섭취가 동맥경화나 심근경색 등 심혈관계 질환을 비롯한 모든 현대 성인병의 최대 유발 요인으로 입증되고 있다.

우리나라도 서구식 식생활로 전환되면서, 유아비만 및 성인병이 급증하여 식생활의 개선이 촉구된다.

음식의 음양 관계 음식의 맛을 기운으로 보면 매운맛과 단맛은 발산작용으로 보아 **"양"**으로 본다. 그래서 감기가 걸리면 얼큰한 국물을 먹고 혈당이 떨어 질 때는 단것을 먹으면 쉽게 혈당이 올라간다.

신맛과 쓴맛은 용설 작용이 있기에 **"음"**으로 본다. 우리 인체의 음양의 구조와 마찬가지로 너무 강한 양의 음식은 열이 강하게 생겨 음에 작용하여 음의 밸런스를 떨어뜨리고 너무 강한 음의 음식 또한 몸을 냉하게 작용하여 이롭지 않다.

※ "냉"은 몸을 손상 시키고 "열"은 기를 손상 시킨다.

컬러테라피로 본 아로마

컬러테라피는 모든 종류의 색채의 스팩트럼을 이용하여 병을 치료하는 의학적 접근법으로 병원에서도 입증되었고, 한 예로 병원에서 미숙아 광선요법(photo therapy)을 계속적으로 시행하고 있다. 색채치료란 색의 파장이 우리 신체의 눈과 호흡기관, 피부를 통해 스펙트럼이 흡수되어 머리의 중추신경계를 활성화시키고, 우리의 정신과 감정, 더 나아가 영혼까지 조율해 주는 것이다.

색채의 고유 파장은 빛을 받고 자라는 식물에서, 예를 들면 비슷한 색을 띤 레몬과 노란 파프리카에서 비슷하게 나타난다. 그러한 음식의 근본 빛을 먹고 자란 다양한 색을 표현하니 "인간이 빛을 먹는다"라고 하여도 모순이 없을 것이다. 그러므로 우리 몸의 60조 세포가 전부 빛을 받아들이고 있음이 밝혀진 것이다.
고로 우리 인간은 호흡과 음식으로 삶을 영위하는 것이니, 우리의 몸은 빛을 먹고 사는 것이고, 한의학 오행의 장기별 색과 계절의 변화를 도표에서 보듯 (몸에 이상 증후가 얼굴의 6개의 경줄기 선상에 얼굴빛이나 색의 변화를 보고 고객의 장기의 문제를 가늠할 수 있다.)

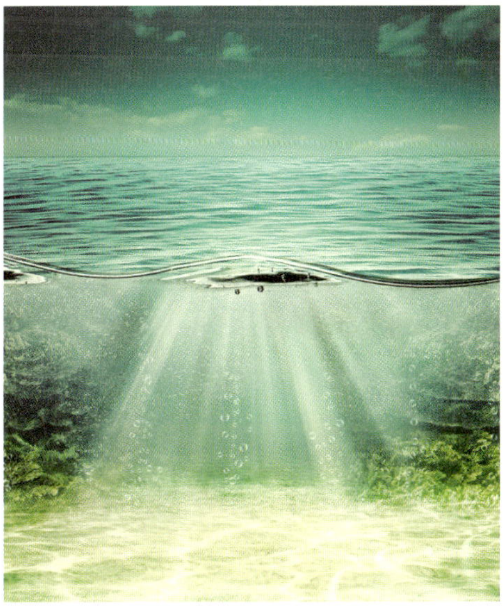

또한 고객의 얼굴색을 관찰하고 문제가 있는 장기의 경줄기 통로의 신체 외형 변화나 통증의 증상에 따라 허증과 실증을 판단한 것처럼, 컬러테라피에 접목해 보면, 한의학적 장기의 허증은 빛의 부족함으로 생긴 현상이고, 한의학적 양은 빛의 과잉으로 생긴 현상이라 말할 수 있다. 또한 아로마를 만드는 재료들이 모두 식물이며, 그 성분이 유기화합물(탄소, 수소, 산소)로 인간 세포 구성 요소과 같다는 내용은 의학적으로 증명된 내용이다.

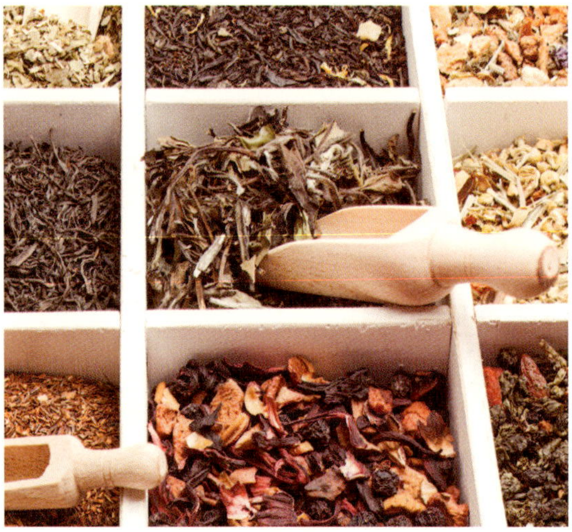 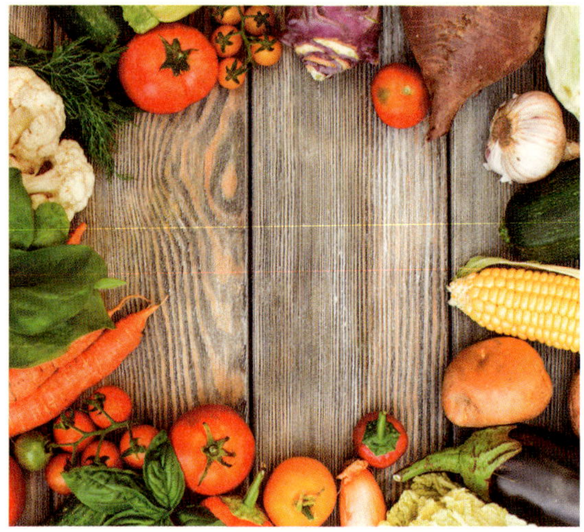

아로마는 여러 추출 방식이 있지만 식물을 고농축화한 제품을 일컫는다. 다시 정리하면, 아로마는 빛을 미세분자로 농축한 것이기 때문에 오행의 장기에 따른 문제점을 아로마(빛 농축)로 치료할 수 있으며 일상생활에서 기타 야채와 과일, 빛을 보고 자란 모든 식물도 오행의 장기의 문제에 맞는 컬러푸드식단을 매일 섭취하여 건강한 몸을 만들 수 있다.

단 오행의 장기의 오행도에서 보듯 너무 과해서 생긴 경우나 부족해서 생긴 경우, 문제가 있는 장기 기준으로 위, 아래의 색을 같이 먹었을 때 더욱 빠른 효과를 볼 수 있다.

우리나라의 사계절을 생각해 보자. 한의학적 오행의 속성에서 보듯 봄은 나무 "목"(木)이라 하여 간, 담의 기운이 떨어진 상태로 봄의 초록색을 충분히 보고 채우며, 봄에 나는 초록색 나물들을 섭취하여 기운을 보충하는 것이니, 우리의 몸이 자연과 더불어 순행하며 살고 있다는 것이 입증된 것이고, 우리나라는 4계절, 봄, 여름, 환절기, 가을, 겨울 오행이 순환하며 사는 살기 좋은 나라인 것이다.

올바른 식생활

먹거리가 인성을 좌우한다

육류와 가공식품, 인스턴트식품, 청량음료 등의 과다한 섭취가 자라나는 아이들의 성향을 참을성이 부족하고 이기적이며, 이해 타산적이고, 자기 본위로 행동하는 성격으로 만들어가고 있다는 유력한 연구결과가 곳곳에서 발표되고 있다.

요즘 아동기에 접어들면서 맞벌이가정 문제로 아이들이 과자, 빵 등 가공식품을 주로 먹고 자라게 된다. 오랜 시간동안 공부로 인한 스트레스를 많이 받아 면역성이 떨어진 상태에 위 여러 가지 인스턴트 음식은 여러 가지 독성을 갖기에 더욱더 인체의 면역성을 떨어뜨리는 작용을 한다.

음식은 단순히 영양만을 섭취하는 것이 아니고 어머님의 정성을 먹고 그를 통해 사랑을 배우고 참을성과 예의 등 온갖 것을 배우는 것이기에, 우리아이들을 바르고 착하게 키우려면 우리의 식생활을 바꾸지 않으면 안 된다는 것이다.

식생활을 어떻게 해 나가느냐는 아이뿐만 아니라 온가족 모두의 건강과 밀접한 관계가 있다는 것이 모든 건강 연구가들의 한결같은 결론이다.

질병은 어느 날 갑자기 아무런 이유 없이 생기는 것이 아니며, 오랫동안의 잘못된 생활, 그 중에서도 잘못된 식생활이 미치는 영향이 가장 크다고 할 수 있다. 자기에게 맞지 않는 잘못된 식생활을 계속하다보면 신체의 이상에 대하여 몸 안에서 자연치유력의 경고가 오는데 이것을 바로 우리가 병이리고 일컫는 현상이라고 할 수 있다.

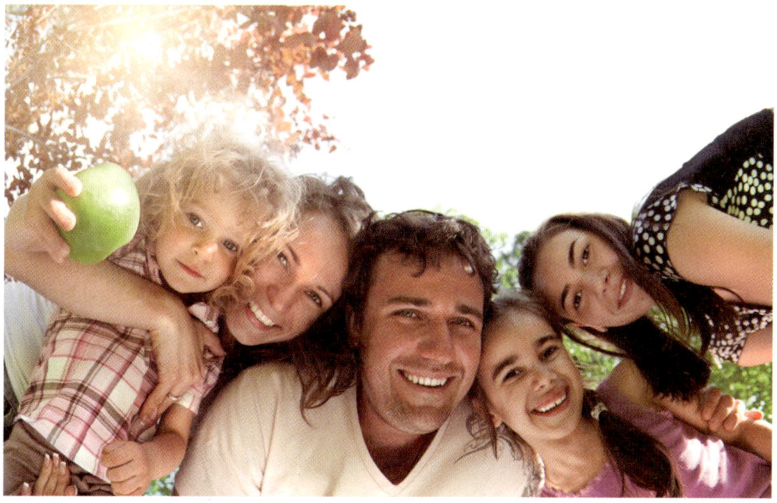

몸에 이로운 계절음식

봄 – 냉이, 부추, 쑥, 미나리, 산나물.

여름 – 열무, 쑥갓, 아욱, 배추.

가을 – 대추, 밤, 잣, 호두, 은행.

겨울 – 무, 연근, 우엉, 당근, 고구마.

얼굴에 열꽃이 생길 때나 생리통이 심할 때는 미나리가 좋고, 간의 기운이 허할 때나 어린이 아토피에는 열무가 좋다.
과일 중에서는 **"간"-살구, "심장"-대추, "비장"-복숭아, "폐"-밤, "신장"- 콩** 등이 좋은 음식들이다.

영양이 풍부한 오곡 중 쌀, 보리, 조, 콩, 기장을 혼합하여 섭취하면 좋다.
계절마다 나오는 제철음식을 고르게 섭취하면 우리의 부족한 기운을 채울 수 있다.

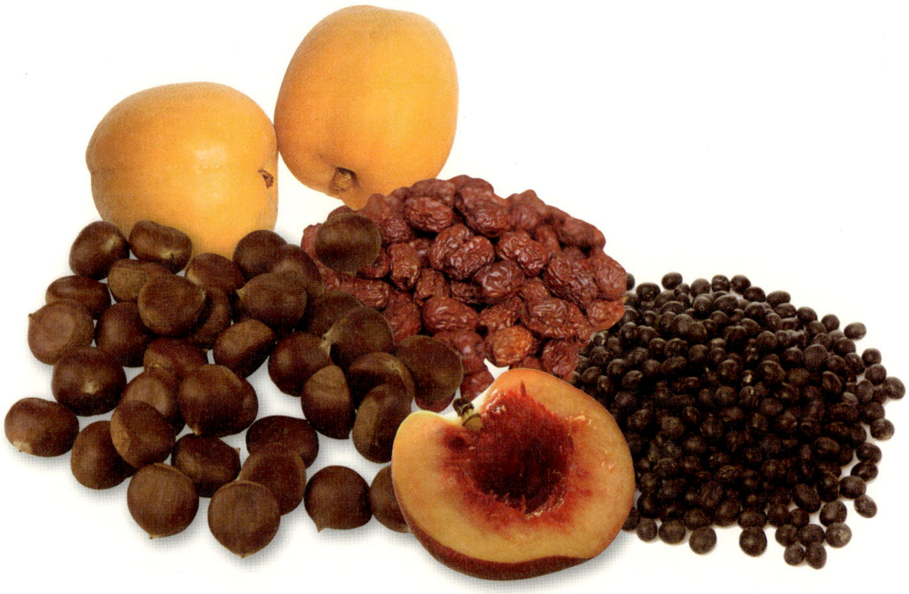

Therapist 06

아로마 실용 테라피 활용법

아로마의 유래

육체와 심리에 유용하게 쓰이고 개발된 것은 이집트의 향유이다. 이집트인들은 신께 바치는 재물에(센달우드와 프란킨센스)를 이용하여 다음 세계에 시체를 보존하기 위한 방법으로 쓰여 졌으며, 기원전 3000년에 종교의식 중에 미이라를 만드는 의식에서 사용하던 사제들이 사람에게도 향유가 유용하게 쓰일 수 있다는 걸 알게 되었으며, 그 이후로 사회 모든 계층의 점진적으로 화장품 및 향수로 사용되기 시작 하였다.

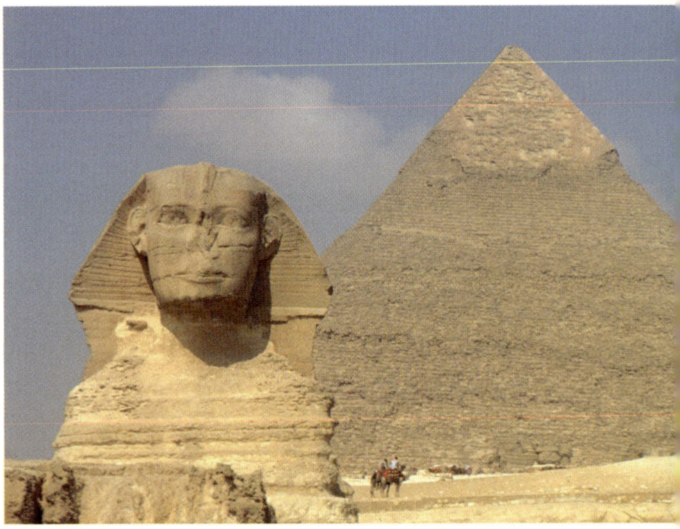

에센셜 오일 추출방법

에센셜 오일은 꽃잎, 잎, 씨, 열매의 씨, 나무껍질, 줄기, 나무의 꽃, 고무, 송진 등 다양한 식물의 부분에서 추출된다.

증유법

진공 상태의 정밀한 증류기에 고압 증기가 잎이나 꽃을 통과하면 에센셜오일이 증유되는 방식이며, 에센셜오일을 추출해 내는 증기가 냉각 시스템을 통과할 때, 오일이 농축되어 물로부터 분리 할 수 있는 방법이다.

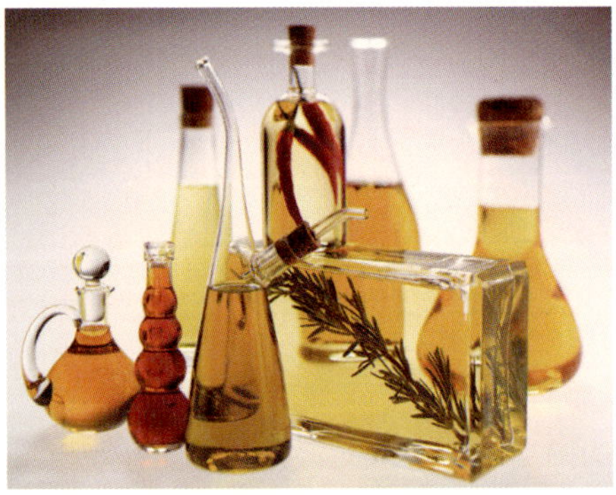

인퓨즈드 오일(침유법)

허브를 일정기간 식물성유(캐리어 오일)에 담가두고, 허브 성분이 캐리어 오일에 녹아들게 하는 방법이다.(햇빛이 좋은 장소에 식물성 오일에 허브를 넣고 2주간 수시로 흔들어 주고 2주후엔 허브를 커내어 오일을 사용 하는 방법이다.)

압착법

레몬, 오렌지, 베르가못트, 그 외 다른 감귤류……
감귤류의 에센셜 오일은 껍질에서 에센셜 오일을 압착하여 짜내는 방법이다.

추출 부위별 효능

추출부위	효능	오일
꽃	성기능 강화 작용, 항우울증	재스민, 네놀리, 일랑일랑, 로즈
꽃잎	해독작용	로즈메리, 라벤더, 페퍼민트, 바질
잎	호흡기 질환	페출리, 티트리, 유칼립투스
감귤류의 껍질	기분 전환, 원기 왕성	오렌지, 스위트, 만다림, 레몬
열매	해독작용, 이뇨작용	펜넬, 주니퍼베리
수지	이완작용, 호흡기질환, 소독 · 살균	프랑킨센스, 몰약
나무	비뇨, 생식기관 감염 치료	시더우드, 로즈마리, 샌달우드
뿌리	신경계 질환 진정 작용	진저, 베티버, 안젤리카

에센셜 오일의 효능

BALANCING	피부와 후각을 통해 침투하여 뇌와 여러 기관에 작용하여 심신의 자극, 진정, 정화, 이완, 안정, 통증 치료제
세포성장 촉진	피부 세포분열을 촉진하여 상처치유와 노화방지 효과
식물성 호르몬	순수한 식물의 호르몬 성분이 인체의 호르몬 분비를 균형 있게 조절 하는 기능
최음 효과	성 호르몬과 정서적 유도로 성기능 활성을 가져옴

브렌딩 향기요법

브렌딩 향기요법은 개인의 상황에 따라 직관과 연습을 통해 적절한 시너지 효과를 얻을 수 있는 하나의 예술이다.

고객에 맞는 향기란

자신에게 가장 잘 어울리는 향을 찾으려면 향을 맡았을 때 자연스럽게 기분이 좋아지고, 이유 없이 끌리는 향을 찾는 것이 우선이다. 에센셜오일은 미세 분자 구조로 피부 깊숙이 침투하여 몸 안의 호르몬 분비에 영향을 주고, 뇌를 자극하여 혈액과 임파순환을 촉진시켜 모든 종류의 통증과 우리 인체의 각종 문제점 들을 해결 할 수 있는 자연 치료제이다. 처음 시작 할 때는 캐리어오일부터 시작하고, 다음에는 캐리어오일과 에센셜오일로 각각 하나씩 브렌딩하여 사용해보면 고객도 관리사도 차츰 익숙하고 쉽게 접근 할 수 있다. 고객 신체리듬에 따라 약간의 변동이 될 수 있지만 개개인의 차트에 아로마 레시피를 작성해 놓고 약간의 변화를 주면 된다.

아로마 브렌딩

브렌딩은 보통 두 가지의 오일을 섞어 시너지 효과를 제대로 볼 수 있으며, 정확한 개인의 상태를 아로마 요법에 적용하기 어렵다면 두 가지 이상의 에센셜오일의 브렌딩은 오히려 효과가 반감될 수 있다. 그리고 향 전문가마다 천차만별로 약간씩은 다르며, 일반인들은 개인적으로 좋아하는 향이나 성격, 증상별로 향을 배합하여 쓰고 있다. 좀 더 다양한 향기요법을 활용하려면 전문지식의 공부와 다양한 경험이 필요하다.

기본적으로 상비해야 할 에센셜오일은 **라벤더, 제라늄, 로즈마리, 로즈, 쥬니퍼, 카모마일, 페퍼민트, 레몬, 유칼립투스** 등이 있고 위의 에센셜오일 을 캐리어오일(가장 무난하게 쓰이는 스위트아몬드유)에 브렌딩 하여 사용하면 좋다. 그리고 그 때 그 때 브렌딩 할 경우엔 작은 유리비이커에 캐리어오일과 에센셜오일(1%-3%내로)을 브렌딩하여 사용한다. 특히 라벤더, 제라늄, 로즈마리 에센셜오일은 어떤 목적으로 사용하여도 무방하다. 로즈 에센셜오일은 고가이지만 투자할 만한 가치가 있으며, 예민한 피부에는 카모마일 에센셜오일을 사용하면 좋다. (제라륨은 최소량을 브렌딩하여 사용한다)

※ 동양인의 에센셜브렌딩 비율은 페이스는 1%내로 사용하고, 바디는 2%정도가 적당하다. 치료의 목적으로 사용할 경우는 %을 조금씩 높여 3%내로 사용한다.

마사지오일 만드는 방법

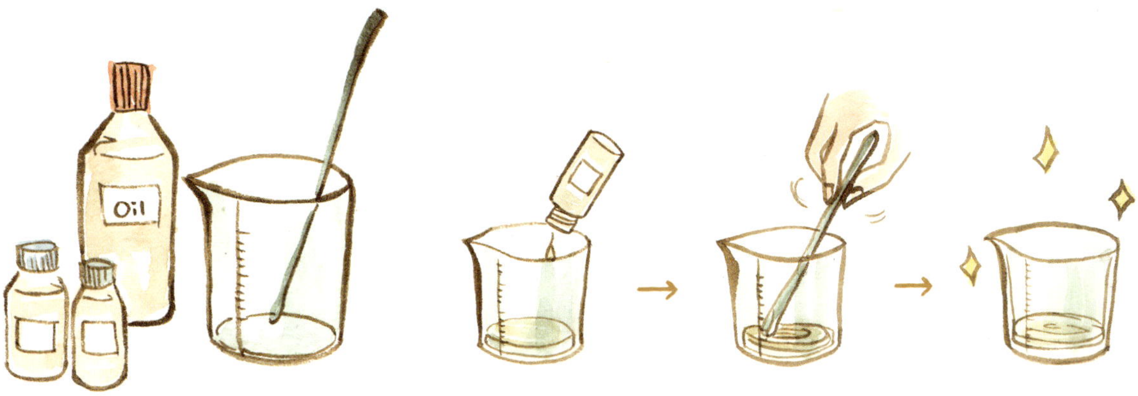

1% 마사지오일

준비물 : 에센셜 오일 2방울, 캐리어 오일 10cc 섞으면 간단하게 완성!

* 동양인은 보통 1~1.5%농도로 만들면 안전합니다.
* 민감성피부나 알러지피부는 사용 전 패치테스트를 통해 안전함을 확인한 후 관리합니다.

캐리어 오일 10cc에 에센셜오일 4방울을 잘 섞은 후 손목 안쪽 혼합 오일 조금을 바른 후 일회용반창고 붙이고 12시간 후 반응을 본다. 빨갛게 되거나 가려워지면 본인 체질에 맞지 않는 경우이므로, 다른 에센셜오일로 바꾸거나 농도를 0.5%로 최소화하여 사용 한다.

* **1%** 오일 만드는 비율은
  캐리어 오일 10cc + 에센셜 오일2방울입니다.
* **0.5%** 민감성 피부 비율은
  캐리어 오일10cc + 에센셜오일 1방울만 넣습니다.

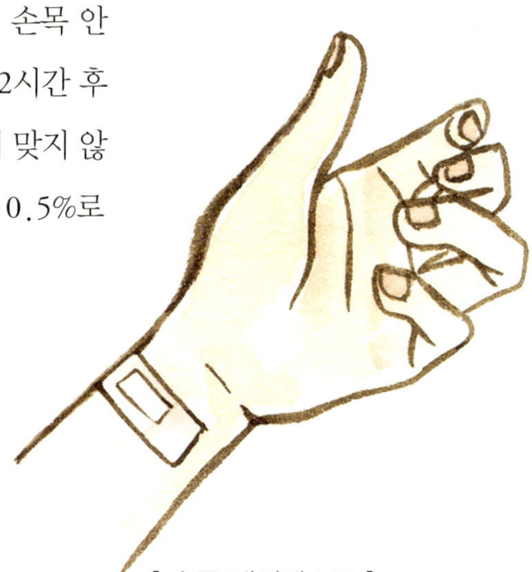
[손목 패치테스트]

아로마 마사지

신체의 아픈 부위에 적용하여 가볍게 문질러주면 피부 밑에 있는 모세혈관을 통해 혈류에 침투하여 혈액순환 및 통증을 해소시켜주는 자연치유방법이다.

식물성 캐리어오일에 에센셜오일을 1-3% 정도 브렌딩 하여 사용하는 것이 보통이다.

마사지전 심한 독감이나 몸에 열이 심할 때나 급격한 통증이 있을 때는 시간을 둔 후 어느 정도 몸의 피로가 회복된 후 관리를 받는다.

마사지후 바로 생수 한 컵과 수분의 양을 늘린다. 몸의 독소 배출이 완전하게 빠져나갈 수 있도록 관리 후 12시간 안에는 음주나 심한 운동을 하지 않는 것이 좋다.

아로마 사용 시 주의점

* 프랑킨센스와 진저는 너무 자극적이기 때문에 브렌딩 하여 쓰지 않는다.
* 희석하지 않은 에센셜오일은 피부에 사용하지 않는다.
* 민감성 테스트를 한다. (대일 벤드에 에센셜오일을 묻혀 손등에 붙여둔다.)
* 감귤류 아로마는 자외선의 색소 침착 우려로 꼭 자외선차단제를 바른다.
* 에센셜오일이 피부 점막에 들어가지 않도록 한다. (눈에 들어갔을 때에는 식염수를 눈에 흘려준다)
* 어린이가 사용할 때는 1/3 ~ 1/2 용량을 사용한다.
* 노인, 천식, 간질, 심장질환자, 중환자는 요주의하며, 정확한 지식이 없다면 캐리어오일만 사용하여도 효과가 있다.
* 임산부, 특히 임신 5개월 내에는 전문가와 상담후에 에센셜오일을 사용하고 부드러운 캐리어오일만 사용하여도 효과가 높다.
* **고혈압환자에 좋지 않은 에센셜오일** : 히숍, 로즈마리, 세이지, 타임.
* **간질에 좋지 않은 에센셜오일** : 스위트 팬넬, 타임, 히숍, 로즈마리, 세이지.
* **당뇨병에 좋지 않은 에센셜오일** : 엘젤리카, 히숍, 로즈마리, 세이지.

에센셜오일의 보관 방법

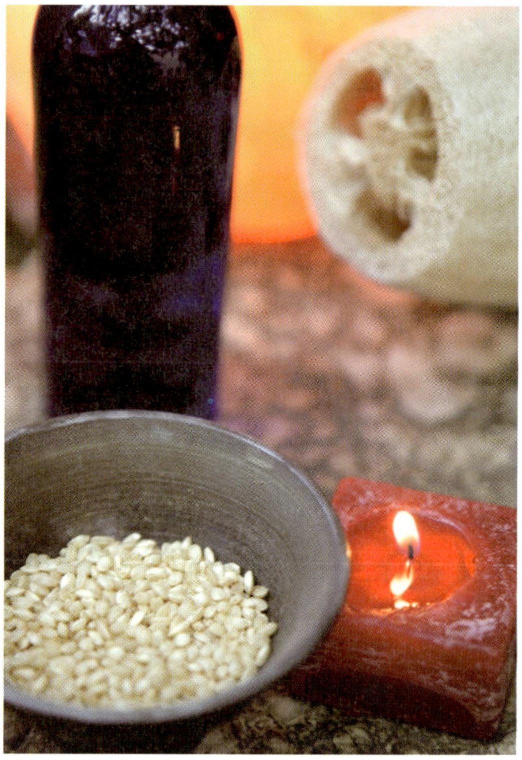

열과 빛을 차단하고, 캐리어오일은 통상적으로 1년이다. 필요한 100㎖용량 외에는 냉장 보관하여 사용하며, 에센셜오일은 냉장 보관만 잘하면 수년간 사용이 가능하다. 꼭 브렌딩 할 경우엔 6개월 안에 사용할 양 정도만 브렌딩 하여 사용한다.

브렌딩 용기는 자외선을 차단하는 어두운 컬러의 유리용기를 사용하여야한다.

(플라스틱용기는 에센셜오일의 화학적 변화가 올수 있다.)

아로마 흡입법

고객과의 첫 단계로 에센셜오일의 첫 접촉이다. 에센셜오일의 뚜껑을 열고, 고에 스치며 고객의 취향이나 건강 상태에 따라 향을 느끼며 선택 한다.

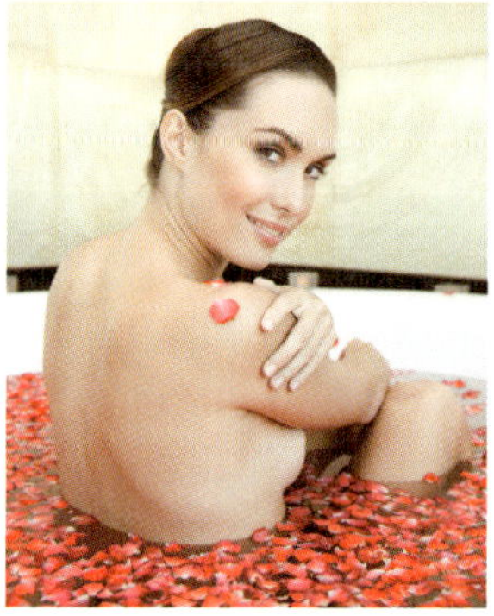

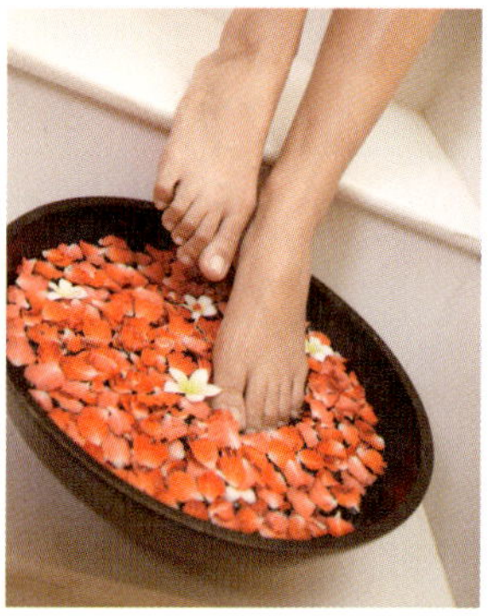

아로마를 이용한 목욕법

욕조에 35~40도 정도의 따뜻한 물을 받아 에센셜오일(일랑일랑 2, 센달우드 2, 제라늄 1) 떨어뜨려 반신욕을 하면 부종과 피로회복, 정체되어 있는 노폐물 배출에 효과적이다.

족욕

페퍼민트, 로즈마리, 라벤더, 타임 중 2가지를 선택하여 총 5~6 방울의 에센셜오일을 사용한다.

샤워하면서 즐기는 아로마 요법

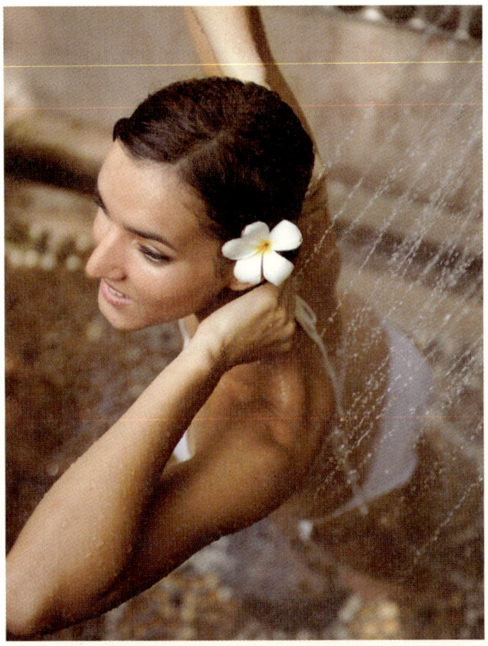

미온수 한 컵에 아로마 바스-붐 가루를 소주컵 한 잔 분량 넣어주면 사르르 녹는다. 거품샤워를 마친 후 스펀지에 묻혀 얼굴부터 전신에 바르고 2~3분간 부드럽게 마찰한 후 샤워기로 씻어낸다.

방이나 샵에 뿌리기

에센셜오일 3㎖와 100㎖의 물을 분무기에 넣고, 잘 흔들어 사용하면 좋다. 3㎖의 알콜을 첨가하면 보존력이 높아진다.

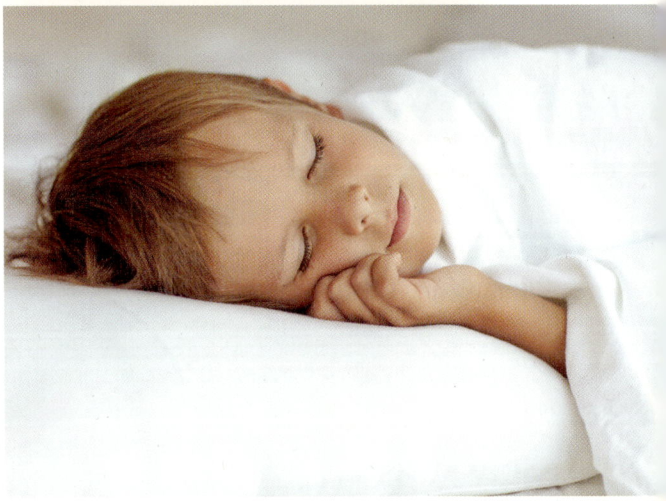

침실 사용법

베개에 에센셜오일 2~3방울을 떨어뜨린다. 불면증 및 수면장애가 있는 분은 라벤더, 네롤리, 클라이세이지를 침실 최음제로는 주로 일랑일랑과 클라이세이지가 사용 된다.

신발장 · 옷장

레몬글라스와 알콜을 2:8비율로 희석하여 수시로 분무하면 항상 산뜻해 진다.

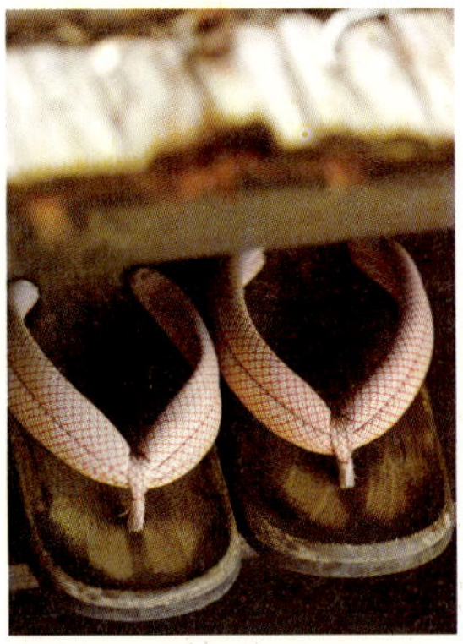

캐리어 오일

* **호호바오일** : 인체의 피지와 유사하여 피부 침투가 신속하고 수분 공급이 탁월하며, 아토피 피부에 효과적이다.

* **아보카도오일** : 피부재생, 콜라겐증진, 건성피부, 민감성피부, 아토피피부, 유아용으로 피부를 촉촉하고 부드럽게 해준다.

* **해바라기유** : 보습효과와 발림성이 좋아 바디관리 브렌딩 오일로 적절하며, 피부 트러블이 없고, 여드름 피부나 겨울철에 특히 좋다.

* **스위트 아몬드유** : 피부 가려움증을 진정시키고 건성피부, 지치고 탄력저하피부에 효과가 높다. (보존기간 6개월)

* **윗점 오일** : 맥아에서 추출한 오일로 맥아유이며, 콜라겐과 엘라스틴 생성을 촉진시켜 피부노화를 막는다. 비타민 E를 많이 포함한 천연 방부제 역할을 한다.

* **달맞이꽃 오일** : 고가의 오일로 피부노화, 가려움증, 상처치유, 건선, 아토피피부염, 습진에 큰 효과가 있다.

* **헤이즐넛 오일** : 고가의 오일로 여드름 트러블 피부에 수렴작용을 하며 넓어진 모공 수축 효과가 크다.

* **연꽃 오일** : 여드름, 습진, 부스럼 등 피부 트러블 및 각종 독성 물질에 대한 중화작용이 우수하며 연꽃향이 심신을 안정시킨다.

* **녹차씨 오일** : 멜라닌 색소의 침착을 억제 하여 기미 죽은깨의 색소침착을 막아 주고 미백 진정 효과가 크다.

* **로즈힙 오일** : 주름개선 및 노화방지 효과가 크고 눈가에 주로 사용한다.

* **포도씨유** : 비타민E, 리놀레인산을 다량 함유하여 보습 및 노화방지에 뛰어난 효과로 지성 피부에 좋으며, 끈적임이 없고, 방부제 역할을 한다.

당근 오일 적극 추천

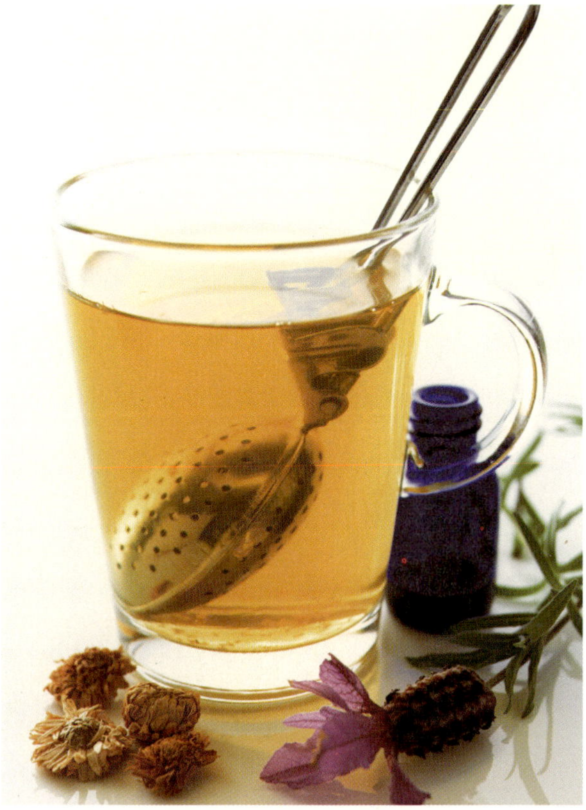

인퓨즈드 당근오일은 당근성분이 트러블 피부, 민감 피부, 여드름 피부, 상처치유, 진정작용에 탁월하여 모든 피부에 가능하다. 다른 캐리어 오일과 1-10%정도 브렌딩 하여 사용하면 효과가 증대된다.

자초오일

자초 인퓨즈드 오일은 주름개선, 노화방지, 피부세포재생, 아토피, 건성, 피부 트러블, 피부정화기능, 항염, 항균, 피부 진정효과가 있다.

자운고 연고

자근초, 당귀, 감초, 고감, 금은화, 금전초(병풀), 마치현, 유근피, 탱자, 황금, 진피, 황금의 한약초를 인퓨저드한 오일로 난치성 피부염, 아토피, 지루성 피부염, 건선, 습진에 효과적이며, 중국 명나라의 진실공님이 편찬한 "외과정종"에 수록되어 있으며, 전통 천연 연고로 얼굴 및 온몸에 안심하고 바를 수 있다.

현대의 심한 아토피성 피부질환 및 심한 트러블에 주로 사용되는 스테로이드 과다사용의 부작용에 대체할 수 있는 연고이며, 현재 여러 한의원에서도 자운고 연고를 권장하여 사용하고 있다.

피부에 적용한 아로마

건강한 피부를 유지하려면 좋은 비타민과 미네랄을 공급해주는 것이 좋다. 인공적인 여러 가지 음식, 공해, 가공 화학제품 등으로부터 우리의 몸을 해독 할 수 있는 자연적인 치유효과를 극대화 할 수 있는 것이 아로마요법이다.

* 한 달에 한 번씩은 과일과 야채만을 먹는 것도 해독의 한 방법이다.

피부 타입 별 에센셜오일

건성 피부	건성피부는 피부가 얇은 편이며, 피부 표피층이 윤기가 없고 건조하다. 유수분이 모두 부족하여 쉽게 피부가 당기고, 피부 방어능력이 떨어져 계절마다 조금씩 변한다. 이때 가장 먼저 수분을 충분히 넣고 피부표면에 수분이 증발하지 않도록 유수분 밸런스를 균형 있게 맞춰주는 것이 중요하다. **추천오일** : 샌달우드, 로즈, 제라니움, 카모마일, 라벤더 **캐리어오일** : 스윗아몬드오일, 아르간오일, 윗점오일, 달맞이 오일
중성 피부	피부가 매우 부드럽고 피부의 탄력이 좋으며, 모공의 밀도가 좁다. 하지만 노화가 진행되면서 피부가 건조해 지거나 주름이 발생할 수 있는 타입이다. **추천오일** : 카모마일, 제라늄, 라벤다, 네놀리 **캐리어오일** : 호호바오일, 엑스트라버진 올리브오일, 윗점오일, 스위트아몬드오일, 포도씨유, 해바라기유
지성 피부	피부가 두껍고 땀구멍이 넓어 피지가 많으며, 여드름 및 뾰루지가 생길 수 있어 클렌징을 철저히 해야 한다. 단 모공관리만 잘 하면 노화는 느리게 온다. 알코올이 너무 과한 제품은 오히려 피지 생성을 자극한다. **추천오일** : 사이프러스, 프랑킨센스, 제라늄, 쥬니퍼, 레몬 **남성용** : 라벤더, 사이프러스 **캐리어오일** : 포도씨유, 연꽃오일, 녹차오일. 헤이즐럿오일

민감성 피부	화장품, 날씨 변화, 호르몬 변화, 음식, 운동부족 등 여러 가지 변화에 가장 민감하게 반응하는 타입이다. 또한 심한 경우 피부발진, 염증, 피부염, 가려움증, 피부 볼에 열이 동반 한다, **추천오일** : 라벤더, 로즈, 로만 카모마일, 네롤리 **캐리어오일** : 아보카도오일, 아르간오일, 카렌듈라오일, 스윗아몬드오일
노화 피부	유수분 밸런스가 떨어져 주름과 잔주름이 많다. 일반적인 제품보다 기능성제품을 사용해야 하며, 규칙적인 관리가 중요하다. **추천오일** : 네롤리, 프랑킨센스, 라벤더, 로즈, 자스민 **캐리어오일** : 달맞이오일, 마카다미어넛오일, 로즈힙오일, 윗점오일
여드름 피부	여드름피부는 크게 스트레스로 인한 경우와 호르몬의 불균형으로 인한 경우가 많다. 농포성 여드름을 잘못 관리하면 심한 흉터를 남길 수 있다. 머리 안이나 등 쪽 여드름은 장기의 내열을 동반하고 있기 때문에 바디관리와 동시에 받아야하며, 내열로 인한 경우는 수분의 양을 늘리고 충분한 휴식과 규칙적인 식생활 및 운동을 동반해야 좋아진다. **추천오일** : 라벤더, 티트리, 쥬니퍼, 레몬, 유칼립투스. **캐리어오일** : 헤이즐넛오일, 연꽃오일, 녹차씨오일
홍반 피부 (모세혈관 파열증)	피부의 모세혈관이 확장되면 붉은 현상(홍반)과 열이 항상 동반된다. 피부표면의 혈액흐름에 따라 모세혈관이 수축과 팽창을 조절해야 하는데, 혈관 벽의 문제로 인하여 팽창된 상태에서 수축이 제대로 이루어지지 못하는 것을 말한다. (심한 경우 전문의의 상담 필요) **추천오일** : 카모마일, 라벤더 **캐리어오일** : 보리지오일, 마카다미아넛오일, 아마씨오일

복합성 피부	한 피부에 두 가지 이상의 피부타입을 말한다. T존 부위(이마, 코, 턱)에 피지분비가 많은 지성타입과 V존 부위(볼, 입주위)에는 중성 또는 건성 타입이 공존하는 피부 타입으로 특별한 관리가 필요하다. **추천오일** : 제라늄, 카모마일, 라벤더, 네롤리, 레몬. **캐리어오일** : 당근 인퓨저드오일, 스위트아몬드오일
부종이 심할 경우	**추천오일** : 사이프러스, 제라늄, 쥬니퍼, 라벤더. **캐리어오일** : 마카다미아넛오일, 헤이즐럿오일
기미, 잡티	자외선 및 약품필링 후 사후관리부족과 혈액순환의 문제와 호르몬 불균형으로 기미 잡티가 생기며, 피부타입과 관리방법에 따라 기미 개선기간의 차이가 있으므로 속단하여 고객께 말하지 않는다. 그리고 혈액과 호르몬 문제일 경우에는 바디관리와 같이 받으며 집에서 섭생과 운동요법이 꼭 필요함을 전달해주어야 한다. 심한 기미는 완전히 사라지진 않지만 꾸준한 관리 시 많은 개선 효과가 있다. (위의 여러 가지 사항을 고객께 이해시키고 관리를 들어가야 한다.) **추천오일** : 쥬니퍼, 네롤리, 레몬, 카모마일. **캐리어오일** : 밍크오일, 녹차씨오일(살구씨오일 – 알리지 체그)

클렌징 오일	위 내용을 보고 본인 피부 타입에 맞는 캐리어오일을 선택하여 사용한다.
증기요법으로 추출한 플로럴 워터 토너	**카모마일 워터** : 염증, 민감성, 모든피부에 안심하고 사용가능. **라벤더워터** : 여드름, 모공수축, 피부 트러블, 상처 회복기능. **로즈워터** : 노화성피부, 예민, 염증성피부, 진정효과, 영양공급. **페퍼민트** : 햇볕에 그을린 피부에 진정 효과 및 방부, 탈취 효과와 산뜻한 사용감

얼굴 관리 시 주의해야 할 피부타입 별 관리방법

여드름 피부

호르몬 분비의 불균형으로 생긴 너무 심한 화농성 여드름은 병원처방 후에 샵 관리로 유도 한다. 스팀이나 열, 문지르는 테크닉은 피지샘을 더욱 자극시켜 여드름이 더 올라 올 수 있으므로 각질 관리 ···› 니들 테라피 ···› 수분 진정젤 ···› 진정마스크팩 이나 발아 현미 가루와 청대가루 팩으로 마무리한다.(열이 동반되어있는 경우 거즈를 라벤더 워터액에 적셔 얼굴에 올린 후 냉 옥 롤러로 가볍게 러빙 한 후에 니들테라피를 적용한다.)

모세혈관 파열증

빰 주위에 주로 실핏줄처럼 거미줄을 친 것 같은 현상으로 심한 더위나 추위, 그리고 알코올이나 카페인에 따라 증세가 심해질 수 있다. 우선 피부표면에 열이 있을 경우에는 냉타올을 올린다.

민감성 수분젤을 바른 후 ···› 거즈를 얼굴에 붙여 냉 스톤을 가볍게 러빙 해 준다.
거즈를 빼고 닦아낸 후 ···› 금 패취를 흡수 후 닦지 않고 ···› 수분크림 이나(보리지 오일 5㎖에 카모마일 에센셜오일 1방울)을 브렌딩하여 피부에 충분히 바르고 부드럽게 8분간 천천히 흡수시켜 준 후 ···› 닦지 않고 영양크림을 바른 후 ···› 진정 모델링 올린다.

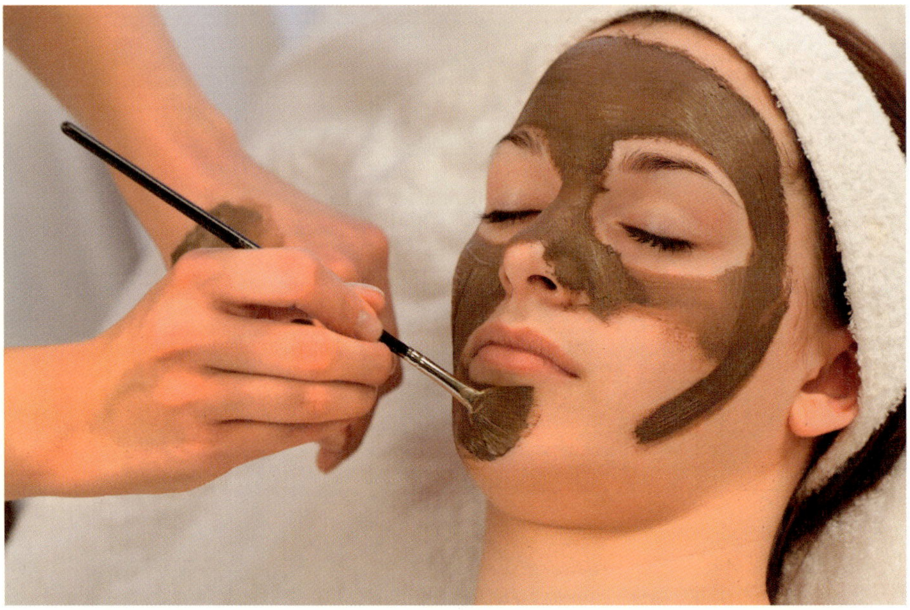

심한 기미나 검버섯

검버섯 관리는 옅어질 뿐 완전히 해결 될 수 없다. 고객의 무리한 요구사항이 많을 때는 병원케어를 권장하는 것이 바람직하다. 병원케어로 죽은 각질층을 제거한 후에 샵 관리로 유도 한다.

심한 기미는 자외선 영향도 있지만 과거에 충격적인 일을 겪고 몸이 심각할 정도로 순간 나빠졌던 경우가 많다. 이에 대한 관리사의 질문에 대하여 그전의 큰 심리적 충격이 마음에 상처로 남아 쉽게 표현하지 않는 경우도 있다. 혹 표현하는 경우에도 심리적 고통이 있었음을 읽어 주는 것이 제일 중요하다. 하지만 다른 관리에 비해 이미 문제점이 진행되어 시간이 경과 한 경우엔 그보다 더 많은 시간과 노력이 필요하다는 것을 정확하게 인지시켜 주는 것이 중요하다.
또한 아주 많은 기대 이상의 효과를 원한다면 **"건강과 기미의 연관성"**을 이해시켜주어 병원케어 후에 샵 전신관리로 유도하여 관리하는 것이 좋다.

햇볕에 그을린 경우

심하게 수포가 일어난 경우엔 일차로 병원케어를 권한 후 샵 관리로 유도한다. 열이 동반된 경우엔 거즈에 페퍼민트워터수를 묻혀 올려 준 후, 냉 롤러로 가볍게 문질어 주어 열을 진정 시켜준다.

일반적인 경우엔 코코아가루 각질팩 ···› 수분 진정젤 ···› 호호바오일을 가볍게 러빙한 후 ···› 보습팩으로 마무리해 준다.

2차 관리 시 각질현상이 일어난 경우엔 (발아 현미가루) or 각질 관리 ···› 수분팩 ···› 호호바오일 5㎖에 카모마일 1방울을 브렌딩하여 부드럽게 마사지 ···› 재생팩이나 미백팩으로 마무리해 준다.

문제점이 있는 고객을 처음 브리핑 할 경우

지금까지는 병원케어와 샵케어의 구분이 모호한 경우로 인하여 여러 가지 곤란한 일들을 많이 겪어 왔습니다. 고객에게 진실한 마음으로 병원케어의 프로그램의 효과 및 효능을 알아 샵케어와의 차이점 등을 전달하여 정확한 정보를 주고 고객 스스로 선택할 수 있도록 도와주어야 합니다. 그래서 병원 케어 후에 관리를 샵에서 받았을 때 고객이 어느 정도의 효과에 대한 질문을 할 경우 잘못된 식습관과 생활패턴이 건강과 피부에 미치는 영향을 전달하여 고객과 같이 실천할 수 있다면 완전히 제거되진 않지만 좋은 효과를 얻을 수 있음을 인지시켜주어 꾸준하고 지속적인 관리를 시작하여야 합니다.

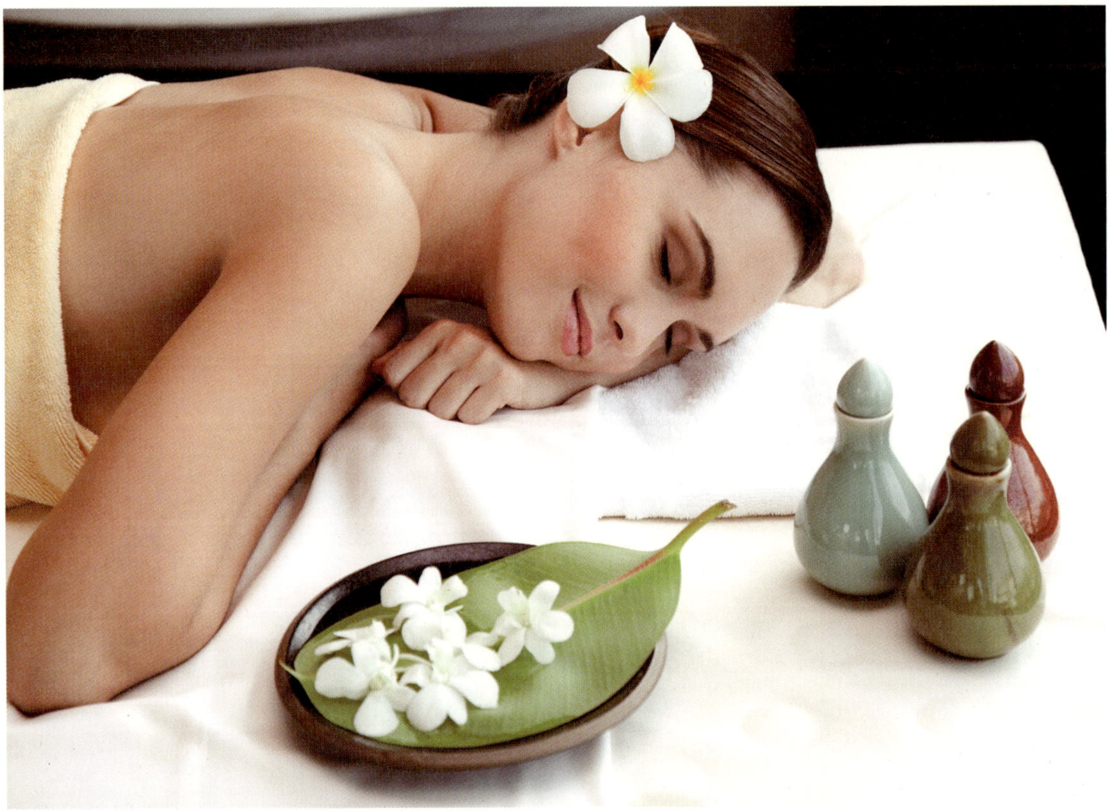

※ **전신 아로마 마사지 시** : 소요시간은 한 시간 정도로 충분하며 아로마의 효능과 스톤의 온열로 인한 충분한 효과를 보실 수 있습니다. (얼굴 – 약10분 적당)

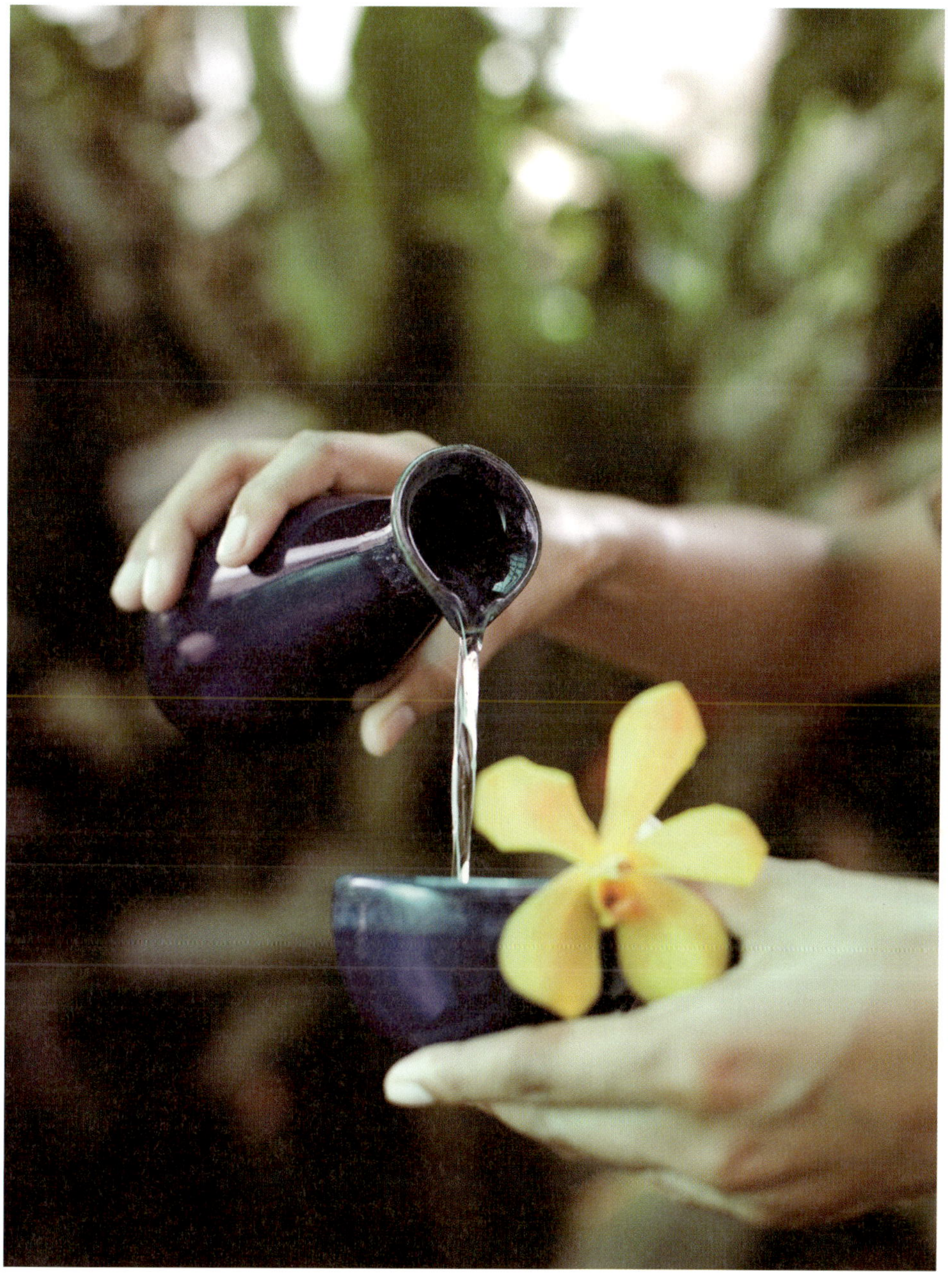

임신중 아로마 에센셜 사용법

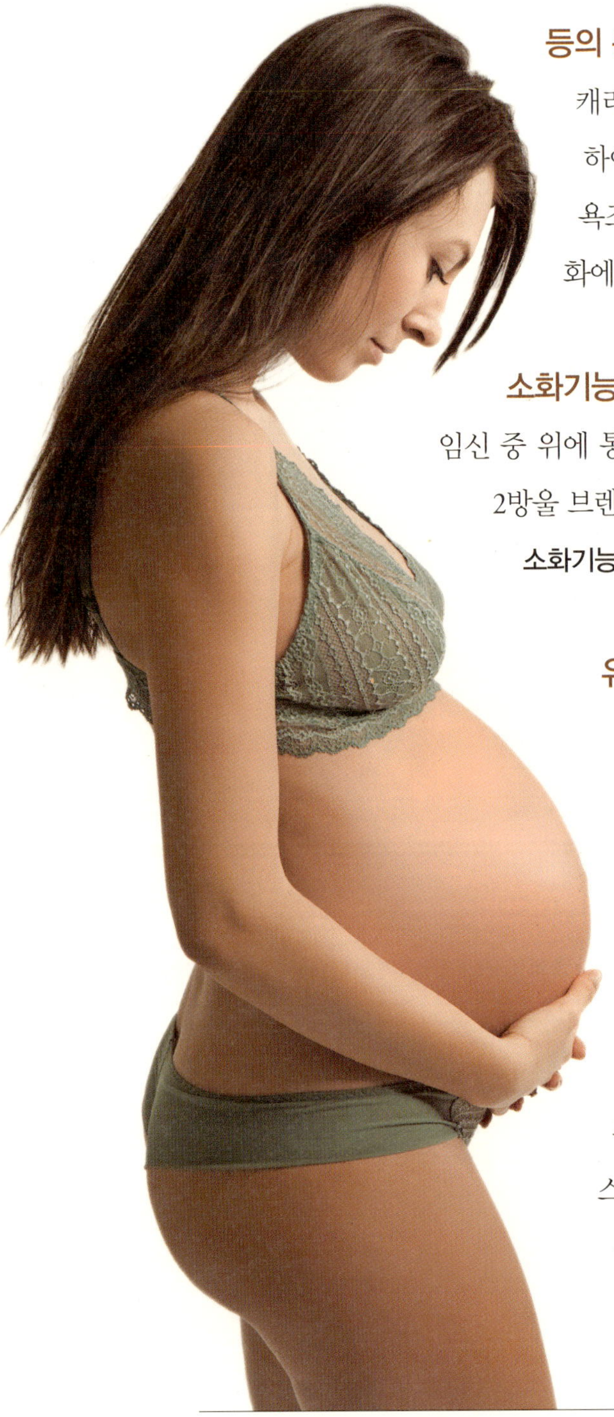

등의 통증

캐리어오일 30㎖에 라벤더 3방울, 샌달우드 3방울을 브렌딩 하여 마사지하면 좋다.

욕조의 목욕물에 라벤더 6방울을 희석하여 사용하면 통증완화에 좋다.

소화기능의 문제

임신 중 위에 통증이 생기면 캐리어오일 20㎖에 레몬 2방울 + 페퍼민트 2방울 브렌딩하여 명치 부위에 가볍게 문질러 준다.

소화기능을 돕는 차 : 카모마일차 or 페퍼민트차

유방 통증

캐리어 오일 10㎖에 카모마일 1방울 + 오렌지 1방울 브렌딩 하여 부드럽게 마사지 해준다.

임신 중 변비

신선한 섬유질 음식과 적당한 운동을 해 주는 것이 혈액순환 및 변비에 도움이 되며, 임신중독증 및 출산 후 심한 몸의 불균형을 예방 할 수 있다.

복부와 허리에는 캐리어오일 20㎖에 카모마일 2방울 + 스윗오렌지오일 2방울 브렌딩하여 마사지 해주면 좋다.

목욕물에 라벤더 3방울, 로즈오일 3방울을 넣어 목욕을 하면 변비에 효과적이다.

수면

욕조에 네롤리 3방울 + 로즈오일 3방울을 넣고 목욕을 하면 효과가 있다.
베개에 라벤더오일을 2방울 뿌려주면 숙면에 좋다.

임신선

호호바오일 5ml + 윗점오일 5ml + 라벤더오일 4방울을 브렌딩하여 늘어진 배와 엉덩이를 마사지하면 효과가 좋다. 임신 중이나 출산 후에도 아보카도 캐리어오일을 집에서 꾸준히 발라주면 튼 살을 예방 할 수 있다. 그리고 임신 중이나 수유 중에 합성 오일을 바르면 태아에게 미치는 악영향을 인식시켜주고, 출산 후 아이도, 엄마도 보습제로 천연오일을 사용하도록 권장한다. 샤워 후 몸에 수분이 있을 때 가볍게 흡수시켜 주면 끈적임이 전혀 없고 피부보호막을 형성하여 촉촉함을 오랫동안 유지한다.

발목 부종

로즈 2방울 + 오렌지오일 2방울을 희석하여 족욕을 하면 효과가 있다.

정맥류

혈관이 툭툭 불거진 경우엔 제라늄오일 3방울을 목욕물에 넣고 목욕을 하면 효과적이다. 스위트 아몬드유 20ml에 제라늄 2방울을 브렌딩하여 아주 가볍게 마사지 하면 효과가 좋다.

출산 후 약간의 우울증

카모마일 2방울 + 오렌지 2방울을 스위트아몬드유 20ml에 브렌딩하여 전신 마사지를 하면 효과적 이다. 출산 후 회음부 상처엔 라벤더오일이나 티트리오일을 사용한다.

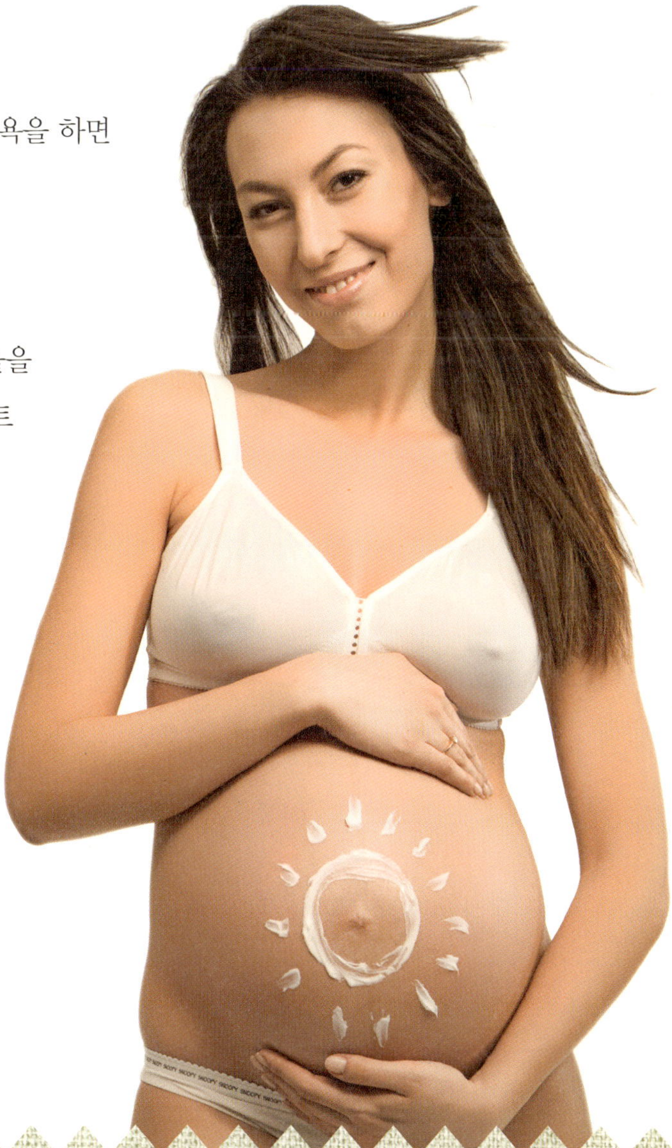

유아용 아로마

아이들은 신체 발육이 아직 미숙하고 호흡기 계통이 성인에 비하여 약하기 때문에 오일 사용시 반드시 전문가와 상담 후 사용하여야 한다.

돌이 지난 후 : 라벤더, 티트리, 카모마일 에센셜오일을 보편적으로 사용하며, 사용방법은 방향용이나 캐리어오일에 브렌딩 할 때에는 15㎖에 1방울이 적당하다.

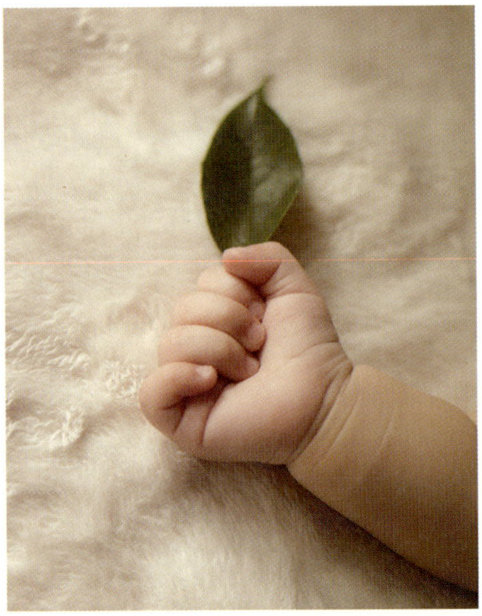

1세~6세 까지는 네롤리, 라벤더, 로즈, 로즈마리, 로만 카모마일, 만다린, 스위트오렌지 에센셜 오일을 사용한다.
12세 미만 어린이나 노약자는 캐리어오일에 에센셜오일의 비율을 1% 미만으로 사용 한다.

라벤더, 카모마일 에센셜오일은 다리에 쥐가 나거나 신경이 예민할 때, 통증 완화, 진정 효과가 크다.

감기 : 유칼립투스오일을 2방울 넣고 목욕하면 효과적이다.
증발요법 : 페퍼민트 1-2방울을 떨어뜨린다.
기저귀 습진 : 미강유 20㎖에 로먼카모마일 1 + 라벤더 1을 브렌딩하여 발라 준다.
유아용바디오일 : 미강유 20㎖ + 로즈 1 + 로먼카모마일오일 1을 브렌딩하여 마사지한다.

아로마 활용 레시피

에센스 오일의 "방울"을 글씨는 쓰지 않고 간단하게 숫자로만 넣었습니다.

증상	레시피	케리어 오일
전신근육통	유칼립튜스 2 + 로즈마리 1+ 카모마일 3	30cc
감기, 기침	유칼립튜스 2 + 라벤더 4	30cc
두드러기, 아토피	라벤더 4 + 로즈 2	30cc
부종	쥬니퍼베리 2 + 그레이프프룻 1	15cc
셀룰라이트	쥬니퍼베리 2 + 그레이프프룻 2 + 펜넬 2	30cc
혈액순환	쥬니퍼베리 1 + 라벤더 1	10cc
식욕부진	쥬니퍼베리 2 + 레몬 2 + 스위트오렌지 2	30cc
두피	페퍼민트 1 + 로즈마리 1	10cc
신경통	페퍼민트 2 + 유칼립튜스 2 + 카모마일 2	30cc
소화불량	페퍼민트 2 + 레몬 1 + 라벤더 1	15cc
변비	페퍼민트 1 + 로즈마리 1	10cc
소화불량	페퍼민트 1 + 오렌지 1	10cc
발관리	페퍼민트 1 + 티트리 1	10cc

중요 포인트	아로마 레시피	케리어 오일
심한 근육통	라벤더 2 + 유칼립튜스 3 + 로먼 카모마일 1	30cc
전신 냉증	클라이세이지 2 + 로즈마리 2 + 네놀리 2	30cc
우울, 불면증, 신경안정	**1번**(라벤더 2+네놀리 3 + 카모마일 2)	30cc
부종, 비만	**2번**(라벤더 2+ 로즈마리 2 +쥬니퍼 3)	30cc

중요 포인트 레시피에서 유칼립투스 ⋯→ 로즈마리, 로즈마리 ⋯→ 그레이프프룻, 네롤리 대신 ⋯→ 스윗오렌지로 대체하여 사용하셔도 됩니다.

face 전용 브랜딩

일반적인 얼굴관리 : 혼합에센셜 **1번**(1방울) + 호호바오일 or 스윗아몬드유 5cc

지성, 부종 얼굴관리 : 혼합에센셜 **2번**(1방울) + 호호바오일 or 스윗아몬드유 5cc

Therapist 07

일상생활 속의 컬러테라피

색채의 역사

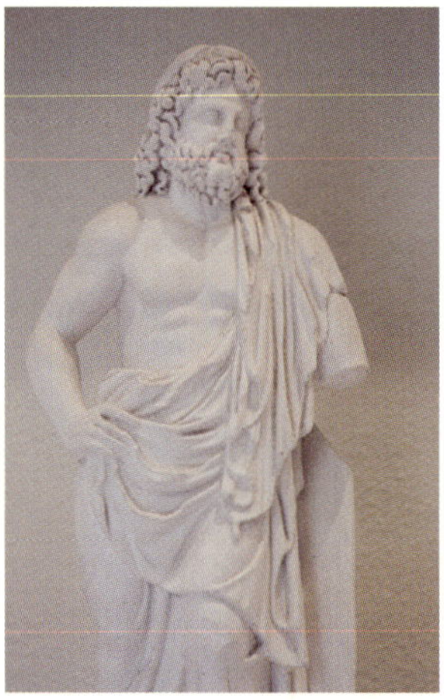

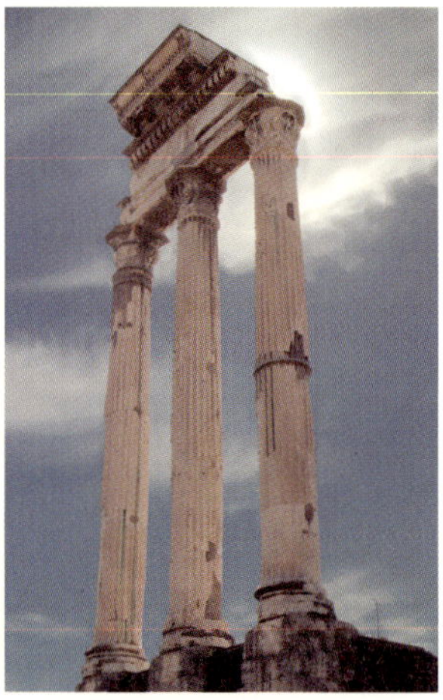

색채의 치료적인 역사는 그 기원이 히포크라테스(Hippocrates)가 살았던 기원전 4세기로써 의학의 아버지 히포크라테스는 상처치유에 연고와 다양한 색깔의 고약을 사용하였다. 또, 기원전 300년경 아리스토텔레스(Aristoteles)도 색깔이 들어 있는 수정, 고약, 광석, 물감을 사용 하도록 하였다. 그 외 1세기경 로마의 전설적인 명의로 알려진 오렐리우스 코넬리우스 켈수스(Aurelius Cornelius Celsus)는 색깔을 더욱 널리 사용하였다. 그 이후 르네상스 시대로 흘러가 중세시대의 팽배했던 미신이 새롭게 발전된 과학으로 인정하며 색채의 기능을 과학이란 한 차원 높게 장식적인 용도가 아닌 치료용으로 부활하기 시작 하였다. 그렇게 여러 세기를 지나면서 20세기 초기에 의학분야가 진보하면서 본격적으로 색채의 치료적인 측면을 과학적으로 연구하게 되었다. 그중 딘샤 P.가디앨(Dinshah P. Ghadiale)박사는 여러 색깔을 이용하여 치료를 시작한 최초의 인물이다. 그의 치료법은 스펙트럼-색채 측정법으로 오늘날에 색채요법과 동일하다. 그리고 덴마크 외과의사 네일스 핀센(Neils Finsen)은 빛과 색채를 이용하여 질병을 치유한 업적으로 노벨의학상을 수상 하였다.

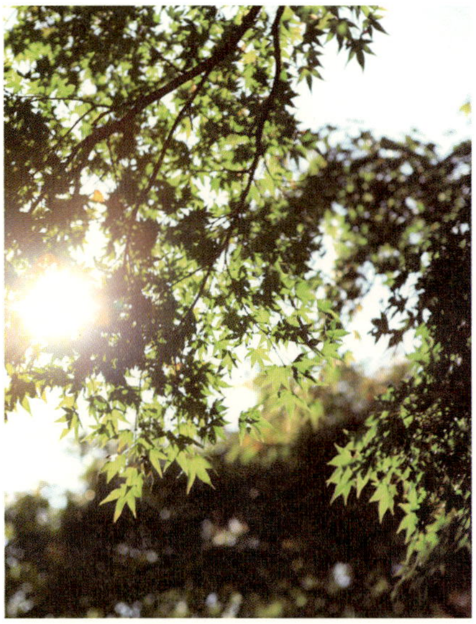

색채치료

우리의 몸에 색의 파장은 신체의 눈과 호흡기관, 피부를 통해 색의 스펙트럼을 흡수하므로 태양광선의 색채를 받아들인다. 또한 색은 우리의 정신과 감정에 작용하여 안정된 기분과 감정, 더 나아가 영혼의 조화를 조율하기도 한다.

컬러테라피

색의 각각이 갖고 있는 에너지와 성질을 이용해 심리치료와 의학에 활용하는 방법으로 색채는 심리 뿐 만아니라 물리적인 신체활동 및 질병에도 많은 효과가 있다. 고유한 컬러가 가지는 파장이 치료로 활용하는 것을 컬러러테라피라고 한다.

색채가 가진 물리적인 파동은 시각적 자극을 통하여 중추신경계를 활성화시켜 심리적 안정과 오장육부의 밸런스를 바로잡아 준다. 또한 정신과치료에서는 보조요법으로 사용 중이다. 그리고 우리의 경락 내용 중 오색이라 하여 우리의 장기와 연관성에 5가지 색 중 청, 홍, 황, 백, 흑색은 장기와 밀접하며 칼라의 기능과도 비슷하다고 하겠다. 또한 색을 지니고 있는 우리의 한방 팩 중에서도 효능과 칼라가 지닌 고유의 효능이 일치하는 여러 가지를 발견하였다. 뒤에 그림으로 우리의 몸에 컬러와 신체 치료의 관련을 그림으로 쉽게 보도록 표현해 보았다.

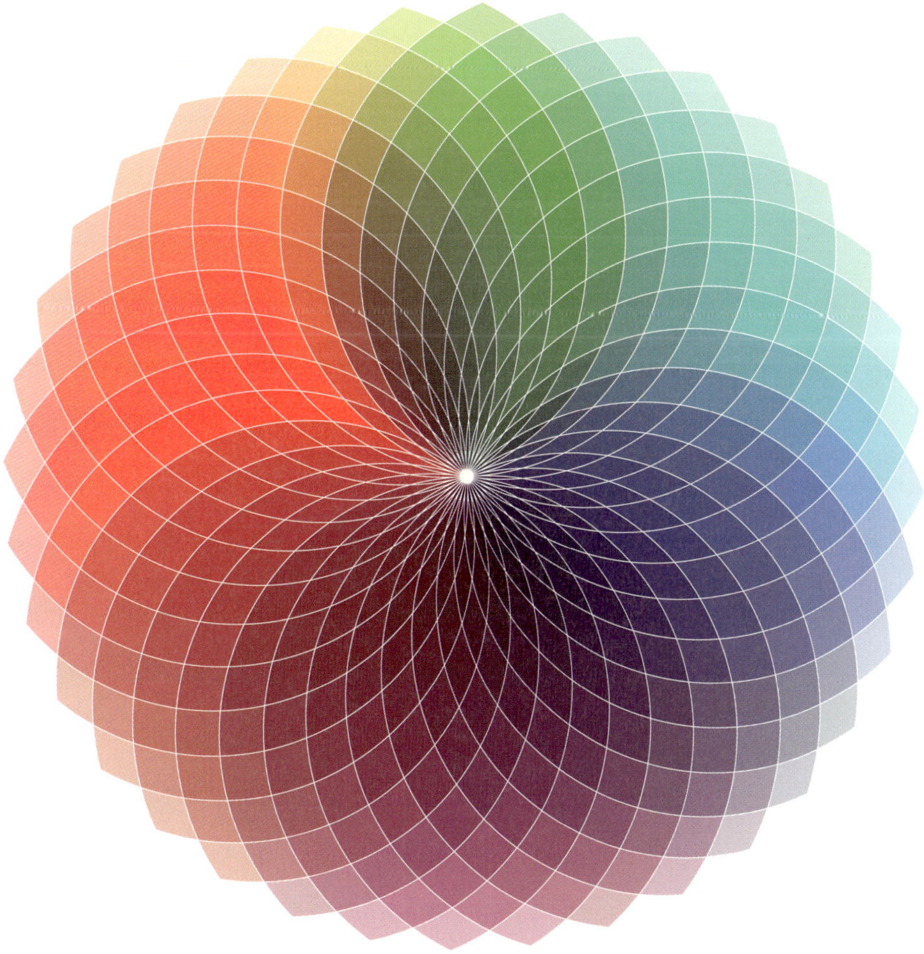

생활 속에 활용한 힐링 컬러테라피

최근 본인이 좋아하던 색이 아닌 다른 색이 눈에 끌린다면 그 색의 에너지가 본인 에게 필요하다는 의미이다. 요즘 끌리는 색상을 주위에 놓거나, 그 색의 야채 와 과일을 섭취 하는 것도 좋다. 우리의 몸에 필요한 에너지를 색으로 흡수 시키고 칼라의 색과 음식을 섭취함으로 몸과 마음을 치유하여 삶에 활력을 주는 치료법이다.

우선 칼라와 음식영양의 관계를 **"테라피스트"**라면 알아두어야 할 사항이다. 왜냐하면 우리의 몸과 건강에 밀접한 관계가 있기 때문이다. 앞의 경락 내용에서 보면 장기와 계절의 관계, 또는 장기에 영향을 주는 오색과의 관계에서 보듯이 상호 연관성이 깊다.

여러 가지 다양한 음식의 성분과 칼라

레드, 옐로우, 그린, 오렌지, 퍼플, 블랙, 화이트의 7가지 칼라 음식의 효능은 밑의 7가지 칼라에 의해 성분과 영양소가 달라진다. 화려하고 싶은 색소의 과일이나 채소에 "피토케미컬" 성분이 풍부하고, 그 성분은 비타민, 무기염류가 많아 항암, 항산화 작용, 염증 감소, 혈중 콜레스테롤을 저하 시킨다.

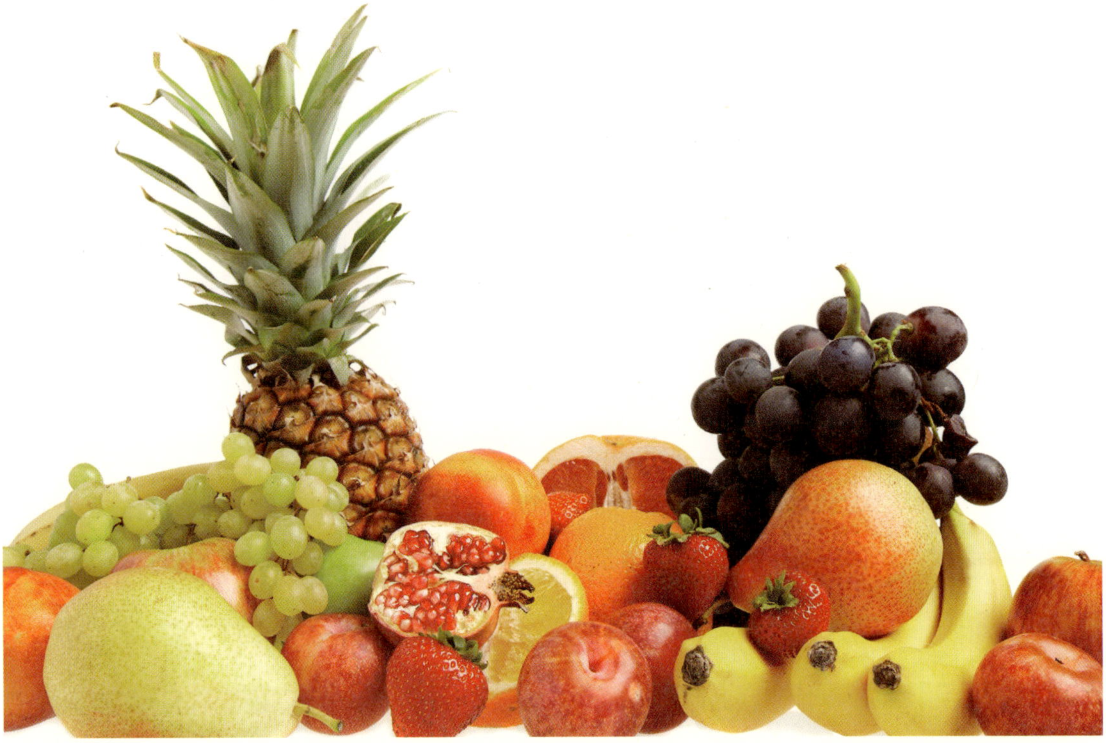

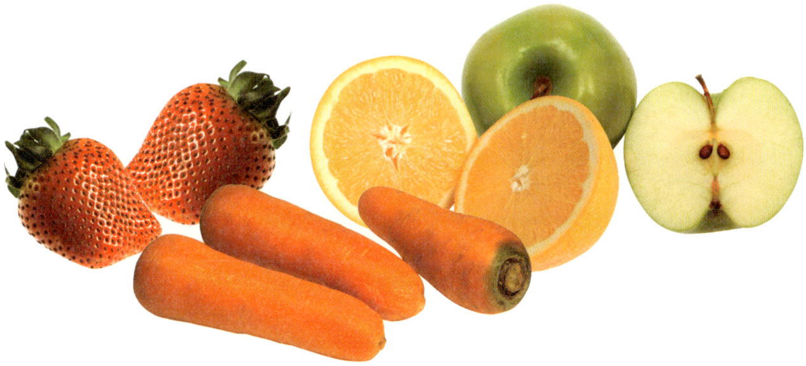

* 빨간색

리코펜, 카로틴 성분은 유해 산소와 독소 배출 효과가 탁월하여, 혈관 및, 혈액순환에 도움을 주어 심장기능을 향상시켜주며, 안토시아닌은 아스피린의 10배 강한 소염작용으로 암과 동맥 경화에 효과적이다.

- 체리, 토마토, 대추, 붉은색 파프리카, 석류, 수박, 사과.

* 주황색

알파카로틴, 베타카로틴, 크립토잔틴 등 식욕 및 소화작용에 도움을 주고, 비타민 C도 풍부하여 피부 건강에 좋다. 특히 제아잔틴은 눈의 망막 보호 및 백내장 예방에 효과가 높다.

- 망고, 귤, 오렌지, 당근, 감, 주황색 파프리카, 연어, 복숭아.

* 노랑색

베타카로틴과 루테인성분은 면역력강화 및 암 예방에 좋다. 또 한 기름기에 조리하여 먹으면 흡수율이 60-70% 높아진다. 식초는 베타카로틴 성분을 저해하기에 넣지 않는 것이 좋다.

- 바나나, 고구마, 카레, 레몬, 유자, 골드 키위, 국화꽃.

* 초록색

클로로필 성분은 체내의 중금속을 체외로 배출하는 기능이 탁월하여 "디톡스" 효과가 크다. 그리고 혈관 확장을 이롭게 하여 간과 폐의 노폐물을 배출시켜 준다. 술이나 담배를 하는 분은 꼭 섭취하도록 권장한다.

- 완두콩, 그린키위, 쑥갓, 시금치, 오이, 양배추.

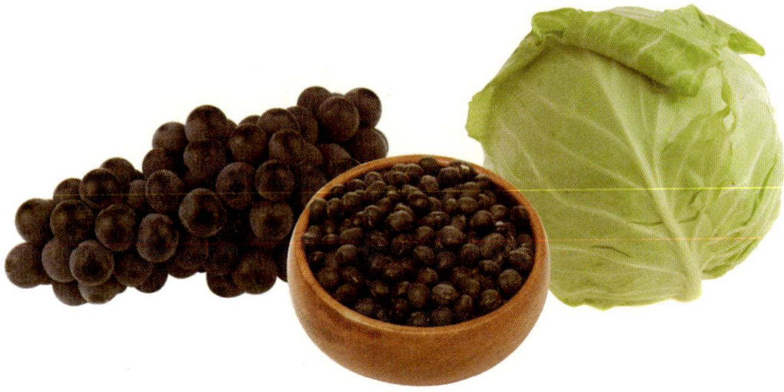

* 퍼플

프라보노이드의 일종인 안토시아닌은 주로 보라색 색소 성분으로 항산화 및 심장질환, 뇌졸중을 예방하며, 식욕억제 기능으로 다이어트 효과가 크다.

- 보라색 감자, 콜라비, 팥, 강낭콩, 가지, 블루베리.

* 블랙

비타민B와 다양한 무기염류, 불포화 지방산이 함유되어 있어 신장, 생식기계통, 탈모 환자에게 효과가 있다.

- 검은콩, 다시마, 오징어먹물, 검은깨, 흑미, 메밀, 우엉, 목이버섯.

* 흰색

햇볕을 보지 않아 주로 흰색을 띄는 뿌리채소들로 매운맛을 갖고 있다. 프라보노이드 계열의 안토크산틴 성분은 체내의 유해 물질을 배출 시켜 저항력을 높이며, 호흡기에 효과가 있다.

- 배, 콩나물, 양파, 무, 양배추, 참깨, 더덕.

생활 속에서 우리에게 필요한 칼라는 음식, 의상, 화장법, 자신이 좋아하는 색으로 찾을 수 있으며, 또한 그 영향은 우리의 몸과 마음의 치료에 밀접하게 작용합니다. 이제부터 우리가 알지 못했던 자신에게 맞는 칼라를 찾는 기회를 가져야 하겠습니다.

컬러를 이용한 천연가루의 다양한 효능

1. 자색 고구마가루 : 기미, 미백, 칙칙하고 거친 피부회복, 소염, 살균효과.

안토시아닌 성분이 활성 산소제거 효과, 심장과 간, 위장 기능 강화, 항 당뇨 작용, 시력 보호, 치매 예방, 폐암, 대장암, 발암 억제율이 82종의 채소의 1위.

2. 코코아가루 : 건성, 세포 재생 촉진, 탄력, 보습, 모든 피부에 각질 제거.

폴리페놀 성분이 다량 함유, "신이내린 음식"이라 할 정도로 풍부한 영양소로 정신 안정과 암 억제 기능과 이뇨작용, 변비, 대장암 억제, 감기, 충치 예방, 동맥 경화, 혈압 안정,

3. 단호박 분말 : 아토피성 피부, 피부 해독, 트러블 피부, 잔주름, 민감성, 악건성,

베타카로틴 성분이 다량 함유하여, 저칼로리 저지방 식품으로 다이어트와 변비 예방 효과, 체내 유해세균억제, 콜레스테롤억제, 열을 내리고 해독작용에 도움을 준다.

4. 뽕잎 가루 : 여드름 진정, 기미, 죽은깨, 잔주름, 각질제거, 아토피성 피부병.

가바와 루틴, 프로보노이드의 성분 함양이 많고, 뽕잎은 채소라고 생각하는 것이 적합하다. 독성이 없으며, 각종 성인병 및 에이즈 치료, 당뇨병, 고혈압, 동맥경화, 중풍, 중금속 배출 및 각종 암에 효과가 있다.

5. 검은깨 가루 : 피부노화방지, 세포재생, 잔주름예방, 기미, 잡티, 탄력.

감마토페롤성분이 풍부한 항산화 식품으로 뇌의 건강에 도움을 주고 신체노화 억제기능이 탁월하고 혈액순환 촉진, 집중력강화, 성인병예방, 골다공증예방, 항암효과, 신장강화기능, 변비예방 및 탈모예방 효과와 머리숱이 많아진다.

6. 클로렐라가루 : 여드름 상처치유, 아토피성 피부, 피부 중금속해독, 민감성 피부.

베타카로틴성분과 핵산엽록소 성분이 많으며, 임신 3-4개월 전부터 클로렐라 섭취하면 기형아출산을 예방하며, 임신 중 계속 섭취 하면 피로회복에 효과적이다. 그리고 꾸준이 섭취하면 산성 체질이 알칼리어성으로 변해 혈액과 체질개선 효과가 있다. 중독성물질배출, 세포부활효과와 간장병, 당뇨병, 담석증, 통풍, 위궤양, 감기, 기관지 장애, 노망예방 및 비만예방치료와 성장기 아이들의 뼈를 강화 시킨다.

7. 발아 현미의 효능 : 각질제거, 미백, 진정, 보습효과.

우리 몸에 필요한 비타민과 미네랄, 필수아미노산이 풍부하다. 또한 발아 현미는 흰쌀 보다 식이섬유3배 칼슘5배 비타민5배나 많으며, 발아현미 100g 당 비타 민B가 쇠고기의 두 근, 김으로는 50장에 맞먹는다. 게다가 흰쌀보다 10배 이상의 "가바" 성분이 들어있다.

천연팩 사용시 주의점

피부타입별로 차이가 있으므로 팩을 하기 전 팔목 안쪽. 10분 정도 확인 한 후 팩을 사용한다. 팩 후 모공 속 잔여물은 트러블 원인이 되므로 토너를 듬뿍 적신 화장솜으로 닦아 모공 사이에 끼지 않도록 깨끗이 제거한다. 팩의 용기와 붓은 청결히 사용하고 먹을 수 있는 제품으로 선정한다.

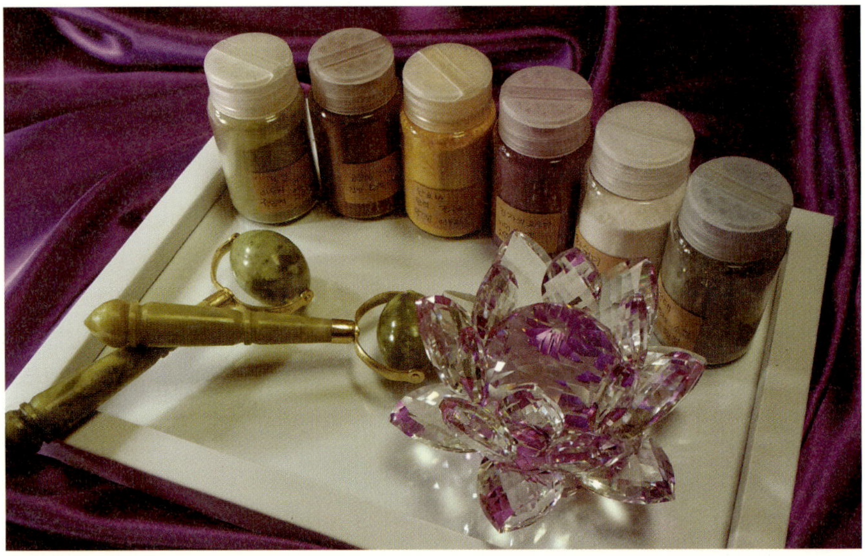

보라색 Purple

영적 지도자의 색으로 왕실에서 사용되며, 가장 높은 사고력을 갖춘 예언자적 기질을 갖고 있다. 정확한 정보가 아닌 것을 싫어하며 주로 성직자, 시인, 작가, 화가, 음악가등 창조적인 영역의 대가들이 많다. 리더십이 강하여 보조자 역할보다는 자영업자가 더 많다. 제비꽃 색 성향의 사람은 지성보다는 직감으로 일을 한다. 라일락색의 성향의 사람은 미숙해 보이지만 대단한 치유력을 갖고 있다.

감정 치료

빨간색과 파란색이 혼합된 색으로 모든 정신질환을 경감시켜 주는 색이다. 제비꽃색은 순수한 마음을 알아볼 때 쓰이고, 영적인 능력을 파고들 때 도움을 준다.

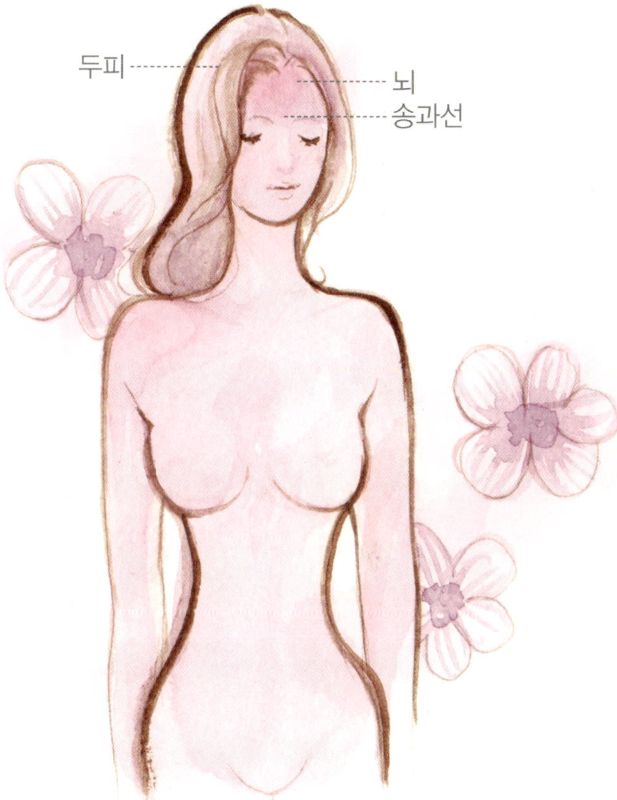

신체 치료

신체의 두뇌, 송파선, 정수리, 뇌에 유용한색으로 심장을 포함한 모든 근육의 긴장을 완화시켜주고 더 나아가 면역체계 질환, 신경증질환, 극심한 두통에 효과가 있다. 또한 두피관련 질환, 대상 포진, 생리통을 완화시켜 준다.

긍정적 의미	부정적 의미
리더십, 인간미, 예술적, 무한함,정신적 지도자	무자비, 속물, 과대망상

활용 방법

불임이 있을 경우 : 제비꽃 색을 이용한 소품을 활용해 본다.

눈이 피로할 때 : 제비꽃 사진의 색채를 느껴본다.

직관적인 일과 상상적인 일을 동시에 해야 할 때 : 보라색을 명상하는 훈련을 한다.

스트레스 회복을 원할 때 : 은은한 향의 보라색 꽃을 거실에 두고 본다.

＊ 보라색 빛은 얼굴에 바로 쬐지 않고, 머리 뒤에서 비추도록 한다.

＊ 아이들에게 너무 많은 보라색 노출을 피하고, 노출할 경우 시간을 짧게 한다.

녹색 Green

녹색은 노란색과 파란색의 중간색이며, 신체에서 심장을 관여한다. 대체로 이상주의자로써 사회적 양심이 강하다. 이해심이 넓고 외교적인 수완가로 임기응변을 잘한다. 이들의 가장 중요한 특징은 논쟁의 양면을 이해할 수 있는 분별이 명석하다. 녹색 성향이 있는 경우 자신이 어떤 사람인지에 인정받고 싶어 한다.

감정 치료

우리의 신체적, 심리적 질병 거의 대부분 과거의 사건이나 상태에 기인한다는 점에서 볼 때, 녹색은 효과가 있다. 그리고 자연의 세계에서 가장 탁월한 자연스러움을 가진 컬러로 자신 스스로의 안정과 균형의 생명의 컬러 이다.

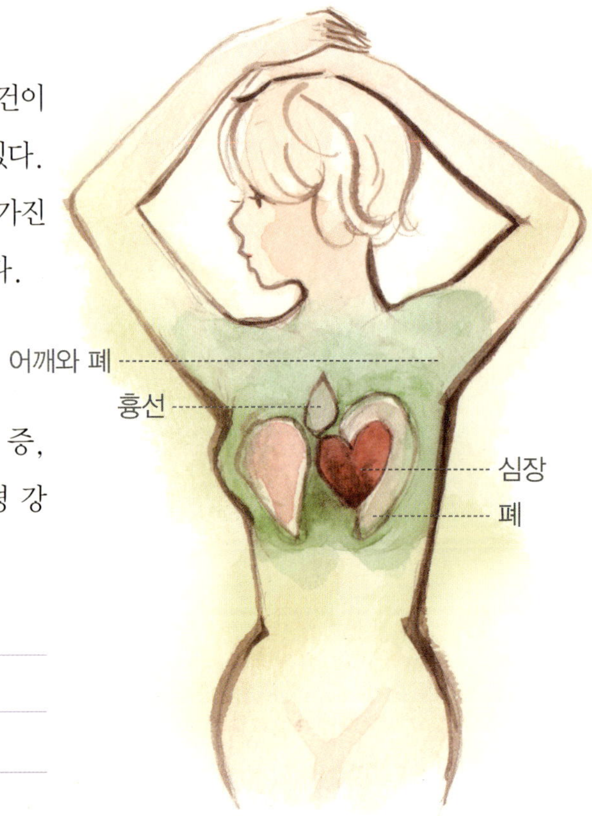

신체 치료

심장, 흉선, 어깨와 가슴, 그리고 폐, 흥분 증, 예민 증, 배앓이에 관련 하며, 피로 회복에 도움을 준다. 신경 강장제 역할과 코감기, 알레르기비염 등 해독

긍정적 의미	부정적 의미
현명함, 유능, 다정	평범, 분노, 불신

활용 방법

뚜렷한 목표와 결심을 해야 할 때 : 녹색을 자주 보며 결심을 다진다.
신경성 안면 경련, 심각한 신경증이 있을 때 : 그린 골드색 테라피를 즐긴다.
자신을 남들에게 드러내고 싶을 때 : 청록색의 밝은 색 옷을 입어본다.
하루종일 짜증나고 폭발할 것 같을 때 : 초록색이나 푸른색을 본다.
자주 피곤함을 느낄 때 : 이불이나 베개를 녹색으로 바꾸어 본다.

남색 Indigo

순수한 사상가로서 진실을 갈구하는 열정가이다. 일을 추진할 때 "모" 아니면 "도" 라고 극 과 극으로 치닫는다. 이들은 영적인 숙련과 과학과 종교를 승화시키는 재능이 있다. 종교가, 작가, 배우 등이 있으며, 성적으로 자유로운 특징도 갖고있다. 법과 관련되어 정의와 화해의 분위기를 조장하는 탁월한 능력을 갖고 있다. 그래서 약간은 고집적이고 광적인 기질도 내재되어 있다.

감정 치료

이해를 도와주는 색으로 정신적 마음의 문을 여는데 도움을 주는 색이다. 고통스러운 기억과 정서적 상처에 효과적이다.

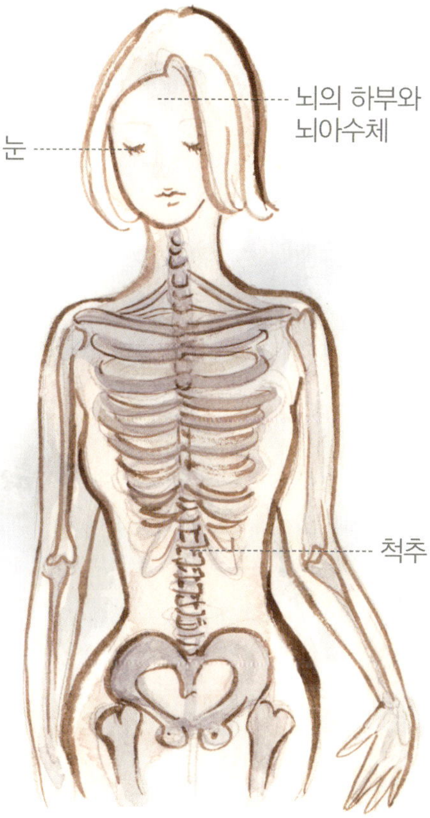

신체 치료

척추와 뼈대에 관련하며 뇌하수체에 관여해 신체의 다양한 호르본을 생성하며, 뇌의 하부, 눈, 혈액과 림프의 순환을 도우며, 어떤 것을 변화시키고 정화하는 능력이 탁월하다. 고혈압과 갑상선 항진증을 낮추고, 좌골신경통, 편두통, 폐의 관련 기관지, 천식, 불면증에 효과가 높다.

긍정적 의미	부정적 의미
조직적, 끈기, 정화	권위주의, 독재, 강박

활용 방법

약물이나 알코올 중독자 : 방 벽지에 포인트 벽지를 주어 마음을 안정 시켜 준다.

파란색 Blue

말없이 생각이 깊은 사람의 유형이 많으며, 차분하고 예리하여 미리 생각하지 않고 행동에 옮기지 않는다. 창의력이 뛰어난 시인이며, 철학가가 많다. 천국의 이미지로 차분하고 평화롭게 긴장을 풀어주는 색이다.

감정치료

사람들의 마음에 안정을 주며, 과거를 회상하고 돌아보며, 가족 간의 정체성을 일깨워준다. 앞으로 나아감에 있어 두려움을 완화 시켜 준다.

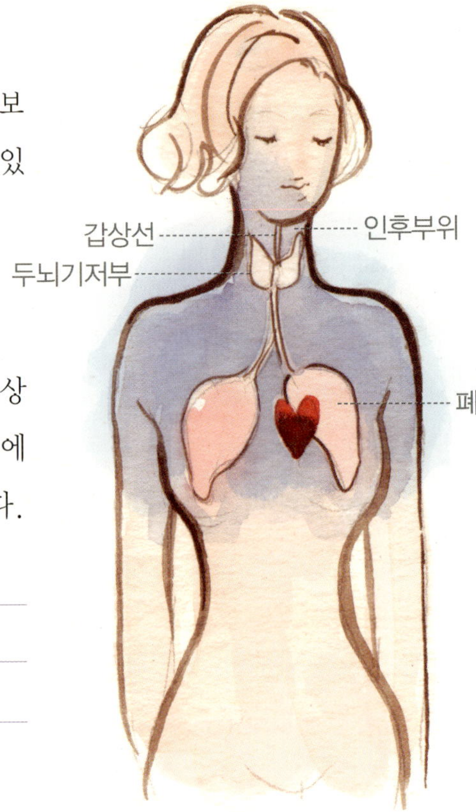

신체치료

파란색은 신체의 갑상선과 부갑상선, 인후부위, 폐의 상부, 폐와 팔, 두뇌의 기저부에 관련이 깊고 장의 문제에도 효과적이다. 열과 염증에 진정 작용에도 효과적 이다.

긍정적 의미	부정적 의미
안정, 사려 깊음, 성실	고집, 냉담, 잔혹

활용 방법

아이들의 질병(이가 나는 것, 귀, 인후) : 목에 파란색 가벼운 스카프를 해준다.

열이 많이 날 때 : 청색 소품이나, 하늘색 계통의 잠옷 입고 잔다.

순간적으로 집중하여 시험을 볼 때 : 파란색 의상을 연출 한다.

남자 친구에게 보호 본능을 만들고 싶을 때 : 하늘색의 옷을 입어 본다.

공격적이고 산만한 아이의방 : 블루 톤 벽지를 활용한다.

* 파란색은 우울증 환자에게 우울한 감정을 유발하기 때문에 사용해선 안 된다.

터키옥색 Turquoise

터키옥색 사람들은 차분 하고 안정 되어 있으며, 침착한 면 뒤에 불같은 성향도 갖고 있다. 이들은 통찰력이 매우 예리하여 어떤 상황보다는 본인이 느끼는 대로 표현한다. 일반적으로 혼자 있는 것을 싫어하며, 가족과 함께하는 것을 좋아한다.

감정 치료

치료 속도가 매우 더디지만, 지속적으로 진행되어 결국에는 목표를 이룬다. 심장문제나 감정문제에 좋은 치료제이고, 자기반성에 도움을주며, 사랑을 받지 못한다는 외로움이 있을 때나 평안함을 원할 때에 효과가 있다. 신경쇠약이나 애정문제로 기운이 없을 때 용기를 주는 색이다.

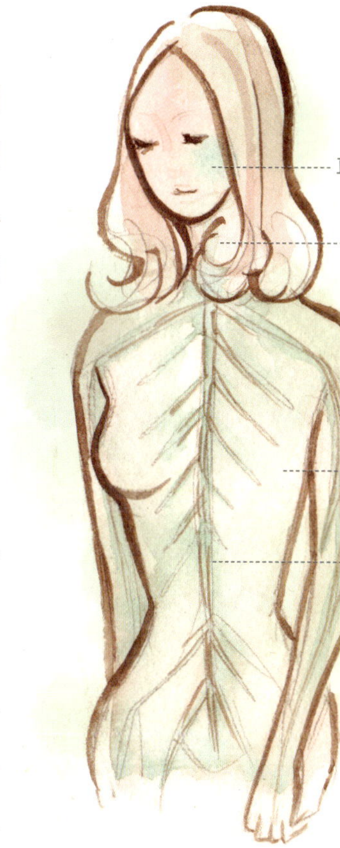

신체 치료

터키옥색은 폐와 인후에 영향이 크고 신경계, 피부발신, 피부질환, 특히 화상에 효과가 크다. 그리고 신경통이나 치아질병에 이 색으로 도움을 받는다.

긍정적 의미	부정적 의미
경제적 독립, 침착 내성적	우유부단, 자만 자아도취

활용 방법

자신감이 부족할 때 : 색종이를 오려 가지고 다니면서 수시로 색을 주시 한다.

활력이 부족할 때 : 터키옥색의 의상을 코디해 본다.

신경쇠약이 수시로 올 때 : 터키옥색의 골동품을 소품으로 활용해 본다.

오렌지색 Orange

마음이 따뜻하고 상냥하고 관대하다. 또한 자립적이고 현실적인 추진력과 인내심이 있어 어떠한 일에 긍정적이고 낙천적인 점이 특징으로 지역사회에 훌륭한 조력자이기도 하다. 이들은 함께 어울려 일하기를 좋아하고 그룹 내에서의 성취감을 뿌듯해하며, 무엇보다 본인이 어떤 사람이냐를 중요하게 생각한다.

감정 치료

우리의 소화기관에 작용하며, 신경쇠약, 우울증, 강간, 이혼, 슬픔, 사별 등 각종 사고 등의 상실감에 대한 치료의 색이다. 아주 심한 분노나 쇼크 상태의 진정 효과가 있다.

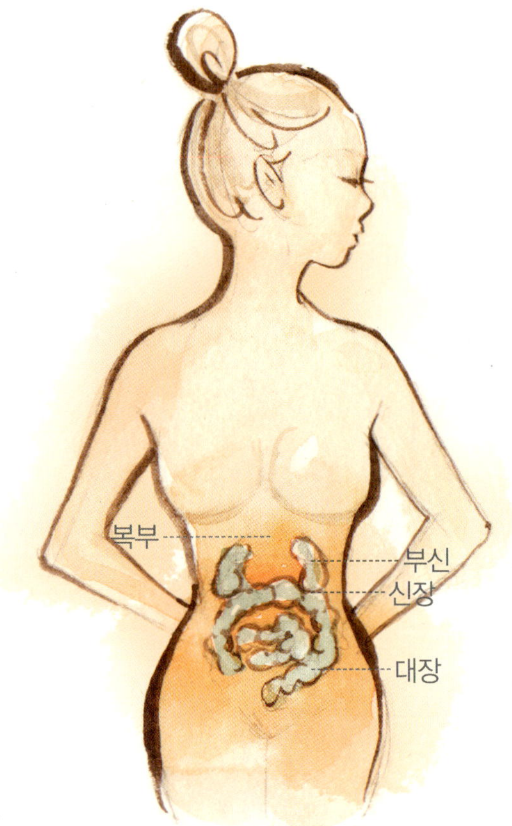

신체 치료

소화기관에 관련된 장의 기능에 영향을 주어 복부와 신장, 하복부, 대장, 부신계통을 관장 한다. 오렌지색은 천식, 기관지염, 류마티즘, 인대파열, 골절에 영향을 미치며, 팔과 다리 근육, 염증에 오렌지색을 이용한 물리치료가 효과적이다. 오렌지와 노란색은 갱년기 우울증과 불임에도 좋다.

긍정적 의미	부정적 의미
적극적, 온화, 사교적	과시, 방종, 우울함

활용법

자신의 판단력이 신뢰하고 싶을 때 : 호박색상의 의상을 입는다.

운동을 열심히 시작하고 싶을 때 : 오렌지색 운동화를 신는다.

소심, 사회성 결여된 아이의방 : 밝고 화사한 오렌지, 노랑의 파스텔 톤 벽지.

* 고통스럽고 과거의 기억을 지우고 싶을 때나 누군가를 설득해야 할 때 틴트(복숭아)색을 활용한다.

노란색 Yellow

세심하고 낙천적인 성향으로 집중력과 주의력이 높으며 융통성이 있어 독창적인 새로운 아이디어를 창출해 낸다. 주로 과학자들이 노란색의 기질이 강하고 상담사도 관련이 있다. 탁월한 의사소통을 지닌 언론인, 신문인, 연예계 관련인 들이 이에 속하여 세련미와 스타일을 과시하는 편이다.

감정 치료

우울하거나 의기소침할 때 노란색의 도움을 받으며, 부정적인 생각을 잊게 하고 즐겁고 희망적인 생각에 도움을 주어 두려움을 몰아낸다.

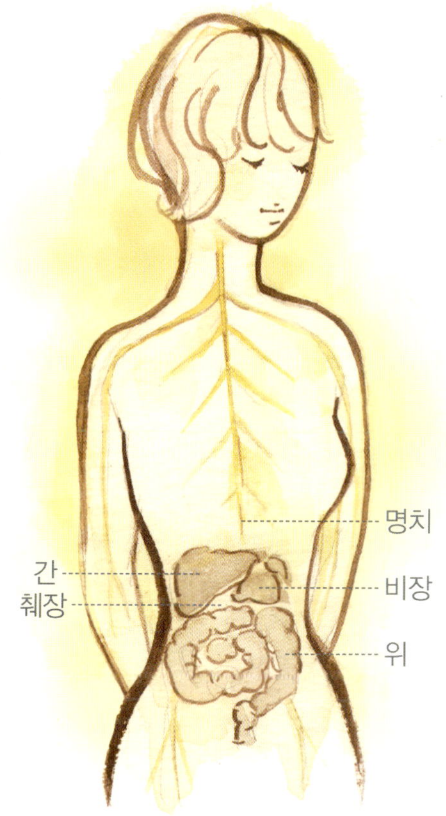

신체치료

간과 담, 췌장, 명치, 소화계, 위, 피부, 신경계에 관련이 깊고, 몸속의 독소를 제거한다. 그리고 림프계를 자극하여 폐경과 월경문제에 도움을 준다. 노란색은 눈의 충혈, 귀의 질환, 피부 발진, 찰과상, 당뇨병, 식욕부진, 류마티즘을 완화 시켜 준다.

긍정적 의미	부정적 의미
독창적, 예민, 정직	천박, 경솔함, 자기몰입

활용방법

소극적이고 사회성이 결여된 아이의 방 : 노란색 소품을 포인트로 이용해 본다.

새로운 아이디어를 얻고 싶을 때 : 옐로우 칼라를 주위에 가까이 둔다.

당신이 큰 결정을 내려야 할 때 : 황색에 의지해 본다.

우울하거나 무기력 할 때 : 옐로우 칼라 의상을 입어본다.

위염이 있을 때 : 접시위에 레몬 한 조각을 올려놓고 식사 한다.

빨간색 Red

부귀를 불러들이는 색으로 삶에 대한 의지가 충만한 사람들이 많다. 지칠 줄 모르는 에너지 소유자로 용기, 자유, 끈기, 열정을 몸소 실천 해 옮긴다. 빨강의 성향을 가진 사람들 중에는 훌륭한 지도자, 개혁가, 투사들이 많으며, 대단한 탐험가나 개척자가 많다.

감정 치료

역동적인 추진력으로 끈기 있게 지속할 수 있는 의지를 주 무기로 더욱 좋은 결과를 이룰 수 있으며, 만약 어떤 일을 할 때 두렵고 무기력하고 나태해져 있다면 빨간색의 도움을 받아보라. 그러면 두려움 이나 우유부단한 성격을 극복할 수 있다.

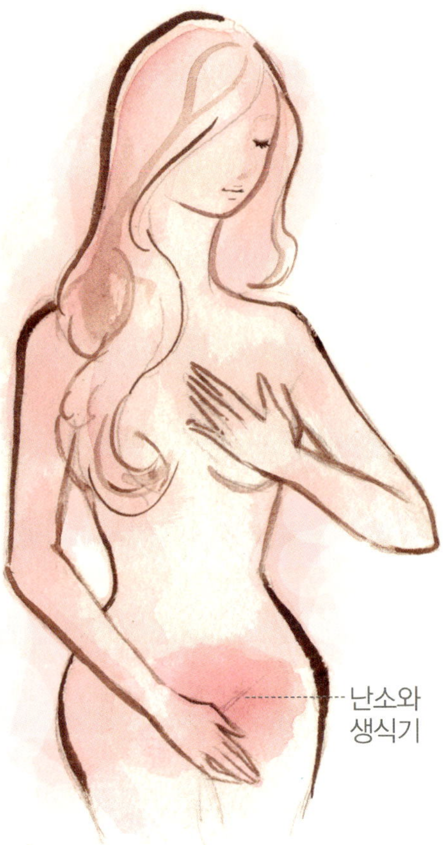

신체 치료

혈액과 순환계통에 영향을 주어 혈압을 상승시켜주고 저혈압, 혈전, 동맥경화, 심장마비, 뇌졸중에 효과가 있으며, 주로 성기와 생식기관 및 난소에 관련이 깊다. 또한 빈혈이 생길 때 빨간색을 이용하면 헤모글로빈수치를 높일 수 있다. 또한 뻣뻣한 근육과 관절(특히 다리와 발 부분)을 부드럽고 유연하게 해준다. 그리고 온열 효과로 마비증상과 감기에 효과가 있다.

– 심장질환의 치료 목적에는 허리 아래 쪽으로 빛을 비춰준다.

긍정적 의미	부정적 의미
지도자, 근면, 결의	잔인, 호색, 악평

활용법

추위를 느낄 때 : 레드 양말이나 장갑, 조끼, 스카프를 사용하여 열을 느껴본다.

힘들고 지칠 때 : 레드의상을 입으면 자신도 모르게 자신감 에너지를 얻는다.

아랫배가 항상 냉할 때 : 핑크 계열 팬티를 착용해 본다.

우울하고 슬플 때 : 붉은색 초를 켜고 레드와인을 즐겨 본다.

능력을 많은 사람에게 인정받고 싶을 때 : 자줏빛 칼라를 연상하며 명상한다.

회색 Gray

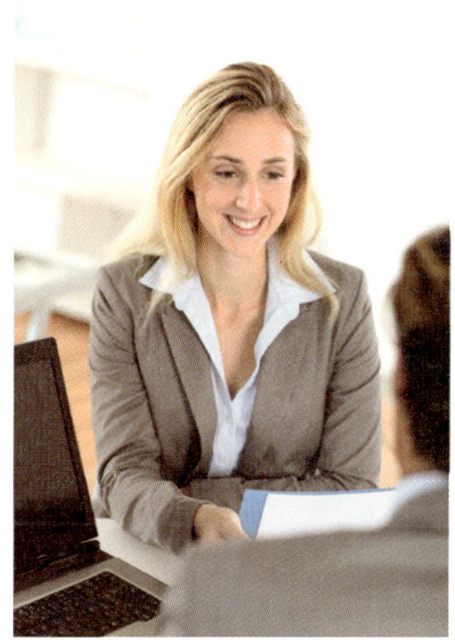

검정과 흰색의 중간색으로 대개 둔하다는 것을 의미하나, 이들의 고집은 확고하여 안정성을 위해 무단히 노력한다. 급하게 서두르지 않으며, 부당한 상황에 매달리지 않는다. 조용하고 존경받는 삶을 추구하며 낙천적이다.

감정 치료 : 속박으로 인한 사슬을 풀어 주고 불안한 마음을 진정 시켜 준다. 밝은 회색은 속임수를 저지하고 정신을 차리도록 도와준다.

신체 치료 : 건강이 나빠지고 질병을 경고해 주는 색이다. 피부와 손톱에 회색빛이 돌면 몸에 충혈이 생김을 말해주는 것이다. 해독을 위해 오렌지색을 활용 한다.

은색 Silver

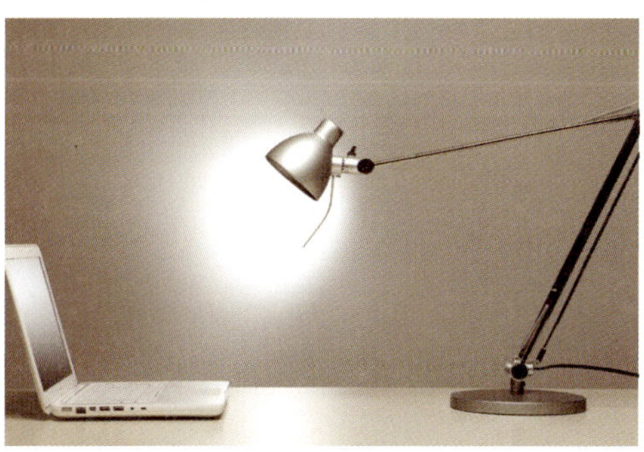

은색의 성향의 사람은 영적인 성향과 빠른 통찰력을 지녔기에 사람들을 설득하는 직업일수록은 색의 영향을 받는다. 우유부단한 성격이 있는 반면 자신의 주위의 사람들에게 진실을 비춰주는 능력도 있다. 아름다움을 꿈꾸기를 좋아하며, 이들의 이야기는 타인의 마음을 사로잡는다.

감정 치료 : 천연 신경안정제로서 감정을 편안하게 해주고 부정적 기운을 흡수시켜 억제시켜 준다.

신체 치료 : 특정부위는 없지만 호르몬을 조절하고 달빛에 흠뻑 젖으면 신경계의 안정과 마음이 편안해지고 은색은 여성스러운 성격에 영향을 준다.

흰색 White

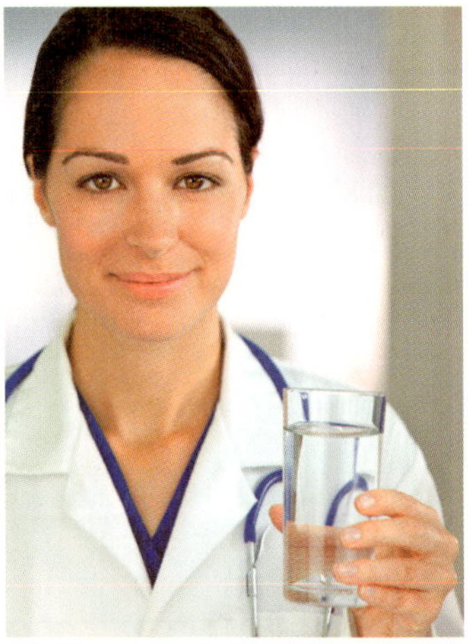

이상적이고 희망을 불어주는 색으로 공정성을 보여주며, 순수함의 상징이다. 주관과 고집이 강하며, 주로 은행업종사자, 공무원으로 냉정해보이지만 유능한 사람들이 많다.

신체 치료 : 림프계를 깨끗하게 유지하며, 림프계의 정화, 특히 서혜부, 겨드랑이 등의 순환을 도와준다.

갈색 Brown

대지의 소금과 같은 존재로써 대단한 분별력을 갖춘 신뢰할 수 있는 사람이다. 갈색성향은 확실한 것을 추구하며, 모험을 싫어한다.

감정 치료 : 정서적으로 스트레스가 과도할 때 진정시켜준다. 10세 이하의 어린이에게 갈색과 어두운 베이지색은 무기력증과 우울증이 동반될 수 있다.

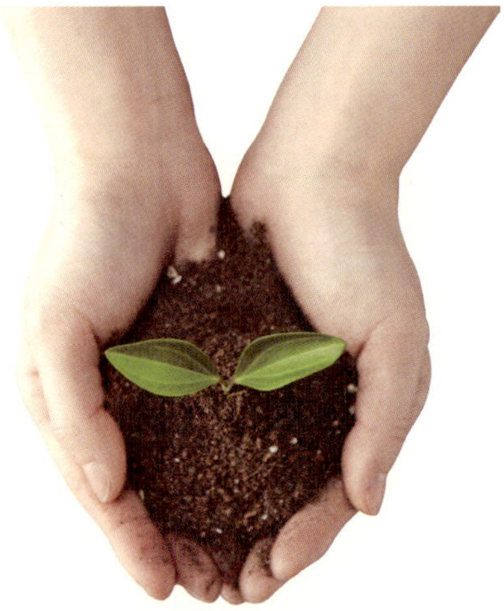

금색 Gold

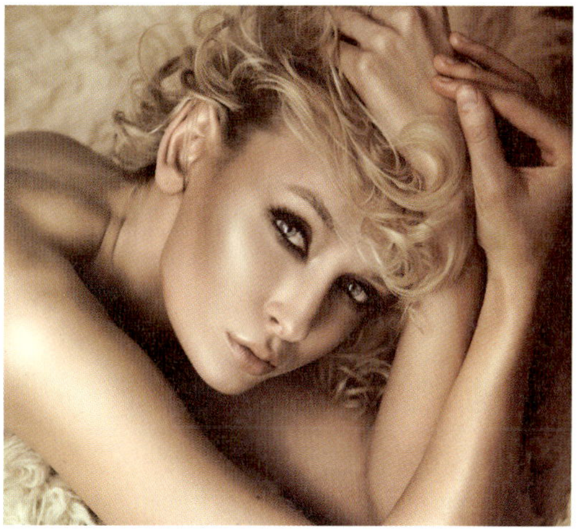

본인 스스로를 잘 알고 있으며 순수하고, 이들은 깊은 내면의 이해에 접근하며, 주로 옛 현인들이 금색 성향을 가지고 있다. 성숙과 경험의 색으로 자아의 깊은 성찰로 빈틈이 없다.

감정 치료 : 과거를 잊고 용서하여 사랑하는 마음의 힘을 확산시켜 심리적인 우울증과 자살 충동을 억제시킨다.

신체 치료 : 화를 달래주며, 남, 녀 폐경기의 우울함을 달래주고 또한 소화불량, 과민성대장증상, 류마티즘, 갑상선에 효과가 있다. 특히 발진 및 피부염에 좋다.

검은색 Black

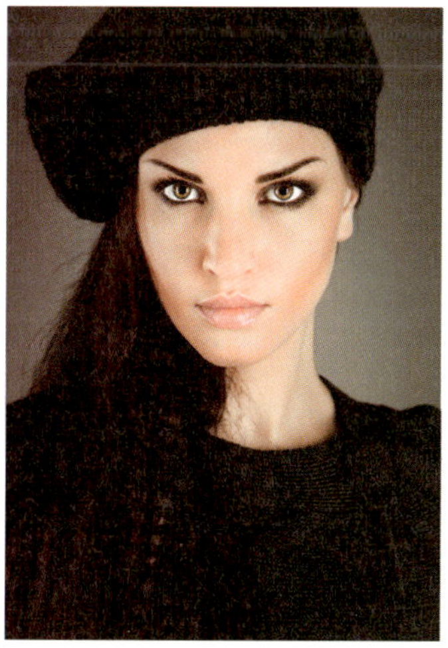

무지개색의 모든 색이 검정색에 있으며, 밝은 면과 어두운 면을 동시에 갖고 있고 긍정적인 면은 신비, 예언자적인 능력이 있고 부정적인 면은 무자비한 행동, 배반, 사기의 영향도 있다. 두려움에 이들은 극도의 통제력으로 방해받지 않기 위해 다른 사람들에게 정보를 통제한다. 검정색 옷을 자주 입는 사람은 자신의 인생에 무언가 결여되어있다는 표현이다.

신체 치료 : 밤늦게 수면을 취하지 못하면 신체적 여러 가지 질병을 유발 한다.

복부에 흐르는 경줄기

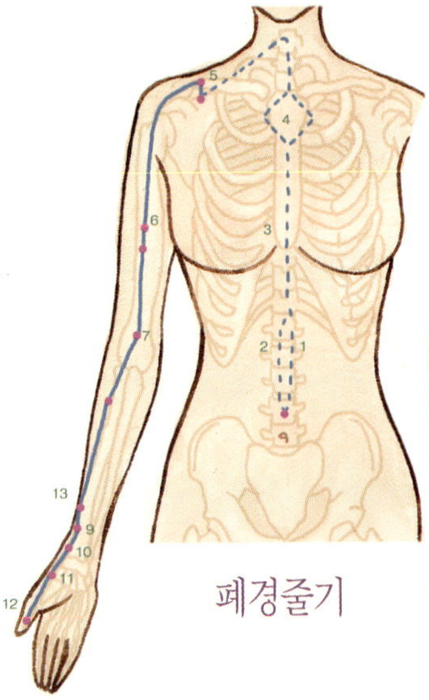

폐경줄기

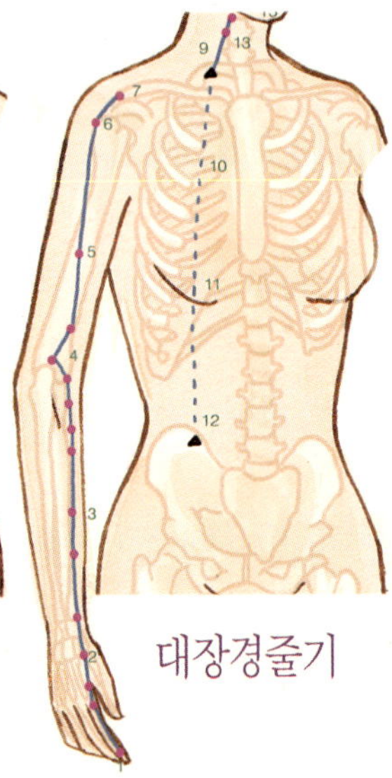

대장경줄기

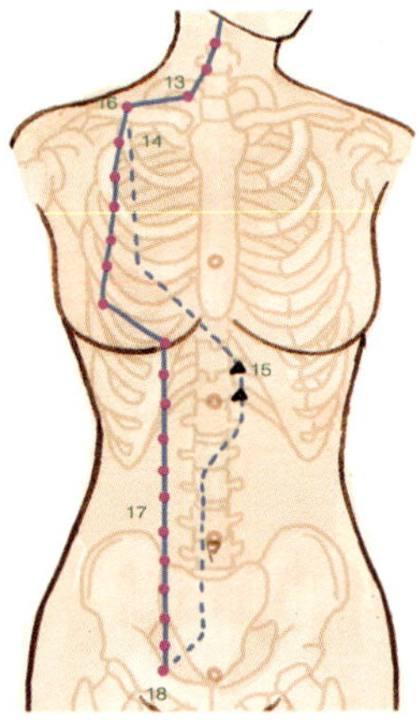

위경줄기

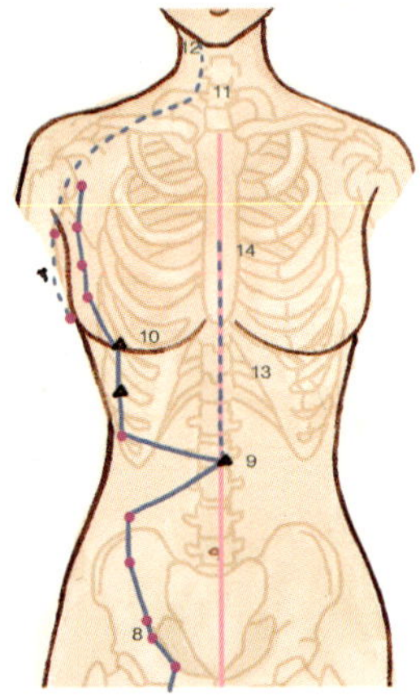

비경경줄기

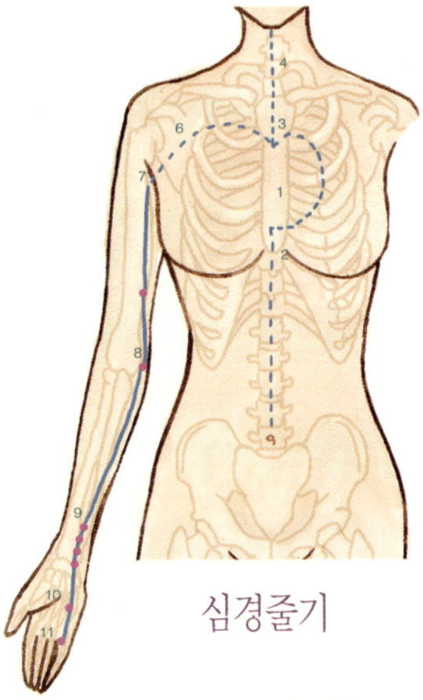

심경줄기

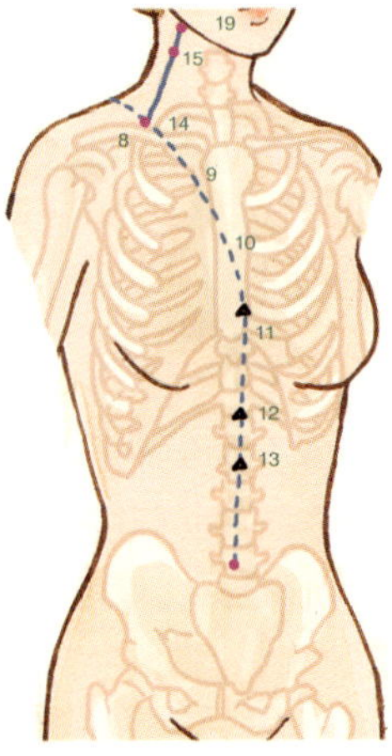

소장경줄기

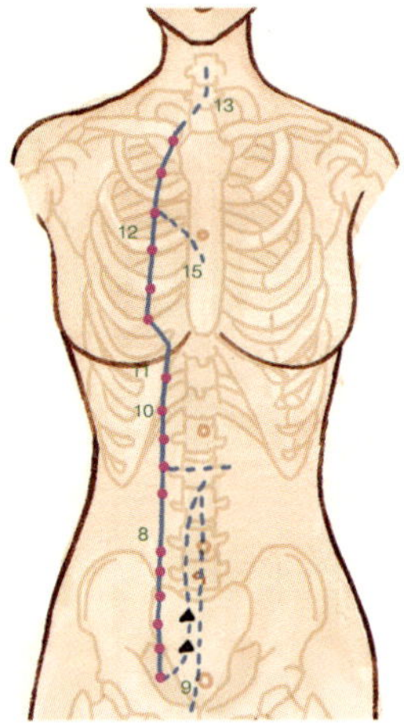

신경줄기

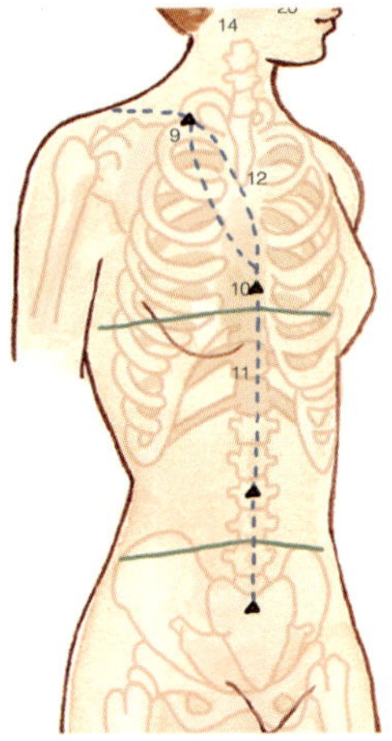

삼초경줄기

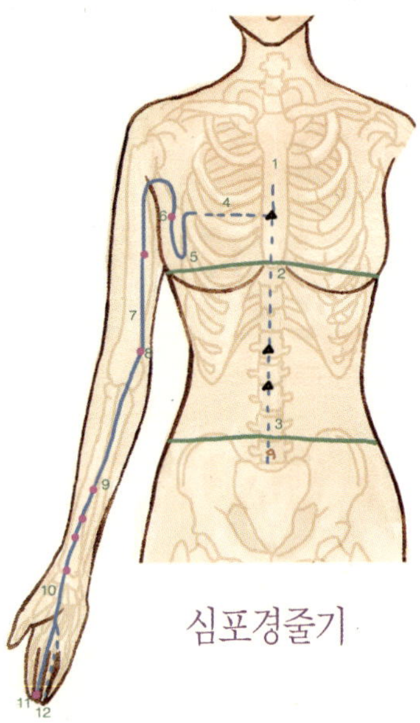

심포경줄기

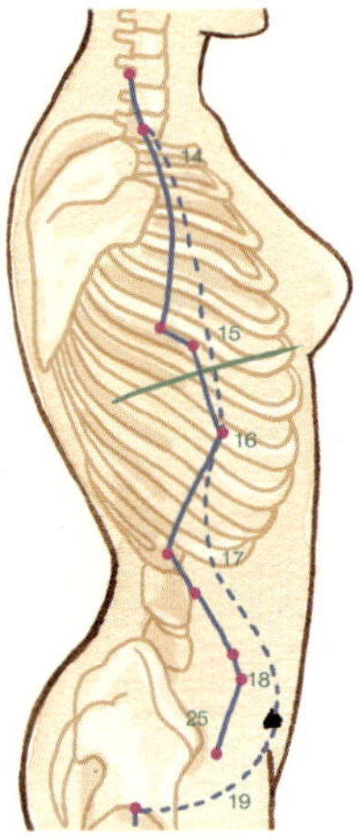

담경줄기

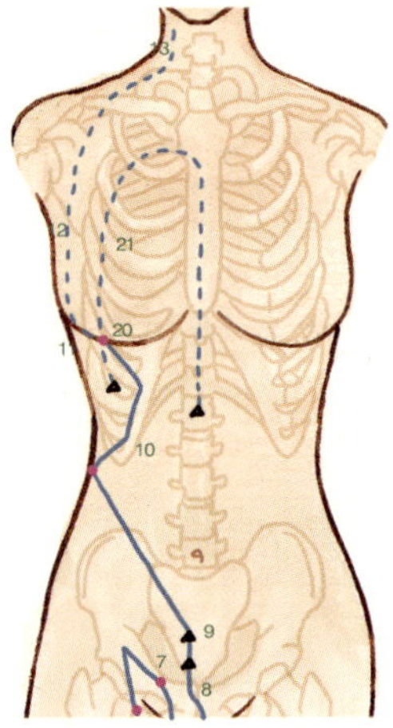

간경줄기

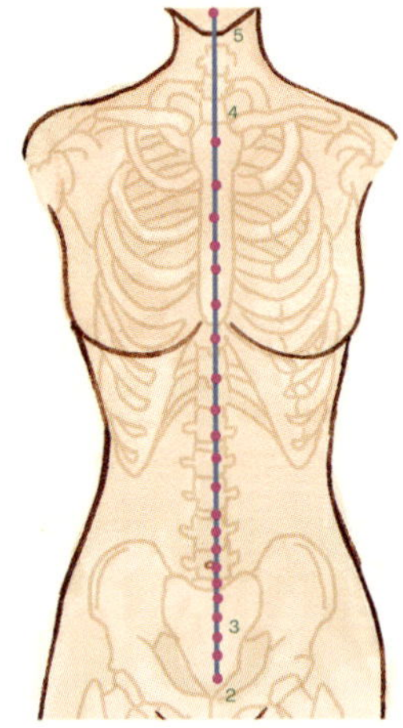

임맥경줄기

얼굴에 흐르는 경줄기

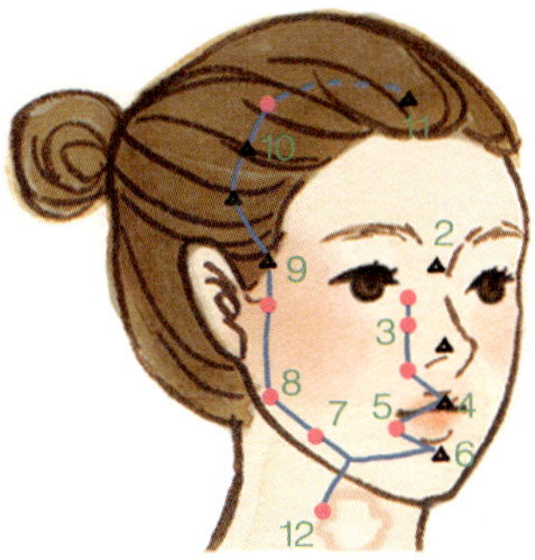
위경줄기

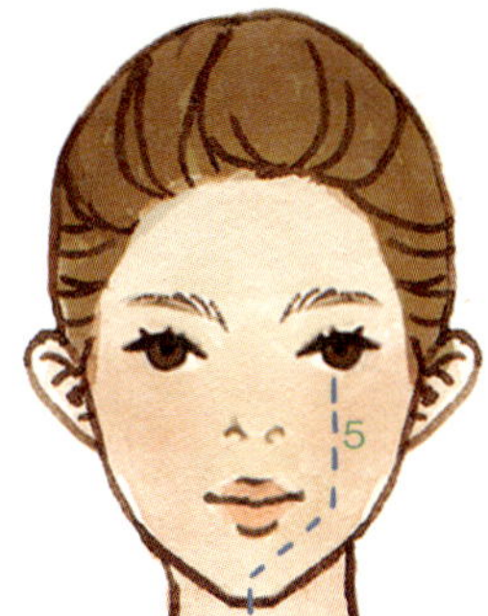
심경줄기

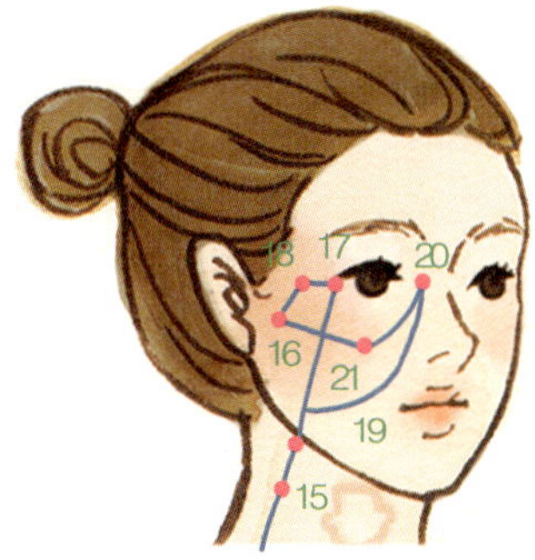
소장경줄기

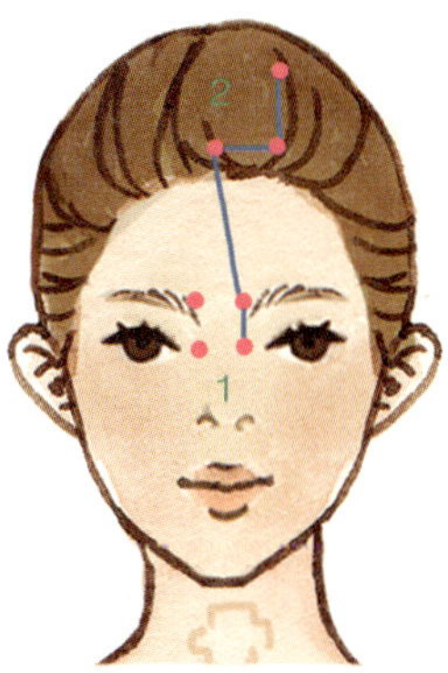
방광경줄기

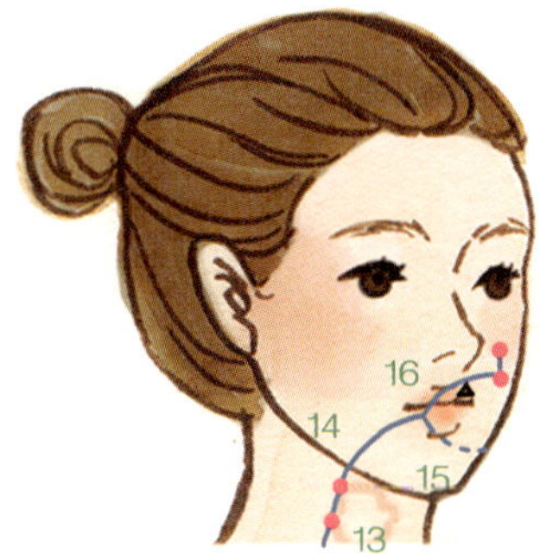
대장경줄기

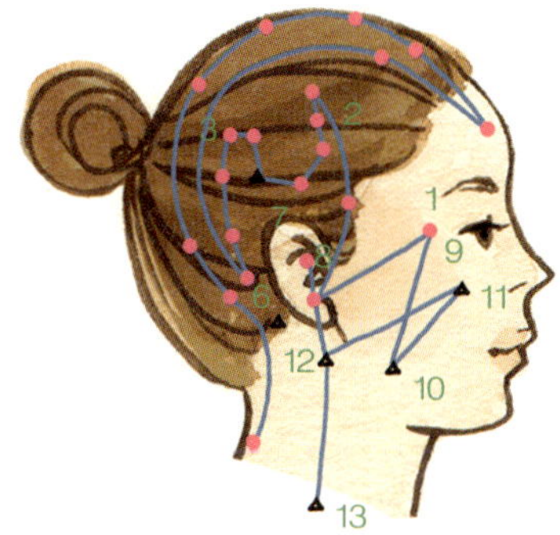
담경줄기

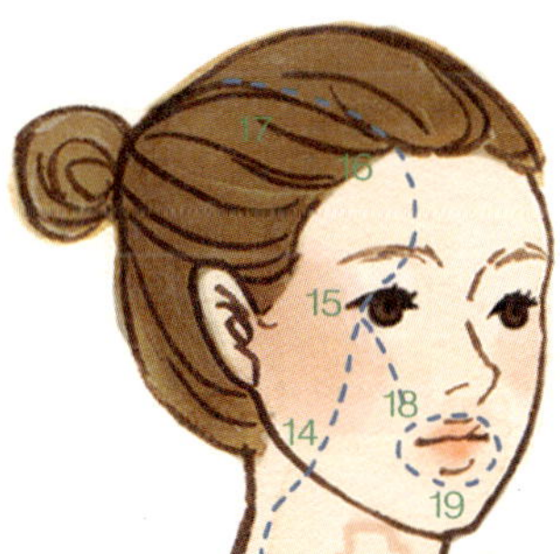
간경줄기

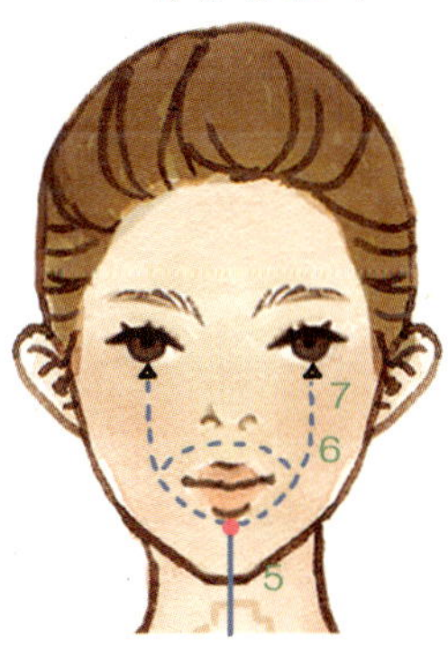
임맥경줄기

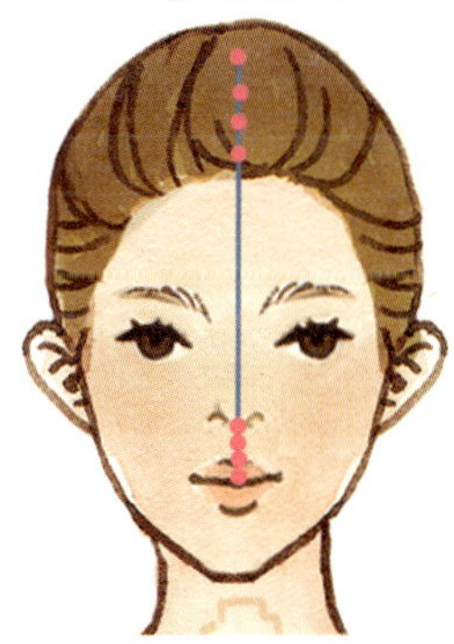
독맥경줄기

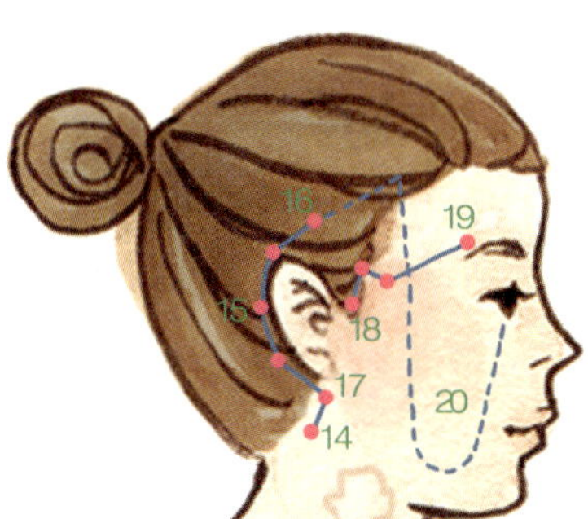
삼초경줄기

증상에 따른 전신 중요 혈자리

전신 중요혈

- 뒤　백회혈 – 풍부혈(천식,코,뇌출혈,고혈압) – 아문혈 – 견정혈 – 대추혈 – 천종혈 – 명문혈 – 팔료혈(여드름) – 환도혈 – 승부 –위중혈 –승산혈 – 용천혈
- 뒤　인당혈 – 천돌혈 – 전중혈 – 구미혈 – 중완혈 – 신궐혈 – 관원혈 – 중극혈(장문혈 – 경문혈) – 혈해혈 – 삼음교혈 – 음릉천혈 – 족삼리혈
- 팔　합곡혈 – (양계, 양지, 양노혈) – 곡지혈 – 협백혈 – 극천혈
- 얼굴 찬죽 – 어요 – 사죽공 – 정명 – 승읍 – 동자료 – 관료 – 영양 – 인중 – 예풍 – 천돌

전신 중요 근육학

- 뒤　승모근 → 견갑골 → 척추 기립근(화타협지) → 장요근 → 요방형근 → 대둔근 ,소둔근, 중둔근 → 대퇴 내전근 → 대퇴 사두근 → 비복근 → 가자미근
- 앞　전경골근 → 대퇴 내전근, 대퇴사두근 → 초콜릿복근 → 외 · 내 복근 → 전거근 → 대흉근
- 팔　삼각근 → 이두근, 삼두근

전신 중요 림프

- 이하림프절 – 후드림프절 – 하악림프절 – 경부림프절 – 늑간림프절 – 겨드랑이림프절(애가) – 팔꿈치림프절 – 복부림프절 – 서해부림프절 – 슬와림프절(무릎 뒤)

증상에 따른 중요혈

1. 스트레스 – 백회, 내관, 용천
2. 체했을 때 –사관(합곡,태충) / 기혈 소통, 상하 소통
3. 금연 – 폐유, 간유, 축빈
4. 중풍 – 곡지, 족삼리, 현종(백회 · 풍문 · 족삼리 · 수삼리 · 합곡 · 곡지 · 후계 · 견정)
5. 비아그라 효과 – 곡골, 차료
6. 피부질환 – 견우, 혈해, 열결, 축빈
7. 구안와사 – 지창, 협거, 두유, 합곡
8. 눈에 좋은 목사혈 – 승읍, 찬죽, 사죽공, 양백

9. 변비 · 설사 – 천추, 내관, 양구, 천추, 복결, 지구
10. 풍(팔 떠는 데) – 척택, 곡택, 전택(정삼각형)
11. 사지절통 – 외관, 현종, 족삼리, 곡지
12. 입이 안 벌려질 때 – 예풍, 하관, 협거
13. 백내장 – 광명, 풍지, 승읍
14. 녹내장 – 사백, 행간, 양백, 승읍
15. 아토피 – 견우, 혈해, 열결, 축빈
16. 사관(합곡 · 태충) 〈 정혈 〈 십선, 기단 〈 소료(코끝), 인중
17. 무극보양 – 곡지, 족삼리, 백회, 폐유, 고황, 중극, 수도, 관원, 기해, 중완
18. 허리 아플 때 – 3 · 4 · 5 요추극돌기하, 대장유, 위중, 아시혈과 협척
19. 코골이 – 하관
20. 당뇨 – 지기
21. 순산혈 – 지음
22. 곤륜 – 후두통. 중풍. 고혈압
23. 알러지, 식중독 – 견우. 축빈
24. 마취혈 – 완골, 합곡
25. 사총혈 – 위중, 열결, 합곡, 족삼리

머리의 중요혈

1. 백회 두통, 중풍, 건망증
2. 각손과 솔곡 – 이첨상(각손), 각손상 1.5촌(솔곡) / 술독 제거
3. 하관 – 입을 벌리면 없어지고 다물면 움푹 들어간 곳 / 얼굴 측면 치료
4. 풍지혈 – 머리 전체 질환, 뇌질환, 안질환, 이비질환, 반신불수, 고혈압, 중풍.
5. 완골 – 불면증, 마취혈, 안면신경, 이비인후과 불면증, 뇌질환, 손목 통증

등의 중요혈

1. 견정혈 – 목과 허리 통증, 어깨의 중심혈, 반신불구, 팔이 쳐질 때, 심한 천식
2. 대추혈 – 감기 예방, 코 관련 질환, 폐질환
3. 고황 – 제4흉추극돌기하 옆 3촌 / 고질병, 만성병
4. 화타협지 – 척추를 끼고 혹은 척추를 따라서
5. 명문혈, 신수혈 – 신자의 기를 보충 혈, 요도염, 신장병, 전립선 / 좌측 신장 – 열병 / 우

측 신장– 냉한 기

6. 지실혈 – 신장의 습열을 내려 주는 혈, 탈모, 중이염

7. 팔료혈 – 상료, 차료, 중료, 하료

• 상료– 좌골신경통, 월경불순, 고환염, 여성 내성기 질염, 하지마비, 소아마비 후유증, 협착증후군

• 차료 – 하복부질환 · 치질 · 골반강내질환을 개선

• 중료 – 치질, 방광염에 효과, 피부병 효능

• 하료 –치질 · 회음부통증, 아토피, 접촉성 피부염 개선 효과

8. 환도혈– 요통, 하지저림, 하지통증, 등 · 허리 통증

복부의 중요혈

1. 양문 – 중완과 유두 1/2 , 중완 양방 2촌, 위제질환. 간담질환
2. 천추 – 신궐 양방2촌 / 설사 변비 상하교차점으로 소통 원할
3. 관원 – 생식기 양기 올리는 혈, 생식기, 신장염, 월경불순, 월경통, 복부냉증
4. 기해 – 몸 전체 냉증, 우울증, 생리통
5. 수도 – 요도염, 반관염, 전립선 비대증, 신장병
6. 곡골 – 치골 / 음모중앙

어깨와 연결된 팔의 혈

1. 견우 – 견비통, 중풍, 피부병 / 팔을 들 때 어깨의 움푹한 곳 중 앞의 오목한 지점
2. 곡지 – 성인병, 반신불수, 두통, 피부병
3. 수삼리 – 뇌출혈, 고혈압, 반신불수, 편두통, 여드름, 안면신경마비
4. 합곡 – 목 위의 모든 병, 목, 머리, 안면, 중풍, 여드름, 발열
5. 극문 – 팔 안쪽 1/2 하 1촌 / 각혈, 코피 지혈
6. 공최 – 편도선염, 치질, 충수염, 모든 구멍에 좋음 / 척택(곡지에서 0.5촌 안쪽)과 태연에서 1/2
7. 열결 – 만성병, 머리, 얼굴 질환 / 둘째손가락 닿는 곳
8. 내관 – 완횡문2촌상 / 심장병, 고혈압, 저혈압, 간, 위, 입 냄새, 치통, 스트레스, 소화불량
9. 외관 – 완관절 중앙 상 2촌 / 고관절통, 감기몸살, 고혈압, 반신불수
10. 양로 – 노인병 특히 노인 눈병
11. 후계 – 주먹 쥐고 주름 끝 / 눈병, 후두통, 중풍의 8대혈, 고혈압

하체 다리의 중요혈

1. 환도 – 반신불수, 하지근력강화 / 엉덩이에 발뒤꿈치 접점
2. 양구 – 위경련, 설사에 특효/ 무릎 밖 엄지손가락 접점
3. 혈해 – 무릎 위 안쪽 / 어혈병, 부인과질환, 피부질환
4. 위중 – 오금가로금 정중앙 / 허리 아플 때
5. 족삼리 – 장수의 요체, 중풍, 사지권태, 고혈압, 반신불수, 위경련 등 230여 개의 병을 고침
6. 축빈 – 태계위 5촌 / 해독혈, 음주, 식중독, 알레르기, 피부병
7. 광명 – 안질환, 눈을 번쩍
8. 지기 – 음릉천하 3촌 / 당뇨9. 현종 – 뼈와 골수자리 / 중풍, 몸살감기, 전신절통, 골수염, 고혈압, 소아마비
10. 승산 – 쥐날 때, 하지근력 강화 / 위중과 곤륜의 1/2
11. 곤륜 – 바깥 복사뼈과 아킬레스건 중/ 후두통, 중풍, 고혈압
12. 태계 – 안쪽 복사뼈와 아킬레스 / 원기 증강, 신장을 이롭게 함, 허리, 피로 제거, 당뇨병
13. 태충 – 엄지발가락 사이 / 상하소통, 기혈소통
14. 용천 – 죽는 사람도 살림, 뇌출혈, 어지럼증, 탁기배출

수정테라피 원장님들의 후기

* 전국에 수정테라피 체험을 원하시는 분들은 수정체험을 기고해 주신 분들 중 가까운 곳에서 체험을 받아 보시길 바랍니다. IRIS 체험 후기를 기고해 주신 원장님들은 수정테라피와 수정 체험 외에 다른 사업 연계가 되지 않은 순수한 모임입니다.

"비교할 수 없는 매력과 효능, 아이리스 수정"

강양자 [경력20년] 서울시 광진구 광장동 | 통증케어 원장

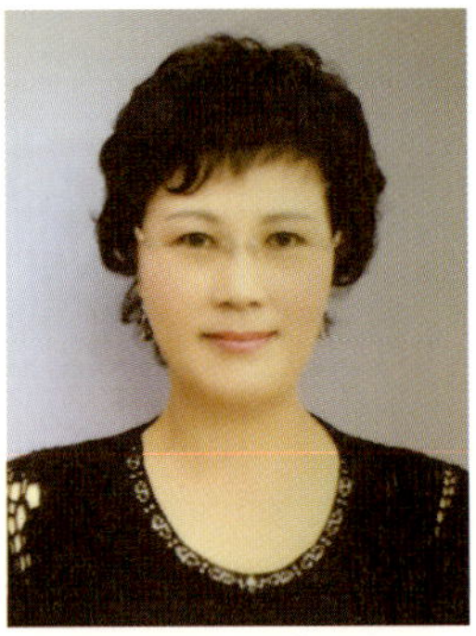

처음으로 이 분야에 관심을 가지며 만나게 된 '스킨케어'를 시작으로 국제 베이비 건강마사지, 미용, 뷰티, 기공, 택견, 뜸, 골기요법, 꽈사요법, 인체해부학 등 이 분야의 전문가로서 필요한 공부라면 발전을 위한 투자를 아끼지 않았고 장소가 어디든지 마다하지 아니하고 찾아 다녔습니다.

대체의학 대학원에 다니면서 외국에 나가 대학병원에서 인체를 직접 해부해 보는 수업들도 받으며 사람의 인체에 대한 이해와 감각을 배우고 고객과 함께하며 육신의 아픔을 정성으로 달래고 어루만져 주면서, 상담학 공부를 통하여 얻은 지식과 상담 경험을 활용하여 정신적인 문제와 마음의 상처 또한 치유하는 토탈 뷰티 자연치유 샵을 운영하고 있습니다.

상호보완적인 여러 가지 영역의 전문가로서 교육을 충실하게 진행하고 고객의 문제를 정확히 알려드리고 치유해 드리니 많은 분들이 찾아오시고 입소문이 나서 예약을 하지 않고는 당일 케어가 어려울 정도입니다.

특별히 몸이 붓고 잠을 못 이루며 몸의 통증을 호소하시는 분들, 병원에서 X-RAY, CT촬영, MRI, 도수치료 등으로도 뚜렷한 효과를 못 보시는 분들에게 '아이리스 수정' 제품은 온열 파동 에너지가 깊숙이 응어리진 근막에 해독작용을 해주어 어떤 제품과도 비교할 수 없는 매력적인 제품입니다.

저도 한결 편안하게 업그레이드된 서비스를 제공하게 되어 '아이리스 수정' 제품을 개발하신 박규리 대표님과 회사에 다시금 감사를 드립니다.

"수정테라피"로 관리하면서 회복한 희귀질환 탈출

문희숙 서울시 성동구 마장동 | 힐링약손 원장

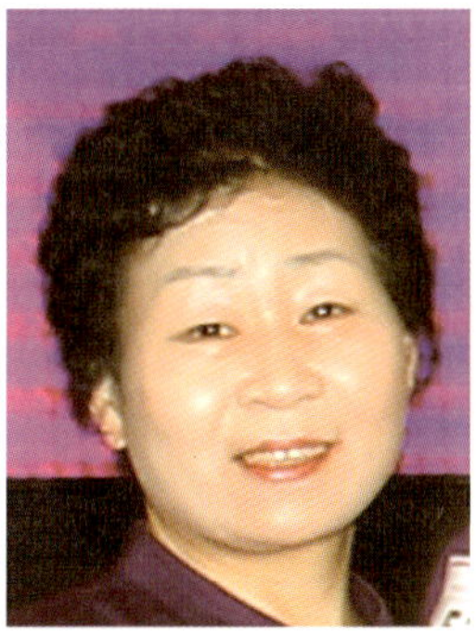

5년 전 지인의 권유로 수정테라피를 알게 되어 박규리 대표님을 만나게 되었습니다. 대표님을 만날 무렵 저는 의학으로 고칠 수 없는 희귀질환에 걸렸는데, 얼굴은 새까매지고 약도 없고 수술도 못 하고 마지막에는 위가 화석화되어 부서진다는 병이었습니다.

의사선생님은 제게 눈도 나빠져서 1년 뒤에는 앞을 볼 수 없을 거라며 마음의 준비를 하라고 말했습니다. 제 몸은 움직이는 종합병동이었고, 그런 몸으로 일을 해야 하는 상황이었습니다.

수정테라피를 도입한 후 하루는 얼굴이 새까맣게 탄 고객이 샵에 오셨습니다. 그 분은 어릴 적 천연두를 앓고 얼굴에 심한 자국이 남았는데 청소년기에 잘못된 정보를 듣고 화학물질로 세수를 한 뒤 피부색이 그렇게 변하여 결혼도 못 했다고 하였습니다.

안타까운 마음에 수정괄사로 정성껏 얼굴 관리를 해 드렸는데 수차례 관리 후 놀랍게도 얼굴빛이 정상으로 돌아왔습니다.
그 때부터 저는 수정의 효능을 확신하게 되었고 편찮으신 고객이 오시면 제 몸이다 생각하고 관리해 드렸는데, 고객들의 건강이 좋아지면서 제 몸도 시원해지는 것을 느끼곤 하였습니다. 그러는 중에 제 몸은 나날이 회복되어 건강을 되찾았고, 말로만 듣던 기적이 제게 일어났습니다.
얼굴빛도 되돌아왔고, 안경을 안 쓰고도 깨알 같은 글자를 읽을 정도로 시력도 좋아져서 지금은 건강한 삶을 살고 있습니다.
입소문을 듣고 찾아오는 고객들이 많아졌고, 어떤 고객은 관리 후에 로또 맞았다며 원장님 손이 약손이라는 찬사를 보내기도 합니다.

이렇게 좋은 제품을 개발해주신 박규리 대표님께 감사드립니다.

“관리사의 건강까지 좋아지는 건강지킴이”

한미영 대전광역시 대덕구 송촌동 | 다 경 美 힐링 스킨&바디 원장

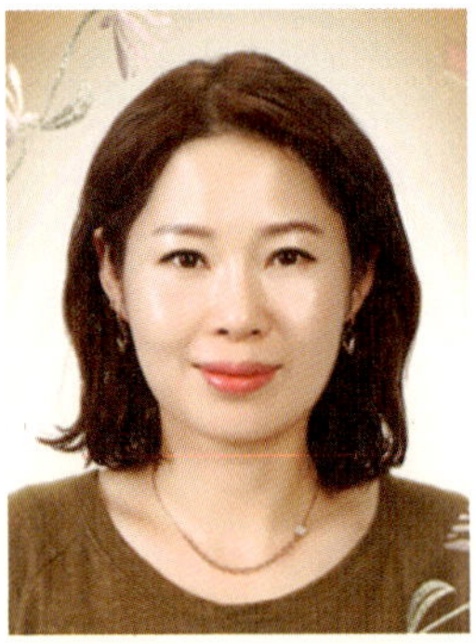

국제미용대회 대전 박람회장에서 IRIS 테라피 수정을 처음 접했습니다. 온열 수정과 두피 체험을 받았었는데, 그 느낌이 너무 좋아서 친한 원장님께도 권했고, 그분과 함께 본사를 방문하여 대표님의 열정적인 강의와 교육을 받고, 관리 체험도 하고, 동영상도 보면서 연습하고 수정 세트를 구입하였습니다.

고객분들께 온열수정으로 관리를 받고 나면 몸이 따뜻하고 컨디션이 너무 좋다고 말씀해 주셔서 만족도가 매우 높았습니다. 어떤 고객분들께서는 가정에서 자녀분들과 남편분께 사용하고 싶다고 수정 세트를 구입해서 사용하고 계십니다.
고객분들께서 지인에게 많이 소개해 주셔서 매출도 상승하고 나날이 발전하고 있습니다.

수정은 본연의 에너지가 있어 바디와 페이스 관리 시 통증과 염증, 혈액순환, 독소배출에 탁월합니다. 또한 습·담이 빠르게 배출되는 것을 바로 확인할 수 있습니다. 무엇보다도 수정은 전자파가 없기 때문에 어린이, 노약자, 임산부도 안전하게 관리해드릴 수 있고, 관리사와 관리 받는 분의 건강이 모두 좋아지기 때문에 ‘건강지킴이’라고 생각합니다.

IRIS 수정테라피 교육장에 가면 다른 곳에 없는 무한한 열정을 담아서 강의를 해 주시는 대표님, 맛난 식사를 정갈하게 해 주시는 실장님께도 항상 감사드립니다. 저는 대전에서 제일 가는 체형교정과 복부관리 전문가라고 자신 있게 고객께 말씀드릴 수 있습니다. 처음 이 일을 시작할 때 품었던, 욕심 내지 않고 한 걸음씩 조금씩 걷겠다는 마음을 잊지 않고, 성심껏 좋은 에너지로 최선을 다해 관리해 드리겠습니다.

"고객이 감동하는 관리, 아이리스 수정으로 시작하세요."

김금아 [경력13년] 경남 진주시 초장로 | 미앤미 에스테틱 원장

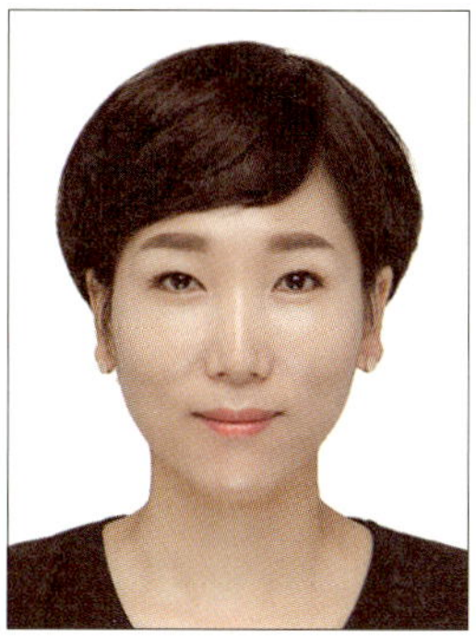

친언니에게 아이리스 수정을 소개받고는 한 치의 의심도 없이 한 세트를 주문하고, 수정도 체험할 겸 순천에 있는 박람회장을 찾아갔습니다. 그곳에서 처음 대표님과 실장님을 뵙고 열정과 진심을 다하는 모습에 또 한 번 신뢰를 하게 되었지요. 그 후 바로 수정 사용에 들어갔습니다.

동영상을 보며 혼자서 연습하고 고객께 서비스도 해드리다 추가금액을 받으면서 바디, 페이스에 접목시킨 후 매출이 상승하고 자신감도 생기고, 고객분들께서 수정을 무척 좋아해 주셨어요.
수정이 없을 땐 어떻게 고객님께 관리를 했을까 싶을 정도로 저도 수정을 사랑하게 되어서 다른 원장님께 소개도 하고 그분도 잘 사용하는 모습에 뿌듯했답니다.

그 후, 수정에 대해 더 공부하고 새로 나온 올킬 수정을 구입해서 바디 관리에 접목시켰더니 모든 고객 분들이 더 감동하시더라구요. 저 또한 기분 좋게 관리에 임하고 있습니다.
수정은 이제 저와 한 몸이 되어 뗄래야 뗄 수 없게 되었지요. 아직도 수정 관리를 안 받아 보신 분들께 자신 있게 권합니다. 저도 몸이 힘들 때는 수정으로만 전신관리를 받고 싶습니다. 힘들 때 이제는 그만 해야겠다 싶다가도 고객 분들이 관리 받고 좋아지시면 행복해지는 걸 보면 천직이겠죠.

요즘 많은 분들이 주위에서 어렵다고 하시는데 저는 안정적인 영업을 하고 있습니다. 저희 "미앤미 에스테틱"은 경남 진주에서 나름 소문이 났습니다. 가까운 지역에 계신 원장님 너무 아프시면 한 번 오셔요. 그리고 수정을 소개해 준 저의 언니에게 감사하다는 인사를 전하고 싶고 힘든 시련 속에서 수정테라피를 탄생시킨 박규리 대표님께 진심으로 감사드립니다.

"수정의 경이로움을 맛보세요!"

강다윤 [경력 20년] 광주광역시 서구 농성동 | 빛나라 뷰티 원장

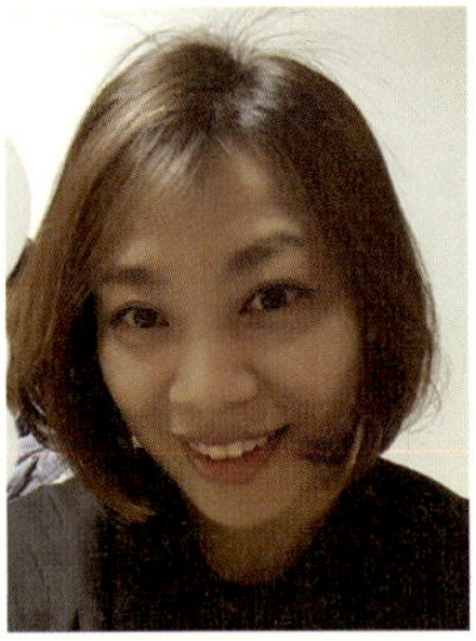

현대인은 불면과 두통, 목, 어깨의 만성통증, 테니스엘보에서 벗어나지 못해 힘들어합니다. 그러한 신체의 불편함이 스트레스성 탈모까지도 유발합니다. 가발을 착용해야 하는 일상생활의 불편에 이어 자존감 결여, 성격장애 등을 겪게 되고 사회성과 관계의 부조화로 인해 삶의 한 축이 극심한 우울과 암흑으로 치닫게 됩니다.

그런 분들이 저희 샵에 오셔서 숙면을 취하고, 굳은 목이 돌아가고 보이지 않던 쇄골이 나오고 눈이 커지고 무성하게 머리털이 자라기 시작하면서 성격이 180도 달라지는 변화를 보이고, 저를 은인이라 칭하시며 삶이 평화롭게 치유되어 행복해하시는 모습을 볼 때마다 저의 일에 자부심이 커집니다.

그러나 자부심이 커진 만큼 제 몸의 피로도도 엄청나게 커지기 시작했습니다. 그러던 중 우연히 세미나 부스 한 쪽에 놓인 5색 수정을 발견하고 만져 보았습니다.

손에 닿는 순간 수정의 엄청난 파장에너지가 제 몸을 타고 흘러 몸의 피로를 싹 풀어주는 것이 너무나 신기해서 바로 수정 1세트를 구입하고 샵에서 사용하기 시작했습니다. 특별한 테크닉도 몰랐고, 무작정 쓰기만 했습니다. 수정을 들고만 있어도 에너지가 보충되는 것처럼 피곤하지가 않았습니다. 제가 이렇게 좋은데 수정 관리를 받으시는 고객 분들은 얼마나 좋겠습니까?

탈모 관리를 예로 들자면, 일반 관리의 2배 이상 효과가 빨랐습니다. 일반적인 경우 3개월 ~ 6개월이 걸리는데, 수정 관리로 1달 보름 만에 빠른 효과를 보신 분이 계십니다. 대단하죠? 놀랍다 못해 경이롭습니다. 뒤 수정체험관리를 꼭 확인해보셔요.

이 분은 인생이 완전히 바뀌어 저에게 날마다 반찬을 해주시고 소고기도 사주신답니다. 힘들게 수기관리만 고집하던 제가 IRIS수정을 만나고부터는 피곤이 무엇인지 모르게 되었고 밤 12시까지 일을 해도 끄떡없습니다. 자부심이 더 커졌냐고요? 물론입니다. 한 번 체험해보세요.

"위기에 찾아온 새로운 희망, 아이리스 수정테라피"

변경희 [경력13년] 경기도 시흥시 정왕동 | 이젠 피부관리 원장

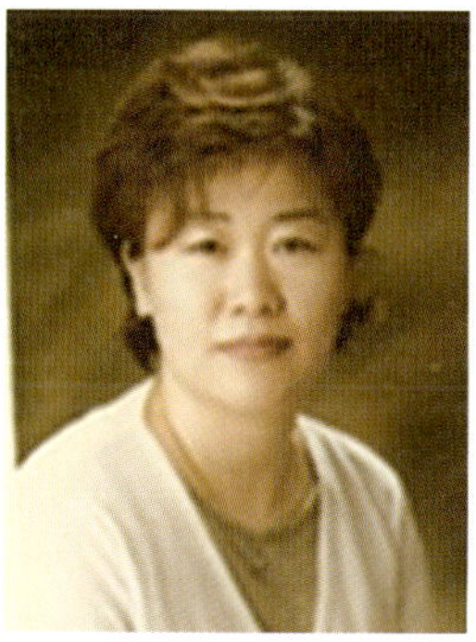

샵을 운영한 지 13년차이고 IRIS 수정테라피와 함께한 지는 4년 정도 되었습니다. 사업 초기에는 수기로 하다가 힘이 들어 기계도 사용해 봤지만 여러 가지로 힘든 부분이 많았습니다. 그래서 한 가지에 집중 하기로 하고 기본 페이스 관리만 하게 되었습니다. 하지만 기본 페이스 관리는 피부과에서도 받을 수 있기에 굳이 저희 샵을 찾으실 이유가 없었고 고객 수가 감소했습니다. 그렇게 힘들 때 IRIS 수정테라피를 만나게 되었습니다.

수정테라피를 접한 고객분들의 반응이 정말 좋았습니다. 특히 대상포진, 류마티스관절염, 허리디스크, 비만 등에 효과가 있었고, 관리를 받으신 분들은 몸이 가벼워 구름에 뜬 기분이라고 만족하셨습니다. 아프지 않게 관리해 주셔서 감사하다는 인사도 참 많이 받았습니다.

저희 샵을 찾는 고객분들이 마음이 편해져서 근심걱정을 다 털어놓으시고 몸도 디톡스하고, 마음까지 진정시키고, 가벼워진 마음으로 감사함을 전해주실 때마다 보람을 느낍니다.

그래서 차별화된 한 가지 관리의 한 우물만 파기로 결심하고, IRIS 수정테라피로 이번에 '**2018년 대한민국 시데스코 뷰티테라피 경진대회 은상**'도 수상하였습니다.
그리고 IRIS 전문가 과정(경줄기학, 아로마컬러테라피, 산전산후관리)인 3가지 융합테라피를 우수한 성적으로 마치고 수정 트로피도 받았습니다. 올해는 저에게 새로운 출발, 시작이라는 희망으로 다가옵니다.

IRIS 수정테라피를 탄생시킨 대표님, 실장님께 감사드리고, 특별히 수정테라피를 만나게 해주신 경기지회 박수진 회장님께 감사드립니다.

“수정테라피, 만남의 축복”

홍은숙 [경력20년] 경북 구미 형곡동 | 마임 원장

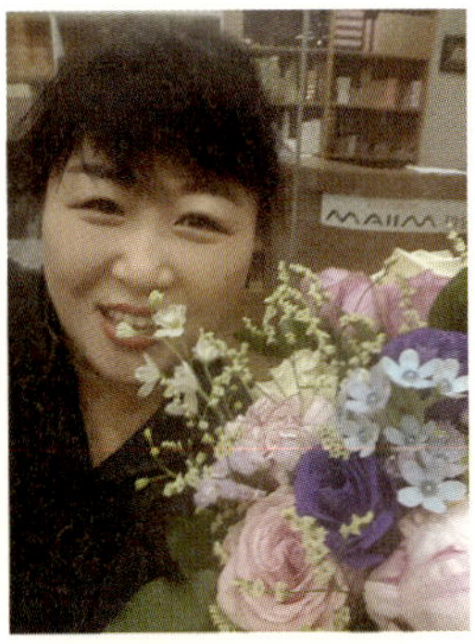

유난히도 무더운 여름 입니다. 지치고 힘이 드는 날들… 어떻게 지내시는 지요~^^ 반갑습니다. 저는 경북 구미 형곡동에 살고 있습니다. 멋모르고 시작한 마사지가 어느덧 몇 달만 채우면 20년이네요. 처음엔 돈을 벌기 위해 시작한 일이 이제는 치유센터라는 비전을 가지고 꿈을 향해 나아가고 있습니다. 사람의 몸은 어떤 과학보다도 더 신기하고 더 체계적인 것 같습니다. 독소와 균형을 맞추어 주면 스스로 가동되는 프로그램으로 만들어진 과학보다 더 정교한 시스템입니다.

그 과정에서 ‘수정테라피’는 제게 넘치는 만남의 축복 인 것 같습니다. 독소배출이라는 난제를 아주 쉽게 풀어준 멋진 발명품입니다. 저희 샵은 수정판과 온열기등의 기구와 균형관리, 순환관리를 수기, 수정테라피, 아로마, 해독운동으로 체계적으로 관리하는 프로그램으로 고객님과 만남을 가지고 있습니다.

누구나 쉽게 저렴하게 참여할 수 있도록 세팅되어 있으니 부담없이 체험해보시기를 권유합니다.
1층은 커피숍을 쉼터로 운영하고 있고,
2층은 5개의 마사지실,
3층은 운동실로 운영하고 있습니다.
가벼운 마음으로 방문하셔서 새로운 경험 체험해보시기를 바랍니다.

늘 배우는 자세로 최선을 다하는 여러분의 건강도우미가 되도록 노력하겠습니다.

"원장님, 오늘도 보약 한 재 먹고 갑니다."

김선희 [경력10년] 경북 안동시 태화동 | 오가닉 수정테라피 원장

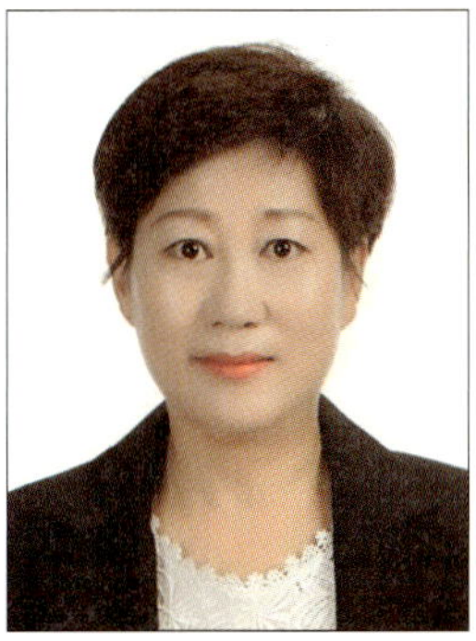

13번의 수술로 몸과 맘이 망가진 채, 왜 자꾸 종양이 생기는지 공부하기 시작하였습니다. 뒤늦게 다시 대학에 들어가 한방 미용학을 공부하고 여러 자격증을 취득하였고 지금도 대학원에서 얼굴분석 상담학을 공부하면서 저처럼 아픈 사람들에게 조금이나마 도움이 되고자, 몸과 마음의 위로자가 되어 겸손하고 성실하게 고객님과 함께합니다.
피부 관리에 기기를 사용하면 전자파에 노출되는 것이 늘 걱정되어 다른 방법이 없을까 고민할 때 이 수정 테라피를 만났습니다. 수정을 처음 접하고 체험해 보면서 '아 바로 이거구나' 하고 기쁜 마음으로 컬러 세트를 구입하였고, 제가 공부한 한방 미용에 대표님의 수정과 아로마 테라피를 접목하니 고객님들이 너무나 좋아하십니다.

저희 샵은 제 몸을 생각하여 기기는 일체 사용하지 않고 오로지 수정과 오가닉 제품만 사용하고 있습니다. 고객님뿐만 아니라 일하는 저도 몸이 좋아지고 피곤함을 덜 느끼니 신기방기하면서 효과 짱, 입소문 짱입니다.

어떤 고객님은 관리 끝나고 가실 때 "원장님, 오늘도 보약 한 재 먹고 갑니다"라고 하시고, 한 고객님은 대구에서부터 오셔서 수정 관리를 받으시고, 또 어떤 고객님께서는 자고 일어났는데 목이 안 돌아간다며 찾아오셔서, 원장님께 오면 다 해결될 것 같다고 무한 신뢰를 해 주실 때, 정말 이 일에 소명의식을 느낍니다.
많은 고객님들이 관리사의 손맛에 길들여졌지만 따뜻한 수정은 특별하게 우리 몸을 회복시켜 줍니다. 이런 수정테라피를 개발하신 박규리 대표님께 무한 감사를 드립니다.

한 집 건너 피부샵이 늘어나고 참으로 많은 도구와 기구들이 있지만, 현장에서 이 일을 하면 시간이 지날수록 몸이 망가진다고 말씀하시는 많은 관리사님들에게 수정테라피를 꼭 추천드리고, 안동에 수정 샵이 있다면 저 또한 찾아가서 관리 받고 싶습니다.

“수정테라피와 새로운 도전”

이지원 대전 서구 만년동 | 시크릿뷰티 원장

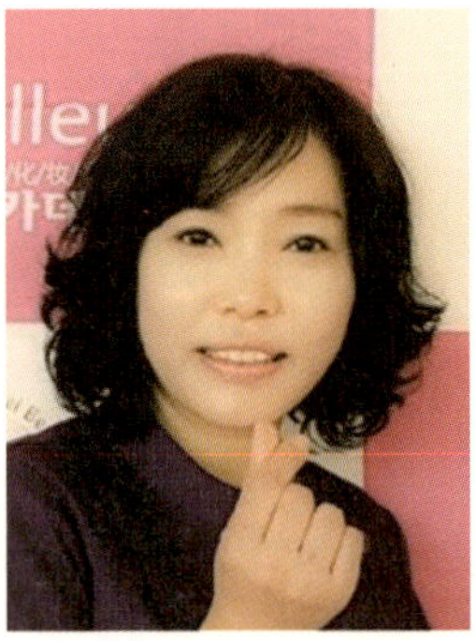

뷰티샵을 운영하면서 좀 더 차별화되고 고객을 만족시킬 수 있는 방법을 고민하던 중에 같은 일을 하시는 원장님의 소개로 박규리 대표님의 ‘수정테라피’ 제품을 접하고, “체온을 높여주어 병으로 전환되는 병증을 없애고 수정의 파동으로 심한 근육통, 관절통 고민을 해결할 수 있다”는 말에 반신반의하는 마음으로 수정테라피를 만나게 되었습니다.

실제로 관리를 하며 고객의 통증과 오래된 병증으로 인해 굳어져 있던 복부에서 냉기가 나오고 눈으로 배출되는 과정들을 겪으면서 수정테라피에 대한 확신이 생겼습니다. 고객분들 또한 웃으시며 너무 편안하게 관리를 받아서 좋다고 하시며, 번거로움도 마다하고 멀리서 매주 관리를 받으러 오시는 분들이 늘어나서 기쁜 마음으로 관리해 드리고 있습니다.

저의 고객분들은 저를 두고 믿을 만한 사람이라 표현합니다. 그래서 샵을 이전했는데도 멀리서 오시니 정말 감사할 따름입니다.
이번에 새로 오픈한 샵은 대표님의 조언을 받아 새롭게 수정과 아로마, 컬러테라피 관리로 세팅 중입니다.
새로운 변화를 시도하기에는 두려움이 앞서는 나이, 박규리 대표님의 도움으로 ‘수정테라피’에 올인하여 한번 도전해 봅니다. 대표님께서 자주 저에게 말씀하신 ‘건강이 1번’이란 말씀을 들으면서도 바쁘다는 핑계로 돌아보지 못한 제 몸도 이제 사랑해 주려 합니다. 그래서 저도 요즘 친한 원장님 샵에서 수정테라피 관리를 받고 있습니다.

단골은 한 명 만드는 데 3개월을 공들여야 하고, 단골이 실망하여 떠나는 데는 3초가 걸리며, 그 단골이 되돌아오는 데는 3년이 걸린다고 합니다.
꼭 최고가 아니어도 항상 노력하는 자세로 수정과 함께 고객 한 분 한 분 소중한 인연으로 만나겠습니다.

“바쁜 현대인들의 오아시스, 수정테라피”

장윤옥 [경력15년] 경기도 성남시 분당구 구미동 | 러블리(Lovely) 원장

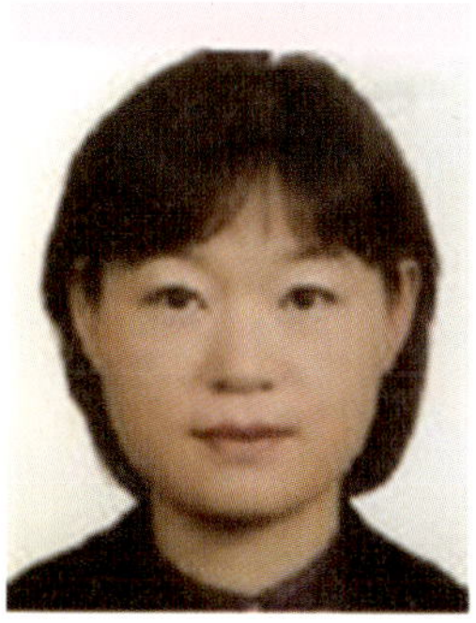

피부 관리 사업을 시작한 지 어느덧 15년, 시간이 흘러도 미래를 보고 계속 열공 중입니다. 처음 피부관리에 첫 발걸음을 내딛었을 때가 생각납니다. 표피는 맑고 깨끗하게, 보습상태는 촉촉하게, 떨리는 손으로 정성을 다하여 관리했습니다. 너무나 즐거웠고 신났습니다.

첫 고객 2명으로 오피스텔에서 시작하여 입소문이 나서 직원 3명을 둔 이름난 샵이 되기까지, 시행착오가 생길 때는 더 많이 생각하고, 무엇보다 나만의 전문성과 테크닉을 갖는 것, 최고라는 자신감과 긍정적인 마인드가 중요하지 않을까 합니다. 또 다른 도전정신을 가다듬으며 저를 뒤돌아봅니다.
과거 저는 오랜 시간의 고주파관리로 인한 전자파 중독인지 늘 피곤에 지쳐 있었고, 때마침 관리실에선 고주파 금지령이 내려 고주파를 대체할 수 있는 관리가 무엇이 있을까 많은 생각을 하던 중 수정테라피를 알게 되었습니다.

IRIS 유튜브 동영상으로 수정을 처음 접했고 IRIS 본사로 전화하여 수정의 효능을 알게 되었습니다. 그 때부터였을까요? 수정의 파장 치유 효능에 푹 빠졌고, 관리사들에게도 더 좋다 하여 전자파로 고충을 겪는 많은 관리사분들도 더욱더 편하고 즐겁게 일하셨을 거라 생각이 듭니다.
고객분들에게 5회 정도 수정 관리를 했을 때, 제가 고객들께 ‘원장님, 왜 몰라보게 예뻐지시는 거예요?’ 하는 인사를 받았습니다.

저의 기술에 수정을 융합하여 얼굴윤곽 관리, 전신아로마 올킬관리, 울화소통 힙업 관리를 받으신 고객님들은 짧은 시간에 빠른 효과를 얻고 너무나 많이 흡족해 하셨습니다. 요즘처럼 바쁜 사회에서 수정은 오아시스입니다.
짧은 시간에 정확한 맞춤관리, 수정테라피라면 확신합니다. 수정올킬과 아로마오일로 누구나 러블리한 얼짱 몸짱이 될 수 있습니다. 수정사랑 최고!

“아이리스 수정, 뷰티산업계의 진정한 선물”

양현하 경기도 광주시 양벌리 | 루시아이 원장

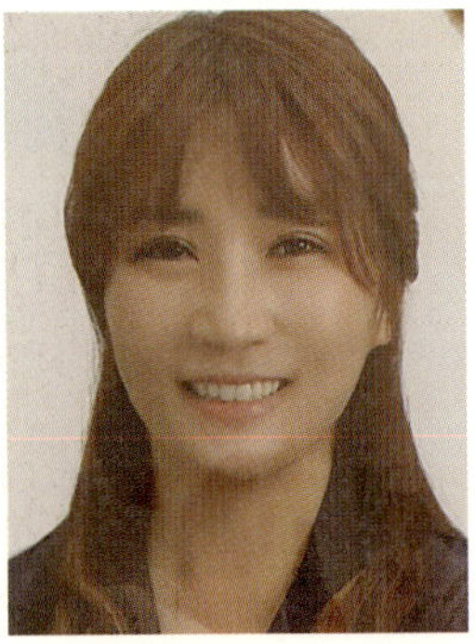

우선 아이리스 수정과 본 교재를 만들어 주신 박규리 대표님께 감사함을 전합니다.

저는 대학에서 학생들을 가르치고 경기도 광주에서 피부관리실을 운영하면서 어떻게 하면 조금 더 다양한 방법으로 힘들이지 않고 일할 수 있을까 고민하던 중 피부위생교육박람회장에서 아이리스 수정을 보고 남편에게 생일선물로 꼭 받고 싶은 것이 있다며 박 대표님의 교육장으로 남편을 안내해 직접 수정 시연을 받게 했고, 그 결과 아무 말 없이 카드로 결제해 주었습니다.

사실 관리실을 운영하면서 교육을 하면서도 피부 관리를 별로 좋아하지 않았습니다. 관리를 하고 나면 손이 붓고 힘이 들었기 때문입니다. 하지만 선물받은 수정은 ‘대박’이라는 표현이 맞을지도 모릅니다. 저에게는 진정한 선물이었습니다.

너무나 편하고 인체에 맞추어 만들어져 박대표님의 아이디어를 존경하게 되었습니다.

누구나 생각은 할 수 있고, 저 또한 뷰티라는 영역에서 성공적인 삶을 항상 생각은 하면서도 바빠서, 몸이 따라주지 않아서 실천하는 삶을 살지 못했습니다. 하지만 이렇게 모든 사람들이 힘들이지 않고 일할 수 있게 하고, 철저히 고객의 인체를 생각하며 만들어낸 수정을 보면서 참 감사했습니다.

수정 관리를 받으신 고객님들께서 꼭 감사하다고 전해 주셨고, 한두 분씩 고객이 늘어날 때마다 일하는 것이 감사하고 피부 관리가 재미있게 되었습니다.

단순히 도구를 판매하는 것이 아니라 인체의 원리를 정확히 파악하여 기의 흐름과 음양의 조화를 맞추어 만든 고귀한 작품을 만난 것은 신의 한수라 표현해 봅니다.

저는 지금 항상 꿈꾸어 왔던 대로, 다른 원장님과 함께 중국과 베트남을 다니면서 건물을 구매하여 관리실을 운영 중입니다. 저는 “대한민국 뷰티산업”을 세계에 전파한다는 사명감과 자긍심을 갖고 일하고 있습니다.

“수정을 만난 건 우연을 가장한 축복”

이조은 [경력8년] 경남 진주시 진주대로(봉곡광장) | 이조은 스킨앤바디 원장

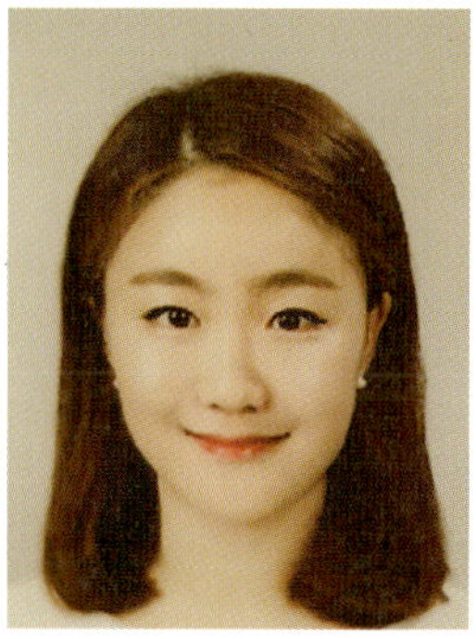

처음 시작한 화장품 사업을 계기로 피부 관리 일을 시작했습니다.
이 일을 하면서 나의 손을 거쳐 병증이 완화되는 고객들이 늘면서 큰 보람을 느꼈습니다. 그래서 이 분야의 전문가가 되어야겠다고 결심했습니다.

어느 한 분야의 전문가가 되려면, 일만 시간을 투자해야 한다고 합니다.
피부 관리 전문가가 되기 위해, 전국 어디든 찾아다니며 공부를 했습니다.
카이로프락틱, 임산부관리, 아로마테라피 등등 배우고 싶은 건 다 배워야 직정이 풀리는 성격 때문에, 일보다 공부가 우선인 시간도 길었습니다.

이후 원론보단 실진을 통해 더 많이 성징한다는 믿음을 바탕으로 지난 3년 간 하루 8명 이상의 고객을 받으면서 더 많이 배우고 성장하고 있습니다.

3년 전 서울의 한 교육장을 통해 처음 만나게 된 아이리스 수정은, 제가 이 일을 더 행복하게 할 수 있도록 날개를 달아준 고마운 존재입니다. 전에 수기나 기계관리를 할 때는 일이 끝나면 녹초가 되기 일수였는데, 수정으로 관리한 후부터 밤까지 관리를 해도 신기하게 컨디션이 더 좋습니다.

기존의 수기관리를 선호하던 손님들도 수정의 신비한 효과에 감동받아 사랑해 주고 계십니다.
저희 샵은 밸런스테라피, 전신 디톡스, 수정테라피 등 다양한 프로그램으로 고객님들을 만나고 있습니다. 누구나 쉽게 받아 볼 수 있는 스킨케어 프로그램부터 세팅이 되어있으니 부담 없이 체험해 보시기를 권해드립니다.
빠르고 효과적인 결과로 사랑받고 있는 "수정테라피"와 아로마, 컬러의 3중 복합 테라피는 특히, 임산부 및 산전. 산후관리에 탁월한 효과를 자랑합니다.

차별화된 '"이조은 스킨앤바디"의 관리를 새롭게 준비 중인 진주 혁신 점에서도 만나보실 수 있습니다. 감사합니다.

성공창업 길라잡이

안정적인 수익의 창출,
쉽게 하는 관리방법

1. 피부 관리실 창업과 고수익 브리핑 맞춤 관리 방법

| 제품 선별 및 자리 선점의 중요성

샵 오픈의 핵심은 철저히 준비한 제품과 프로그램을 고객께 선보여 바로 금전적 이익을 보는 것이다. 그렇다면 피부 관리실을 처음 창업하는 분들은 어떤 교육을 받아야 할까?

어떤 제품이 좋은지 선별하기가 어렵다. 교육은 무료교육이 있다면 여러 곳에 참가해 보는 게 좋으며, 그래서 발품을 팔아야 한다. 제품 정보를 수집하고 그중 교육은 프로그램화된 쉬운 교육이 좋다. 아무리 좋은 교육도 본인 것으로 만들 수 없다면 내 것이 될 수 없으며, 내가 이해하기 어려운 교육을 받고 고객께 설명하기는 더욱 어렵기 때문이다.

그리고 제품도 오랜 경험이 있는 분들의 추천을 통해 알아보고 샵에 법적 문제가 되는 제품은 아예 배제하라. 그리고 지방에서 사는 분이라면 서울, 경기권에서 인기 있는 상품을 선택하는 것이 좋다. 지방에서 지금도 고주파를 선호하는데, 이미 고주파는 법적 규제로 인해 한 카톡방에서는 30만 원에 고주파기계를 처분하려 해도 팔리지 않고 있다.

5개 제품을 선정하여 직접 체험해 본 후 선택하는 경우가 좋다. 따라서 여러 제품을 체험하는 비용을 아끼지 말고 나를 위해 투자해야 한다. 관리를 받는 것도 하나의 교육의 연장선이기 때문이다. 그리고 한 시간이라도 담당교육자에게 설명을 들으면서 관리를 직접 해 본 후 제품을 구입하면 분명 후회하지 않을 것이다. 그런데 일반적인 원장님들은 체험 관리비가 들어간다는 이유로 그 비용을 줄여서 체험하지 않고 구입하기 때문에 여러 제품을 다시 구입해야 하는 경우가 종종 발생한다.

피부 관리실 창업을 시작하면서 인테리어 비용이나 자리 선정, 그리고 창업 후 문제점이 생겨 많은 시간과 금전적 손해를 보지 않는 것이 시작부터 돈을 버는 것과 같다.

첫 번째, 가장 많은 경우는 40대 이후의 창업자 분들이 피부관리자격증을 바로 취득한 후 월세가 작은 곳에서 저가로 시작해서 실력이 좋아지면 좀 더 크고 좀 더 나은 상권으로 움직이시는 분들이 제일 많고, 들어가는 비용도 1천만 원~2천만 원 정도로 시작한다.

두 번째, 의외로 근래 전국 피부 관리 사업자 중 젊은 층들의 유입이 많아져 제품과 홍보, 인테리어 등 손쉽게 할 수 있는 프로그램이 잘 갖춰진 브랜드 형태의 체인점을 선택한다. 물론 대부분 좋은 A

상권에 입점하여 인테리어도 깔끔하게 들어가기 때문에 기본 최하 1억 원에서 평수와 상권에 따라 2억 원 이상 창업비용이 들어가는 것을 감안하여 오픈한다. 그러나 첫 오픈을 프랜차이즈로 하는 것을 권하지는 않는다. 이유는 너무 고가로 한번 발을 잘못 들여 평생 후회하는 일이 생길 수 있기 때문이다.

❙ 소규모 창업자를 위한 조언

1) 1년 이상 피부 관리실 경험을 익히고 창업하라

사실 1년이란 시간이 긴 시간은 아니다. 1년 동안 피부 관리실의 흐름, 고객 응대 및 고객의 좋아하는 니즈, 관리프로그램 등을 워밍업하는 것이다. 처음 취업한 곳의 프로그램을 똑같이 할 필요는 없다. 한 사례로 처음 취업한 곳이 저가 전신수기관리로 입소문이 나고 사람이 엄청 많아서 그 경험을 통해 같은 형태로 새로 창업했는데, 1인 샵 운영에 가장 큰 중요한 것은 "내가 혼자 모두" 해야 한다는 것이다. 그래서 저가 샵으로 오픈하면 1년이 지나가기 전에 온몸이 아프고 힘들어서 계속해야 하는지에 대한 슬럼프가 바로 온다.

그래도 입지 조건이 좋으면 저가 샵에도 고객은 따라오기 때문에 건강한 분이라면 기본 4백만 원 이상 순수익을 올릴 수는 있지만, 그런 분들 또한 2년이 지나면 이렇게 계속할 수 없는 것을 알고 난 후 어떻게 해야 할지 모색하다가 더러는 수기 관리 시간을 조금 빼고, 새로운 기계나 제품을 도입하여 힘들지 않고 효과를 보기 위해 노력하는 모습을 볼 수 있다. 더러는 기술 습득을 위해 교육장을 찾거나 비용을 들여서 잘한다는 강사의 근육학의 공부나 체형교정 공부를 시작한다.

그렇게 대개의 근육학의 공부나 체형교정 수업 형태가 일주일에 한 번 4시간 수업으로 진행되어 6개월에서 1년 과정이 끝난 후 재정비하여 자리를 잡는 사람은 10명 중 2명도 되지 않는다. 이유는 처음 저가로 샵을 운영하셨던 분들은 이상하게 교육을 받았어도 저가로 운영하지 않고 정상가로 가격을 올리면 80% 고객이 바로 다른 샵으로 이동하기 때문이다. 그동안 교육을 받았어도 비슷한 테크닉을 사용하여 전과 비슷한 효과를 보았기 때문과 같은 가격이라면 정확한 지식이 있는 전문샵의 좋은 공간에서 관리를 받겠다는 분이 많기 때문이다.

프로그램 개편을 위해 교육을 받은 후 원장님이 100% 프로그램을 완벽히 준비해야 한다. 고객께 연습하는 것이 아니라 식구들이나 친지들을 이용하여 직접 체험을 확인한 후 프로그램을 개편에 대한 공지 내용을 한 달 전부터 샵에 고객이 잘 보이는 곳에 붙여 놓고 진행하면 효과가 좋다. 그리고 처음 가격에서 30% 이상 가격을 올리지 않도록 하고, 대신 시간을 줄인다. 시간을 줄여도 효과가 높은 프로그램을 개편하는 것이 좋다. 그래서 다시 제품을 선택할 때 신중하게 선택해야 하는 것이다.

2) 오픈 전 관리 제품과 프로그램을 100% 확실히 익혀라

위의 내용처럼 오픈하고 나서 문제를 아는 것보다 오픈 전에 제품 설정에 맞는 프로그램을 완전히 자신 있게 본인 것으로 만든 후에 시작해야 한다.

3) 입지 선정의 중요성

지금까지 내용을 통계해 보면 일반 샵들의 가장 안정적 수입은 유동인구가 많은 1000세대 이상의 아파트 내 상가이며 그중 가격이 높은 수준의 아파트가 더 좋다. 그리고 도로 상권은 200m 인근에 대형 마트나 은행이 있는 상권이고, 그 외 골목상권은 나가는 유동인구가 아닌 들어오는 유동인구가 많은 상권을 권한다.

＊ 샵 자리를 선정하기 전 꼭 체크해야 할 사항

인근 지역 1㎞ 내 피부 관련 샵 프로그램과 가격을 체크한다. 인근 1㎞ 안 여러 곳의 피부샵과 병원 등에서 체험을 한 후 도표를 만들어 가격 프로그램을 정리해 본다. 그렇게 분석해 본 가격과 프로그램을 보아 그 주변의 50% 이상이 정상가격보다 저렴한 가격이 많다면 그 상권은 B상권이고, 70%가 넘는다면 C상권일 가망성이 높다. C상권에 1㎞ 인근에 10개의 피부샵과 피부 관련된 병원이 있다면 아예 다른 곳을 선정하라. 아무리 좋은 제품과 실력이 있어도 어려울 수밖에 없기 때문이다.

간혹 B상권에 샵이 많지 않고 은행 100m 인근에 들어오는 버스 정거장 100m 근처의 상가가 마음에 드는데, 근처에 저가 샵이 가령 만원의 행복 체형관리 체인 샵으로, 20분만 기계로 진행하는 샵이라면 큰 문제는 없다. 이유는 오래 가지 않아 폐업하는 사례가 많기 때문이다. 전문적인 지식 없이 무조건 온열 석션기로 진행하는 관리는 모든 분께 좋은 효과가 없으며, 시간이 지나 기계를 일반인께 팔려는 것을 알게 되면 고객은 떨어지기 때문이다. 그리고 일반적으로 제대로 받고자 원하는 분들은 아예 가격이 싸다고 하여도 그런 곳을 찾지 않기 때문이다.

입지조건이 좋은 상가 중에는 타 업종 중에서 냉난방과 기본, 인테리어가 되어 있는 곳이 있는지 확인한다. 피부 체인 샵을 오픈 후 경험 미숙으로 내놓은 샵을 공략하는 것도 좋은 방법이다. 단, 경험 미숙이 아니라 아예 고객이 들어오지 않는 상권이라면 선택하지 않는 것이 좋다. 이유는 죽은 샵은 꼭 이유가 있기 때문이다. 그래도 본인이 아는 고객의 유입이 계속적으로 확실한 경우에는 해 볼 만 하며, 그런 샵은 나가고 싶어서 보증금만 주면 바로 샵을 운영할 수 있다.

4) 간판과 새로운 샵의 인테리어에 돈을 투자하라

상권 분석 후 샵을 정한 후에는 상호를 정하고 간판은 디지털형태로 저녁에도 광고가 잘 보이는 간판으로 달아야 한다. 샵 안 컬러 벽지나 고급스런 소품이나 벽지에 명품 느낌이 나는 쇼파나 테이블을 비치한다. 강남의 명품 중고상 몇 군데를 찾으면, 분명 진짜명품이지만 저렴하면서도 느낌을 줄 수 있는 제품을 고를 수 있다.

5) 잘 보이는 옥상에 현수막으로 샵 상호를 걸자

인테리어를 시작하면서 건물주에게 양해를 구하고 잘 보이는 옥상에 현수막으로 샵 상호를 걸자. 오픈 날 가장 특화된 프로그램 1~2가지 내용과 오픈 후 한 달간 오시는 분들께 선물을 증정한다는 내용을 크게 보이게 달아 놓는다. 사전 홍보는 오픈 전 지나가는 고객의 시선을 끌어 큰돈을 들이지 않는 좋은 홍보의 시작이다.

또 기존의 원장님들이 프로그램 개편을 위한 내용을 홍보 할 경우에도 한 달 전부터 고객이 잘 보이는 곳에 배너를 붙여 공지한다.

| 프랜차이즈 창업 시 유의사항

제품과 홍보, 인테리어 등 손쉽게 할 수 있는 프로그램이 잘 되어 있는 일반 체인형태와 브랜드 형태의 체인점을 선택할 경우는 직접 관리를 많이 하지 않고 운영자는 브리핑과 관리 운영에 집중하는 경우이다.

개인 샵을 오픈할 때 전문적 지식이 없는 분이라면 아예 시작하지도 말기를 권한다. 아무리 '명품브

랜드'라고 하여도 본인의 자질이 없으면 직원들 문제는 꼭 생긴다. 체인점에서는 인원을 계속 넣어 준다는 말만 믿고 가기엔 너무 어려운 시장이기 때문이다. 이유는 직원 변동이 많은 곳이 체인점이기 때문이다.
가령 직원 문제가 전혀 발생하지 않도록 진행함을 계약서에 쓴다고 해도 변화되는 시장 상황과 업주와 직원분의 마인드 문제로 일할 수 없다고 직원이 말한다면 어떻게 손쓸 힘이 없기 때문이다. 그래서 쉽게 생각하고 큰돈을 투자한 탓에 샵을 정리할 수도 없어 속이 검게 타들어간 원장님들을 많이 보았다.

20년 전 피부 창업자 분들은 체인점들도 큰돈을 벌어들였다. 하지만 그동안 변화된 경제문제와 많은 샵들이 공급되면서 더욱 전문샵으로 공략하지 않으면 운영에 문제가 생기는 것은 당연한 이치이다. 그래서 큰돈을 투자할 경우는 5년 이상 피부 전문 샵 경험을 쌓거나 직접 3년 이상 잘 운영했다면 시작해 볼 만하다. 하지만 위의 경험을 했지만 확실한 브리핑과 직원 관리에 자신이 없다면 다시 전문 교육을 통해 100% 자신할 수 있을 때 창업을 준비해야 한다.

체인점들은 비교적 자리 선정과 인테리어, 프로그램을 체계적으로 진행하는 장점이 있다. 샵 위치 선정에 한 번 더 본인이 직접 체크해 보아야 하며, 인테리어 하는 동안 계약서대로 진행되는지를 본인이 꼼꼼히 체크해야 한다. 제품 판매 위주의 샵들이 요즘 어려움이 많기 때문에 관리 전문 샵이 아닌 제품 판매 위주의 샵은 고려해야 한다. 그리고 창업 컨설팅을 한 후 유령 회사가 되는 경우로 피해를 보는 경우도 있기 때문에 재무가 튼튼한지를 확인하고 사업을 시작하시길 권한다. 앞의 개인 오픈 준비 전 꼭 알아야 할 사항들을 참고하여서 진행한다.

그중 제일 중요한 것은 본인 건강이다. 창업 준비를 한 달 전에 하는 것이 아니라 최소 1년 전부터 준비하는데, 대부분의 원장님들은 한 달 전에 번갯불에 콩 볶듯 하는 문제로 정신적·육체적 소모로 오픈하고 실신 지경에 이르기도 한다.

샵 오픈은 이미 준비해 온 것을 펼쳐서 금전적 이익을 거둬들이는 일이다. 아이리스 교육 프로그램을 교육 후 교육에 참가하신 분들의 창업 후 영업에 가장 어려움이 많은 점에 대한 앙케이트 조사 결과이다.

① 자신의 샵이 상권이 안 좋아 신규 고객이 유입이 안 되어 힘들다.

② 주위의 저가 샵 때문에 문제가 많다.

③ 수기 관리가 힘들어 힘이 덜 들고 효과가 좋은 제품이나 관리도구가 필요하다.

④ 내가 가진 기술이 부족하다(브리핑 기술과 테크닉).

⑤ 내 샵을 홍보할 방법이 필요하다.

위의 내용을 분석해 본 결과 1번과 2번은 원장님들이 스스로 할 수 없는 방법이고 3번, 4번, 5번은 본인 스스로 노력한다면 충분히 승산이 있다. 대부분의 샵을 운영하신 원장님들은 문제점 해결에 3번을 우선 선택한다. 그래서 좋은 제품의 아로마나 좋은 기계라고 온열 기계를 큰 맘 먹고 구입하였으나, 관리가격을 올리기 쉽지 않음을 늦게 깨닫는다. 이유는 처음 시작할 때부터 수기로 했는지 기계로 관리했는지가 중요한 것이 아니라, 어떤 프로그램을 얼마에 시작하는지와 고객이 본인에게 관리를 받은 후 어떤 효과를 볼 수 있는지가 중요하기 때문이다.

그래서 제품은 본인 샵에 가격적인 부분이 맞는지와 그 제품이 관리 시 힘들지 않으면서 효과가 탁월한지를 잘 알아보고 선정한 후 고객이 원할 때 판매도 가능한지를 한 달 평균 매일 전신관리 세 명 정도를 했을 때 들어가는 비용도 계산해 보는 것이 좋다. 관리사가 관리가 편한지, 관리사에 건강에 문제가 생기지는 않는지, AS 문제로 나중에 속을 썩지는 않을지, AS를 받는다면 추가 금액과 기간은 얼마가 소요되는지 등을 꼼꼼히 체크해 본 후 직접 체험해 보고 구매를 한다. 본사에서 운영하는 곳에서 체계적으로 체험하는 것이 가장 좋을 것이고, 가까운 가맹점에서 체험해 본 후 구매하는 것도 좋다.

3번 선택을 했음에도 관리 가격 인상이 쉽지 않으면 4번을 선택한다. 사실 과거의 원장님들은 테크닉 교육을 받는 데 들어간 금액도 천만 원이 넘는다는 분들도 많다. 더러는 유명하다는 분께 배우고 저희 교육장에 오신 분들은 그래도 조금 아는 부분이 있고, 스스로 정립을 해서 나름 관리를 하고 계신다. 특히 과거에는 근육학 공부와 특수 체형 관리 프로그램을 배우는 분들이 많은데, 저희 교육장에서 그런 분들을 예시(가령 관리를 받을 때만 어깨 통증이 괜찮고, 계속 반복되는 현상의 질문)를 두고 브리핑을 해 보시도록 하면 통증 부위에 노폐물이 쌓여 혈액이 통하지 않아 근육통을 유발한다는 말과 자세에 대한 부분으로 브리핑을 전개한다.

사실 그 고객은 매번 어디에서나 그런 정도의 브리핑은 듣는다. 나의 기술에서 테크닉도 중요하지만 시작할 때부터 첫인상, 즉 브리핑도 중요하다. 브리핑에도 기술이 필요하다고 생각한다. 브리핑을 잘하는 분은 대부분 고가의 관리비를 받기 때문이고, 기술이 좋은데 브리핑을 못하면 제 가격을 받지 못하는 이유가 여기에 있다.

아무리 기술이 좋아도 정확한 문제의 핵심을 고객께 설명하고 고객이 받는 프로그램이 어떻게 진행되며, 어떤 효과를 내는지를 짧은 시간에 설득해야만 1회 관리라도 받게 될 것이란 것이다. 그리고 "실력이 좋아서 많이 찾아와요." 하는 분들 중 10에서 7명은 길게 오랜 시간관리를 싼 가격에 해 주기 때문이다. 현실을 직시해야 한다.

2년 전 제주도에서 교육을 듣고 구입할 돈을 모아 광주 교육장에 오셔서 수정 제품으로 관리를 받고, 20분 관리에 등에 붙어 있는 오래된 덩어리가 다 날아간 듯 가벼웠다면서, 유튜브에 무료관리 동영상을 계속 보았다는 분이 있었다. "관리는 쉽게 할 수 있어요. 그런데 대표님 꼭 브리핑을 배우고 가고 싶어요."라며 교육에 임하셨다. 그날 교육은 바로바로 다시 질문하는 형태의 교육으로, 원장님들이 스스로 말하는 '롤 플레이 교육'으로 진행하였으나 정말 제주도 원장님만 바로 얘기한 것을 다시 물어도 입을 열지 못하셨다. 그래서 소정의 금액을 받고 개인 브리핑 강의를 해 드렸고, 가실 때는 "제가 이제 말을 할 수 있다니 믿어지지가 않는다."며 기뻐하셨던 기억이 난다.

5번 홍보는 여러 가지 방법 중 가장 쉽고 금전적인 투자를 안 하면서 하는 것은 개인 블로그 작업으로, 자주 올려 인터넷상 가장 상위에 내용을 띄우는 방법이다. 인터넷을 모르는 원장님이라면 자제분들의 도움을 받으면 쉽게 하실 수 있다. 올리면 바로 효과를 보진 않지만 계속해서 관리 효과나 프로그램 내용을 올리다 보면 가까운 곳에 있는 젊은 분들이 문의가 오고 티켓팅도 된다. 그 외 인스타그램으로 저가로 너무 많이 접근했지만, 많은 분들이 고생만 하고 샵 운영에 도움이 안 된다고 알고 있다.

창업 전 고객 맞춤형 고수의 브리핑

고객의 얼굴과 전신을 관리하는 원장님이나 관리사는 샵에 처음 방문한 고객이 걸어 들어오는 걸음걸이를 잘 살피고, 상담 시 앉아 있는 자세를 보면서, 차를 마시는 동작을 보고, 몸의 척추의 상태를 파악해서 관리 시 틀어지고 뭉치고 처진 곳을 알아서 브리핑 시 그 원인에 대한 이유, 관리방법, 후관리 요법 등을 선정해야 한다. 또한 얼굴의 전체의 색이나 색상 변화가 있는 부위, 얼굴의 주름이나 트러블 부위를 5분 안에 스캔하여 고객의 몸의 상태를 파악한 후 한의학적으로 가장 문제가되는 장기를 추리하여 장기별 경줄기에 기를 소통해 주는 관리 방법 및 컬러식단과 운동요법의 대안을 줄 수 있어야 한다.

어깨를 관리를 받을 때는 괜찮은데 계속적으로 오는 통증을 단순히 오십견이나 근육통으로 보고 통증이 있는 부위가 뭉쳤으니 풀어 주면 된다는 식의 일반적인 방법은 모든 고객에게 적용할 때 가장 좋은 방법이 아니다. 고객마다 문제의 원인과 현상이 다르므로 근육과 척추의 연결된 상관관계, 오행의 장기의 기 순환을 구조적으로 파악해야 정확한 "고객 맞춤형 관리"를 할 수 있는 것이다.

1) 처음은 고객의 발걸음 관찰부터

제일 처음 샵에 방문한 고객의 발걸음과 걸음 거리를 관찰하면, 좌골의 틀어짐과 신장, 방광의 기능이 허증인지 실증인지를 파악할 수 있다. (아이리스 수정테라피 밴드 가입 후 본사 무료교육 참가 가능)

다리가 벌어져 걷는 것은 신장의 기운이 허해진 것으로, 대부분 다리가 벌어진 정도에 따라 다르지만 음의 신장의 기운이 허한 것은 양의 방광은 더 실증이 되어, 무겁게 느끼게 되니 다리를 끌며 걷게 된다. 그래서 신발의 옆선과 뒤가 쉽게 닳게 된다.

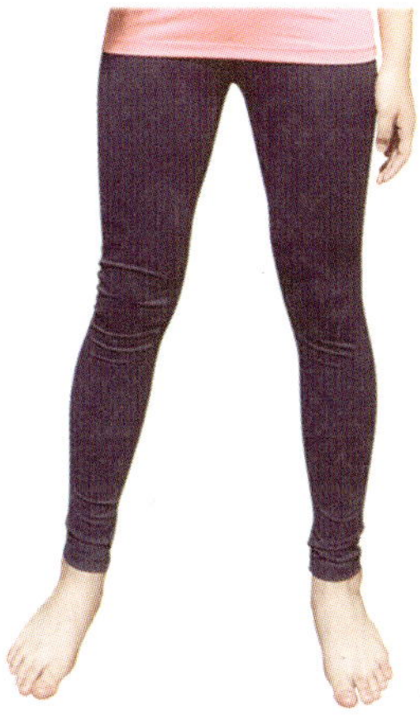

오른쪽 다리가 더 벌어짐

:: 발이 벌어진 사진 ::

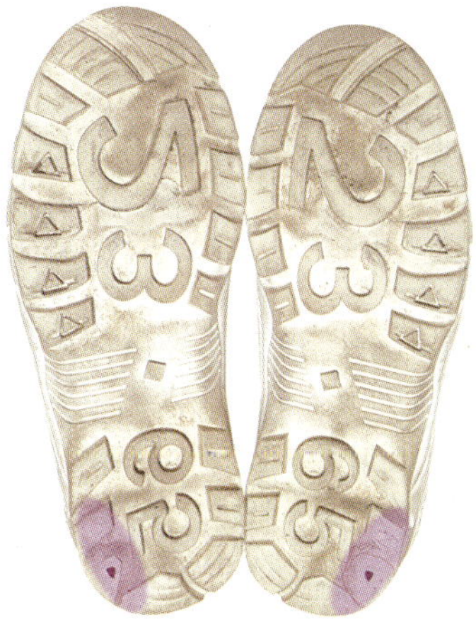

다리가 벌어지면
신발뒷굽 바깥쪽이 빨리 닳는다

:: 신발 뒷굽이 닳은 사진 ::

걸음걸이가 오른쪽 다리만 45도 각도로 벌어져 걷는다면 오른쪽 좌골이 후방으로 밀려 있고, 왼쪽 좌골이 앞으로 튀어나와 있기 때문에 튀어나온 왼쪽 좌골로 인해 반대편의 오른쪽 앞 어깨가 앞으로 20도 각도 이상 앞으로 돌아 나와 걸을 때 균형을 맞추게 된다. 또한 경추는 오른쪽 어깨가 앞으로 튀어 나오면 왼쪽 방향으로 돌렸다가 걸을 때 균형을 맞추기 위해 경추를 오른쪽으로 방향을 돌리게 된다.

위 내용을 정리해 보면, 어깨의 굽은 각도나 틀어짐만 보아도 골반의 틀어진 각도나 방향을 알 수 있으며, 좌골이 뒤로 밀린 오른 쪽 엉덩이는 왼쪽보다 처져 있는 것도 알 수 있다.

2) 앉아 있는 자세도 유심히 살펴라

고객을 상담을 할 때 앉아 있는 자세만 보아도 경추가 어느 쪽으로 틀어졌는지, 등이 굽었는지를 파악할 수 있다.

상담 시 고객이 고개를 오른쪽 한쪽으로 끄덕이며 대화를 한다면 위의 내용을 토대로 보면, 경추에 100% 이상 소견과 오른쪽 어깨가 앞으로 굽어서 나온 것이고, 왼쪽 좌골이 앞으로 나와 만곡이 되어 있는 것을 알 수 있다.

고객이 왼쪽으로 얼굴의 턱과 볼을 팔로 괴고 있다면 테이블 앞으로 몸은 바짝 붙어 있을 것이다. 왼쪽 어깨가 오른쪽 어깨보다 위로 올라가고 앞으로 굽어져 있을 것이다. 또한 오른쪽보다 왼쪽 등의 삼각근 밑에 극하근, 소원근, 대원근이 왼쪽 방향의 액와로 돌아 있고, 오른쪽 극하근, 소원근, 대원근보다 왼쪽이 작게 축소되어 있는 것을 알 수 있다.

즉, 고객이 평소에 왼쪽으로 얼굴의 턱과 볼을 팔로 괴고 테이블 앞으로 많이 치우쳐 있다면 왼쪽에 승모근(견정혈)이 단축되어 오른쪽보다 딱딱해져 있으며, 목은 거북목이 될 가능성과 흉추는 앞으로 굽어져 등이 점차 앞으로 만곡이 되어 앞 장기(위장과 간)를 누르므로 소화장애나 만성피로가 누적될 수 있다.

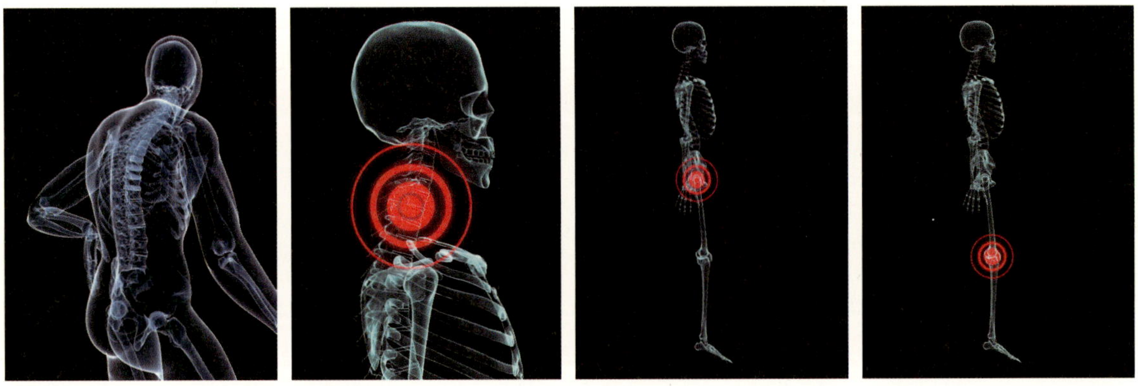

:: 목의 통증이 골반으로 ~ 골반의 문제가 하지 무릎 통증이나 하지부종 증상유발 ::

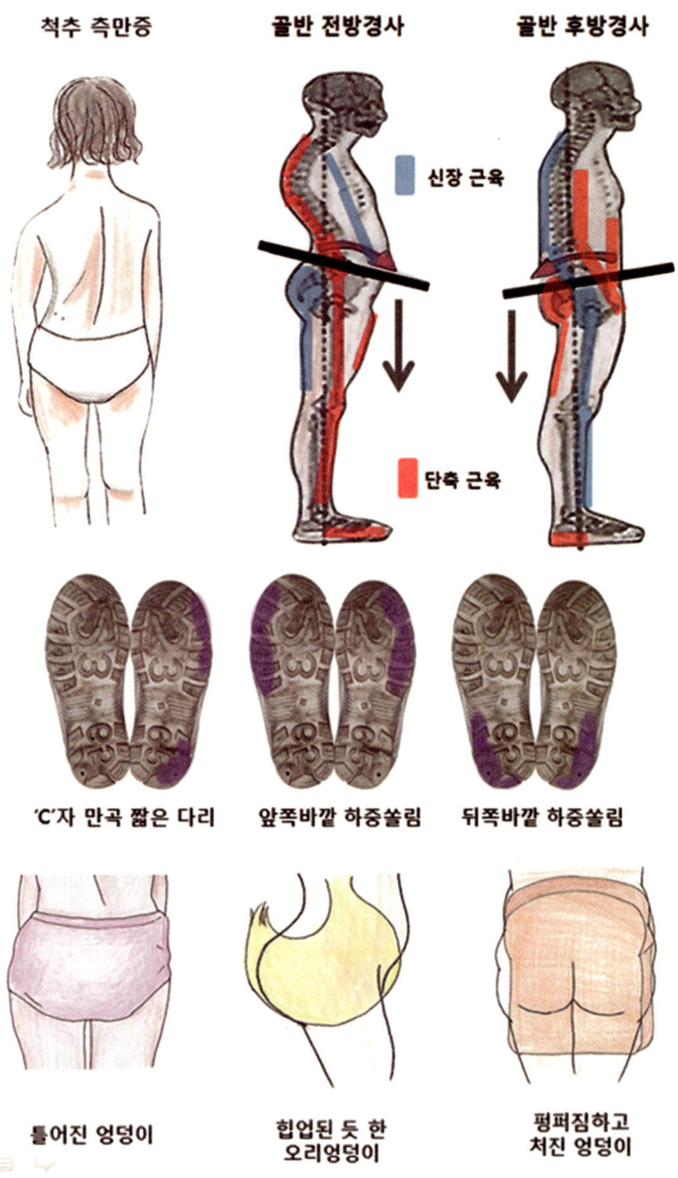

척추 측만증	골반 전방경사	골반 후방경사
* 장시간 핸드폰, 컴퓨터 사용, 짝다리, 따리 꼬고 앉는 자세 * 목, 어깨, 요통, 심한 경우 다리 부종 * 두 팔을 앞으로 뻗어 손 끝 길이가 다르다. 눈썹높이, 어깨선, 가슴, 다리가 양쪽 불균형	* 여성 하이힐 * 어깨, 등, 무릎통증 'X'자다리가 될 확률이 높음 * 뒤 허벅지가 약하고 앞허벅지가 튀어나옴, 전경골근이 심하게 튀어나오고 딱딱하다. ※ 허벅지 항아리형, 하체 실증, 하지부종	* 장시간 앉은 자세 * 좌골 신경통, 소화불량 'O'자다리, 양반다리 * 허리, 엉덩이 곡선이 없는 일자형, 구부정한 허리자세, 스,쿼트 자세가 안나옴 * 복부압박, 다리근육 경련 ※ 복부비만형, 상체실증, 하체허증

위 내용과 사진을 보면 쉽게 이해가 되지 않지만 전문가 과정을 다시 한 번 들어가서 책을 보게 되면 이해가 쉽다.

2. 오픈 샵 성공 마케팅 전략과 직원관리

| 오픈 샵 고객 만족과 직원 관리법

1) 이미지 메이킹

샵의 상품성을 높이기 위해서는 상호를 정하는 것부터 고심하여 원장님의 철학과 차별화된 프로그램을 연상할 수 있는 샵 이름을 정하고 로고의 디자인과 매치되는 컬러까지 결정을 하는데, 심플하면서 세련된 느낌이 좋다. 결정된 상호와 로고, 컬러는 간판, 명함, 전단지, 홈페이지, 블로그 등에 일관성 있게 사용한다. 전문가의 도움을 받으면 좋겠지만 국내외 대기업이나 검증된 프랜차이즈 업체들의 상호, 로고, 컬러 활용패턴을 연구하여 벤치마킹하는 것도 좋은 방법이다.

2) 고객감동

고객감동(Customer Surprise)은 계속해서 진화하고 있는 고객CS의 마지막 단계이며, 고객CS의 진화 단계는 아래와 같이 3단계로 나누어 볼 수 있다.

* **1단계 고객서비스** (Customer Service) 고객에게 다양한 서비스를 제공하는 단계.
* **2단계 고객만족** (Customer Satisfaction) 고객에게 기본서비스 외에 추가적인 서비스를 제공하여 고객이 만족하고 감동하게 만드는 단계.
* **3단계 고객감동** (Customer Surprise) 고객이 만족에서 멈추는 게 아니라 감동적인 서비스에 깜짝 놀라게 만드는 단계. 고객 감동(Customer Surprise)은 바로 마지막 3단계인 고객이 감동적인 서비스에 깜짝 놀라는 것을 말한다.

우리나라 소비자는 세계 최고 수준으로 까다로워서 현재의 서비스업은 고객만족이 일반화되어 있다. 고객은 지출한 비용 이상의 서비스에 만족한다. 그 결과 가성비를 따지게 되고 방향성을 잘못 잡으면 가격경쟁에 휩쓸려서 바쁘고 힘이 드는 데 반해 수익성은 떨어지고 오히려 서비스수준이 떨어지는 결과로 이어질 수 있다.

고객에게 감동을 주는 샵은 차별화된 프로그램으로 고객의 니즈를 파악한 맞춤형 관리를 진행하여 탁월한 관리 느낌과 효과를 기본으로 하고, 차트 작성을 통하여 장기적인 고객의 건강상태와 식생활, 운동습관 등 생활패턴을 체크하여 개선 방향을 제시하며, 고객이 늘어놓는 가정 문제, 직장 문제 등 사소한 이야기에 호응해 주고 다음 방문 때 기억하여 이야기하는 등 고객이 이곳에 오면 편안하고 건강해지고 존중받는 느낌을 받게 한다. 만족을 넘어서 감동을 받은 고객은 팬으로 바뀌게 되고, 팬들이 많아지면 일이 즐거워지고 수익은 따라오게 된다.

3) 직원 관리

누구나 좋은 직원을 원하지만 쉽지만은 않다. 기술이 좋고 일을 잘하는 직원과 착하고 성실한 직원 중에 좋은 직원은 누구일까? 두 가지를 충족하면 이상적이겠지만 한 가지를 선택한다면 착하고 성실한 직원을 채용해야 한다. 기술은 시간이 지나고 가르치면 갖춰지지만, 착하고 성실함은 나중에 갖출 수 없기 때문이다.

채용 시에 직원에 대한 정확한 판단이 쉽지 않으니, 3개월 이내에서 수습직원으로 채용한 후 검증 과정을 거쳐 정식직원으로 채용하는 것도 좋은 방법이다. 직원은 크게 이로운 직원, 평범한 직원, 해로운 직원으로 분류되는데, 이로운 직원은 알아서 잘하고 원장에게도 좋은 건의를 하는 직원이고, 평범한 직원은 교육을 통하여 이로운 직원으로 이끌 수 있는 직원을 말하며, 해로운 직원은 다른 직원에게도 악영향을 미치고 교육으로 개선도 안 되는 직원이다. 해로운 직원은 확인되면 빠른 시간 내에 그만두도록 해야 한다.

극단적인 표현으로 '오너는 직원이 그만두지 않을 만큼의 급여를 주고, 직원은 해고당하지 않을 만큼 일한다.'는 말이 있는데, 좋은 직원에게는 충분한 급여를 지불해야만 한다. 채용 시 급여와 근무조건을 명확하게 기재한 근로계약서를 작성하여야 하고 적절한 인센티브와 미래 비전을 제시하여 직원이 목표의식을 가지고 꾸준히 일할 수 있는 환경을 만들어 준다. 부족한 점은 교육을 통하여 따라오도록 하고 가능한 선에서 처우는 좋게 유지한다.

고객을 상대할 때는 고객의 입장에서, 직원을 상대할 때는 직원의 입장에서 생각한다. 고객과의 관계도, 직원과의 관계도 상하관계나 갑을관계가 아니라 계약에 의한 수평관계이다. 내가 싫은 고객을 거절할 수 있고, 직원 역시 언제고 그만둘 수 있다. 고객도, 원장도, 직원도 행복할 수 있는 황금비율을 늘 고민해야 하고 자신이 없다면 혼자서 1인샵을 운영해야 한다.

4) SNS 홍보

스마트폰은 이제 신체의 일부가 되었고, SNS 홍보는 선택이 아닌 필수가 되었다. SNS란 소셜 네트워크 서비스(Social Network Service)의 약자로, 특정한 관심사나 활동을 공유하는 사람들 사이에 관계망을 구축해 주는 온라인 서비스를 말한다. 과거에 데스크탑 컴퓨터에서 사용하던 미니홈피, 블로그, 카페 등에서 이제는 스마트폰을 사용한 네이버밴드, 페이스북, 인스타그램 등으로 패러다임이 바뀌고 있다.

홈페이지를 만들고, 블로그와 페이스북, 인스타그램 등에 꾸준히 홍보 글을 올리고 노출되도록 한다. 블로그마케팅 등에 대해서는 상업적으로 돈을 받고 대행해 주는 곳을 활용하는 방법도 있으나, 쉽게 노출이 되는 장점은 있지만 틀에 박힌 내용은 티가 나게 되고 진정성이 떨어진다는 단점이 있다.

홈페이지와 블로그는 샵의 정보 공개 등 홍보 위주로 활용하고, 페이스북과 인스타그램은 소소한 일상 등과 홍보 내용을 적절히 올려 준다면 신뢰감을 높일 수 있고, 가끔씩 한정세일이나 할인쿠폰 등의 이벤트를 활용하는 것도 효과적이다.

성공 전략 1 괄사요법

괄사요법이란 피부 표면을 문지르는 동작으로 심부에 대한 효율적인 마찰을 일으켜 온열작용 등에 의해 생체 열에너지로서 인체의 장부의 연결된 경줄기 통로나 포인트 경혈 부위를 자극하는 것이다. 이에 따라 인체의 각 조직의 세포재생과 자율신경활성화를 통하여 골격계, 신경계, 림프계, 내분비계, 배설기계, 순환계, 소화계기관의 호르몬의 밸런스를 조절해 줌으로써 혈행을 높이고 산소나 영양소의 공급을 제공해 세포를 활성화시키며, 몸에 나쁜 활성산소를 제거하고 신진대사를 촉진시킨다.

1) 건강 경락 괄사 마사지 관리 방법

근래 피부자격증이 시행되면서 많은 변화가 일어나 수기 관리를 하거나 괄사요법을 무리하게 시행하여 온몸에 어혈을 올리는 관리는 불법이 되어 고객이 신고하는 사례가 있어, 요즘은 어혈을 올리지 않는 부드러운 괄사를 많이 사용한다. 장부 경줄기와 경혈 기혈 순환의 음과 양의 허증과 실증을 파악하여 괄사를 긁어야 할지 정확히 알아야 한다.

❖ **음의 경줄기나 음의 경혈** | 천천히 부드럽게 보법 관리를 한다.

❖ **양의 경줄기와 양의 경혈** | 빠르고 약간 압 주어 사법 관리를 한다.

2) 괄사 마사지 시 피해야 할 고객

* 중증 심장병, 전염병자
* 혈소판 감소성 질병이나 백혈병이 있는 환자
* 기혈 허약한 노인이나 임산부
* 공복이 하루 이상 지속된 분
* 피부 알레르기, 전염성 피부, 불확실한 피부병 환자

3) 괄사 마사지의 효과

* 림프의 노폐물 배설 촉진, 각종 근육 통증 완화
* 성인병을 비롯한 각종 병 예방 및 스트레스 해소
* 심부에 열을 가해 지방 분해, 비만 관리에 효과적
* 틀어진 근육 이완, 교정에 효과적
* 혈액순환을 촉진, 피부 톤을 맑게, 여드름, 안면축소, 피부탄력

4) 괄사 마사지 후 주의사항

* 마사지 후 3시간 정도 샤워를 금한다.
* 음주를 금하며, 차가운 음식을 피하고 몸을 따뜻하게 해 준다.
* 기름진 음식을 피하고 카페인이 들어 있는 커피, 녹차를 피하고 따뜻한 물 섭취를 충분히 하고 휴식을 취한다.

5) 괄사 마사지 시 고객이 불편함을 호소할 때 대처방법

고객의 심리적인 상태와 건강 상태에 따라 어지러움, 오심, 간질, 구토가 드물게 일어날 수 있는 상황에 대해 관리사는 당황하지 않고 다음과 같이 대처한다.

처음 오시는 고객께 제일 먼저 하는 괄사 부위는 머리이다. 한의학 내용 중 양 중의 양인 머리를 페퍼민트 브렌딩 아로마를 활용하여 3분 정도 관리가 들어가면 누구나 다 행복하다고 한다. 관리 받는 동안 머리에 열이 떨어지면 2차 티켓팅의 성공 확률이 높다. (유튜브에 아이리스 수정테라피 Y존 울화소통 관리 동영상 참고)

정확한 지식이 전혀 없는 원장님이라도 밑에 도표를 보고 확인 후 고객의 증상에 맞는 등의 반사구에 위치 한 지점에서 척추뼈를 따라 후 위아래 5㎝를 온열 관리 후 집중 괄사 요법을 진행한다.

30회~ 50회, 천천히 부드럽게 조금씩 깊이 마찰해 주는 괄사요법 시 고객의 증상이 비염, 기관지염이라면 "경추에서 흉추 3번까지는 기관지, 축농증, 편도, 알레르기에 좋은 반사구 혈"이란 말을 고객께 설명해 주면 효과가 더욱 빠르고 전문가처럼 보일 것이다.

【척추뼈 부위별로 나누어 간단한 질병 찾기】

부위	질병
경추 1번	고혈압, 불면증, 두통, 신경과민, 만성피로
경추 2번	축농증, 귀먹음, 알레르기, 귓병, 사시
경추 3번	신경통, 신경염, 여드름, 습진
경추 4번	청력감퇴, 콧물, 인후, 편도선
경추 5번	후두염, 목쉼
경추 6번	편도선염, 만성기침, 후두염
경추 7번	갑상선이상, 감기
흉추 1번	천식, 기침, 호흡곤란, 빠른 호흡
흉추 2번	심장병, 관상동맥 이상, 판막 이상
흉추 3번	기관지염, 폐렴, 늑막염
흉추 4번	황달, 대상포진
흉추 5번	간염, 발열, 피로
흉추 6번	위장장애, 속 쓰림, 소화불량
흉추 7번	위궤양, 위하수
흉추 8번	저항력 저, 만성피로, 면역성 강화
흉추 9번	알레르기, 발진, 두드러기
흉추 10번	신장장애, 동맥경화, 피로

흉추 11번	신장염, 요관병, 습진, 피부 이상
흉추 12번	소장 이상, 임파순환 이상, 류마티즘
요추 1번	변비, 대장염, 이질, 설사
요추 2번	경련, 쥐, 호흡곤란
요추 3번	생식기, 자궁, 방광, 무릎 이상
요추 4번	좌골 신경통, 심한 생리통, 생리불순, 수면 시 식은땀
요추 5번	다혈혈액, 순환부족, 부은 발목, 다리 경련
선골	좌골통, 엉덩이통
미골	불임, 치질, 꼬리뼈 통증

성공 전략 2 극혈

1) 극혈이란?

* 뼈와 살 사이에 있으며 기혈이 깊이 모이는 경혈.
* 극은 빈틈의 뜻이며 진정효과가 있다.
* 십이경맥의 극혈과 양교맥, 양유맥, 음교맥, 음유맥 합쳐 16극혈.
* 안압 하여 허실의 진단을 할 수 있다.
* 급성병에 사용.

극혈은 뼈와 뼈(골육) 사이에 있는 틈이나 깊은 곳에 "기혈"이 모인다는 뜻이며, 경락에 사기가 몰려 아주 깊은 곳의 틈까지 침범했을 때 반응이 나타난다. 급성질환일 경우나 심한 통증이 있는 경우 "기"가 응결되어 딱딱해지거나 "혈"이 모여서 혈락이 나타나고 안압 하여 허증과 실증을 진단할 수 있다.

양경은 주로 통증 양상(아픈 통증)을 동반하고, 음경은 주로 출혈 증상(혈액이 탁해지는)을 동반하며, 특히 급성질환 증상에 극혈을 강하게 안압을 하면 치료 효과가 빠르게 나타난다.

특히 음 경락의 극혈은 혈중(핏속)에 쓰이고, 양 경락의 극혈은 동통(통증)에 잘 듣는다. 극혈은 경락이 순행하는 부위와 소속된 내장의 급성질환 통증에 극혈을 다스리면 통증의 감소 효과가 뛰어나다.

중증 환자 분이 오시면 도표를 보고 등의 반사구의 병증 부위를 위에 설명한 대로 관리하고 특히 극혈을 다시 한 번 음은 보법으로 양은 사법으로 조금 더 압을 주어 30회 이상 마찰해 준다. 극혈을 잘 못 찾는 분은 옆에 그림에 거의 극혈이 숨어 있으므로 참고 바라며 골고루 약간 압을 주어 마찰해 준다.

극혈	주요 증상
폐경 – 공최	각혈, 치출혈, 호흡기, 피부, 토혈
신경 – 수천	월경통, 월경곤란, 신장, 생식기, 피부, 골격
간경 – 중도	자궁출혈, 눈병, 고혈압
심경 – 음극	심통, 간질, 토혈
비경 – 지기	소화불량, 췌장질환
심포경 – 극문	심장병, 신경성 심계항진, 토혈, 신경쇠약, 고혈압
대장경 – 온유	감기, 치통,대장, 항문이상, 장명, 치통, 한열두통
담경 – 외구	말초신경통, 소아간질운동장애, 풍습비통,담도질환, 두통
소장경 –양노	목현(눈질환), 이명
위경 – 양구	위통, 소화불량
삼초경 – 회종	복직근, 슬각요통
방광경 – 금문	심통, 근육통
음유맥 – 축빈	비뇨기계, 두통, 신경
양유맥 – 양교	담경
음교맥 – 교신	신경
양교맥 – 부양	방광경

❖ **양유맥** | 기경 팔맥의 하나로 전신의 양맥과 음맥들을 서로 긴밀하게 연계 작용을 한다.

❖ **음교맥** | 기경 팔맥의 하나로 양교맥과 짝을 이루어 전신의 근맥을 주관하고 눈동자의 개합 작용을 주관한다.

❖ **양교맥** | 기경 팔맥의 하나로 음교맥과 짝을 이루어 인체의 운동기능과 눈동자의 개합 작용을 주관한다.

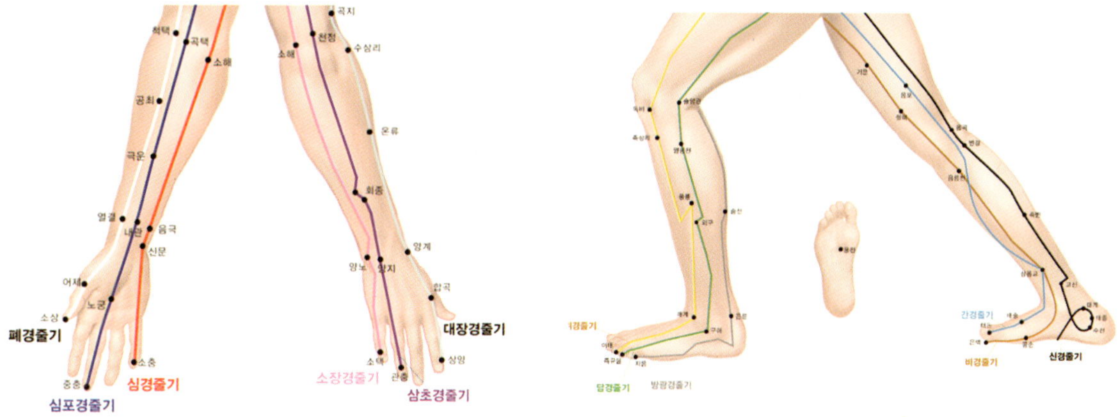

:: 팔, 다리 경줄기 사진 ::

2) 고혈압 괄사요법

고혈압의 원인은 유전적인 요소와 다른 질병으로 생기는 증후성 고혈압이 있다. 특히 과식, 비만, 과음 등의 안 좋은 상태와 흥분, 긴장, 과로 등의 정신적 스트레스가 심한 상태, 쉬는 날이 없이 쫓기는 분이나 화를 잘 내고 신경질적인 사람들과 혈관질환인 분들은 고혈압 발생 위험이 높다. "혈압약은 한번 먹으면 평생 먹어야 하고 부작용은 없다."고 하는데 과연 약은 부작용이 없다고 해도 고혈압이 호전되어 먹지 않는 것이 더 좋지 않을까 생각한다.

고혈압의 증상으로는 두통, 어지러움 등으로 생활의 불안과 불면증, 가슴 답답함과 가벼운 운동에도 호흡이 가쁘고 눈의 충혈이 쉽게 오고, 특히 좌심실의 이상이 발생 시 뇌출혈이나 신기능쇠퇴 등이 일어 날수도 있다. 그러나 고혈압은 결코 불치의 병이 아니다.

혈압약을 복용하면서 식이요법(금주, 금연)과 나트륨 섭취를 줄이고 적당한 운동요법으로 적절한 허리 사이즈와 체중을 유지하면서 전신 온열 괄사요법으로 기본 10회 관리 후 괄사 요법을 매일 샤워하면서 부드럽게 팔·다리·복부 괄사요법을 두 번 15분씩 하면 분명 좋아질 것이라 생각한다. 수년간에 걸쳐 생긴 병인 고혈압에 꾸준히 괄사요법을 병행하면 분명 호전된다.

고혈압	괄사요법 시술 순서와 효과적 증세
독맥 – 백회혈	불면증, 신경쇠약, 쇼크, 두통, 현기증, 이명, 고혈압
담경 – 풍지혈	고혈압, 두통, 불면증, 뇌질환, 현기증, 이명, 감기, 시력장애, 목통증
방광경 – 천주혈	고혈압, 저혈압, 불면증, 신경쇠약, 후두통, 어깨결림
위경 – 인영혈	고혈압, 저혈압, 기관지 천식, 발음 장애
임맥– 중완혈	고혈압, 신경쇠약, 급만성 위통, 위통, 설사, 변비, 소화불량
대장경 – 곡지혈	고혈압, 고열, 빈혈, 월경불순, 알레르기질환, 월경불순, 반신마비
심포경 – 내관혈	쇼크, 구토, 편두통, 흉통, 위통, 복통, 마취혈
담경 – 풍시혈	고혈압, 두통, 이명, 허리통증, 하지마비, 좌골신경통, 무릎 관절염
위경 – 족삼리혈	고혈압, 신경쇠약, 만성위염, 위궤양, 소화불량, 소화기계 질환, 편마비, 쇼크, 빈혈, 비뇨기계질환, 허약체질, 사지부종
위경 – 풍륭혈	천식, 두통, 현운, 각기, 하지 통증
간경 – 태충혈	고혈압, 현운, 두통, 불면증, 요통, 월경불순, 괄절통
신경 – 용천혈	두정통, 고혈압, 쇼크, 불면증, 중풍, 정신병, 소아경풍, 신경쇠약, 신장 질환

위의 혈은 고혈압에 좋은 혈이기도 하고, 전신의 중요혈이기도하다.

성공 전략 3 온열 수정 뜸 요법

피부나 근육의 중요한 반응점들을 통해 체내로 흡수되어 찬 기운과 습한 기운이 쌓여 혈액을 활발히 움직여 정체되어 있는 노폐물을 배출하여 기혈을 소통시켜줌으로써 각종 질병의 원인을 제거해 준다.

예부터 일침이구삼약(一鍼二灸三藥)이라 하여 뜸은 부작용은 적으면서 큰 효과를 볼 수 있으며, 속효성 급성질환에는 침을 만성질환이나 내성질환엔 뜸을 우선시했다. 흔히 뜸이라 하면 쑥뜸을 생각하지만, 저자는 쑥뜸도 좋으나 흉터와 연기로 요즘엔 한의원에서도 잘 시행되지 않은 점을 착안하여 가정에서도 쉽게 사용할 수 있는 수정의 온열 뜸을 추천한다.

수정은 기초 파동이 1초에 3천 2백만회이고, 온열은 1분에 2000회 파동으로 복부에 올려놓으면 넓은 곳을 한 번에 수정 뜸을 뜨는 효과를 볼 수 있다. 가열기에 7분간 데워서 하얀 수건에 둘러 복부에 올려 뜸을 하면 소변이 시원하게 나오고 복부가 슬림해지고, 대변을 잘 보는 지는 것을 체험하였으며, 원장님들 뿐만 아니라 일반인들이 홈에서 뜸을 하기위해 관리 후 구매하는 경우도 많다.

수정 뜸이 좋은 이유와 효능

① 매일매일 TV를 보며 복부에 올려놓는 뜸 효과만으로도 체온을 상승시켜서 자연 치유력과 면역기능을 높여 준다. 체온이 1도만 떨어져도 면역력은 30%나 떨어지며, 체온이 1도만 상승해도 면역력이 5배 높아진다는 연구 결과가 있다. 그리고 수정 파동 효과와 온열 원적외선 효과도 동시에 볼 수 있는 장점을 갖는다.

② 냉기를 제거하여 기혈을 순환시켜 어혈을 풀어 주고, 각종 통증을 완화시킨다. 스트레스와 컴퓨터 생활에 늘 시달리는 직장인은 여름철 에어컨 냉방병에도 노출되는데, 이에 따라 "냉증, 어혈, 각종 통증"에 취약한 20~30대에게 손쉽게 피로에 바로바로 뜸으로 개선할 수 있다.

③ 허한 기를 보충하여 모세혈관을 재생시키므로 혈색이 맑아지고, 전신의 혈액순환이 촉진된다. 현대의학으로 모세혈관까지 좋아지는 치료법은 없다고 해도 과언은 아니다. 그래서 현대의학의 선두적인 미국에서조차도 최근에 국가 의료개혁의 방향을 치료에서 예방의학 쪽으로 선회한다. 그 이유는 병이 든 후에 고치는 치료비용과 병이 들기 전에 예방 의료에 쓰이는 비용 사이에 천문학적인 차이가 난다는 사실을 알았기 때문이다.

④ 복부에 수정 뜸을 올려주면 수정의 효능인 뇌파가 알파파로 전환되어 불면증이 있는 분께 숙면을 취하므로 우울증이 호전되고, 심신의 안정을 찾아 준다.

⑤ 몸속의 모든 노폐물과 독소를 분해하여 소변과 대변으로 독소와 노폐물을 배출하므로 몸속 이산화탄소를 제거해 준다.

⑥ 복부 뜸은 수정 파동과 온열 효과로 심부에 열을 가해 복부비만, 군살을 제거하여 아름다운 건강을 지켜 주므로 여러 성인병과 암 예방에 탁월하다.

⑦ 기계온열제품은 전자파와 전류의 파동이 안 좋아 임산부, 노약자, 어린이에게 관리하면 안 되지만 수정은 전자파를 차단한여 안전하게 사용할 수 있다(백수정을 전자렌즈에 넣어 2분간 돌리면, 전혀 온도가 올라가지 않는다).

⑧ 여드름, 기미, 아토피, 피부염 등에 좋은 효과가 있다. 얼굴은 몸의 축소판으로 몸의 장기별 문

제로 여드름, 기미, 아토피, 피부염의 문제를 오랫동안 가지고 계셨던 분들도 일주일 뜸으로도 좋아지신 사례가 많았다.

복부 중요혈	뜸 부위 효능
전중혈	가슴에 유두와 유두 사이 정 중앙위치하며, 스트레스, 우울, 울분 등 감정과 연관된 혈자리로 압통이 있을 때는 약간 따듯하게 하면 숙면이 온다. 상열이 심할 때는 청수정을 냉장고에 20분 정도 넣어 두었다가 10분간 전중에 냉 찜질뜸을 하면 얼굴의 열도 떨어진다.
중완혈	맥이 뛰는 부위이며, 보법으로 관리한다. 배꼽과 명치의 중간 지점이며, 전신의 기혈이 저하된 경우 한약을 복용하여도 무리가 간다. 이곳에 뜸을 뜨거나 매일 따뜻하게 해 주면 부작용 없이 보약을 먹는 것과 같이 고혈압, 신경쇠약, 급만성 위통, 설사, 변비, 소화불량. 원기를 회복시켜 주는 자연치유법이다.
신궐혈	우리 몸의 정중앙 배꼽이며, 옛날부터 갑자기 실신하거나 고혈압, 중풍으로 쓰러졌을 때 쓰이는 응급처치 혈이다.
관원혈	배꼽 및 3촌에 위치하며, 음의 원기가 들락날락하는 곳으로 반드시 보법으로 만진다. 호흡과 같으면 보법, 역행하면 사법이 된다.
장문혈, 경문혈	간과 담경의 중요 포인트 혈로 허리 옆 라인 군살을 빼 주어 다이어트에 효과적이며, 비뇨기 생식기와 배설 작용에 도움이 된다.

<table>
<tr><td rowspan="2">상초</td><td>목 아래부터 명치 밑까지</td><td>호흡 순환계</td></tr>
<tr><td colspan="2">임신 초기에 이곳을 부드럽게 마사지해 주면 습관성 유산 예방</td></tr>
<tr><td rowspan="2">중초</td><td>명치 밑에서 배꼽 까지</td><td>소화기와 호흡기</td></tr>
<tr><td colspan="2">복부의 가스 배출, 배설 기능 촉진, 피부 맑고 투명하게 개선 효과</td></tr>
<tr><td rowspan="2">하초</td><td>배꼽 밑에서 아래 동체까지</td><td>생식기 및 배설기능</td></tr>
<tr><td colspan="2">대장과 소장의 기능을 활발하게 하여 복부 지방 제거 효과</td></tr>
</table>

* 복부 중요혈 사진 85p 중앙 사진 146P 복부 경혈도 전체 참고

❖ **복부에 흐르는 경줄기** | 정중앙 임맥, 신장, 위경, 비경, 간경, 담경, 그 외에 점선을 따라 영향을 주는 심경, 삼초, 심포경, 임맥 양옆에 폐경과 대장경줄기가 위치한 실제 장기가 위치한 것처럼 복부는 아주 중요하다.

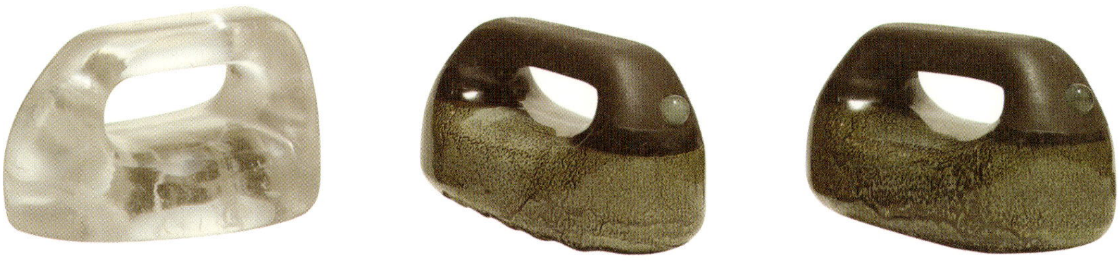

일반 가정용 세라믹 온열 수정 제품과 스톤 제품은 전자렌즈에 손쉽게 사용할 수 있고 수정보다 저렴한 가격으로 사용할 수 있다. 현대 의학의 발전이 가속화되어 100세 시대라는 고령화 시대가 다가오고 있다. 병들지 않고 건강하게 오래 살기 위한 방법 중 예방의학의 기초로, 피로는 바로바로 뜸이나 생활 속 괄사요법, 반신 아로마요법이나 아로마 족욕 방법을 실천해서 행복한 노후를 설계해 보자.

3. 뷰티 산업의 과거와 오늘

❙ 뷰티시장의 과거, 12년 전을 회상하며

21세기 유망산업 직종은 미용 산업이다. 과거 20년 전에는 피부 관리실이 병원 형태의 인테리어와 여러 가지 기계들을 활용한 체인점이 활성화되어 지금에는 상상할 수 없을 만큼 큰 금전적 이익을 본 시절도 있었다. 그래서 체인점 업주들이 1호점에서 2호점을 내어, 1호점에서 적당한 이익을 본 후 고객분들 중 관심을 갖는 고객께 직원은 항상 안정적으로 넣어 줄 수 있다는 제안과 은행에 넣은 수익보다 황금 알을 낳는 이익을 본다는 과장에 넘어가 인기 샵으로 형성된 권리금 받고, 매매하여 이익을 냈던 적도 많았다.

모르고 덤비면 쉽게 까먹는 피부시장의 과거

그렇게 모르고 쉽게 돈 번다는 말에 현혹된 피부 시장을 전혀 모르는 일반인이 잘 운영할 리가 없기에 2년을 넘기지 못하고 망하는 샵들이 속출했다. 그때 체인점에서 인기 있는 프로그램이 병원케어를 볼 수 있는 기계관리인 초음파, 스크러버, 비타민 이온투입, 고주파 등 저가 관리 9,900원으로 시작한 프로그램이다. 이에 수기관리로 얼굴 축소를 받던 고객들이 체인점으로 모여, 원장님들도 너도 나도 할 것 없이 그 기계를 사서 샵에 비치해 두게 되었지만 대형 샵에 고급스런 인테리어와 가격에 버티지 못하는 원장님들이 속출했다. 그리고 병원에서 케어를 받던 분들도 저가로 똑같은 관리를 받을 수 있기 때문에 피부과 병원에도 타격이 있었다. 그래서 그 이후 병원 쪽에서 피부관리자격증이란 제도를 본인들을 지키는 대안으로 만들게 되었다.

과거 저자의 12년 전 회상

과거 12년 전 저자도 60평 정도에서 최고 직원이 많았을 때는 6명의 직원을 두고 피부샵을 운영하였고, 도로변에 새로 지은 B상권에 60평 넘는 규모로 타이 마사지, 피부, 경락, 바디, 아로마 등의 특화를 두고 관리 샵을 운영하였다. 돌아보면 그때의 경험이 지금의 저희 아이리스라는 모든 제품과 교육의 기틀이 되었다고 해도 틀리지 않을 것 같다.

그때 당시 보증금 외에 8천이란 인테리어 비용을 들여 샵을 오픈하였고, 교육할 수 있다는 장점을 살려 일반 피부 교육을 받은 직원들만 고용하여, 입사하면 10일 간 두 사람이 조를 이루어 관리 시연에 대한 집중적인 테크닉을 반복해서 연습하도록 했다. 교육이 끝난 후 1년 이상 지나야 할 수 있는 테크닉이나 기계관리를 능수능란하게 할 수 있게 되었고, 직원들은 감사하다는 말을 했지만 그 말도 한 달뿐이었다.

두 달이 지나면 테크닉이 되므로 소정의 급여 인상을 해 주어 잘하다가 6개월 정도가 되면 다른 곳으로 취직하는 일들이 일어났다. 그리고 다른 샵에 1년 이상 경력이라고 해도 실력이 손색이 없었다고 자랑을 하는 직원분도 있었다. 한번은 타 샵 원장님에게서 교육이 끝난 직원이 있으면 연결해 달라는 전화가 온 적도 있었다.

그렇게 샵에서 일 년에 10명은 넘게 교육받고 나가다 보니 1차 교육 후 취업한 직원들이 분당에 주로 많이 취업을 했으며, 일을 너무 잘하고 성실하여 분당의 몇몇 원장님들은 저희 샵을 학원 형태로 알고 있다고 했다.

한편으론 잘하고 있다니 다행스럽기도 했다. 여러 직원분들과 오랜 시간 샵을 운영할 때 가장 힘이 들었던 점은 아프다고 호소하는 상태에서 손님을 받아야 할 때였다. 수기 관리는 아침에 일어나면 손이 붓는다. 석션 관리는 손가락이 아프다. 스톤 관리는 너무 뜨거워서 힘들다. 고주파는 하품이 자꾸 나고 손님들이 꽉꽉 누르면서 할 때 시원하다고 해서 손목이 시큰거린다. 정말 많은 친구들의 호소에 저자도 스트레스를 받았다. 그중 실장급 직원이 심술을 부려 일부러 4명이 동시에 그만둔다는 일방적 통보를 받을 때도 있었다.

12년 전 1회 전신 1시간에 88천원은 최고 인기상품

그때 그 시절 생각나는 인기 프로그램이 한 시간 전신에 88,000원 상품으로, 손님들이 넘쳐났다. 그래서 운이 좋았던 것이겠지만, 1년 안에 투자금액을 빼고도 이익이 남는 구조가 되었다. 흔히들 본인이 투자한 금액을 1년 안에 빼고 그 이후부터는 벌어들이는 거라고 샵을 운영하시는 분들은 말씀하셨다. 그 시절 피부 관리실을 오픈하기 위해선 헤어 자격증을 따야지만 창업이 가능했다. 그런데 이상하게 위생교육을 받으러 가면 피부창업자는 저자 혼자였다.

병원의 밥그릇 싸움에 생긴 피부관리자격증

그때 그 시절에는 그냥 제품 판매로 허가를 받고서 운영하시는 피부 샵을 오픈하는 분들이 전부였다. 이유는 그 시절에 피부자격증이 법적으로 시행되면서 법적 시설물과 불법으로 하는 문신 등에 대해 관할 구청에서 검사를 실시하여 칸막이가 다 막혀 있는 경우는 음란 행위의 소지가 있다고 하여, 다시 인테리어 시정을 권고받아야 되는 등의 문제로 일반 샵을 운영하는 원장님들은 아예 피부 관리실이 아닌 다른 사업자로 운영했던 것이다. 그 이후 병원 측의 밥 그릇 싸움으로 인해 피부 자격증이 없는 분들은 모두 자격증을 받고 정상적인 사업자를 받아서 운영하는 체계로 전환되었다.

| 뷰티 산업의 현재, 과포화 상태

현재 인재 양성의 뷰티 관련 학과도 전국에 200여 곳이 넘고, 교육 후 배출되는 인원도 2만 명에 이른다고 한다. 이처럼 국민소득이 늘어나면서 많은 여성분들의 사회 참여도와 뷰티에 대한 관심도도 늘어났다고 생각한다.

12년 전 1회 전신 1시간에 88천원이 2018년 현재 진행 중

과거 1시간 전신에 88,000원이었던 적이 있었는데, 12년 전보다 가격은 전혀 오르지 않은 상태이면서, 임금은 두 배 이상 상승했고, 직원들의 이직률이 높아서 아예 좀 덜 먹고 스트레스 덜 받는 게 낫다고 생각한 원장님들이 많아져 1인 창업자분들이 전국 90%가 되는 듯하다. 그동안 IMF를 겪고 1차 정리된 샵들도 많았고, 50~60대 원장님들보다 30세~40세 원장님들, 그리고 20대 창업하는 분들도 많이 늘어난 추세다. 힘 좋은 젊은 원장님들과 비교되어 뒤처지는 분들도 늘어났다. 그중 1인 피부 창업으로 전환하시고 더 잘되시는 분들도 있었다.

2018년 지금 경기는 IMF 때보다 더 안 좋다. 근래 2018년 7월, 저자는 전국 한국 피부미용사 협회

단합대회에 참가하였다. 사실 매번 못 가고 요번에 처음 참가했는데, 오래된 타 제품회사 대표님이 작년보다 원장님들이 반이 줄었다고 했다. 전국 위생교육장에 빠짐없이 다니는 대표님이 하시는 말씀이, 점점 원장님들이 어려운 상황에 힘이 드는데 업체들은 계속 늘어나는 추세라고 하였다. 사실 업체뿐만 아니라 샵을 운영하시는 원장님들도 이미 과포화 상태이다.

원장님들은 지금 "시간이 흐르면 좀 나아지려나? 추가 서비스를 한 가지 더 넣어 볼까? 옆 샵에 새로운 기계로 잘된다는데 바꿔 볼까? 조금 기다리면 좀 나아지겠지? 뭘 팔아 볼까? 차라리 확 문을 닫을까? 그리고 뭘 하지." 등등 고민이 많다.

| 뷰티 산업은 현대판 농사

피부 직업은 현대판 농사와 같다

농사는 참 힘든 노동의 직업이다. 그런데 요즘 젊은 사람들은 귀농하여 유기농법, 특수작물을 접목한 스마트 농법을 프로그램화하여 일정한 매뉴얼로 일정량을 수확하여 인터넷이란 홍보를 통해 직거래를 하여, 대기업에 취직하는 것보다 몇 배 나은 수익과 미래를 설계하고 있다. 우리 피부업도 현대 농사처럼 새로운 변화에 적극적으로 대응하면 어떤 직업보다 미래에 발전이 있고, 사람의 생명을 다루는 일이기에 보람과 행복을 주는 직업이라고 생각한다.

영원한 고객이란 없다

나이와 경력이 있으신 분들은 일반 시장보다 병원에서도 힘든 분들이나 병원에서 원인도 모르는 심인성 통증에 대한 것을 좀 더 공부하고 여러 가지 병증 환자분들의 질병을 치유하는 데 효과적인 아로마를 활용하여 하루에 3명~4명만 제값을 받아 정착하신 분들도 꽤 많다.

그리고 그분들의 일괄적인 말씀은 우리 동네에 샵들이 많다는 것이다. 1년에도 몇 개가 들어왔다가 처음에는 의욕이 넘쳐 가격을 저렴하게 하다 2년이 지나지 못해 없어지는 곳도 많다. 사실 그런 샵이 오픈할 때 저가로 한 번 날리면 몇 분은 움직였다가 다시 온다. 이유는 간단하다. 처음엔 저가로 시작할 수 있지만 저가에 좋은 내용이 오래 갈 수 없기 때문에 시간이 해결해 주는 것이다. 그래서 저가 샵으로 움직이는 고객은 사실 샵 운영에 큰 도움이 안 된다고 하신다.

"내 나이 57세인데 이 나이에 연 평균 세금 다 빼고 6천~7천을 어디서 벌어요. 좀 더 나이 들어서 몸만 따라 준다면 이 일을 계속 하고 싶어요. 그리고 대표님 수정 제품으로 내가 요즘 훨씬 편해졌어요. 정말 감사해요." 하고 말씀하신다.

그 외에도 이제 다시는 안 할 거라며, 2년 넘게 창업하고 하루도 안 쉬고 진짜 열심히 수기로 오랜 시간 해 주었는데, 본인이 조금 아프다고 치료 기간이 20일 정도인데 기다려 주지도 않고 다른 샵에서 티켓팅을 했다며 하소연을 하시는 원장님들도 있었다.

고객은 항상 저렴하고, 편하고, 깨끗하고, 질 좋은 제품으로 관리해 주는 곳으로 흐르게 마련이다. 그래서 나의 샵이 편하고, 깨끗하고, 질 좋은 제품으로 관리를 하는지를 체크해 보고 너무 저렴한 가격으로 할 수 없다면 고객이 가장 최고로 치는 효과 부분을 보여 줄 수 있는지를 체크하면 해답이 나올 것이다. 가령 정말 깨끗하고 가격도 저렴하고 친절한 음식점이 있다고 생각해 보자. 그런데 맛이 없으면, 두 번 다시 가지 않을 것이다. 반대로 좁은 공간이지만 항상 깔끔하고 신선한 재료로 가격은 시중보다 조금 비싸지만 맛이 정말 좋다면 그곳에 손님이 많을 것이다.

위의 내용을 바탕으로, 뒤에 자세하게 샵에서 어떻게 적용해야 할지를 서술해 놓았다. 새로이 창업하시는 분들은 잘 참고하시어, 차별화된 전략으로 공부도 제품도 스스로 발품을 팔아서 잘 선정하고, 현재 피부샵을 하시는 분은 새로운 변화를 두렵게 생각하지 마시고 다시 시작하여 틈새를 노리길 바란다.

4. 시대 흐름에 변화하는 다양한 전문샵

| 남성 전문 피부 관리 및 왁싱

우선 남성분들이 미용에 관심이 많아져 남성 전문샵이 있으면 좋겠다는 말들을 한다. TV에 남성 연예인이 화장을 하는 것이나 브라질리언이란 음부의 털 제거에 대한 내용이 등장하는 것이 전혀 어색하지 않은 것처럼 말이다.

"남자는 안 받아요." 하시는 원장님이 있는가 하면 어떤 원장님은 "제 손님의 50%가 남성분이에요. 치료하는 개념으로 봐야지, 다른 생각하는 것이 더 이상하지 않나요?"라고 말하기도 한다. 요즘은 올킬 수정테라피로 옷을 입은 상태로 서혜부관리를 해 주고 있어서 손님이 더 늘어났다는 것. 소변을 너무 시원하게 본다고 좋아하는 반응이라고 한다.

왁싱 시장은 해마다 그 배수를 거듭하면서 늘어 가고 있다. 수요가 증가한다는 것은 왁싱을 원하는 젊은 연령층인 여성과 남성들도 이용할 수 있는 왁싱 샵 들이 늘어나고 있는 추세이다. 소자금의 투자로 쉽게 할 수 있는 프로그램으로, 적극 추천한다. 다만 고객층이 나이가 많은 분들이라면 고려해 봐야겠다.

| 어린이·청소년 전문 관리

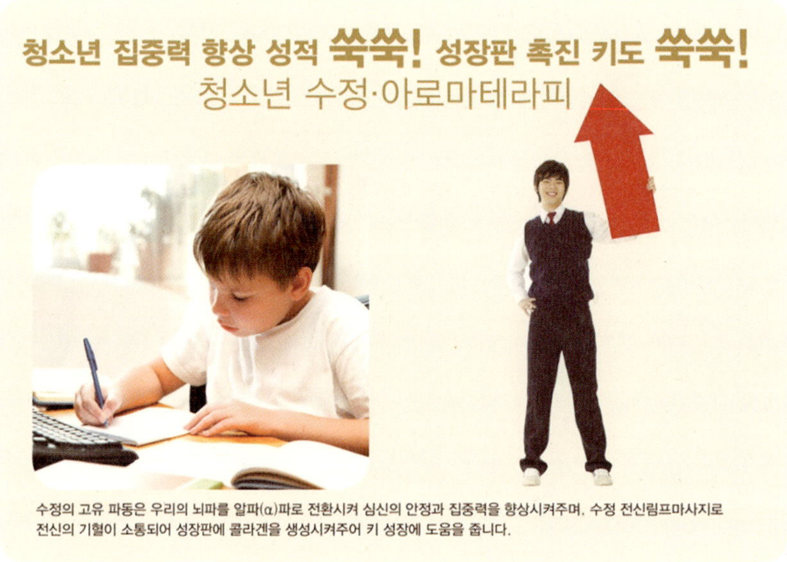

청소년 집중력 향상 성적 쑥쑥! 성장판 촉진 키도 쑥쑥!
청소년 수정·아로마테라피
수정의 고유 파동은 우리의 뇌파를 알파(α)파로 전환시켜 심신의 안정과 집중력을 향상시켜주며, 수정 전신림프마사지로 전신의 기혈이 소통되어 성장판에 콜라겐을 생성시켜주어 키 성장에 도움을 줍니다.

여성들의 사회 진출로 가정에 소홀해지면서 어린이나 청소년들이 인스턴트 음식에 노출되었고, 엄마와의 정서적 유대 부족으로 느끼는 심리적인 불안감, 학교 외에 학원으로 가야 하는 현실에서 활동성의 부족, 늦게 잠자는 습관 및 컴퓨터, 핸드폰 등으로 인해 현대 어린이들과 청소년 문제는 비만, 척추측만, 거북목, 키 작은 어린이 등으로 나타났다.

어느 부모든 위 내용 중에 하나씩은 적용되며, 그 문제를 해결할 수만 있다면 제일 먼저 지출하겠다는 분들이 아주 많다. 그래서 아무리 어려운 시기라고 해도 틈새 시장은 있는 것이다.

저희 제품을 구매하신 분들 중 한 원장님은 분당의 1층 학교 앞에 샵을 오픈하고, 아이들을 위한 프로그램 개편으로 수정을 선택했다고 했다. 아이들은 아픈 것도 싫어하고, 이곳 분당 학부모님들은 전자파를 싫어한다는 게 그 이유였다. 이후 2년이 지나서 원장님을 행사장에서 보고, "요즘 다들 경기가 어렵다고 하는데 원장님은 어떠셔요?" 하고 물으니, 그 원장님은 "저는 괜찮아요. 그때 제 생각이 적중했어요. 요즘 여름에 아이들 손님이 더 많아요. 그때는 아로마가 대표님 쪽에 없었는데, 이제 생겼네요. 오늘은 수정 진동기 구매하러 왔어요. 가을이 되면 분당 어머님들이 얼굴에 가장 신경 쓰는 계절이거든요." 하시고는 다음 교육에 오시겠다는 말씀을 하셨다.

산전·산후 관리 프로그램

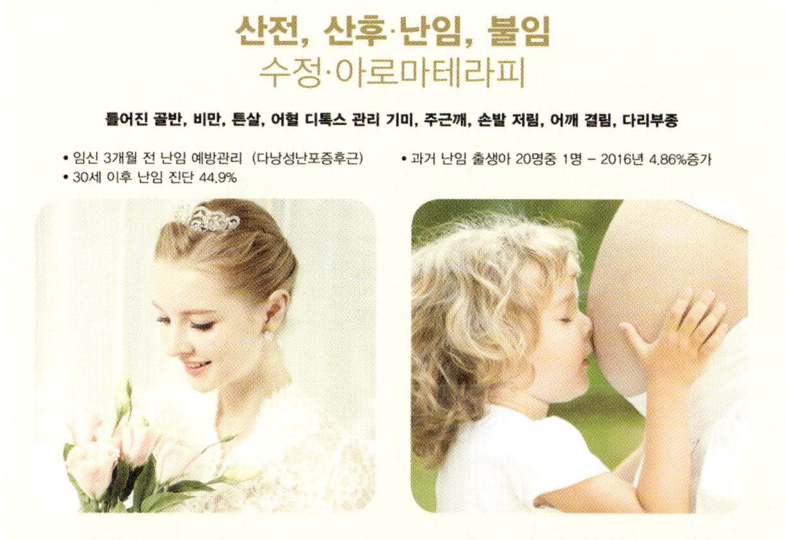
산전, 산후·난임, 불임
수정·아로마테라피
틀어진 골반, 비만, 튼살, 어혈 디톡스 관리 기미, 주근깨, 손발 저림, 어깨 결림, 다리부종
• 임신 3개월 전 난임 예방관리 (다낭성난포증후군)
• 30세 이후 난임 진단 44.9%
• 과거 난임 출생아 20명중 1명 – 2016년 4.86%증가

누구나 요즘 원장님이라면 홍보하지 않아도 매번 그냥 관리만 잘하면 된다고 생각하는 시장이 산후조리원일 것이다. 하루에 좀 짧은 시간에 많이 해야 된다는 부담이 있지만, 공무원처럼 일직 끝나고, 생각만 해도 그런 자리만 있으면 들어가고 싶다는 원장님들이 많다. 하지만 요즘 현장에서 일하시는 산후관리원도 일반인들을 공약하는 프로그램을 개편 중이다. 이유는 출산이 줄어들고 있는 점과 산후조리원의 증가로 인한 문제들이라고 호소하신다.

그래서 저자는 산전·산후 관리에 대한 이해를 하고, 기술적인 부분과 전문성을 갖추고, 홍보를 할 수 있는 포스터를 샵에 비치하길 권한다. 이유는 병원에서 기본 산후관리를 받고, 비만 관리를 요하는 분들이 많기 때문이다. 가령 부모님이 원장님들의 샵에서 통증이나 비만 관리를 받고 효과가 있었으면, 원장님들의 샵에서 전문 교육을 받아서 잘할 수 있다는 걸 안다면 그 어머님은 무조건 원장님의 샵으로 따님을 받게 할 것이다.

그리고 이제 산후 관리보다 산전 관리로의 전환이 필요하다. 이유는 난임과 불임이 10상 중 4명이 넘어갔기 때문이다. 현대의 발전하는 속도만큼이나 사회 여러 곳에서 환경, 식생활 등의 문제가 모든 현대인의 건강에 적신호를 보내고 있다. 앞으로 100세 시대가 무색하게 오래는 살지만, 어떻게 오래 사는지가 중요한 시점이다.

100세 시대를 대비한 노인 전문 관리

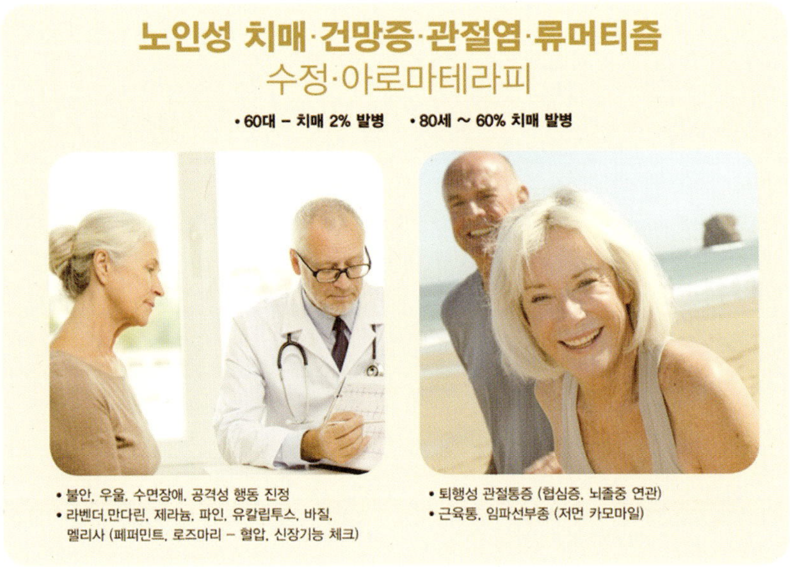

오래 사는 노인 분들이 참 외로운 시절을 보내고 있다. 60대의 2%는 심한 노인성 치매로, 기억력이 가물가물한 경우는 더 많다고 한다. 그리고 80대는 60%가 노인성 치매라고 한다. 정말 어마어마한 수치에 놀랐다. 60대가 이제 제2의 청춘이란 말을 할 정도이지만 실상 나이가 들면 몸도 머리도 마음대로 되지 않는 것이 현실이니 말이다.

노후에는 퇴행성관절, 류머티즘을 비롯하여 심한 통증에 시달리게 된다. 이 때문에 노후에 건강이 나빠지면 병원진료비 등 많이 들어가니, 젊어서 노후를 위해 저축을 해 놓는다. 그런데 나이 들어 살만하니 병이들고, 병이 들어오면 그전에 생활 습관이 하루에 변하지 않기 때문에 좀처럼 쉽게 나아지지 않는 병들이 많다. 그때 처음 죽음에 대한 위기의식으로 그동안 모아 놓은 재산의 가치보다 본인의 건강이 중요한 것을 알게 되고, 내 몸을 10년 전으로 돌려만 준다면 수천만 원을 주고 바꾸고 싶어 하는 분들이 많다. 한 조사 내용에 따르면, 의식이 있는 상태에서 병이 생기고 죽기 전까지 자신이 가지고 있는 자산의 3분의 1을 쓴다는 통계가 있다.

5. 새로운 부가가치, 슈가 왁싱 관리

❙ 오픈 샵에 새롭게 뜨는 왁싱 토탈 창업

최근 들어 피부 관리실에서 소액 투자로 부업이었던 것이 본업이 된 피부 관리실의 왁싱은 서구에서 시작하여 한국에서도 유행이다. 인기 남자 연예인이 브라질리언 왁싱을 한 후 너무 상쾌해졌다는 등 왁싱은 이제 자연스럽게 느껴진다.

시장은 해마다 그 배수를 거듭하면서 늘어 가고 있다. 수요가 증가한다는 것은 왁싱을 원하는 젊은 연령층이 많다는 것이다. 특히 왁싱 샵은 그 특성상 여성 중심으로 되어 있어, 남성들이 이용할 수 있는 왁싱 샵들이 늘어나고 있는 추세이다. 특히 여름철 노출의 계절에는 더 많은 수요가 생긴다.

과거에는 남자가 털이 없으면 여성스럽다 하였는데, 이젠 트렌드가 달라졌다. 그리고 연예인이 하는데 나도 한번 해 보자는 호기심도 생기는 것 같다. 남성들 사이에서도 브라질리언 왁싱은 항상 인기 주제로 음부의 체모를 제거하면 음낭의 습해서 생기는 가려움증과 냄새를 제거해 주고 사랑하는 연인과의 관계에 있어서도 부드러운 피부로 만족도가 상승된다고 광고한다.

주기적 관리를 하면 숱이 적어지고 얇아지고 모질이 부드러워진다는 광고도 덧붙이니 한번은 호기심에서라도 젊은 분들은 해 보는 경우가 늘어나고 있다. 브라질리언은 임산부가 사용하는 제품을 사용하며, 섬세한 작업으로 전문가에게 테크닉이 필요하다고 한다. 이유는 시술 시 통증이 크기 때문이라고 한다.

왁싱 샵에 꼭 샤워실이 있을 필요는 없다. 그래서 피부관리 자격증이 있는 분은 샵인샵으로 운영하는 곳도 생겼다. 일반 원장님들도 추가 프로그램으로 충분히 영업 이익이 창출된다. 왁싱 테크닉은 그리 어렵지 않게 배우고 변하지 않는 조건으로 임한다는 장점을 가지고 있다. 그러나 회사마다 특징이 있으니 잘 확인 후 시작하는 것이 좋다.

| 왁싱에 대한 전문적인 이해

우선 왁싱샵 오픈을 준비한다면 반드시 고객들에게 충분한 설명을 할 수 있어야 한다. 즉, 왁싱에 대한 이해와 장점을 제대로 어필하고 왁싱 후 관리도 잘할 수 있도록 왁싱 전문샵이 되어야 한다.

먼저 하드 왁싱은 왁스 자체를 바른 후 스파츌라로 제거하는 방식이고, 스트립(소프트) 왁싱은 왁스를 바른 후 무슬린 천을 붙이고 털을 제거하는 방식이다. 하드와 스트립 왁스는 일정 시간이 지나면 바로 굳는다.

요즘에 하드왁스는 바른 후 바로 굳는 타입도 많이 나왔고, 과거보다 열감이 적은 저온왁스도 많이 출시되었다. 예전에는 하드와 스트립왁스는 온도점이 높아 시술이 미흡하거나 피부가 얇고 예민한 분들이 시술을 받으면 피부탈락과 화상까지 입는 경우도 있었다.

그 이후 슈가 왁싱이 나왔다. 슈가 왁싱의 테크닉을 익히고 제대로 시술하기까지 다른 왁스에 비해 시간이 오래 걸리는 게 사실이다. 쉽게 알려 주고 실무노하우 포인트만 알려 줘도 테크닉을 제대로 하고 통증 없이 왁싱을 시술하기까지 많은 시간 투자와 노력이 필요하다.

원 데이 수업은 기존에 왁싱을 배웠지만 부족한 교육을 받을 때만 가능하다. 처음 배우는데 하루 이틀 수업 받고 왁싱 시술을 한다는 건 왁싱 샵을 찾아오는 고객들에게 고객 만족은 절대 줄 수 없고, 통증만 안겨 줄 수 있다. 절대적으로 왁싱 기술을 쉽게 생각해서는 안 된다.

왁싱 전문가 기본 사항

첫째, 시술자의 전문성
둘째, 시술 도구의 위생상태
셋째, 환경 및 시설의 위생 상태
넷째, 왁싱 제품의 수준 정도
다섯째, 시술 비용
여섯째, 왁싱 샵의 유명도(마케팅 전략)

왁싱 시장은 매년 커 가는 과정이니 긍정적으로 피부관리와 겸하여 수익을 창출할 수 있는 아이템이며, 시술자의 섬세한 설명과 친절도가 중요하다.

슈가 왁싱 관리 및 주의사항

슈가 왁싱이 우리나라에 들어온 지는 불과 7년 정도 되었는데, 많은 분들이 사용 중이다. 슈가 왁싱이 핫한 이유 중 하나는 우리 체온과 같기 때문이다. 뜨거우면 시술할 수가 없다. 손으로 슈가를 떠서 손 테크닉으로 시술해야 하기 때문에 절대적으로 뜨겁거나 열감이 있어서는 안 되고, 상당히 부드러운 슈가인 경우 워머기에 넣지 않고 바로 사용하는 경우도 있다.

슈가 왁싱은 천연제품이다. 물, 설탕 레몬(슈가 만든 업체마다 레몬성분이 있는 곳도 있고 없는 곳도 있다) 딱 두 가지 성분. 그렇지만 집에서 만들어 봐도 절대 만들어서 사용하기 힘들고, 만들 수는 있지만 계속 사용하기 힘들고 딱딱해진다. 아무래도 천연제품에 대한 인지도가 높기 때문에 고객들에게 시술할 때 안전하게 시술할 수 있고, 성분표시가 되어 있는 것도 슈가 왁싱이 유일하다. 먹을 수 있을 정도로 안전한 제품이다.

게다가 피부 흡수가 깊게 되기 때문에 모근 뿌리째 흡수시켜 털을 제거할 수 있다. 피부 위에 닿고 제거하기 전까지 피부에 흡수하고 있어서 기존 하드와 스트립은 바로 굳는 성질이지만, 슈가 왁싱은 피부에 오래 머물러 있을수록 흡수가 깊게 되어 정말 모근 뿌리째 털을 제거할 수 있다. 털이 중간에서 끊어지는 경우가 적다.

왁싱 관리 후 주의 사항

① 첫 관리 후 민감하신 분은 여드름 외 트러블이 발생할 수 있다.

② 관리 3일 뒤부터 주 2-3회씩 각질을 제거(스크럽제 사용 권장)해 주고 보습 로션(오일 프리 제품)을 바른다.

③ 관리 후 24시간 동안은 가급적 햇빛을 피한다.

④ 관리 후 당일에는 샤워만 가능하고, 무리한 운동, 대중 사우나, 선텐을 피한다.

⑤ 왁싱한 부위에 튼살크림은 7일 동안 사용하지 않는다(유분이 많은 제품은 피지 분비를 활발하게 해서 2차 감염의 가능성이 있을 수 있다).

6. 차별화된 어린이 성장 마사지 프로그램

| 어린이 성장 호르몬의 중요성

현대의 한국이 '컴퓨터 공화국'이라는 지칭을 얻은 것처럼 성장기 아이들이 컴퓨터에 핸드폰에 빠져 살고 있다. 과거 뛰어다니며 놀았던 시절은 사라지고 모두가 학교 수업 후에는 차를 타고 다른 학원으로 이동한다. 그래서 아이들의 거북목이나 일자목, 척추 문제 그리고 성장판에도 문제가 발생한다. 현 에스테틱 시장에 차별화된 어린이 성장 마사지 프로그램을 통하여 고정 수익을 창출할 수 있다.

아이들의 키 크기 문제는 유전적 성향보다는 운동, 영양, 질병 등 생활환경의 영향을 더 많이 받는 것으로 나타났다. 키가 잘 자라는 데 유전의 영향은 23%에 그친 반면, 영양 31%, 운동 20%, 질병 26% 등 약 77%가 생활환경과 밀접한 관련이 있는 것으로 조사됐다. 유전인자와 호르몬과 영양상태 등의 세포증식과 더불어 신장과 체중이 증가하는 성장은 4단계로 나눌 수 있다.

- ❖ **1단계** | 출생부터 2세까지의 급성장기
- ❖ **2단계** | 2세부터 사춘기까지로 연평균 5㎝가량 꾸준한 성장
- ❖ **3단계** | 사춘기로 제2의 급성장기 → 1년에 7~12㎝ 정도 성장
- ❖ **4단계** | 사춘기부터 청년기까지를 말한다.

성장의 중요한 요소인 성장판은 팔과 다리의 길쭉한 뼈 끝부분에 아직 뼈로 단단해지지 않은 부드러운 연골로 이루어진 골단연골을 말한다. 사춘기가 되면서 성호르몬이 분비되기 시작하면 성장판에 변화가 생기는데, 성호르몬이 빨리 분비되면 될수록 성장호르몬 분비는 감소하기 때문에 성장호르몬의 영향을 받는 성장판 연골이 뼈로 변하면 성장판이 닫히는 것이다. 요즘엔 과거에 비해 소아 성장속도가 빠른데, 여아의 경우 초경이나 남아의 경우는 몽정 등의 2차 성징을 앞당기고 키를 키우는 성장판을 빨리 닫히게 만든다.

1) 성장은 타이밍이 중요하다. 단계별 키 성장 속도

발달 단계	나이	1년간 키 성장속도
영아기	출생 ~ 만1세	25cm
유아기	만 2 ~ 5세	12cm ~ 13cm
소아기	만 6 ~ 10세	5 ~ 7cm
청소년기	만 11세	7 ~ 10cm

이후 만 11세 정도부터 사춘기로 접어들어 1년에 7~10㎝ 정도 키가 큰다. 여자아이는 평균 만 10~12세, 남자아이는 평균 만 12~14세, 제1급성장기 이후 급격한 성장과 동반하여 신체 변화가 일어나는 시기로, 제2급성장기로 사춘기가 되면 최고치로 분비된다. 사춘기가 지나면 키가 크는 폭이 현저히 줄면서 서서히 성장판이 닫혀 간다. 여자 평균 15~16세, 남자 평균 17~18세 정도를 키 성장이 멈추는 나이로 볼 수 있다. 만약 사춘기가 끝나지 않은 아이가 1년 동안 4㎝ 미만으로 키가 자란다면 성장장애를 의심해 보아야 한다.

2) 성장호르몬의 중요성

성장호르몬은 신체의 성장, 발달 및 재생을 자극하는 호르몬으로 뇌의 하부에 위치한 뇌하수체의 전엽에서 분비된다. 성장호르몬은 골격근과 장골을 성장시켜 신체의 최종 크기를 결정하는 역할을 한다. 호르몬은 아미노산을 단백질로 만들고 표적세포를 자라도록 하며, 간에서 지방을 분해하도록 하는 인체의 대사 작용에 관여하여 지방이 에너지로 활용되도록 자극한다. 그 결과 체지방이 감소하고 신체 에너지 사용량이 증가되며 또한 물과 무기질이 균형을 이루도록 조절한다.

성장호르몬은 나이와 성별에 따라 분비 형태가 달라지지만, 어린이는 낮에도 성장호르몬이 왕성하게 분비된다. 가장 이상적인 수면 시간은 밤 9 ~ 새벽 5시 사이에 생성되며, 수면 후 2시간부터 집중적으로 가장 활발하게 분비된다. 또한 수면 전 멜라토닌호르몬이 나와야 잠이 되므로 실내를 어둡게 소등하여 일찍 자게 하는 것이 성장에 도움이 된다.

3) 소아 성장 장애의 요인

요즘엔 동물성 음식이나 패스트푸드, 탄산음료 등에 과도하게 노출되어 있는데 이런 트랜스 지방은 성호르몬의 분비를 촉진시켜 성장을 저해한다. 과도한 영양섭취에 비해 운동 부족으로 인해 비만이 늘어나고 있는데, 성장호르몬은 키를 키우는 작용과 함께 우리 몸의 지방을 분해하는데 쓰이므로 비만 또한 성장 저해의 원인이 된다. 또한 아이들이 스트레스를 받으면 시상하부를 자극하여 스트레스 호르몬인 코티졸의 분비가 증가하게 되고, 만성 스트레스로 코티졸의 영향이 혈중 성장호르몬 및 성장호르몬 분비를 감소시켜 성장을 방해한다.

| 맞춤 성장 아로마 마사지 관리와 효과

성장판 촉진 브리핑

일반적인 경우보다 키가 많이 작은 경우는 병원에서 성장판 검사를 정확히 진행한 후 어느 정도인지 확실히 알고 난 후 관리를 들어가는 것이 좋다. 4세부터 8세에 성장통이 일어나는데, 성장통이 없이 키가 다른 아이보다 작다면 오랜 시간 동안 관리가 중요하다. 우선 잘못된 음식과 여러 가지 요소로 성장에 문제가 있다면 가정에서도 인지하고 스스로 습관을 바꾸고 몸을 회복하는 과정을 6개월로 잡고 관리를 꾸준히 하며, 집에서 할 수 있는 성장판 체조나 음식 운동 요법 등의 변화를 성장기가 거의 사라지는 여자 평균 15~16세, 남자 평균 17~18세 때까지 계속 신경을 써야 한다.

❖ 1단계 | 식생활이 인스턴트 음식을 먹는지 체크, 필수 영양분을 충분 섭취 교정.

❖ 2단계 | 수면 상태를 체크해서 소등을 일찍 하는 잠자는 환경 조성.

❖ 3단계 | 정서적 학교생활이나 일반 가정에서 스트레스 요인을 제거하며, 릴렉스 아로마 성장판 촉진 마사지 관리를 하고, 상담 과정을 차트에 정리한 후 한 달에 한 번 키를 체크한다.

아이들의 키와 직접적인 관계가 있는 성장판은 특별한 모양과 구조를 가지며, X-ray 나 MRI로 확인할 수 있다.

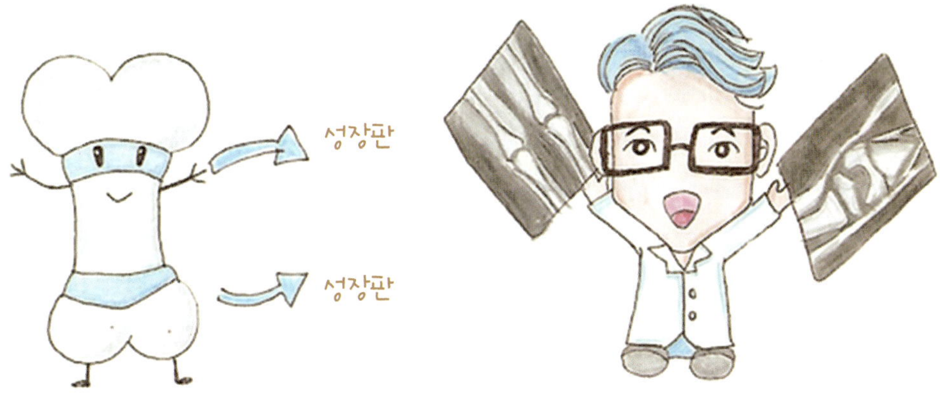

인터넷에 '성장판 자가 진단법' 이 떠있고 무릎뼈 밑을 만져서 성장판이 닫혔는지 여부를 알 수 있다거나

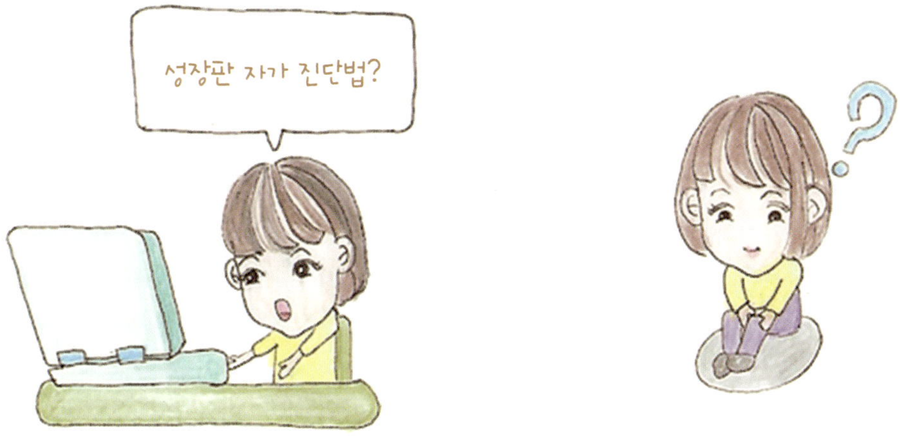

높은 곳에서 뛰어내려 무릎이 아프면 성장판이 안 닫혔다거나 모두 근거 없는 말이다.

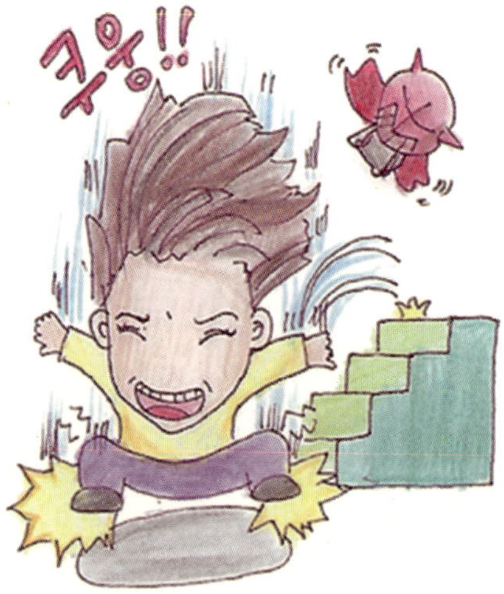

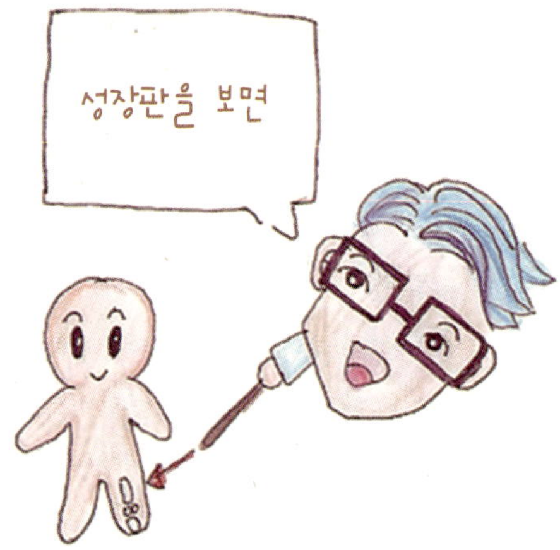

X-ray 사진에서 어둡게 보인다. 이유는 뼈가 딱딱해지기 전에는 말랑말랑한 연골로 되어 있기 때문이다.

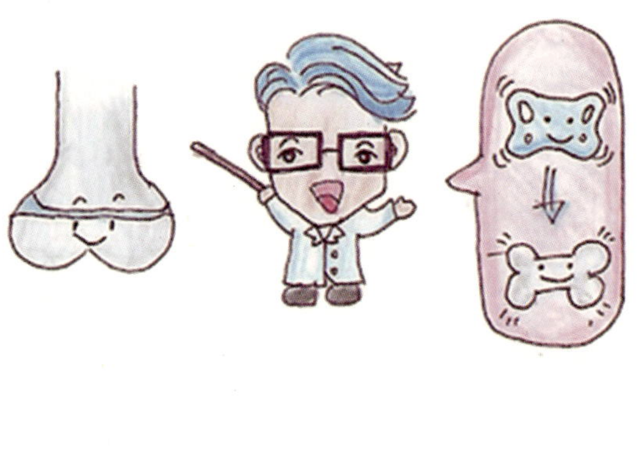

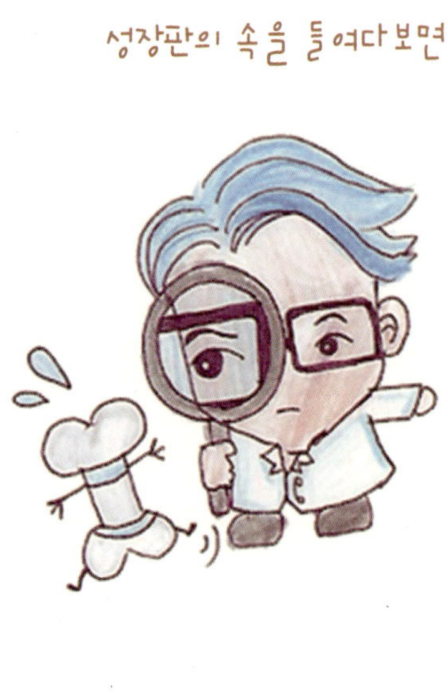

증식대는 산소가 많고, 방사선 등
주위환경의 영향을 많이 받고

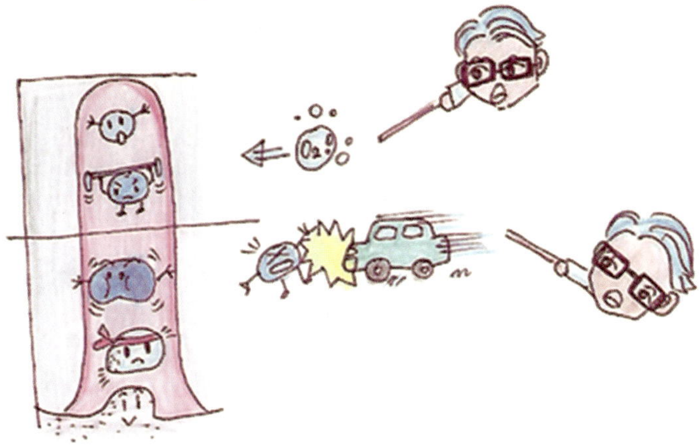

성숙대, 잠정 석회대는
신생골과 연골로 이루어져
외부 충격에 약하다

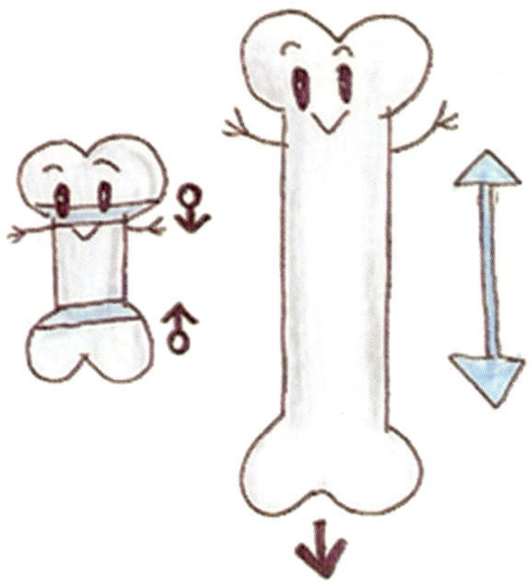

뼈는 몸통쪽으로
만들어지며 자란다

성장판의 위치

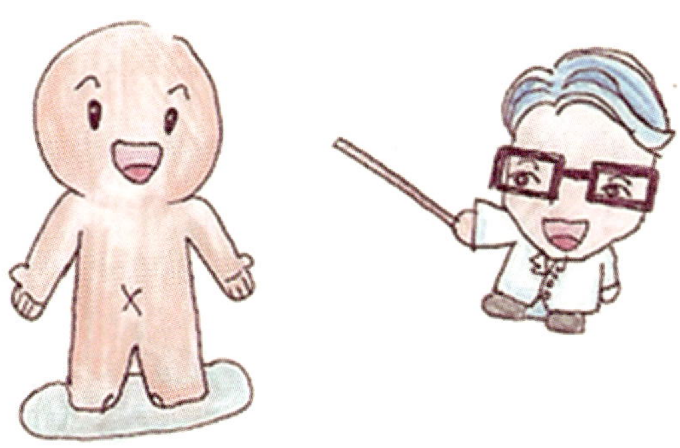

인체에는 다양한 모양의 뼈가 있고

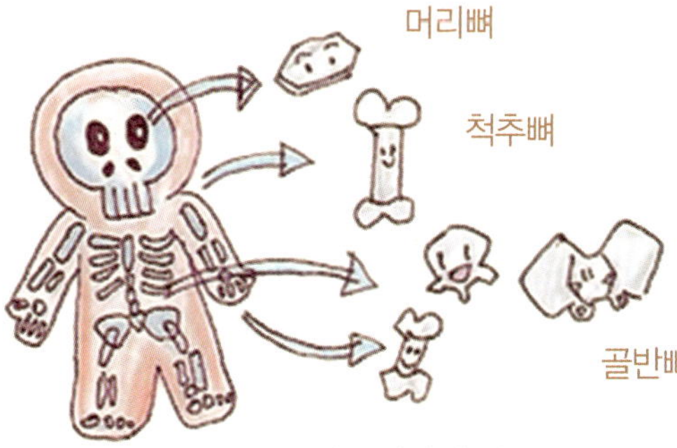

길죽한 뼈들에는 성장판이 대부분 양 끝에 있으며

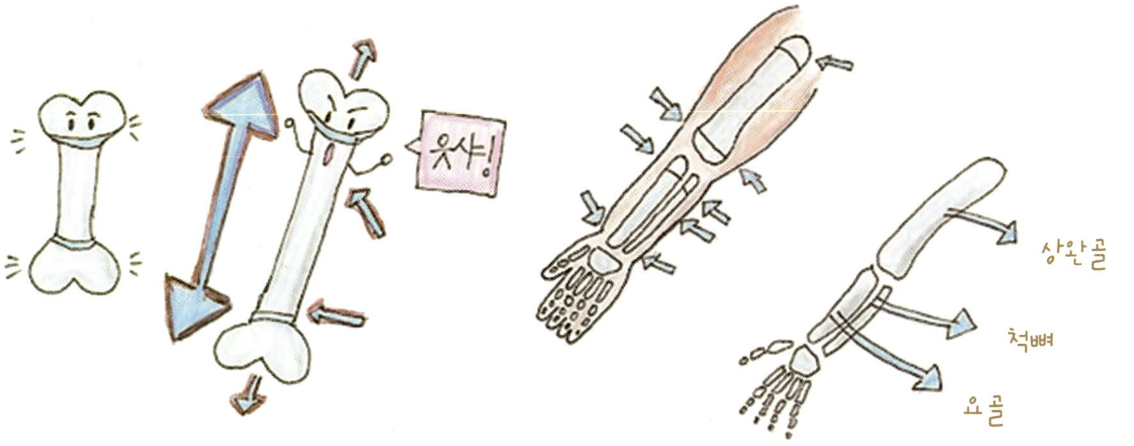

부위별로 자라는 정도가 다르다.

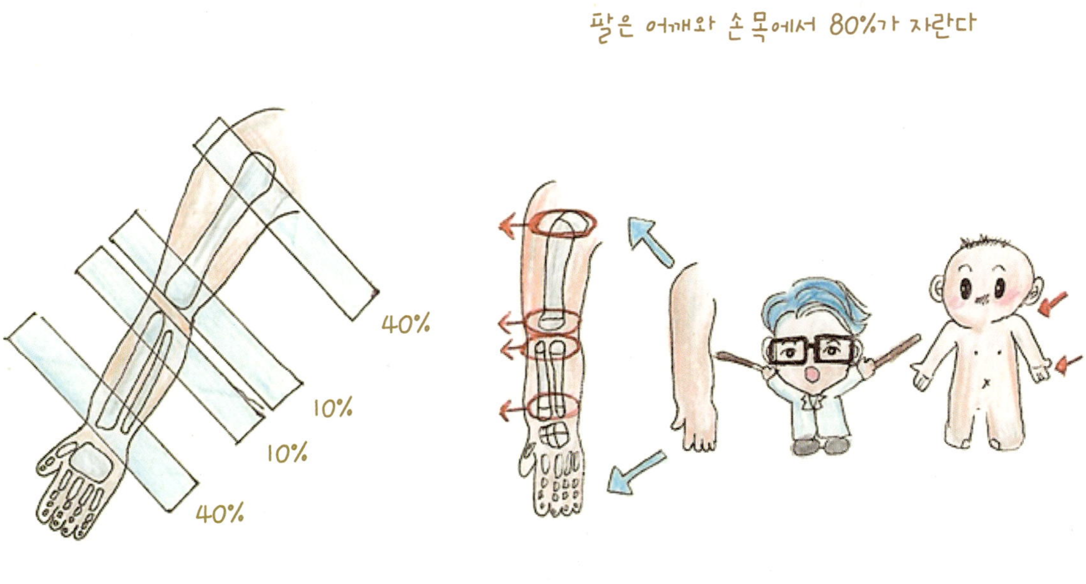

손목부위 골절로 성장판이 손상된 경우

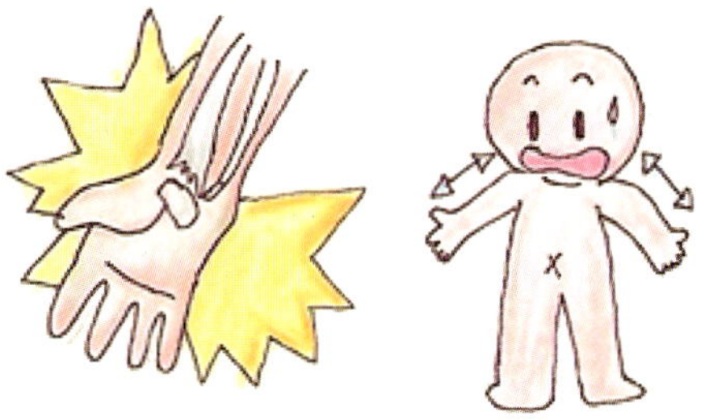

팔 길이에서 40%가
덜 자라는 것은 아니고,

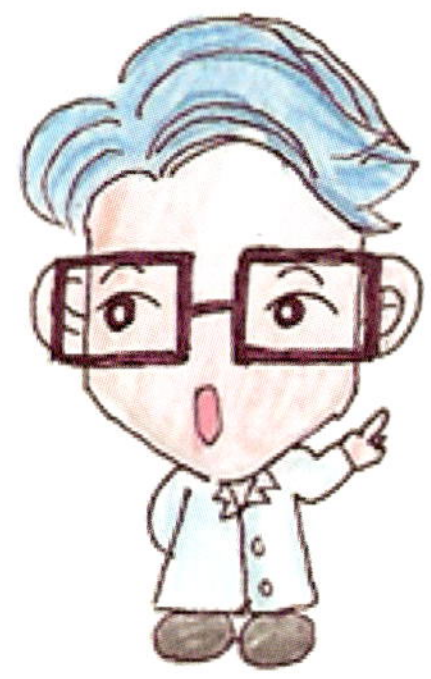

성장판의 손상정도, 나이 등에 따라
성장 장애 결과가 다를 수 있다.

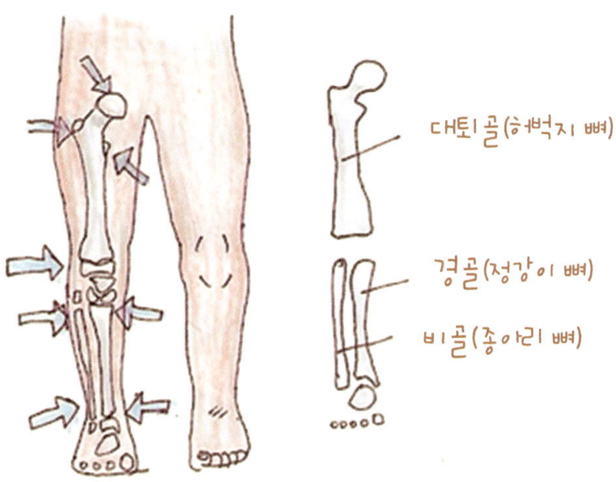

다리도 대부분 긴 뼈로 이루어지고
성장판은 끝부분에 위치한다.

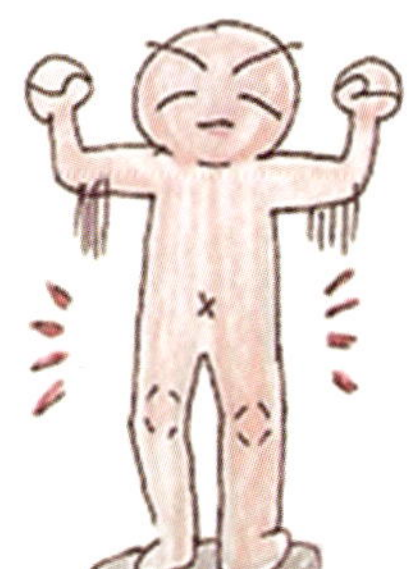

키에 가장 큰 영향을 미치는 것은 다리뼈로

부위별 성장정도는 아래와 같다. 다리 뼈중 가진 많이 자라는 곳이 바로 무릎이다.

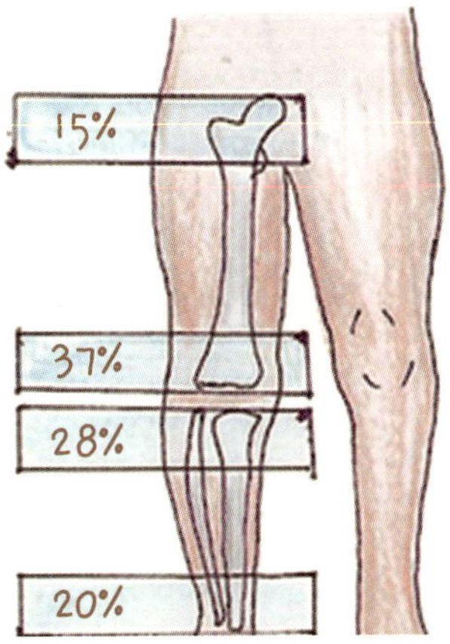

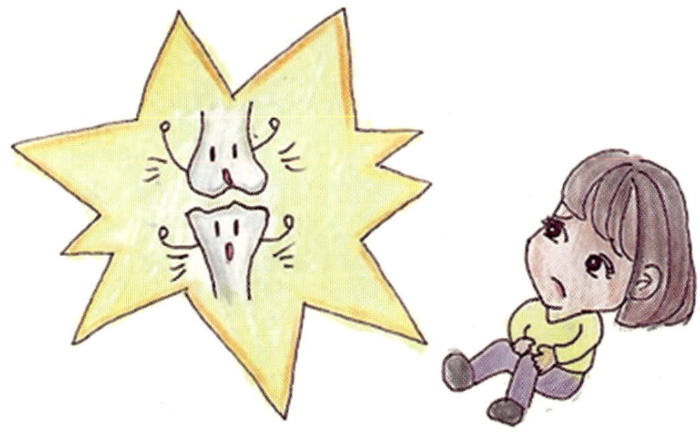

다리뼈 중 가장 많이 자라는 곳은
무릎이고 성장통이 가장 흔한 곳이
대부분 무릎 부위입니다.

지금까지 성장판에 대해 알아보았다.

1) 성장을 돕는 홈 케어 수칙 · 바른 걸음걸이

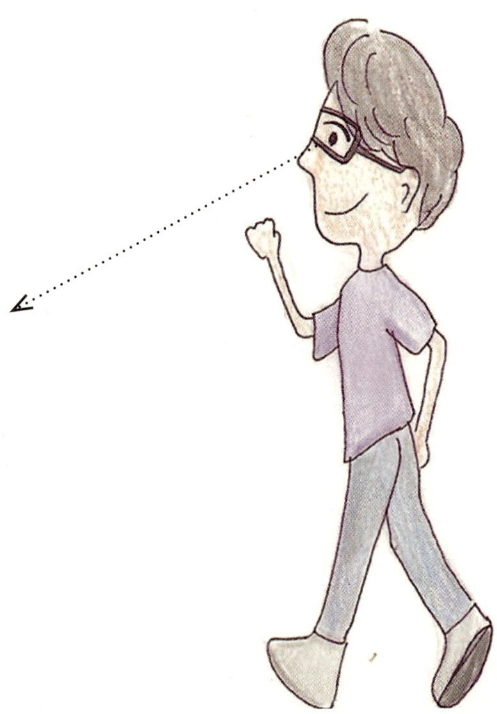

바른 걸음걸이

시선은 10m 정도 앞 지면을 향한다.
호흡은 코로 들이마시고 입으로 내뱄는다.
몸체는 5도정도 앞으로 숙인다.
팔은 가급적 90도를 유지한다.
손은 달걀을 쥐듯이
발은 뒤꿈치 → 발바닥 → 발가락순서로
지면에 닿도록 딛는다.

빠른걸음으로 1회 30분 이상
주 3회 이상 꾸준히 걷는다.

성장에 도움 되는 음식 먹기

인스턴트, 탄산음료, 야식을 먹지 않는다. 단백질, 미네랄, 칼슘, 비타민, 섭취가 중요하다. 제철 과일과 컬러야채와 견과류를 올리브 드레싱하여 하루 2끼니를 먹는다. 두부, 콩 단백질, 생선류, 버섯, 잣, 미역, 양배추 등 골고루 섭취한다. 하루 2L 이상 물을 마신다.

평소 운동 습관

스트레칭 운동, 근력운동, 매달리기, 축구, 달리기, 차기, 점프, 태권도, 발차기, 농구, 배구, 줄넘기, 걷기, 조깅이 성장에 좋은 운동이다. 본인이 좋아하는 음악 감상으로 스트레스를 바로 해소하고, 일주일에 한 번 가족과 산 걷기 운동으로 가족 유대감을 형성하는 것도 좋다.

집에서도 쉽게 할 수 있는 운동 요법 5가지 습관

① 기지개 펴기 ② 팔 모아 위로 펴기 ③ 팔꿈치 누르기
④ 팔 모아 뒤로 펴기 ⑤ 누워서 무릎 닫기

2) 성장호르몬을 촉진하는 아로마테라피

후각을 자극하여 뇌하수체를 활성화하고 성장호르몬과 성호르몬의 분비를 촉진한다. 레몬, 만다린, 라벤더 에센셜 오일을 사용한다. 솔트 한 주먹을 넣고 반신욕 아로마요법을 시행하는 것도 좋다.

❖ **레몬** | 비타민 A, B, C를 풍부하게 함유하고 있으며 스페인과 그밖에 유럽 국가들은 레몬을 '모든 치료'에 사용하며, 전염병의 감염 예방에 높은 효능이 있다.

❖ **만다린** | 불면, 흥분, 긴장, 지나친 걱정, 불안, 두려움, 우울, 분노, 공격성, 자율신경의 불균형, 복부팽만, 장내가스, 식욕부진, 복통, 위통, 딸꾹질, 생리통에 효과적이다.

❖ **라벤더** | '위장을 편안하게 한다'고 말할 정도로 신경성 소화기 질환에 널리 사용된다. 안정과 이완효능이 있어 뇌척수(Cerebro-spinal)의 활동을 진정시켜 성급함, 우울증, 불면증, 히스테리, 충격과 신경성 긴장, 두통과 편두통, 신경통, 근육통, 류머티즘, 대상포진, 좌골신경통 치료에 효능이 있다.

흡입법으로 사용할 때는 레몬과 라벤더를 각 5방울, 멜리사 2방울을 섞어 가습기 및 디퓨저를 이용하여 사용하면 효과적이며 마사지법으로 사용할 때는 레몬(5방울)과 라벤더(5방울), 멜리사(2방울)를 30㎖ 호호바오일(식물성 오일)에 희석해서 마사지해 주면 학습력과 집중력을 향상시키는 데 효과적이다.

3) 맞춤 성장 아로마 마사지

마사지는 관절을 이완시켜 혈액순환을 촉진하여 성장기의 아이들에게 보조적 도움을 준다. 이에 따라 성장곡선을 상향시킬 뿐만 아니라 긍정적 성격과 자신감을 회복하여 심리적 성장에도 도움을 주는 테라피이다.

간단한 성장판 마사지 부위

* 무릎에 내·외슬안, 외 무릎 아래에 족삼리, 무릎 관절 뒤 중앙에 위중혈, 뒤 발목에 곤륜, 태계혈, 발바닥에 용천혈 등의 화타협착혈을 마사지해 주면 부교감 신경을 자극하여 숙면에 도움을 준다.
* 목의 튀어나온 돌기에서 양쪽으로 2㎝ 정도 떨어진 인영을 자극하면 갑상선 호르몬의 분비와 성장을 촉진시켜 준다(호흡이 어렵지 않게 가볍게 자극한다).
* 허리와 엉덩이 사이에 움푹 들어가 있는 요안 부위는 성장판이 모여 있으므로 엄지로 수시로 눌러 준다.

어린이 총명한 두뇌 발달과 성장판 촉진 다리 마사지

전체 쓸어 주기 → 발끝 잡아서 발등 밀고 당기기 → 다리를 접었다 폈다 하며 가볍게 눌러 주기 → 허벅지부터 발까지 쥐어 주며 주물러 내려오기 → 허벅지부터 발까지 양옆으로 펼쳐 내리기 → 무릎 가볍게 굴려 주기 → 무릎 가볍게 눌러 주기 → 종아리 주무르기 → 발목부터 가볍고 부드럽게 굴려 주기 → 복사뼈(복숭아뼈) 둥글게 굴려 주기 → 발등에 원 그리기 → 발바닥 감싸 쥐어 쓸어 주기 → 발등부터 발가락까지 빼내 주기 → 전체 쓸어 주기.

❙ 성장통의 증상과 해결방법

성장기 아동에게 특별한 질환 없이 뼈가 빨리 자라면서 무릎 근처 힘줄근육이 당겨서 일시적으로 생기며, 주로 하퇴부나 대퇴부, 슬관절 주변에 동통을 일으켜 치료 없이 자연적으로 좋아지는 질환을 말한다. 대부분 3~8세경의 아이에게 흔하고, 전체 아이들의 3분의 1정도에서 경험할 정도로 흔히 발생한다.

1) 성장통의 증상

하루 중 저녁 무렵에 통증을 호소하며, 심한 경우에는 밤에 자다가 통증으로 인하여 깨기도 하다가 아침이 되면 증상 없이 잘 뛰어논다. 2주 이상 오전에도 통증이 있다면 성장통이 아닐 가능성 있어 병원 진찰이 필요하다.

2) 해결방법

통증이 있는 부위에 온열 마사지를 부드럽게 해 준다. 체질에 맞는 단백질, 미네랄, 칼슘, 비타민 섭취가 중요하고, 두부, 버섯, 소고기, 잣, 미역, 양배추 등 각종 제철 여러 가지 컬러 야채와 과일을 충분히 섭취하고, 탄산음료와 인스턴트 음식을 삼간다.

3) 성장통에 좋은 아로마

호호바오일이나 달맞이오일에 만다린, 쥬니퍼베리, 로즈마리, 페퍼민트, 라벤더, 근육통오일로 블랜딩을 할 경우 고혈압이 있는 분은 로즈마리 대신에 만다린을 사용하면 좋다.
생후 1개월 이내의 아기에게는 베이스 천연캐리어오일만 사용하며,
(6세 미만은 케리어 오일 20㎖ 1방울 0.25%,
(12세 미만은 케리어 오일 20㎖ 2방울 0.5%)를 브렌딩하여 사용하여야 한다.

❙ 성장기 척추 측만증·후만증의 증상과 관리

1) 성장기 척추 측만증

전체 측만증의 절반 정도가 성장기 아이들로 10명 중 1~2명은 측만증으로 조사된다. 특발성 측만증으로, 10세 전후에 부모에 의해서 또는 학교의 신체검사에서 발견된다. 특발성 측만증은 발견되는 나이에 따라 3세 이전의 유아(infantile)형, 3~9세에 생기는 연소기(juvenile)형, 10세 이후에 생기는 청소년(adolescent)형으로 나눌 수 있다. 측만증을 치료받지 못하고 방치되는 경우, 성인이 되어 요통을 비롯하여 다양한 통증이 두 배로 나타난다.

측만증의 진행

* 성장기에는 측만증이 계속 커질 수 있다.
* 성장이 끝나면 측만증이 커질 가능성이 훨씬 적어진다.

* 성장이 가장 빠른 시기에 측만증이 커질 위험성이 가장 높다.
* 각도가 큰 만곡일수록 진행이 빠르고, 각도가 작은 만곡은 진행 위험성이 적다.

측만증의 증세

* 좌우 어깨와 걸음걸이가 비대칭이다.
* 보행이 비정상이거나 자주 아프다고 한다.
* 가만히 오래 앉아 있지 못하고 비비 꼰다.
* 자주 가슴이 답답하고 배가 아프다.
* 목과 어깨를 비틀며 뚝뚝 소리를 낸다.

성장기 척추측만증이 위험한 이유

키가 크는 성장기에 척추측만증을 앓게 되면 급격하게 허리가 휠 수 있어 여러 통증 질환과 외형의 변화로 민감할 사춘기 시기에 콤플렉스, 나쁜 체형으로 인해 남들보다 쉽게 피로감을 느끼고 어깨 통증이 유발되어 학업에 집중하기 어려운 것은 물론이고, 휘어진 척추로 인해 바른 뼈 성장에 방해가 된다.

2) 청소년기 척추후만증

후만증은 앞으로 구부린 자세에서 측면에서 관찰하면 잘 보이고 간혹 커진 가슴을 작게 보이려고 가슴을 웅크리려 오랫동안 불량한 자세로 척추후만증이 오면 자세로 교정이 되지 않으며, 흉추부 및 요추부의 통증이 있다.

❖ **흉부 만곡** | 늑골과 한쪽 어깨가 튀어나와서 외관상으로는 요부 만곡보다 보기 싫지만, 허리 통증이 없다.

❖ **요부 만곡** | 외관상 잘 드러나지 않지만 장차 허리 통증의 가능성이 흉부 만곡 환자에 비해서 훨씬 높다.

❖ **청소년기 척추후만증 나이와의 연관성** | 2차 성징(성기, 겨드랑이나 성기 주변 체모의 발육, 여학생의 경우 유방의 발달, 생리를 시작한 나이). 엑스레이 검사상 손목, 골반뼈, 척추뼈의 골 연령 측정. 최근의 연구 결과에 따르면 성장이 끝난 후에도 적지 않은 환자(전체 환자의 약 70%)에게서 만곡이 1년에 1-2도씩 계속 커졌는데, 특히 흉부 만곡이 50도 이상이거나, 요부 만곡이 30도 이상인 경우 만곡은 계속 커질 확률이 높으니, 성장이 다 끝났다고 하더라도 조속한 시일 내에 보다 적극적인 치료 방법을 찾아야 할 것이다.

3) 청소년 측만증·후만증에 맞는 관리

집중력을 강화하여 성적을 올리는 관리와 더불어 각각의 아이의 체질에 맞는 오행 경줄기 관리와 아로마 관리를 해 주면 고객의 신뢰뿐만 아니라 효과가 탁월하다. 앞에서 설명한 성장판 촉진 마사지도 도움이 된다.

7. 비만클리닉 아이리스 운동법

| 비만의 원인과 해독 다이어트

비만이란, 체내에 지방이 과다하게 축척된 상태를 말한다. 그렇다면 비만의 원인은 무엇이며, 그에 따른 한의학적인 해결책은 어떻게 될지 살펴보자.

1) 비만의 원인

- ❖ **폭식, 폭음, 급하게 먹는 식사** | 늦은 포만감으로 더 많은 음식을 먹는다.
- ❖ **불규칙한 식사와 섬유소가 없는 인스턴트 음식** | 교감신경이 활성화.
- ❖ **운동 부족 현상** | 신진대사 저하로 인한 비만
- ❖ **유전적인 요소** | 부모의 식습관은 자녀들에게 직접적인 영향을 준다.
- ❖ **소아비만** | 성인 시기까지, 자기 존중심 결여 문제.
- ❖ **약물의 부작용** | 피임약, 신경안정제, 천식 알레르기 스테로이드 호르몬은 항히스타민 성분제로 식욕을 항진.

지방세포 수	지방세포 크기	성인 비만	소아기 비만
임신 30주 ~ 생후 1개월까지 급격한 증가	생후 6세까지 급속히 커진다. 그 이후 서서히 커진다.	지방세포의 수는 그대로 지방세포만 팽창.	지방세포의 수의 증가, 병적 비만의 요인이 된다.

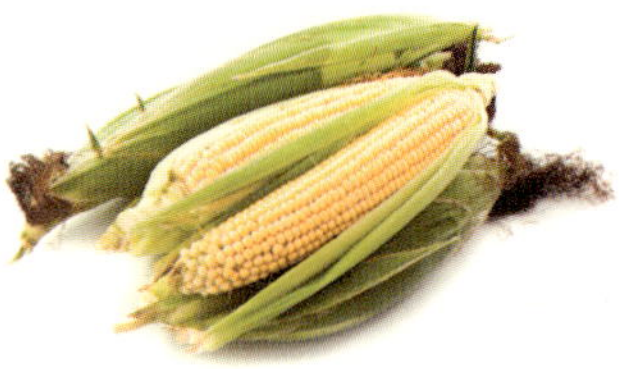
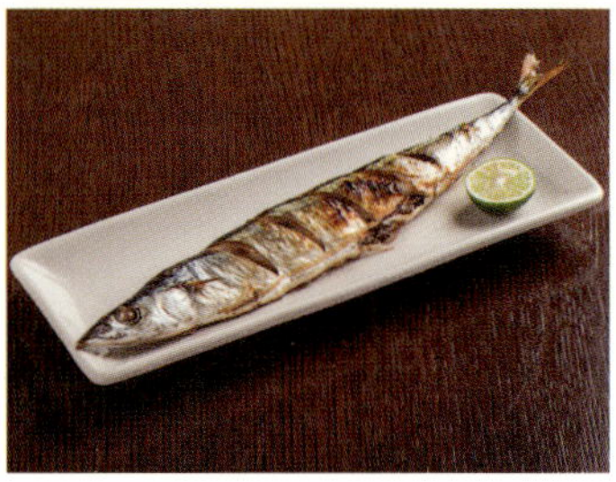
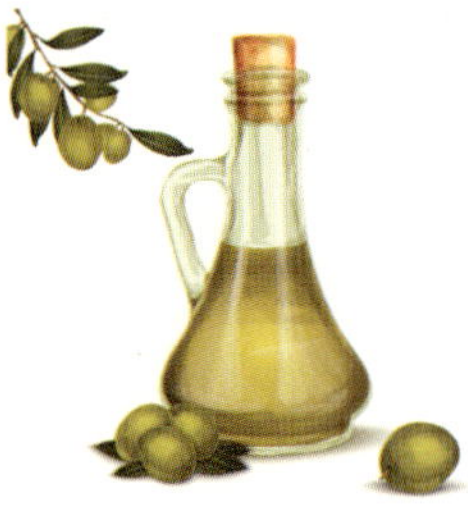
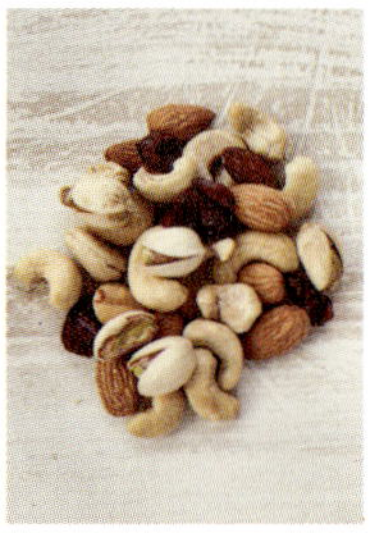

2) 비만도 측정방법

표준 체중= (신장-100)×0.90, 남자는 0.9 여자는 0.85를 곱한 것. 키 큰 사람은 표준 체중이 높게 나오고 키 작은 사람은 체중이 낮게 나오는 단점이 있다. 예를 들어 키 170㎝ 몸무게 67㎏의 남자라면 (170-100)×0.9=63이 정상 체중. 정상체중에서 10% 이내의 체중은 정상으로 보면 된다.

신체 질량 지수(BMI) 구하는 방법

체중을 신장의 제곱으로 나눈 값. 신장 160㎝, 체중 70㎏일 경우, 70을 1.6의 제곱(2.56)으로 나누면 27.3이다. 이는 BMI 25 이하는 정상이며, 27 이상은 건강 위험, 35 이상은 매우 위험하다. 세계보건기구(WHO)의 정의 기준으로는 25~29.9는 과체중이며, 30 이상은 비만이다.

피하지방 두께 측정법

인체의 특정 부위의 피부를 엄지와 집게손가락으로 잡아서 잡힌 두께를 측정한다.

❖ **남자** | 가슴, 복부, 대퇴전면

❖ **여자** | 삼두박근, 상장골(골반 상단의 복부), 대퇴전면

3) 비만의 위험성

현대 여성의 비만은 불임의 원인이다. 비만으로 다난성난포증후군에 걸리면 생리불순, 여드름, 머리카락이 가늘어지며, 탈모 증상이 생긴다. 팔다리가 얇으면서 복부만 비만인 경우도 불임이 올 가능성이 높다. 식욕이 증가하는 것은 몸에서 영양소를 필요로 한다는 강력한 신호다.해독에 필수적인 영양소가 부족할 때 더욱 식욕이 증가한다. 짠 음식을 먹으면 물을 찾는다. 여기서 물은 염분 해독제인 셈이다.

다낭성 난포증후군을 앓고 있는 여성에게 식욕이 증가하는 것 이와 같다.이 질환의 여성에게서 환경 호르몬인 비스페놀A가 높게 나왔는데, 비스페놀A는 지방에 저장되어 있겠지만 일부는 혈중으로 방출되어 몸의 기능을 엉망으로 만들기 때문에 우리의 몸은 몸 밖으로 제거하려 할 때 영양소가 필요로 하고 그래서 식욕이 증가하는 것이다. 그런데 불행하게도 식욕이 증가하면 영양소가 풍부한 음식보다는 환경 호르몬이 많은 음식, 밀가루로 만든 음식이나 고기를 주로 먹는 것이 문제이다.

이러한 비만은 폐경기를 앞당기기도 한다. 플라스틱을 많이 사용하는 여성에게서 폐경이 많이 찾아온다. 요즘 들어 40대 초반에 폐경이 되는 여성이 많아진다. 환경 호르몬의 영향이다.

4) 의학적 견해의 이상적 다이어트

우리가 알고 있는 다이어트 잘못된 상식 많이 먹기 때문에 살이 찌는 것은 아니고, 열심히 운동을 해서 에너지를 소모를 증가해서만 살이 빠지는 것은 아니다. 그중 지방세포의 숫자를 줄이는 것이 원인의 해결일 수 있다. 의학적으로 지방세포의 숫자를 증가시키는 환경호르몬을 제거하지 못하면 어떤 다이어트도 "반짝" 효과로 끝날 뿐 아니라 다시 요요가 올 수 있다. 그래서 현재 유행하는 원푸드 다이어트는 잘못되었고, 요요를 발생시킨다.

여성은 체질적으로 다이어트가 쉽지 않다. 여성의 경우 같은 연령대의 남성보다 환경호르몬에 더 영향을 받기 때문이다. 우선 남성보다 체지방 비율이 높고, 남성은 체지방이 보통 12~15%라면, 여성은 21%다. 이는 환경 호르몬이 축척되는 양이 더 증가함의 의미하며, 그중 유방과 난소의 지방세포를 분석하면 환경호르몬이 더 저장되어 있음을 알 수 있다. 여성은 남성보다 몸집이 작다. 고로 간의 크기도 작아 해독능력이 떨어지며, 그러면 지방을 분해하는 담도 그 능력이 떨어진다. 따라서 간의 해독 능력을 보강하면 살이 쉽게 빠질 수 있다

* 간의 휴식 시간인 저녁 11시 안에는 꼭 숙면을 취한다.
* 폭식을 하지 않는다.
* 스트레스는 바로바로 저녁 아로마 반신욕으로 해소하여 숙면한다.
* 간 해독 마사지(방광경과 신장경 → 간,담 경줄기)를 집중 마사지하여 다른 장기의 문제로 이어지지 않도록 한다.
* 간의 해독작용에 이로운 초록색 야채로 몸의 노폐물을 깨끗이 청소한다.

확실한 다이어트 시작을 위해 '습담'을 없애면, 확실하게 나잇살, 뱃살, 하체비만, 부종, 각종 만성

질환이 해소된다. 습담은 우리 몸속에 쌓이고 정체되는 끈적끈적한 노폐물의 총 집합체로, 그 자체가 병적인 존재다. 습담이 쌓이면 우리 몸은 점차 살찌는 체질로 변한다.

몸속에 쌓인 습담을 제거하면 건강 다이어트로 비만을 해소하며, 기혈순환과 신진대사 기능이 좋아져 습담이 배출되면서 안 빠지던 살이 쉽게 빠진다. 또한 각종 만성질환까지 함께 개선되는 놀라운 효과를 경험할 수 있다.

습담 배출이 잘 이루어지지 않으면 몸속 여기저기에 쌓이고 정체되어 비만을 비롯한 여러 가지 질병을 일으킨다. 습담을 몸속에서 제거하는 것은 일종의 해독다이어트이며, 습담을 제거하면 어떤 질환에 걸렸든 피가 맑아져 몸속 장기가 깨끗하고 건강해지고 비만도 해결된다.

건강한 다이어트를 위한 아이리스 하루 실천

1) 비만에 좋은 음식

- **백미보다 현미를, 밀가루보다는 통밀을** | 비타민E, 오리자놀, 토코트리에놀, 항산화성분, 인슐린 분비 자극하지 않아 체내 지방축척 억제, 콜레스테롤 수치 억제 → 고지혈증, 고혈압 예방
- **반드시 섬유질을 포함시켜라** | 섬유질은 독소 제거하는 일등공신이다.
- **하루 2번 체질에 맞는 제철 각종 컬러 샐러드, 견과류 섭취** | 녹즙이나 파이토케미칼이 많은 음식을 선택한다. 파이토케미칼은 다양한 식물 속에 들어 있는 화학물질을 말한다. 이것은 식물에 색과 맛, 그리고 향을 제공한다. 현재 100종류가 넘는 파이토케미칼이 밝혀져 있으며, 물질 중 다수가 우리의 몸을 질병으로부터 보호하며, 지방세포의 생성과 분화, 사멸에 영향을 준다.
- **영양소의 균형을 생각하라** | 탄수화물, 지방, 단백질, 미네럴, 파이토케미칼의 균형식단이 중요하다.
- **양념을 하지 않고 먹을 수 있는 음식을 선택하라** | 양념은 식욕을 돋우기 때문에 과식하기 쉽다.
- **식사 중에 국물 섭취는 피하라** | 식사 중에 수분 섭취가 많으면 위장의 연동 운동이 일어나지 않고, 소화효소가 희석되어 충분한 소화가 일어나지 못하므로 노폐물과 독소를 생성하는 원인이 된다 (식전 30분, 식후 1시간 반 동안 수분의 섭취를 제한한다).
- **충분히 씹어서 먹는다** | 저작운동을 충분히 할수록 소화효소의 분비가 왕성하게 일어나고, 식사 속도가 느려져 포만감을 느끼기 쉬워진다.
- **체질에 맞는 건강식단 하루 3끼 규칙적으로 먹기** | 공복 시간이 길어지면 우리 몸의 세포는 그것을

기억하고 다음번 식사에서 더 많은 열량을 비축하려고 한다.

❖ 가공식품 및 정제식품, 단순당의 섭취를 제한한다.

❖ **저녁 7시 이후에는 먹지 마라** | 위장이 소화되는 시간은 3시간~ 4시간정도로 취침 전 소화되지 못한 음식물은 몸속에서 썩으면서 독소를 만든다. 단, 지나친 과일 섭취는 절제한다. 여러 가지 색의 과일과 야채를 같이 섭취한다.

2) 비만에 좋은 향

과식, 과음으로 인한 위, 장 기관이 무거워졌을 때(비만해졌을 때) 박하를 이용하여 차를 마시면 답답함과 불편함이 사라진다. 박하 종류의 허브는 포만감과 호흡장애에 효과적 사용된다. 그 외에도 소화 촉진, 비만 해소, 노폐물 배설, 살균의 효과가 있다.

식욕을 억제 및 기쁨과 안정을 주는 향 맡기

페퍼민트(Mentha piperita), 카모마일(Chamamelum nobile), 베르가못(Citus bergamia), 펜넬(Foeniculum vulgare)

음 체질 차와 과일, 야채 드레싱, 운동요법

삼백초차, 옥수수 수염차, 생강차, 파이애플, 복숭아, 토마토, 겨자드레싱, 걷기, 줄넘기, 배드민턴, 탁구, 테니스

양 체질 차와 과일, 야채 드레싱, 운동요법

어성초차, 녹차, 메밀 차,(습담의 열을 빼주는 결명자차), 대추차, 딸기, 키위, 감귤, 사과. 키위 드레싱, 단호박 드레싱, 걷기, 줄넘기, 자전거타기, 스케이트, 수영

3) 아이리스 전신 관리 운동 요법

아이리스제품으로 전신관리를 하면서 운동 요법을 병행하면 건강한 다이어트를 할 수 있도록 도움이 되며, 유지 관리에 효과적인 운동 요법을 배워 보겠다.

* 유튜브에 아이리스 수정테라피 전신운동 관리요법 확인하세요.

비만 관리 시 하루에 2회 – 확실한 다이어트 효과

1) 팔 벌려 뛰기 운동(100번), 5분
2) 엎드려서 팔로 걷기, 5분
3) 등과 허리 삼각근 운동(1번 100회, 2번 100회), 5분
4) 팔 운동 대퇴부 운동(기본 5회씩 5세트 진행), 3분
5) 아름다운 허리 옆 라인, 3분
6) 복근 뛰기, 3분
7) 와이드 스쿼트(100번), 5분
8) 허리 엉덩이 들어올리기, 3분

– 총 소요 시간 35분 기본 관리 프로그램

1) 팔 벌려 뛰기 운동(100번, 5분)

국민 모두가 알고 있는 체조로 자신의 체중을 이용하여 누구나 쉽고 어디서나 할 수 있는 전신 유산소성 근력 운동이다.

❖ **주 운동 부위** | 전신 운동, 기혈 소통 운동

운동 순서

① 차렷 자세를 한다.
② 두 팔을 양옆으로 올리면서 두발을 점프하여 벌려 준다.
③ 다시 차렷 자세로 돌아간다.
④ 두발을 점프해서 더 넓게 벌리면서 두 손을 머리 위로 박수를 친다.
⑤ 다시 차렷 자세로 돌아간다.

운동 효과

* 빠르게 반복하면 칼로리 소모를 높일 수 있다.
* 하루 100번씩 규칙적으로 운동하면 몸이 가벼워진다.
* 비만 관리 시에는 하루 100번씩 3회 반복하면 효과가 높다.

2) 엎드려서 팔로 걷기(5분)

근력 운동과 유산소운동 효과를 동시에 얻을 수 있는 전신운동으로 체지방 연소에 탁월한 효과가 있어 고도 비만자들에게 추천하는 동작이다.

❖ **주 운동 부위** | 전신 근력 운동과 전신 체지방 분해에 효과

운동 순서

① 다리를 어깨 너비보다 넓게 벌리고 선다.

② 몸을 숙여 한 손 또는 양손으로 바닥을 짚는다.

③ 바닥에서 걷는 것처럼 한 손씩 앞으로 짚어서 이동한다.

④ 어깨와 몸통이 수평이 될 때까지 앞으로 이동한다.

⑤ 다시 거꾸로 한 손씩 몸 쪽으로 짚어 이동한다.

⑥ 처음 자세로 돌아간다.

주의 사항

* 체중이 많이 나가는 경우 자칫 무리가 갈 수 있으므로 지나치게 팔을 이동시키지 않도록 하며, 조금씩 연습해 운동량을 늘려 간다.

3) 등과 허리 강화운동 삼각근 운동(5분)

척추기립근, 대퇴이두근, 삼각근운동까지 효과적으로 동시에 할 수 있는 운동이다.

❖ **주 운동 부위** | 척추기립근, 대퇴이두근, 삼각근

운동 순서

① 다리를 어깨만큼 벌려 양손에 덤벨을 잡는다. 팔을 바닥과 평형이 되도록 한 후 허리를 90도로 내려 주며, 팔을 바닥을 향하게 한다. 다시 허리를 일으키는 동시에 팔을 어깨 높이로 올려 반복한다. 100회 실시.

② 가슴에 덤벨을 올려 X로 올려 준 후 허리가 바닥과 평행이 되도록 한 후 다시 그대로 바로 선다. 100회 실시.

4) 팔 운동 대퇴부 운동(3분)

대퇴부와 척추 기립근, 팔의 상완 삼두근에 좋은 운동이다(덤벨이 반동으로 몸이 흔들지 않도록 주의한다).

❖ **주 운동 부위** | 대퇴부, 척추 기립근, 상완 삼두근

운동 순서

① 다리를 어깨 너비로 벌리고 기마 제세를 한다.

② 가슴을 내밀어 허리에 긴장감을 준 후 덤벨을 머리 위로 올려 준다.

③ 팔꿈치를 구부려, 천천히 덤벨을 내렸다 올렸다를 반복한다.

5) 아름다운 허리 옆 라인(3분)

내복사근, 외복사근을 발달시키며, 상체를 구부렸다 펴는 동작으로, 아름다운 옆 라인을 만드는 동작이다.

❖ **주 운동 부위** | 내복사근, 외복사근

운동 순서

① 골반 너비로 서서 오른손에 덤벨을 들고, 왼손은 머리 뒤에 댄다.

② 왼쪽 옆구리가 스트레칭이 되 덤벨을 든 오른쪽으로 상체를 기울인다.

③ 다시 왼쪽 옆구리가 수축이 되는 것을 느끼며, 덤벨을 들어오려 처음 자세로 돌아온다. 다시 반복한다.

6) 복근 뛰기(3분) -전신 기혈 순환 운동

복부 중심으로 팔 다리를 움직이므로 칼로리 소모가 많으며, 특히 복부의 지방을 빨리 빼고 싶다면, 복부 근력 운동 후에 동작을 실시해 주면 효과 만점이다. 운동할 시간이 없는 경우에 간편 다이어트 운동으로 추천한다.

❖ **주 운동 부위** | 복근

운동 순서

① 다리가 11자가 되도록 바르게 선 자세에서 양손을 머리에 위로 올린다.

② 한쪽 발을 앞으로 차올리고 잡은 손을 동시에 내린다. 이때 손과 발이 맞닿도록 한다.
③ 처음 자세로 돌아 올린다.
④ 반대쪽 발로 같은 방향으로 실시한다. 발을 바꿔 가며, 동작을 반복한다.

주의사항

* 무릎을 편 상태로 쭉 끌어올리듯 다리를 앞으로 찬다.
* 손끝과 발이 닿을 수 있는 만큼 다리를 많이 들어 올릴수록 운동 강도가 높다.
* 자신의 운동 레벨에 맞춰 최대한 높이 다리를 들어 올린다.

7) 와이드 스쿼트(100번, 5분) – 힙업 및 하체 강화운동

다리 엉덩이 허벅지 안쪽을 다양하게 자극하는 스쿼트(squat)이다. 이 동작은 특히 여성들에게 추천하는 운동으로 허벅지 안쪽과 엉덩이 옆 라인을 탄력적으로 다듬는 데 효과적이다.

❖ **주 운동 부위** | 대퇴내전근, 대둔근

운동 순서

① 다리를 어깨 너비보다 넓게 벌리고 서서 양손은 허리에 위치시킨다. 이때 양발은 45도 정도 밖을 향하게 열어 준다.
② 호흡을 들이 마시면서 천천히 무릎을 굽힌다. 이때 무릎이 엄지발가락을 향하도록 한다.
③ 호흡을 내쉬면서 무릎을 편다. 이때 안쪽 허벅지와 엉덩이에 긴장감을 느끼며 올라온다. 동작을 반복한다.

운동 주의사항

* 허리가 앞으로 숙여지거나 뒤로 젖혀지지 않도록 한다.
* 무릎을 구부릴 때는 발끝이 바깥쪽을 향하게 한다.
* 무릎을 구부려 아래로 내려갈 때 다리 안쪽 근육이 늘어나는 것을 충분히 느끼고, 올라올 때는 엉덩이 옆쪽이 자극되는 것을 느끼면서 천천히 실시하면 효과를 더 크게 볼 수 있다.

8) 허리 엉덩이 들어올리기(3분) – 방광경, 담경

엉덩이 근육을 발달시켜 힙업에 효과적인 동작이며, 등 근육 발달에도 도움이 된다. 특히 요통이 있거나 장시간 책상에 앉아 있는 경우 이 동작을 수시로 반복하면 뭉친 허리 근육을 풀 수 있다.

❖ **주 운동부위** | 둔근, 척추기립근

운동 순서

① 천장을 보고 바로 누운 후 양 발을 펴서 발바닥을 바닥에 대고 무릎을 세워 A 되도록 한다.

② 숨을 내쉬면서 골반을 위로 들어 올립니다. 엉덩이에 긴장감을 느끼면서 1-2초간 정지 자세를 취한다.

③ 숨을 들이 마시면서 골반을 바닥에 내립니다. 동작을 반복한다.

주의사항

* 동작 시 허리는 곧게 펴고 엉덩이의 긴장을 풀지 않아야 한다.
* 다리의 힘이 아니라 엉덩이의 힘으로 올린다는 느낌으로 실시한다.
* 동작 시 엉덩이의 지속적인 자극(수축과 이완)이 된다.

| 자세에 따른 비만 유형 및 한의학적 관리

1) 자세에 따른 4가지 비만 유형

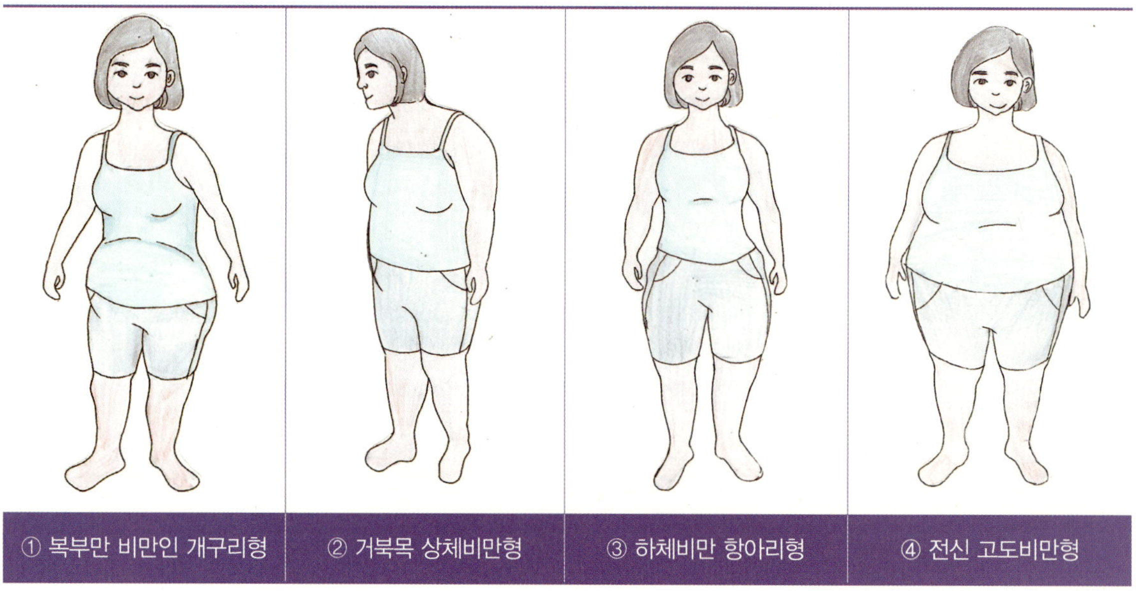

① 복부만 비만인 개구리형	② 거북목 상체비만형	③ 하체비만 항아리형	④ 전신 고도비만형

① **복부만 비만인 개구리형** | 골반이 앞으로 기울어져 복부비만이 취약한 형.

주로 하이힐을 자주 신거나 의자에 앉을 때 엉덩이를 뒤로 빼는 자세로 인해 골반이 앞으로 기울어져 발생된다.

* **체형특징** | 복부비만, 허리통증, 생리통, 과민성 대장 증후군 증상이 동반되는 경우가 많다.
* **테스트** | 앉은 상태에서 허리를 펴고 다리를 앞으로 쭉 편 상태가 (L자로 앉는 것이) 힘들다면 캥거루 형 체형에 해당된다.
* **체크리스트**

(가) 배꼽 주변에 뱃살이 몰려있다.

(나) 다이어트를 아무리해도 아랫배는 그대로이다.

(다) 평소 허리통증이 있고, 아랫배가 차거나 생리통이 심하다.

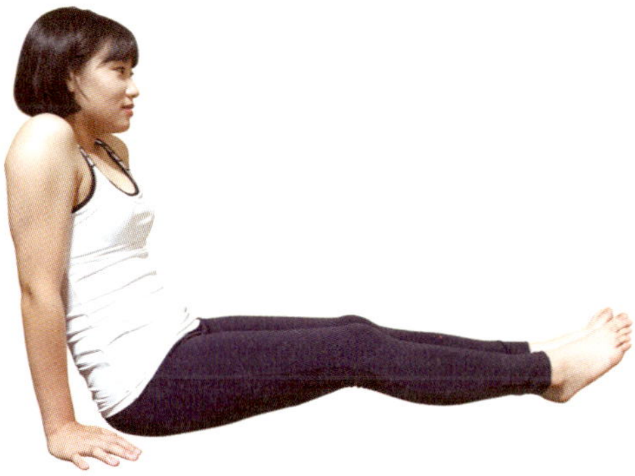

② **거북목 상체 비만형** | 주 특징은 목이 앞으로 나와 있고, 어깨가 둥글게 굽어 있는 체형(라운드 숄더)이다.

현대인들은 하루 일과 중 3분의 1 이상 → 스마트폰, 노트북 사용으로 목이 앞으로 빠지고 등이 굽어지게 되면서 목과 어깨에 통증과 부분적 비만이 발생된다.

* **체형특징** | 일자목, 거북목, 상체 비만

머리 무게가 보통 4~5KG으로 정상적C자 목은 무게를 잘 지탱하지만, 거북목(일자목)이 되면 머리 무게를 지탱하지 못해 그만큼 퇴행성 변화와 통증이 유발되어 변형된 등 부위에 부분비만이 발생하게 된다.

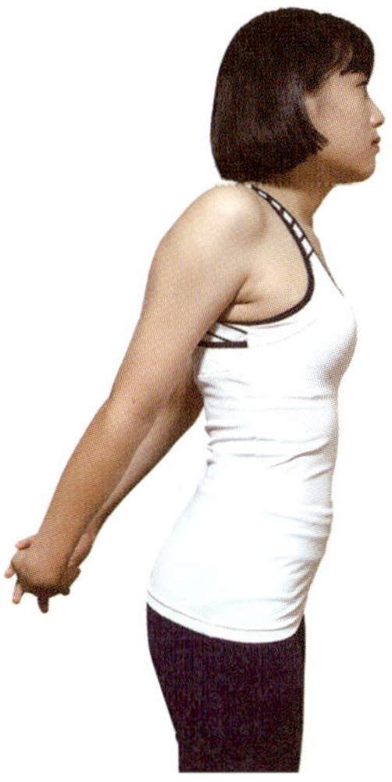

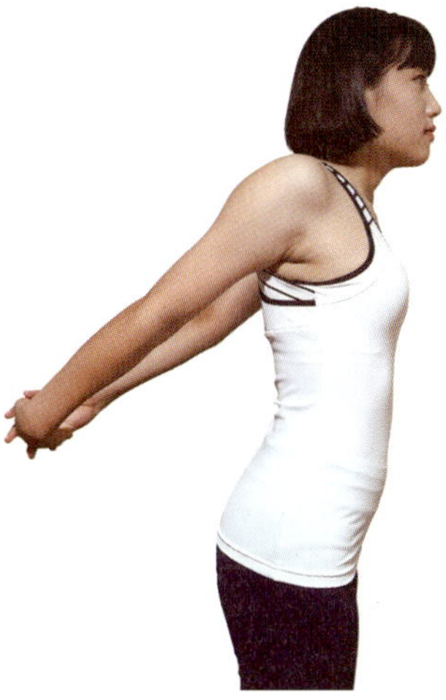

* **진단** | 양손을 깍지를 낀 상태로 45도 이상 올리기 힘들다면 거북목 상체비만형에 해당됨. 귀 라인 어깨 라인 2.5cm 벗어나면 거북목이 진단된다.

* **체크리스트**

(가) 전장재킷을 입으면, 옷 뒤 공간이 남는다.

(나) 목과 어깨의 통증 때문에 두통이 자주 발생된다.

(다) 평소 책상에 오래 앉아 있는 시간이 많다.

③ **하체비만 항아리형** | 상체에 비해 하체가 유독 튼실해 하체 비만형이 많은 것이 특징으로 골반부터 허벅지 외측으로 체지방이 많이 쌓이게 된다.

좌우로 틀어진 골반 때문으로 혈액, 림프순환이 막혀 하체가 붓고 하지부종, 하지 정맥류 증상과 골반 통증이 생길 수 있다. 틀어진 골반으로 인한 여러 가지 증상들은 올바른 자세와 틀어진 골반을 바로 잡아 주면 하체비만과 통증이 해결 된다.

* **체형특징** | 틀어진 골반 때문에 하체가 잘 붓고 튼실.

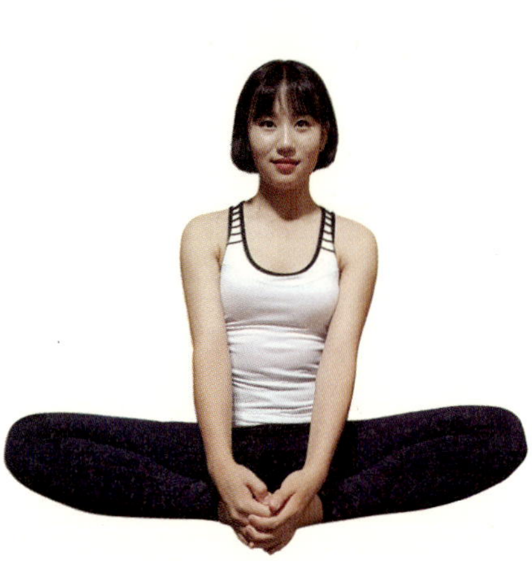

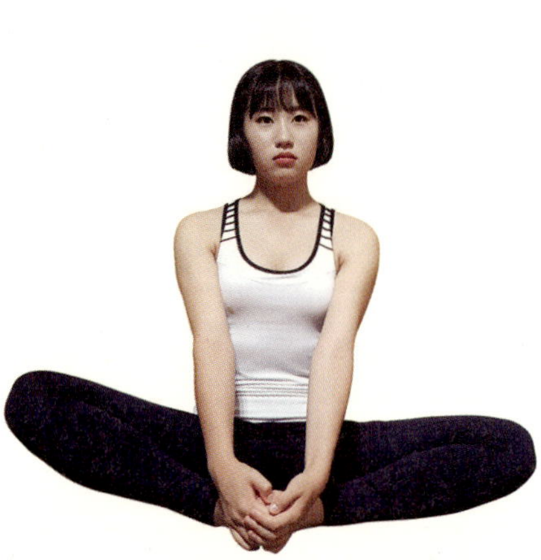

* **진단** | 자리에 앉아 발바닥을 붙이고, 다리를 벌려 다이아몬드 모양으로 앉기 어렵거나 양쪽에 차이가 있다.

* **체크리스트**

(가) 허벅지 바깥 쪽에 살이 많이 쪘다.

(나) 상체에 비해 하체가 발달되어 있다.

(다) 다리 근육이 아주 많거나 거의 없다.

(라) 오래 서 있으면, 다리가 저리거나 잘 붓는다.

④ **전신 고도비만형** | 복합적 전신비만으로 상체비만과 복부 비만이 동반된다.
팔뚝과 배 하체까지 전체적으로 비만한 체형으로
① 복부 만 비만인 개구리형 + ② 거북목 상체비만형이다.

* **체형특징** | 위 체형이 오래되면 내장 비만, 고혈압, 당뇨, 등의 성인병을 유발되며, 몸이 무거워 운동하길 싫어하여, 관절통증이 동반되어 관리가 필요하다.
* **진단** | 자가 진단이 안 되는 경우에 전신 고도비만형

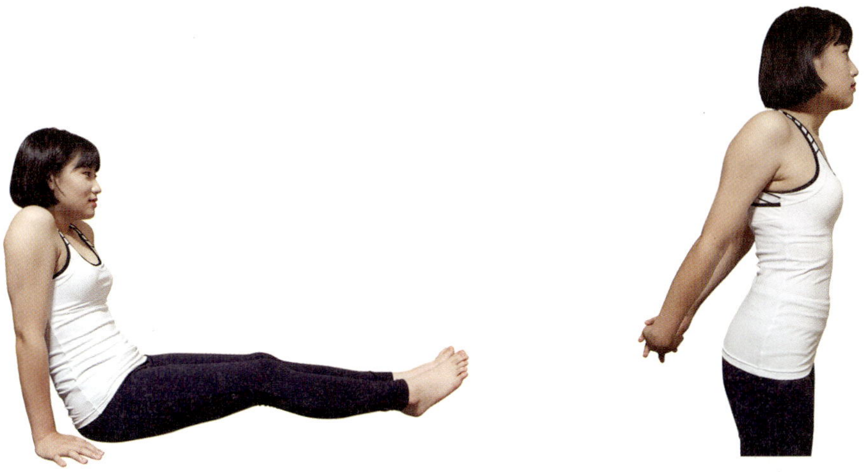

* **체크** | 앞으로 다리를 펴고, L자… 팔을 뒤로 펴고 45도 L자 각도 체크.

2) 한의학적 기의 허증과 실증의 신체 변화 – 관리방법

① 복부 만 비만인 개구리형, 상체 허증 + 하체 허증

* 골반이 앞으로 기울어져 복부 비만이 취약한 형.
* **관리방법** | 상체와 하체 중 가장 허증부위 (복부가 많이 나왔거나, 늘어졌거나 허벅지 안쪽, 팔 안쪽부위)를 경출기를 따라 보법으로 충분한 시간으로 관리하녀, 허증이 많은 혈위 및 경락을 찾아 천천히 부드럽게 충분히 마사지하여 기를 강화시킨다. 반응은 실증에 비해 느리다.

② 거북목 상체비만형, 상체 실증

* 거북목, 일자목의 변형과 어깨가 둥글게 굽어 있는 체형(라운드 숄더)이다. 하체보다 상체와 등이 딱하다고 크다.

* **관리방법** | 전신을 마사지하여 기를 분산하며, 특히 상체(등 만곡 해결)에 집중 관리한다. 하체에 가장 허증이 많은 혈위(tsubo) 및 경락(meridian)을 찾아 보법으로 천천히 부드럽게 충분히 관리하여 기를 강화시키면 효과가 바로 나타난다.

③ 하체비만 항아리형 하체 실증

* 하체가 상체보다 크고 담 경줄기와 하체와 엉덩이가 크다.
* **관리방법** | 전신을 마사지하여 기를 분산하며 특히 하체에 집중 관리하고, 틀어진 골반을 바로 잡아주고, 상체에 가장 허증이 많은 혈위 및 경락(복부, 허벅지 안쪽, 팔 안쪽)을 찾아 보법으로 기를 강화시킨다. 반응이 즉시 나타나지만 2번보다는 늦다.

④ 전신 고도비만형

* ① 상체 실증 개구리형 + ② 거북목 상체 실증 = 하체 허증
* 복합적 전신비만으로 상체비만과 복부 비만, 팔뚝, 배, 하체까지 전체적으로 비만 체형이다.
* **관리방법** | 일반적으로 복부가 실증 상태로 복부 비만을 집중관리하며, 등관리도 병행한다. 식단을 체질적으로 필요한 에너지 컬러 식단 으로개선한다. 하체 중 가장 허증이 많은 혈위 및 경줄기를 보법으로 충분한 시간의 관리를 하며, 하체 근력운동을 병행한다. 반응은 매우 느리게 나타난다.

| 식욕을 억제하는 혈자리 지압법

일반적으로 샵에 복부관리를 받으시려는 분의 90%가 복부 살을 빼고자 오신다. 가령 원장님이 비만 전문 관리샵으로 이름만 난다면 그냥 돈방석에 앉는 것이다. 왜냐하면 누구나 평생 다이어트를 해보지 않은 사람은 없기 때문이다. 요즘은 소아비만이 더 많아지고 있다. 많은 곳에서 다이어트를 단식이나 절식, 보조식품을 구매하여 진행하지만, 오랫동안 유지하지 못하면 '이름 난 샵'이 되기 어렵다. 그래서 비만에 대해 전문적 지식이 필요하다.

우선 일반적으로 샵에서 비만을 해결하려면 근골격계의 문제로 비만이 오는 경우인지를 제일 먼저 본다. 그리고 수면의 문제, 심리적 스트레스, 식생활 패턴, 호르몬제 약 섭취 유무 등 다양한 문제가 복부 관리와 밀접한 관계를 가지고 있다.
그리고 다양한 온열기를 이용한 관리로 노폐물 등을 원활하게 배출시키고 식욕을 조절하여 체중감량에 도움을 주는 효과가 나타나게 되는데, 그중 아로마테라피는 혈액 및 림프순환을 돕고 불필요한 노폐물을 배출시키는 데 도움을 주어 피부미용뿐만 아니라 비만 치료에도 효과적이다.

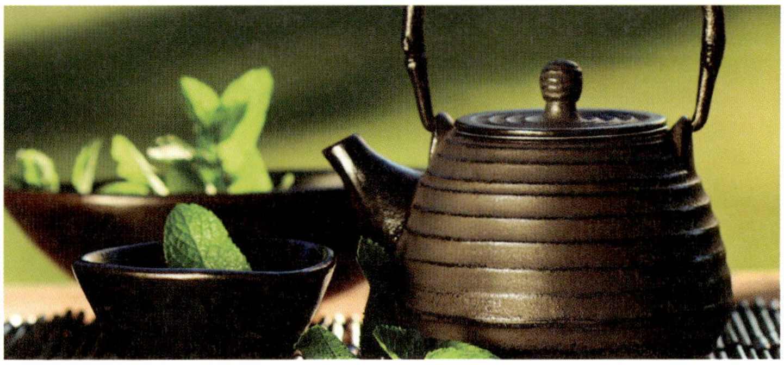

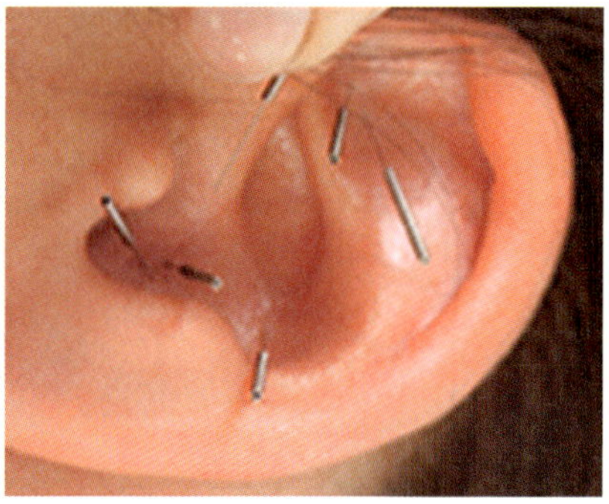

또한 식욕을 억제하는 데 도움이 되는 귀에 분포한 혈자리에 붙이는 이침을 2~3일에 한 번씩 시술하며, 식욕을 억제하는 차나 장 노폐물 배출에 도움이 되는 차를 마시기도 한다. 복부가 찬 환자들이 소화기 불량감을 호소하거나 치료 중에 장운동이 저하되어 변비를 호소할 때 수정 뜸을 하면 효과가 좋다.

지압봉으로 식욕을 억제해 주는 지압법

① 발목 복사뼈 주변을 지압봉을 이용하여 비슷한 방법으로 양손으로 발목 부위가 편해질 때까지 손가락 마디마디에 힘을 주어 주물러 준다. (양의 담경 – 구허혈)

② 식욕이 날 때마다 귓바퀴 안쪽 부분을 위 아래로 바꿔가면서 좌우 동시에 50번 자극해 지압한다.

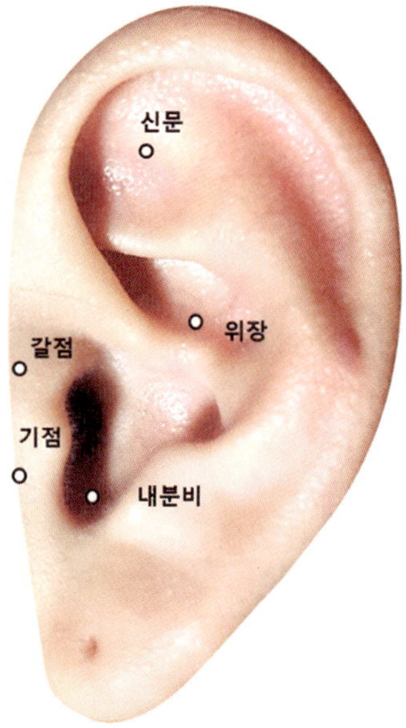

③ 어제혈은 손바닥을 펴고 엄지 아래 부분 살집이 두툼한 곳을 아플 정도로 강하게 자극한다.

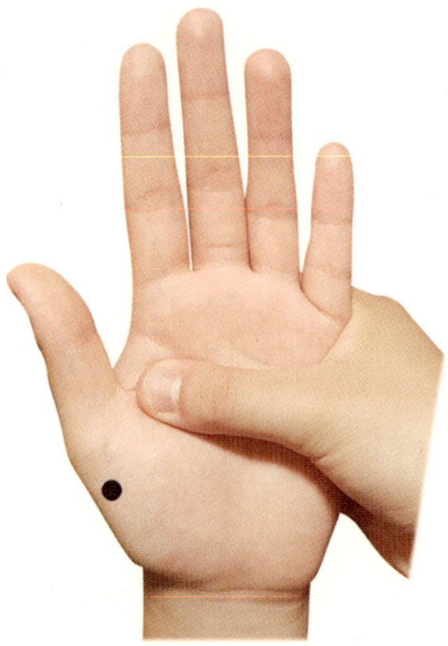

:: 음의 폐경 - 어제혈 ::

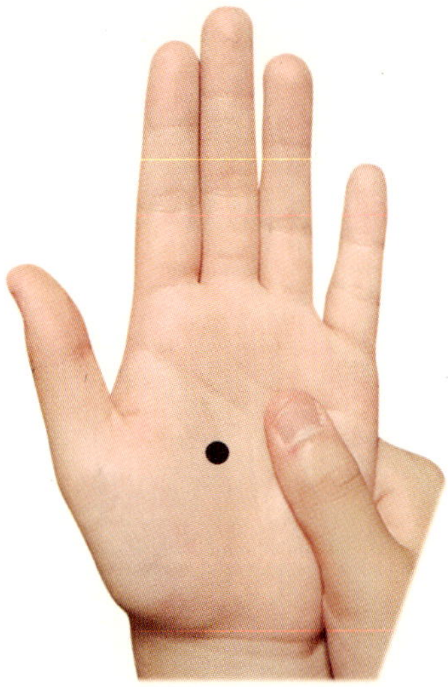

:: 음의 심포경 - 노궁혈 ::

④ 손바닥의 노궁혈을 지압하면 입맛이 뚝!

전문가 과정

한의학과 근골격계 증상별 맞춤관리

1. 경줄기학 이론과 맞춤형 전문가 프로그램

┃ 경줄기학 이론을 배워야 하는 이유

한 가지의 경줄기 이상으로 외부에 드러나는 신호는 오행으로 볼 때 이미 두 가지 장기의 문제가 발생한 것이고, 이는 도미노처럼 또 다른 장기의 문제점으로 연결된다. 이것이 바로 '경줄기학 이론'의 핵심이며, 이를 통해 전문가적 맞춤형 브리핑을 통해 고객의 체질과 건강 상태에 맞는 음식과 운동 방법 등 건강관리법을 제시할 수 있다.

전문적인 브리핑	신뢰도 향상	고가의 티켓팅	장기적인 소개마케팅

고객이 원하는 것을 듣고, 장기의 건강과 연관성을 얘기하면서 고객의 문제점을 관찰하여 3가지 이상현상을 추론하여 "요즘 이러한 증상들이 생기셨나요?" 딱 짚어 주면서 문제의 원인과 해결 방법을 명확하게 제시하여 짧은 시간에 신뢰를 얻어 쉽게 티켓팅에 성공할 수 있다. 이때 고객에게 질문을 하여 3회 이상 "네" 대답을 얻어 내면 쉽게 티켓팅으로 연결된다.

① 요즘 이러한 증상들이 생기셨나요? "네."
② 요즘 들어 스트레스가 심하고 힘드셨나 봐요? "네."
③ 지금 이 프로그램으로 장기의 근본적인 문제를 해결하고 재발하지 않도록 하고 싶지요? "네."

전문가적 맞춤형 브리핑이란?

① 고객의 식습관과 생활패턴의 어느 곳이 문제인지 꼼꼼히 체크한다.
② 고객에게 최적화된 맞춤형 관리를 통하여 만족할 수 있는 결과를 도출한다.
③ 고객의 체질과 건강 상태에 맞는 음식의 색깔 등 궁합을 제시한다.
④ 부족한 장기의 기운을 회복할 수 있는 운동요법을 샵에서 익혀 집에서도 할 수 있도록 맞춤형 체형 관리를 한다.

5분 체형 관찰법과 고객 맞춤형 브리핑

① 걷는 걸음새와 팔의 흔들림으로 건강 체크 → 3가지 장기 진단
② 손톱과 손목 부위 진단 → 말초신경 테스트 방법

③ 체형의 변화로 장기의 허증과 실증을 알 수 있음 → 관리 방법 제시

④ 특정 부위를 눌러 보고 병증을 알아냄 → 맞춤 운동 방법 제시

⑤ 복부 삼초(상, 중, 하초) 진맥 → 고객 스스로 건강 상태 인지

⑥ 얼굴빛을 보고 오장의 병증을 앎 → 장기의 병증에 맞는 컬러 음식

⑦ 고객의 혀를 관찰 → 과거와 현재의 병증을 진단(신뢰성 향상)

그렇다면 고객 맞춤형 관리를 위한 수정테라피의 핵심인 '경줄기학 이론'이란 무엇이며 인체 음양오행에서 허증과 실증은 어떻게 이해되고 있는지에 대해 이론적으로 살펴본 후, 오행 장기별 이상현상에 따른 증상과 그에 대한 맞춤형 프로그램을 알아보자.

경줄기학의 이해

우리 몸의 근막은 붕대로 머리에서 발끝까지 서로 이어져 있는 것처럼 교원섬유로 이어져 있다. 근막은 우리의 운동성을 유지하는 중요한 핵심이고, 그 안에 뼈 위에 근육이 막을 이루고 있다. 위에서 말한 것과 같이 근막은 서로 이어지는 연관성 때문에 한 부분에 손상이 오면 그 긴장도가 사지의 근막까지 긴장시켜 사지 말단관절에 운동의 제한이 나타나며, 근막은 한쪽의 기능 이상이나 통증이 있을 경우 근막의 보상심리작용으로 다른 부위를 과도하게 사용하면 신체의 불균형이 나타난다.

이는 한의학의 경줄기학 이론과 다르지 않다. 한의학의 경락 내용을 참고하면, 경락이란 전신의 12개의 각각의 장기의 연결된 기(에너지)의 통로를 의미한다. 장기 하나의 문제는 기의 통로인 경줄기 선상에 한 부분의 문제에서 시작하여 신체의 말단으로 이어지며, 문제가 해결되지 않고 방치되면 다른 장기의 문제를 야기하고 다른 경줄기 선상에 기(氣) 통로를 막아 통증이나 신체의 변형을 준다.

또한, 심한 경우 한 개의 경줄기에서 3개의 경줄기 선상의 외형에 변화와 통증을 가속화시킨다. 가령, 담경에 문제가 1차적으로 생길 때 담경의 경줄기 선상에 있는 환도혈에 통증이 올 수 있고, 옆 대퇴부가 붙어나고 딱딱해진다. 이를 방치하여 심해진 경우는 담경줄기 선상의 4번째 발가락까지 통증을 유발할 수 있는 내용이다. 그리고 오랫동안 방치할 경우 오행 순환도를 보면 간과 담은 '목'으로 간담에 문제가 가중되면 상생 관계여도 심장과 소장에 부담을 주는 등 도미노처럼 무너지고, 심할 경우는 위, 비장을 '극' 하여 소화기 장애에 문제를 일으키는 것이다.

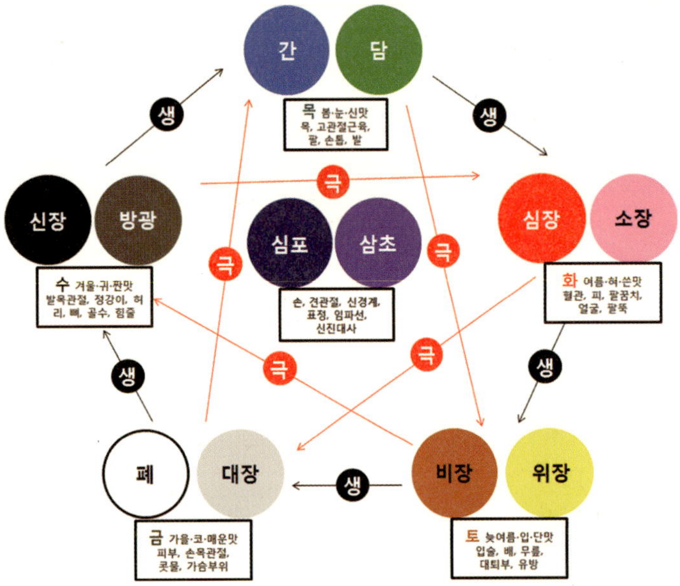

:: 오행 순행도 ::

이는 경줄기학 내용 중 간 과 담은 '부부경'이라 하여 한 개의 장부의 문제는 부부경인 장기에 연관하여 문제를 야기하는 시작이 된다. 고로 담의 문제를 간의 문제로 볼 수 있고, 간의 문제가 심할 경우 극의 관계인 위, 비장에 문제를 일으켜 소화기 장애를 일으키는 것이 내용과 다르지 않은 것이다.

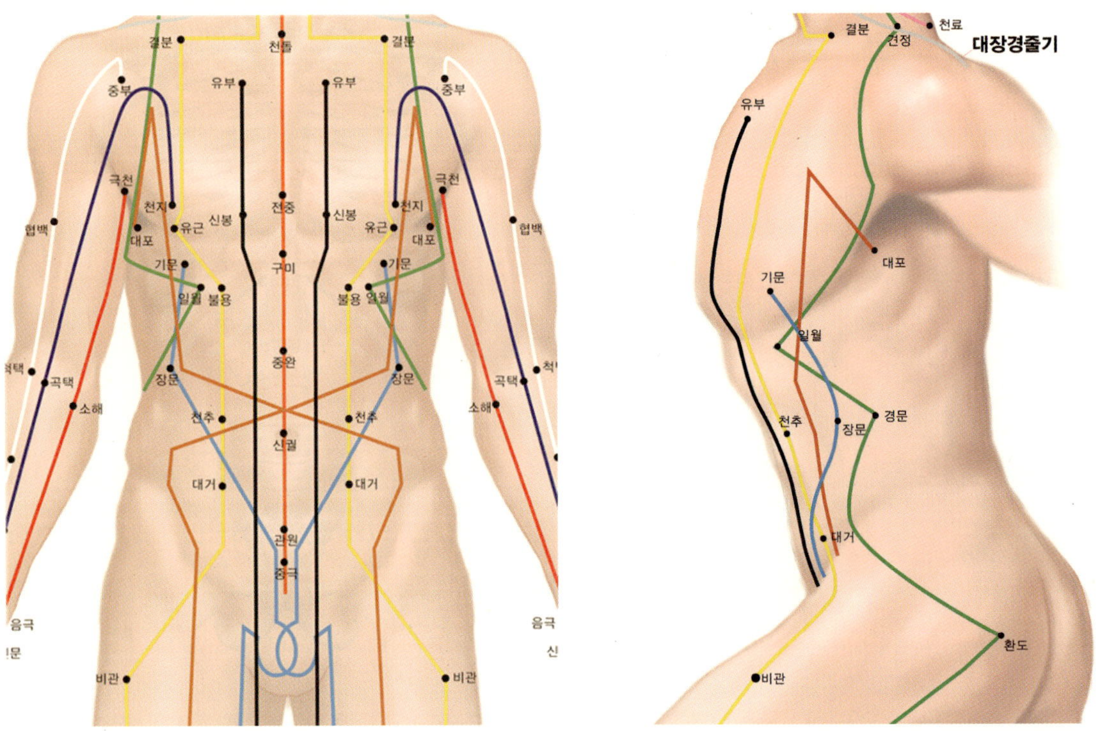

:: 복부 경줄기도 ::

경줄기도를 보면 간의 경줄기는 복부의 옆구리로 지나가는데, 바로 옆에 비장, 또 바로 옆으로 위장의 경줄기가 지나가는 것이니 위의 근막의 문제는 바로 옆 근육의 문제로 연결되어 오랫동안 문제를 방치하면 전신의 불균형을 이루는 내용이 경줄기학 내용과 같다는 것이다.

또한, 전신 경줄기 선에 위치한 부분의 장기의 문제점을 쉽게 알 수 있다. 각각의 장기의 오행 도표를 보고 경줄기 선상의 외형의 변화로 알 수 있는 것이다. 그럼 전신의 음과 양의 경줄기의 특징을 알아보자.

우리 인체의 장부는 도표에서 보듯이 음, 양의 기운을 가지고 있다. 양의 기질은 근육의 적당한 탄성으로 단단하며, 햇볕에 많이 노출되어 따뜻하다. 음의 기질은 근육이 부드럽고 얇다. 양과 다르게 햇볕에 노출이 적어 그늘지다. 신체 중 어느 부분이 '양'이고 어느 부분이 '음'인지를 알면 병증의 문제를 쉽게 이해할 수 있고, 관리 방법을 '사법'으로 해야 할지 '보법'으로 해야 할지를 알 수 있다.

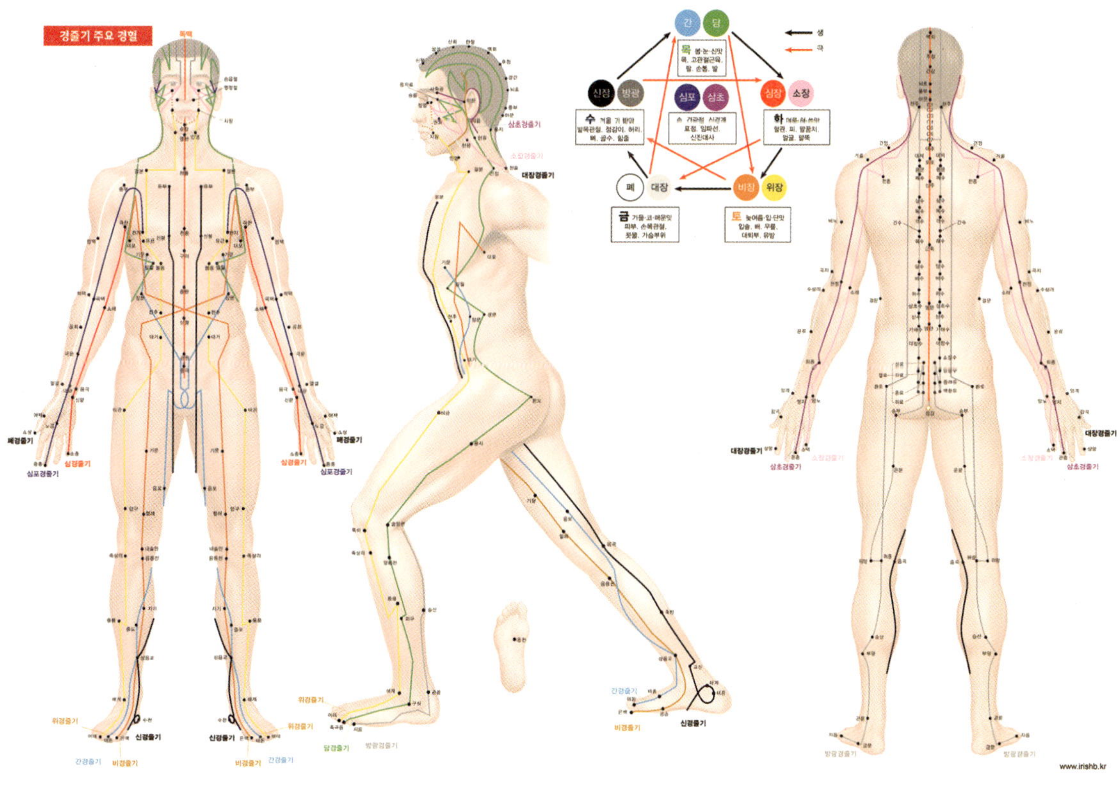

가령 차렷 자세를 한 후 햇볕이 머리 위에서 아래로 내리쬘 때, 햇볕을 직접적으로 맞은 부분을 양기를 많이 받기 때문에 '양'이라 한다. 즉 머리와 얼굴, 어깨, 팔, 등, 엉덩이, 허벅지 옆과 뒤, 뒤 종아리 부분까지이다. 머리가 그중 가장 양기가 많은 부분으로 양기가 너무 넘치면 머릿속에 열이 난다.

좀 더 심해지면 "머리가 미치겠다."는 표현을 쓰는 이유도 그 때문이다. (남성 생식기는 양, 이유는 말 안 해도 아시겠죠?)
그럼 '음'은 전신의 그늘진 곳으로 얼굴 앞이 그늘진 곳이니, 복부(복부 중 음중에 양인 가슴), 팔 안쪽, 여성 생식기, 허벅지 안에서부터 무릎 안쪽, 발목 안쪽까지이다.

본래 여성은 '음'이고 남성은 '양'의 기운이 많아 근육 운동을 해도 남성이 빨리 근육이 생기고 여성은 남성보다 더디게 근육이 형성된다. 하지만 요즘 남성들이 여성화되는 것은 근육 운동보다 휴대폰이나 컴퓨터의 영향이라고 생각한다. 여성은 반대로 사회 활동이 많아져 활동이 많아진 만큼 에너지를 소비하는 근력도 좋아져 좀 더 남성화되는 경향이다.

한의학에선 여성은 음기가 더 많으니 등과 복부 중 음의 복부를 받을 때 더 효과가 높고, 남성은 그와 반대로 양이 많으니 양인 등을 받으면 효과가 좋다고 한다. 하지만 위에서 서술한 내용과 경험으로 보면 복부가 차가워 많이 나온 남성분이 많고, 등이 경직되어 근육이 많은 여성들이 샵에 많이 오는 것을 보면 무조건 여자, 남자의 음양을 볼 것이 아니라, 고객의 상태에 맞게 관리하는 것이 좋다고 생각하며, 가장 이상적인 관리는 등에 통증이 많은 것은 (양이 과해져) 있으니 뒤 허벅지에서 엉덩이, 등 전체를 따라 25분 관리하고 음인 액와, 가슴, 복부와 서혜부를 15분 관리하는 것이다.

인체 음양오행에서 허증과 실증의 이해

음은 자양분을 주고 냉각시키고 축축하게 이완시키는 기능을 하며, 양은 활동적이고 열을 발하는 기능이 있다. 인체의 모든 내장 기관에서 에너지를 소비하는 것은 음이며, 그 기관에 에너지를 공급하는 것은 양이다.

음이 과다한 경우 냉담하고 습하며 밀집된 종양을 생성하며, 양이 과다한 경우 열이 발생하며 지나치게 활동적이다. 양의 기가 정상이지만 음이 부족한 경우, 신경성 흥분, 불면증, 입이 붓고 트는 증상이 있다. 반대로 음의 기가 정상이지만 양이 결핍된 경우, 피곤함과 추위를 타고 순환에 문제가 생길 확률이 높다.

위의 내용과 같이 모든 병은 기의 흐름에 이상(기의 과다 또는 결핍)이 생겨 음양의 조화가 깨어졌을 때 생긴다. 현대의학의 이론을 빌리자면 '인체의 항상성'이 무너졌을 때, 면역기능이 저하되었을 때 등으로 표현되고 있다. 기가 너무 넘치는 것을 '실(實)', 너무 모자라는 것을 '허(虛)'라고 하며, 자신의 몸에서 이러한 균형이 무너지려고 하면 자체 면역기능이나 항상성으로 균형을 잡으려 하고 그것이 무너지면, 우리 인체는 곧 혈(穴)자리나 그 해당 기관의 경락(Meridian)을 통해 반응을 보인다.

일반적으로 통증은 '실' 부분에서 나타나며, 병의 근원은 '허' 부분이다. 그러므로 우리 시술자들은 시술할 때 '실'을 통해 '허'부분을 찾아내고, 고객의 정확한 진단으로 음과 양의 밸런스를 회복하여 건강을 되찾도록 해야 한다.

우리 몸의 음양의 밸런스를 맞춰주면 질병 치유의 효과도 빠르다. 이유는 양이 너무 많아지면 음에도 문제가 발생하기 때문에 등과 복부를 모두 관리하되 시간차를 두는 것이 가장 빠른 효과를 보인다. (유튜브에 '수정테라피 – 힙업 안면축소관리, Y존 울화소통관리'를 참고)

한 가지 꼭 기억해야 할 포인트는 한의학과 양방 모두에서 공통적으로 말하는 것을, '양'에서의 통증이 유발되고 방치하면 '음'에서 고이고 차여 음에 병이 들고, 아주 심각한 경우 양기가 가장 많은 머리에서 문제가 생긴다는 것이다. 현대인의 고질적인 림프절, 혈액순환 문제, 액와와 서혜부도 음이고, 위장병, 여러 가지 장기의 암도 음의 복부 안에 장기가 다 있으니 말이다.

다시 말해, 갑자기 없던 암이 생길 순 없다는 것이다. 오랜 시간 동안 우리의 몸은 여러 가지 통증과 부종으로 스스로의 생명을 유지하기 위한 센서로 우리의 몸에 보여주었지만 "바빠서, 힘들어서, 잠자면 낫겠지, 그냥 나이 드니 그렇지 뭐." 하고 방치하여 차곡차곡 쌓였다가 이제는 더는 못 살겠다고 우리 몸이 아우성을 치는 것이 병이다. 즉, 병은 "그만해! 이래도 나를 계속 괴롭힐 거냐?" 하고 몸이 스스로를 쉬게 하도록 표현하는 것이다.

그래서 필자는 많은 원장님들께 교육을 하면서 "대표님 덕에 똑똑해져서 브리핑도 쉽게 잘하게 되었고, 좋은 제품으로 관리도 힘들지 않고 영업이 너무 잘되어 감사하다."는 말을 들을 때마다 "아무리 전보다 편하고 가격을 올려 받아 좋으셔도 하루 평균 페이스와 바디를 포함하여 5명 이상 관리하지 마시라."고 말씀드린다. 아무리 좋은 것도 무리하면 오래가지 않는 법이다. 그러니 더더욱 "정확한 브리핑과 기술로 짧은 시간에도 차별화된 프로그램으로 제값을 받아야 합니다."라고 표현한 것이다.

오행 장기별 이상에 따른 맞춤형 프로그램

오행 장기별(목·화·토·금·수) 이상에 따른 허증과 실증의 증상 및 컬러식단과 운동요법에 대해 차례대로 살펴보자.

1) 목 – 간, 담의 이상현상에 따른 맞춤형 프로그램

- ❖ **증상** | 일시적인 이명, 눈 근육, 심줄, 신맛, 노여움, 눈물
- ❖ 우리가 섭취한 음식물은 위장에서 소화 흡수된 성분들은 모두 간으로 운반되어 몸에서 필요로 하는 단백질과 화합물들을 합성하여 다른 기관으로 보내지기도 하고 간에 저장되기도 한다(간의 무게 1.5kg).
- ❖ **쓸개** | 주로 지방의 소화를 돕는 역할(황달 → 지방간, 간경화, 간염, 간암)
- ❖ **허증** | 허리 옆 라인을 눌러 보면 탄성이 없고 대퇴부 옆 담경 라인도 탄탄하지 않고 셀룰라이트가 울퉁불퉁하다. 얼굴빛이 푸석푸석하며 눈 주위에 푸른빛이 돈다. 일을 천천히 하려는 성향으로 인해 계획한 것을 실천에 옮기는 데 시간이 걸린다.
- ❖ **실증** | 허리 옆 라인을 찔러 보면 탁탁하거나 항아리형으로 과하게 튀어나와 있다. 얼굴빛은 어둡거나 푸른색이며, 얼굴형이 옆으로 넓어진다. 눈에 이상이 오고, 코에 비린내가 난다. 심하면 두통이 오고, 근육이 쉬 뭉치고 경직된다. 얼굴 라인이 뭉툭해진다. 쉬 피로하고 화를 잘 내며 일을 성급하게 처리하여 실수가 많다.
- ❖ **간이 지칠 때 나타나는 증상** | 눕고 싶고 의욕이 없어짐. 혀의 양 옆선이 울퉁불퉁한 현상.

관리 방법 **하체 관리 → 복부 관리 → 페이스 관리**

- * 열이 있는 경우, 눈에 벌레가 기어가는 듯할 때 – 구기자를 매일 15g씩 달여서 2L를 마신다. 만일 구기자를 먹는데도 붓는 경우는 몸에 냉기가 있는 것이기 때문에 인진쑥을 100일간 섭취한다.
- * 초록색 음식, 부추, 청국장, 당근 베타카로틴, 토마토, 산낙지, 올갱이
- * 복부에 뜸. 반신욕은 가끔씩 즐기고 가벼운 유산소 운동이나 취미를 찾아 스트레스를 푼다.

2) 화 – 심장, 소장의 이상현상에 따른 맞춤형 프로그램

- ❖ **증상** | 걸을 때 팔이 흐느적거리며 걷거나 무겁고 움직임이 작다. 전중이 아프다. 천돌혈과 쇄골 라인이 막혀 있다.

❖ **심장** | 혈액을 통해 산소 영양분을 전달하는 펌프

❖ **심근경색** | 갑자기 전중 좌측에 심한 통증이 30분 이상 생기면 병원으로(콜레스테롤)

❖ 하체에 비해 상체가 크다. 목기운이 약하여 하체가 약하고 상체는 쉬 경직된다.

❖ **허증** | 양팔을 벌려 삼두근 밑선이 처져 있는지 확인 후, 가슴선도 처져 있다면 목의 기운이 허탈해져 등 쪽과 가자미근 양 옆선이 뿔뚝 밑으로 처져 있고 미골, 천골이 밑으로 내려가 있다. 심장, 소장의 기가 떨어져 심한 경우, 복부가 힘이 없어 나오거나 밑으로 처져 있다. 복부 상초의 맥을 보면 맥이 들쑥날쑥하다. 그리고 혀끝이 얇다.

❖ **실증** | 팔 삼각근 밑이 무겁고 딱딱한 편이다. 전체적으로 붉은빛이 도는 인당, 코끝에 열이 있으면서 눈에 백태가 열이 심한 경우 조심. 전중에 탁기가 싸여 가슴이 답답하고 누르면 통증이 유발. 임맥선 안의 상초맥을 보면 딱딱하고 통증이 있으며 맥이 묵직한 통증이 유발. 혀끝에 기포가 있으며 혀 가운데 부분에 갈라짐 현상이 나타난다.

관리 방법 **전신 관리**

* 매일 물, 커피, 산사차를 마신다.
  심장, 위 → 장미나무, 4월 ~ 5월, 하루7g.
  심신 안정 → 대추 8g씩 2L를 100일 동안 마신다.
* 붉은색 음식과 초록색 야채, 토마토, 마늘, 견과류, 연어, 올리브유, 양파, 포도주, 팥
* 하루에 30분 일주일 3번 정도 규칙적 걷기, 유산소 운동을 추천. 무산소 운동이나 강한 철봉은 하지 않는다.
* 아침마다 하는 운동 요법

3) 토 – 위장, 비장의 이상현상에 따른 맞춤형 프로그램

❖ **증상** | 가스가 찬다, 배가 팽만하다, 배에서 소리가 난다, 배가 아프다, 트림을 자주 한다, 방귀가 잦다, 장 내 가스가 정상보다 증가, 위염, 위궤양, 위산과다, 역류성 식도

❖ **위가 하는 일** | 단백질 분해와 음식물을 잘게 부수는 정도의 일

❖ **허증** | 복부가 물렁물렁하다. 아랫배 부분이 차가운 증상과 얼굴이 창백하다. 중완이 서맥이며 실제 위가 작은 편인 경우가 많다.

❖ **실증** | 얼굴의 권료혈에 딱딱한 결절이 느껴지며 눌렀을 때 통증이 있다. 복부가 딱딱하거나 정강이 부위의 근육이 너무 딱딱하다. 늑골 좌측이 솟아 올라와 있고, 중완혈에 압통이 있다. 맥이 잘 뛰지 않으며, 늑골 왼쪽이 딱딱하고 통증이 있다. 혀 가운데 부분에 갈라짐 현상이 있으며 백태가 심하다.

관리 방법 **복부, 팔 → 하체**

* 맵고 짜고 자극적인 음식을 피하고, 양배추를 하루에 두 번 갈아서 섭취한다.
* 20번씩 씹기 → 침에 포함된 아밀라아제가 탄수화물의 소화를 돕는다.
* 산사자, 저염식 , 금연, 금주, 과식은 금물이다. 양배추즙, 노루궁뎅이, 마, 요구르트를 마신다.
* 걷기 운동이 좋다. 팔을 15도 좌우로 흔들며 걷는다. 복근 운동도 좋으며, 등을 대고 골반을 위로 올려 주는 운동도 좋다.

4) 금 – 폐, 대장의 이상현상에 따른 맞춤형 프로그램

❖ **증상** | 폐병, 과민성 대장증후군, 대장암

❖ 숨을 들이쉴 때 혈액에 산소를 집어넣고 숨을 내쉴 때 혈액 속의 이산화탄소를 밖으로 꺼내는 역할을 한다.

❖ **허증** | 걸을 때 팔이 흐느적거리고 어깨의 기운이 없고 처진 듯하다. 제자리걸음에서 무릎의 올라가는 높이보다 팔의 움직임이 작으며 팔이 얇은 편이다. 손가락이 얇고 합곡혈을 눌러 보면 시원함을 느낀다. 협백혈을 만지면 근육 탄성이 없다. 얼굴빛에 핏기가 없고 창백하면서 입술은 푸른빛을 띤다.

❖ **실증** | 손가락 합곡혈을 눌렀을 때 통증이 유발된다. 등쪽 대추혈 부위나 폐 반사구 주위에 열꽃이 있거나 상처가 있다. 팔, 협백혈 근이 뭉쳐 있다. 변비가 있는 경우가 많다. 피곤하면 코가 붓고 환절기에 호흡기에 쉽게 염증이 생긴다.

관리 방법 **상체 관리, 하체 관리**

* 감, 도라지, 더덕(곤감에 꿀은 넣어 아침마다 타먹는다). 폐열이 많을 경우에는 홍시가 좋다.
* 금연을 하며, 식이섬유가 많은 음식을 먹는다.
* 야생 민들레차를 복용한다. 무, 토마토, 양배추, 사과, 검은콩, 김, 브로콜리를 섭취한다.
* 고지방 음식은 피하고 감, 연시, 도라지, 배, 등 푸른 생선을 섭취한다.
* 등산, 걷기 운동을 추천한다. 일주일 4회 40분씩 유산소 운동을 하면 좋다.
* 복부가 차가운 분 | 뜸을 천추혈 배꼽 3-4촌 양옆 천추혈, 천추혈 밑으로 3-4촌. 시계 방향으로 돌려주기.

5) 수 – 신장, 방광 이상현상에 따른 맞춤형 프로그램

❖ **증상** | 귀, 심한 이명, 뼈의 이상, 내분비, 짠맛, 무서움, 침, 고혈압, 당뇨병, 비만으로 노폐물 배설기능이 저하되어 있다. 평소보다 소변의 거품이 많고 냄새가 고약하다. 신우신염, 방광염 → 병원 진료를 받는 것이 좋다.

❖ **허증** | 걷는 걸음이 대부분 벌어져 걷는 경우. 신발 뒷부분이 더 빨리 닳고, 배가 나오고, 허리가 약하고, 쉬 피로하고, 하복부 냉증이 있다. 소변을 자주 보고, 귀에 이명이 있으며, 무릎이나 팔목이 시리다 표현하고, 뼈와 내분비에 이상 초래. 허벅지 안쪽이 늘어지는 증상이 있다.

❖ **실증** | 살이 부으면서 찌고, 온몸이 무겁고, 무기력하다. 하복부가 덩어리지며, 생식기에 냉이 쉬 생긴다. 눈 밑에 물 사마귀처럼 오돌토돌 생기고, 혀끝에 작은 돌기가 여러 개 보인다. 하초(관원혈) 맥을 보면 맥이 잘 뛰지 않는다, 차갑다.

관리 방법 **전신 관리**

* 산수유(씨 독성을 빼고)를 매일 15g씩 달여서 2L를 100일간 복용한다.
* 평소 맵고 짜고 자극적인 음식의 섭취를 피하고, 규칙적 운동을 한다. 기마자세나 훌라후프가 좋다.
* 괄약근 운동, 발목 손목 돌려주기 운동, 팔목 털어주기 운동.
* 검정콩, 늙은 호박, 옥수수 수염차, 미역, 토마토. 간과 신장에는 견과류가 좋다.

2. 현대인의 스트레스 해소 운동요법

| 뇌파와 수정테라피

뇌파란 뇌신경 사이에 신호가 전달될 때 생기는 전기의 흐름을 말하며, 1929년 독일의 신경정신과 의사인 한스 베르거(Hans Berger)에 의하여 최초로 발견되었다. 베르거는 1차 대전 후 두개골이 파손된 환자들을 대상으로 최초로 인간 뇌의 전기신호를 검출하는 데 성공하였으며, 계속된 연구를 통해 1929년 정상인의 두피에서도 뇌의 전기적 활동을 검출할 수 있음을 증명했다.

인간의 뇌파가 심신의 상태와 많은 관련이 있다는 것이 밝혀지면서 의학적 치료 방법으로서의 뇌파 연구는 물론, 일상생활에서의 활용에 관한 연구도 다양하게 이루어지고 있다. 뇌파는 아래와 같이 크게 네 가지로 구분한다.

먼저, 눈을 감고 안정하고 있을 때나 깨어 있을 때의 뇌파를 'α파(알파파)'라 한다. 명상 같은 편안한 상태에서 나타나고, 스트레스해소 및 집중력을 향상시킨다. 그리고 눈을 떴을 때나 정신적 활동이나 신경계가 활동 중일 때의 뇌파를 'δ파(델타파)'라 한다. 잠잘 때나 혼수상태에 나타나고, 심신 치료에 도움을 준다.

그리고 어린이의 뇌파에서 볼 수 있는 감정적 스트레스가 있을 때의 뇌파를 'θ파(세타파)'라 한다. 꾸벅꾸벅 졸 때나 잠들었을 때, 가장 이완 상태로, 피로 회복에 도움이 된다. 마지막으로 β베타파는 긴장, 흥분, 상태 등 모든 의식 활동에 나타난다.

수정의 고유 파동으로 마사지 시 1초 3천 2백만 회의 파동은 뇌파를 알파(α)파로 변환시켜 스트레스가 해소되고, 전신 피로가 회복되며 마음이 편안해진다. 그리고 청소년기 어린 친구들에게는 집중력을 향상시켜 준다. 수정테라피를 받는 과정에서 "편안하다.", "잠이 온다.", "관리 후 잠을 푹 자게 되었다."는 이야기는 고객과 원장님 모두에게 많이 듣는 내용이다.

푹 쉬어도 피곤한 당신! 수정테라피 뇌파진동으로 만성피로를 해소하자!

| 피로를 풀어 주는 뇌파 자극 기체조

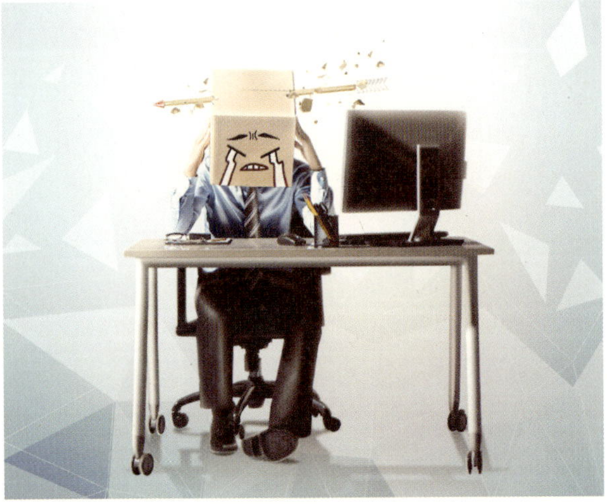

혹시 기억력이 떨어지고 자고 일어나도 '시들시들'하며 목, 어깨에 뭉친 근육통이 느껴지지는 않는가? 성인 10명 중 6명이 만성피로에 시달리고 있으며 그 중 절반은 피로로 인해 업무능력 저하를 호소한다. 너무 무리하게 뇌를 쓰거나 힘을 써서 뇌력과 체력이 고갈된 상태인 만성피로증후군은 피로감이 오랫동안 지속되고 휴식을 취해도 쉽게 회복이 안 되며, 수면 부족, 과로, 불균형한 영양 공급, 스트레스, 간염, 지방간 등으로 원기가 부족한 데다 몸 안의 기운이 잘 순환되지 않는 만성피로의 누적 문제로 생긴다.

- 충분히 쉬어도 여전히 피곤하다.
- 잠을 자고 일어나도 상쾌하지 않고 몸이 무겁게 느껴진다.
- 업무 능력과 집중력 기억력이 떨어진다.
- 특별한 외상이 없는데도 근육이나 관절부위가 아프다.
- 가끔씩 원인을 알 수 없는 두통 때문에 고생한다.
- 눈이 자주 피곤하고 눈이 충혈 된다.
- 운동을 하면 하루 이상 심한 피로감이 지속된다.
- 식욕이 떨어지거나 소화가 안 된다.
- 얼굴에 생기가 없고, 기미가 생기거나 푸석푸석하다.

이 중 4가지 이상의 증상이 1개월 이상 지속된다면, 만성피로증후군일 가능성이 높다. 이때 피로를 풀어 주는 기체조를 하면 도움이 된다. 목과 어깨, 허리 부위의 막힌 혈을 뇌파진동 기체조로 깊은 호흡을 통해 횡격막을 자극하여 간 부위를 간접적으로 마사지함으로써 간장의 혈액을 순환시켜 간 기능을 촉진하고 에너지를 순환시킨다. 이에 따라 몸이 따듯해지고 혈액순환이 잘되면서 전신에 충분한 산소가 공급되고 노폐물과 발암물질 등 몸속의 독소가 배출되어 피로를 회복시키는 원리이다.

그렇다면 피로를 풀어 주는 기체조는 어떤 동작으로 이루어질까? 아래의 네 가지 동작을 통해 뇌파를 자극하여 만성피로를 날려 버리자.

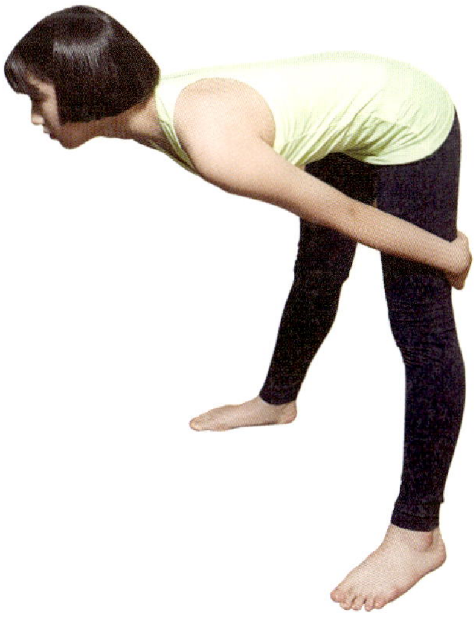

:: 방광경 쓸어 주기 :: 허리와 다리의 피로, 만성 요통 해결

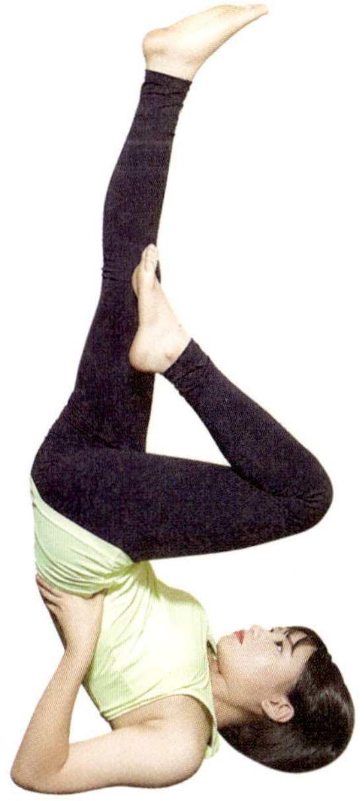

:: 자전거 타기 :: 하체를 강화하고 회음과 생식선에 관련된 근육 및 정력 강화

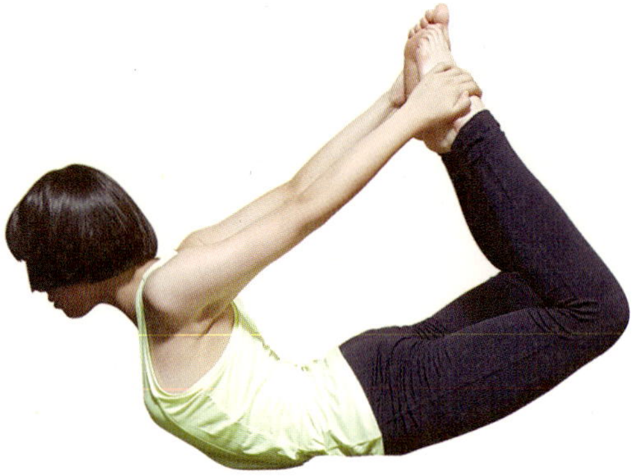

:: **활시위 자세** :: 바닥에 엎드린 자세에서 양 발등을 잡고 앞뒤로 몸을 굴린다

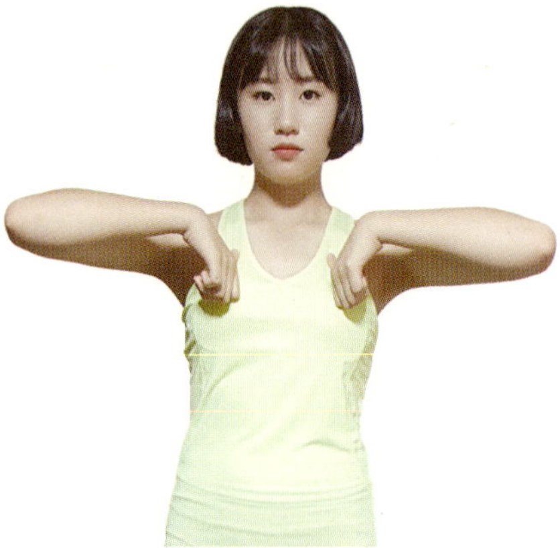

:: **갈비뼈 누르기** :: 간 피로, 스트레스, 가슴 답답함 해소

샵에서 일 시작 전 꼭 해야 할 운동 6가지

샵에서 일을 시작하기에 앞서, 어깨와 팔의 과한 사용으로 생긴 문제를 해결하기 위해 어깨 결림 예방 및 치료 운동이 선행되어야 한다. 아래의 여섯 가지 운동을 통해 기의 흐름을 열고 뭉친 근육을 살살 풀어 주자.

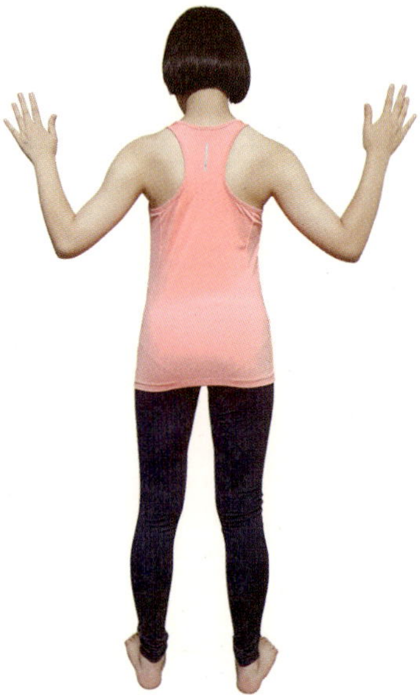

:: **날개 뼈 뒤로 당기기 운동** :: 양팔을 위로 만세 하듯 펴 준 뒤, 양팔을 구부리면서 날개 뼈를 모은다

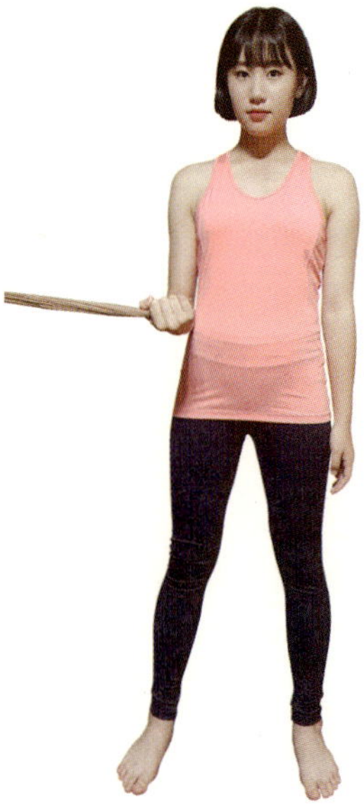

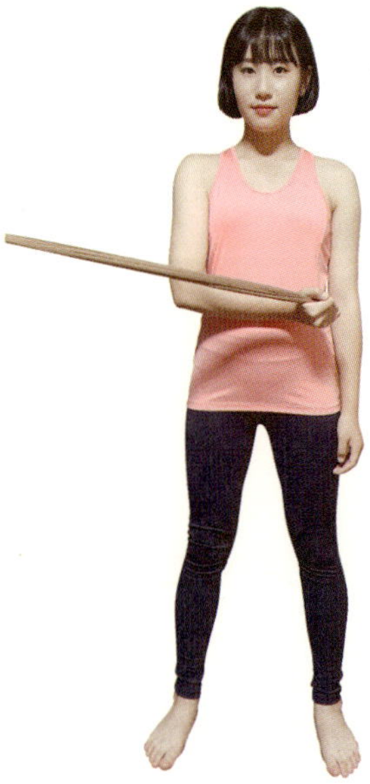

:: **어깨 회전 운동** :: 복부를 긴장시키고 팔을 외회전 또는 내회전 방향으로 당긴 뒤, 천천히 시작 위치로 돌아간다 (구멍 난 스타킹 사용)

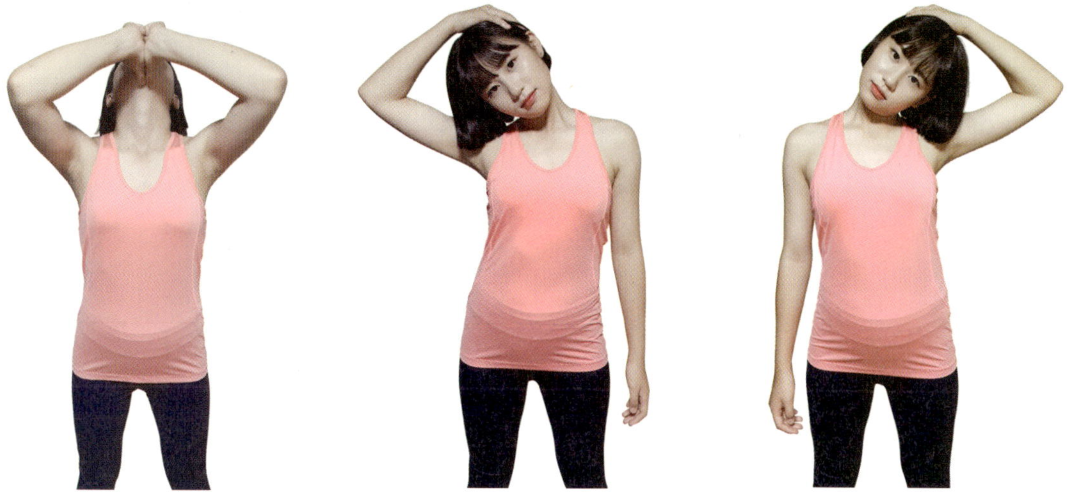

:: **목 스트레칭** :: 한 손을 반대쪽 귀에 얹고 천천히 당겨 준다. 목과 어깨 주변에 작은 근육이 많기 때문에 근육을 당기는 느낌으로 약하게 실시한다

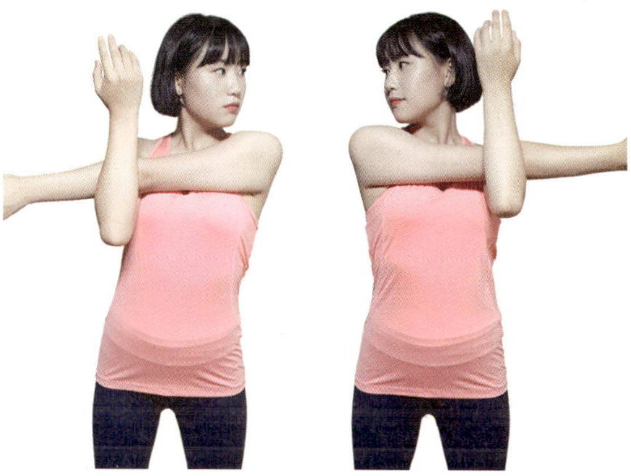

:: **어깨관절 스트레칭** :: 한쪽 팔을 편 상태로 가슴 앞으로 가져와서 반대쪽 팔로 팔꿈치를 당겨 준다

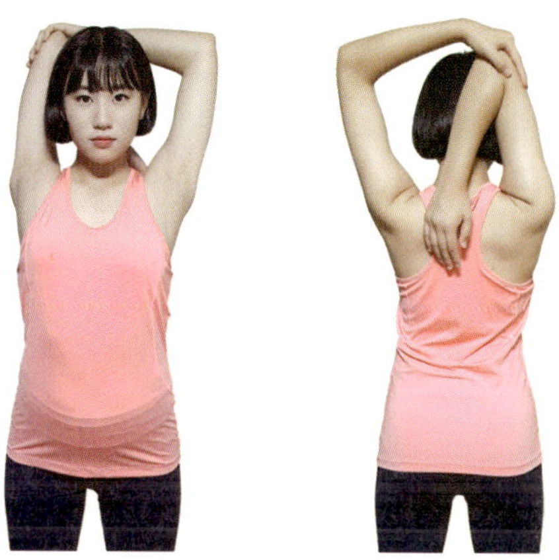

:: **하방관절낭** :: 머리 뒤로 양팔을 번갈아 가며 스트레칭 한다

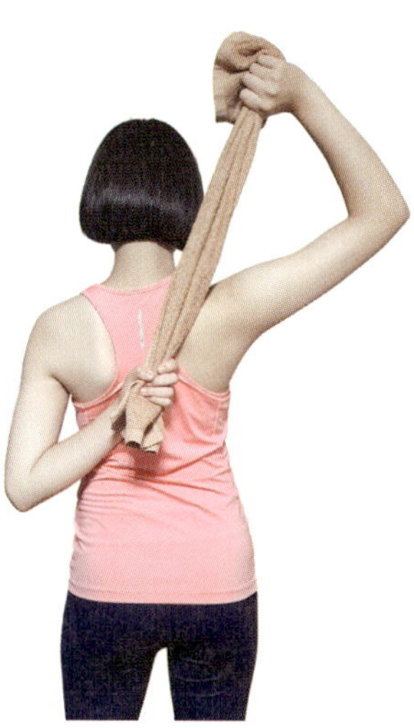

:: **수건운동** :: 등 뒤에서 양손으로 수건을 길게 잡은 뒤, 수건을 위아래로 번갈아 좌우 10회 잡아당긴다

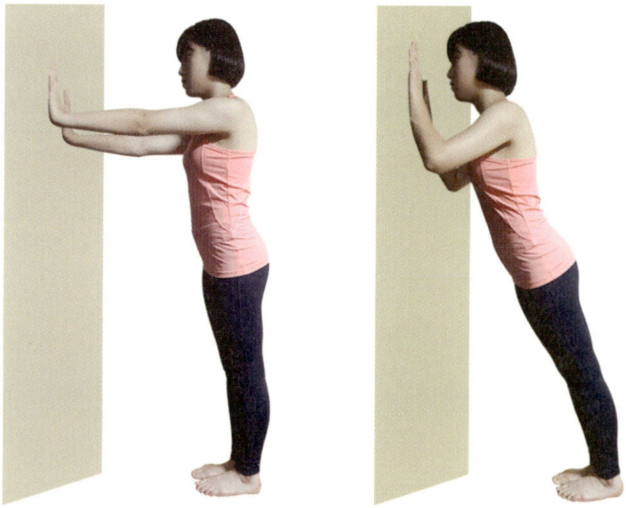

:: **벽에서 push-up 운동** :: 벽 앞에 서서 팔을 펴고 준비한 후, 복부와 허리를 긴장시켜 등을 수평하게 유지한 상태로 내려간 뒤 시작 위치로 돌아간다. 한 동작은 10초 정지, 10회 반복

머리 도리도리, 발끝 부딪히기 뇌파 자극

뇌파진동은 가볍게 머리를 흔드는 것만으로도 많은 효과가 있다. 뇌파진동은 어깨와 목에 힘을 빼고 '도리도리' 하듯 고개를 좌우로 흔드는 방법으로 한다. 뇌파진동의 효과를 보면 다음과 같다.

뇌파진동의 효과

① 뻣뻣한 뒷목 이완	② 굳은 어깨 근육 이완
③ 두통 해소	④ 아침에 개운한 몸 상태
⑤ 바른 척추	⑥ 혈색이 좋고 맑은 피부
⑦ 변비 해소	⑧ 소화기능 촉진
⑨ 손, 발 혈액 순환	⑩ 불면증 해소
⑪ 자신감이 생긴다	⑫ 중독 습관 개선
⑬ 금연, 금주 등의 습관이 개선	⑭ 우울증 개선
⑮ 마음이 고요해진다	⑯ 자아 존중
⑰ 긍정적이고 적극적인 사고	⑱ 타인 배려, 이해
⑲ 집중력 향상	
⑳ 문제를 적극적으로 해결하려는 도전의식이 생긴다	

나이가 많아 무릎도 약해지고 다리 힘도 떨어져 계단을 오르내리는 게 매우 힘들다면 집에서 틈틈이 뇌파진동(도리도리)을 할 때, 발끝 부딪히기도 겸해서 하면 효과가 좋다고 한다. 한국 뇌과학 연구원 이승헌 원장이 개발한 두뇌활용법이자 대표적인 뇌교육 프로그램이다.

발끝 부딪히기는 드러누운 자세에서 해도 되고, 팔을 뒤로 젖히고 앉은 자세로 해도 해도 된다. 방법은 간단하다. 다리를 쭉 뻗어서 가지런히 모은 다음, 양발의 뒤꿈치를 붙이고 양 엄지발가락이 서로 맞부딪히도록 발을 모았다 벌렸다 하는 것이다. 이 동작을 되도록 빨리 해 주어야 한다. 한 번에 적어도 300회는 해야 하는데, 대략 3분 정도 걸린다.

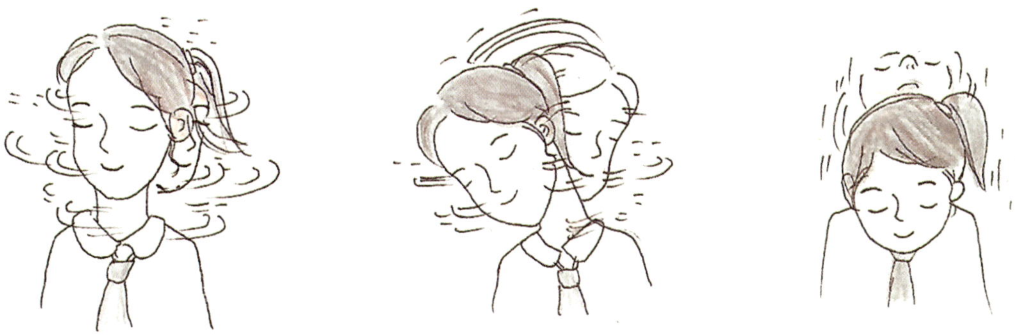

고개를 좌 · 우로　　목을 좌 · 우로　　고개를 앞 · 뒤로

그렇게 하여 두어 달쯤 경과되면, 다리와 무릎의 힘이 강해진다. 발끝 부딪히기는 많이 할수록 좋으니 점점 횟수를 늘리면, 전신의 림프를 흔들어 노폐물이 잘 배출되고 온몸의 관절이 튼튼해진다. 횟수를 300회에서 500회로, 나중에는 1,000회까지 늘리는 것이 좋다.

한 예로 10년 동안 이 운동을 하신 60세 후반 체험하신 분은 뇌파진동만이 아니라 발끝 부딪히기도 집에서 하는 생활 발끝 부딪히기로 무릎만 좋아진 게 아니라, 배변도 좋아지고 얼굴색도 밝아지는 등 몸이 10년 전보다도 더 건강해졌다고 한다. 이 때문에 모임에 나가면 지인들은 얼굴이 환해졌고 혈색이며 피부도 좋아 보인다며 혼자만 젊어지지 말고 비결 좀 공개하라고 성화라고 한다.

고개를 좌우로 살랑살랑 흔들면서 뇌파진동을 하는 동시에 발끝 부딪히기를 해도 좋고, 발끝 부딪히기를 먼저 하여 온몸이 이완되면 차분한 마음으로 뇌파진동에 몰입해도 좋다.

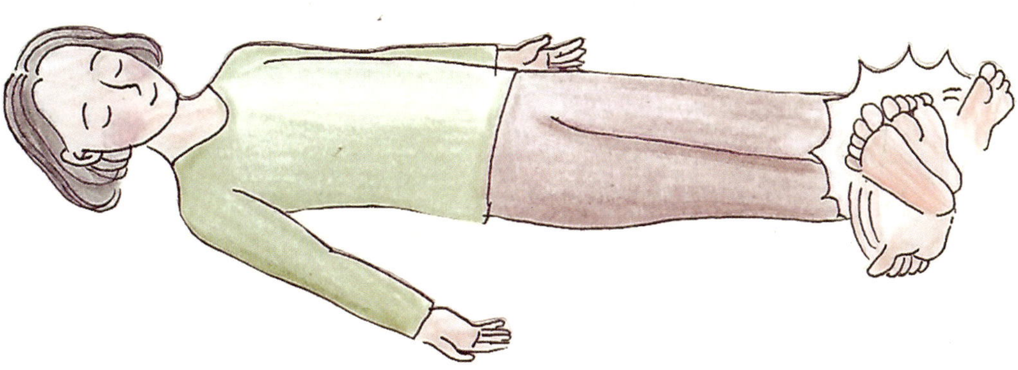

3. 한의학 형상의학에 따라 얼굴로 보는 질병

외형과 질병과의 상관관계

한의학에서 '형상의학'이란 말 그대로 생긴 모양대로 병이 온다는 뜻인데, 사람의 생김새(눈 모양, 귀 모양, 입 모양, 얼굴형)를 파악해 발생할 수 있는 질병과 장기의 상태를 예측한다. 그 이치는 우리 몸에 흐르는 12개의 경락 중 6개가 얼굴을 통화하기 때문이다. 경락이란 한의학에서 전신에 기혈을 운행하고 각 부분을 조절하는 통로로 오장육부에 문제가 생기게 되면 눈, 코, 입, 귀 등 얼굴에 이상신호를 찾아볼 수 있다. 얼굴의 모양은 곧 몸 전체의 건강을 의미하는 것이다.

눈은 간과 담낭의 기운, 입은 위장, 귀는 신장, 코는 대장과 방광을 의미한다. 형상의학의 역사는 무려 400년이나 되며, 허준 선생님이 수천 건의 임상사례를 모아 형상의학의 틀을 만들고, 박인규 선생임이 통합·발전시켰다. 이 이론은 지금 현재도 한의사들이 임상에 사용 중이며, 중국『황제내경』에도 기술되어 있다. 또한 서양의학의 아버지 히포크라테스도 연구와 실험으로 어떤 특정 질병이 얼굴의 모습과 연관이 있다고 한 기록이 있다.

외형과 질병과의 상관관계에 대해서는 일부 의사들도 인정하고 있다. 예를 들어 일부 의사는 양쪽 눈의 높이가 다르면 고개가 자연스레 기울어지므로 척추질환 등 근골격계 질환이 올 가능성이 크다고 보고 있다. 또 얼굴과 인중의 길이를 보면 비염이 있는지 알 수 있다는 이비인후과 의사들도 있다. 경희대 치과병원 치아교정과 박영국 교수는 "얼굴뼈의 모양과 다른 병과의 상관관계가 조금씩 밝혀지고 있는 만큼 형상의학도 나름대로 의미가 있는 것 같다."며 "그러나 형상의학은 기본적으로 통계에 바탕을 두고 있기 때문에 치료를 시작하기 전에는 정확한 현대의학적 진단을 받아 보는 것이 좋다."고 말하기도 했다.

그렇다면 한의학에서 말하는 형상의학에 따라 얼굴의 각 부위에서 질병이 어떻게 나타나는지 살펴보자. 더불어 얼굴형에 따른 몸의 상태와 함께, 형의상학에서 불임이나 난임의 유형을 알아보자.

형상의학으로 보는 얼굴 각 부위별 질병

형상의학에 따라 얼굴의 각 부위, 즉 눈과 코, 입술, 귀, 혀의 상태를 보고 질병을 유추해 보자. 더불어 손에 몸의 상태가 어떻게 나타나는지에 대해서도 알아보자.

1) 눈 – 간의 상태를 나타내는 구멍

간 기능이 나쁘면 눈에 이상이 온다 하여, '눈은 간의 상태를 나타나는 구멍'으로 눈 검은자위는 간과 밀접한 관계가 있다. 간 기능이 저하되면 시력이 나빠지고, 눈앞이 어질어질하면서 번쩍거림이 생긴다. 반대로 간에 열이 있으면 눈이 충혈되고 붓는 현상이 있다. 눈 흰자위의 빨간 핏줄은 심장의 건강 상태를 나타낸다. 눈꺼풀은 비장(소화기계통)과 관련이 있다. 눈에 다래끼가 나면 위에 열이 많은 것으로 본다. 예를 들어 황달 현상은 주로 간이 나빠졌을 때 나타나는데, 이때 눈을 보면 노랗게 변하고, 눈은 간뿐만 아니라 오장육부 모두와 연관이 있다.

- ❖ **눈이 큰 사람** | 목에 가래가 많고, 편도가 자주 붓는다. 눈이 큰 사람은 간, 담이 허약한 경향이 있고 간, 담이 허하면 겁이 많아 무서움을 타고 누가 뒤에서 쫓아오는 것처럼 괜히 불안해한다.
- ❖ **눈꼬리가 위로 올라간 사람** | 두통이나 소화불량 등 신경성 질환이 유난히 많고, 뒷목이 자주 뻣뻣해진다. 눈꼬리가 올라가고 코도 위로 들려 있는 사람을 한의학에서는 '태양형'이라 부른다. 다른 사람들에게 아주 예민하고 섬세하다는 인상을 주며, 실제 성격도 예민하고 감정의 기복도 크다. 금방 싫어졌다 하는 마음의 헛된 망상을 잘하며, 한마디로 현실감이 부족하다. 그리고 기가 쉬 막혀 가슴 답답증이 오기도 하고, 목에 뭔가 걸린 듯 불편할 때도 있다. 또한 관절이 약하고 무릎, 어깨, 허리, 손발이 저리고 항상 피곤하다. 그에 따른 감성이 풍부하고 상상력도 뛰어나 미술이나 음악, 디자이너나 음악가 같은 예술 방면에서 남다른 재능을 보인다.
- ❖ **눈꼬리가 처진 사람** | 명치끝 통증, 헛배, 복통, 설사. 눈과 코도 아래로 쳐진 듯 내려앉은 사람을 '태음형'이라 하고 언뜻 보기엔 온순하고, 선한 느낌을 준다. 그러나 현실적인 감각이 아주 뛰어나며, 이기적이라 할 만큼 손해를 보지 않으려는 성향과 실리를 따지는 현실성이 있기 때문에 무슨 일이든 책임감으로 주위 사람들로부터 인정을 받는다.
- ❖ **눈이 안쪽으로 들어간 사람** | 추위에 민감, 위장병, 만성 장염, 허리 통증, 냉증. 일명 '궐음형'으로 대체로 젖꼭지가 큰 편이고, 간혹 왼쪽 젖꼭지가 들어가 있기도 하다. 특징은 추위를 유난히 많이 타기 때문에 추운 날씨로 쉽게 몸이 상하며, 몸이 냉하기 때문에 여성의 경우 불임이나 자연유산 등으로 고생할 수 있다는 점이다.

2) 코 – 척추의 축소판

코가 비뚤어져 있으면 척추도 비뚤어져 있고, 신장 기능에도 이상 현상으로 본다. 코를 통하여 산소를 전신과 뇌로 보내 주므로, 코가 큰 사람은 폐활량이 커서 뇌와 신장과 방광기능이 좋아 생각과 행동이 대범하다. 그리고 남성의 성기능은 신장과 방광의 기능이 좋기 때문에 남성의 성기가 크며 기능이 좋다고 코에 비교하는 것이다. 그와 반대로 코가 작은 분은 산소 공급이 코가 큰 사람보다 적기 때문에 신장과 방광 기능이 떨어질 수 있다.

예부터 코에 살집이 좋으면, 재물의 안정을 보는 것은 비장과 위장이 건강하다는 상징으로 말했다. 손바닥이 두툼한 사람도 비위 기능이 좋다고 말한 것처럼 좌우의 콧망울은 재물을 보관한다 하여 금고 같은 역할을 한다. 그러나 두툼한 콧망울에 비해 콧구멍이 작으면 자기 것만 생각하는 졸부가 많다.

- **콧구멍이 밖으로 드러나 보이는 사람** | 배뇨 장애, 소변을 잘 참지 못하고, 방광 쪽으로 이상이 생기는 경우가 많다.
- **코가 큰 사람** | 위가 크다 하여 식탐, 폭식 습관, 소화기장애, 여자의 경우 집보다 사회생활이 더 잘 맞는다.
- **코가 낮으면서 짧은 사람** | 비위가 약하고, 위장기능 저하.
- **코가 휜 사람** | 등뼈가 휜 경우, 어깨와 뒷목이 늘 뻣뻣하고, 몸에 냉기가 있으며 소화불량이다.
- **코가 아래로 처진 듯 내려앉은 사람** | 아랫배 가스, 대장기능 저하, 알레르기성 비염.
- **콧등이 불룩하게 나온 사람** | 심폐기능 저하, 소화불량, 십이지궤양.
- **코가 유난히 붉은 사람** | 관절염, 허리디스크, 중풍, 안면마비, 신장 열증.
- **콧등에 검게 기미가 낀 사람** | 속 쓰림, 변비, 트름, 소화기 장애.

3) 입술 – 비장(脾臟)

- **입술이 비뚤어진 사람** | 입술의 형태는 몸속 장기의 형태를 나타낸다. 입술 형태가 비뚤면 장기 위치도 바르지 않다. 배 속에 물이 고여 배가 팽창되는 창만증(脹滿症)에 걸리기 쉽다.
- **입술이 건조하고 트는 사람** | 여성의 경우는 냉대하가 많으며 불임도 잘 생긴다.
- **입과 입술이 건조하며 말라 있는 사람** | 진액 부족, 혈액 호르몬 부족, 두통, 어지럼증, 관절 통증.
- **입술에 핏기가 없는 사람** | 혈(血) 부족, 냉증, 소화기 장애, 장도 나쁘다.
- **입술이 붉은 사람** | 위에 열로 배가 쉽게 고프고, 위장병이 생기기 쉽다. 30~40대 남성은 성생활 과다로 인한 질병이 많다.
- **입술이 도톰한 사람** | 항상 기운이 없고, 땀을 많이 흘리며, 폭식을 많이 한다.

4) 귀 – 신장(腎臟)

❖ **귀가 크고 힘이 없는 사람** | 중이염, 이명(耳鳴), 신장, 방광 기능 저하, 허리 통증.

❖ **귀가 위로 올라붙은 사람** | 귀 위치가 높으면 신장 위치도 높아 신장 기능에 문제가 생기기 쉽고, 이 때문에 허리도 잘 아프다.

❖ **귀가 내려 붙은 사람** | 신장 위치도 낮아 탈장이 많고, 엉덩이 쪽이 자주 아프다.

❖ **귀에 때가 낀 것처럼 색깔이 나쁜 사람** | 귀가 유난히 붉거나 검은 색을 띠면 신장에 열이 있다는 표시다.

5) 혀로 보는 건강

혀 안에는 몸속의 오장육부가 다 들어 있어서 혀의 위치별 상태로 오장육부의 건강을 체크할 수 있다. 혀가 입천장과 맞닿는 가장 안쪽인 혀 등쪽은 신장, 혀끝은 심장과 폐, 혀 양쪽 가장자리는 간과 쓸개, 마지막으로 가장 가운데는 위장과 연관되어 있다. 오장육부와 관련된 혀의 위치가 붓거나 혓바늘이 돋거나 혀가 딱딱한 정도를 통해서 오장육부의 건강상태를 진단할 수 있다.

설태란 혀의 등쪽 즉 입천장과 닿는 쪽부터 표면까지 넓은 부위에 하얗게 혹은 검게 변하는 것처럼 보이는 증상을 말하며, 건강한 혀는 보통 옅은 분홍색을 띠거나 흰색이 살짝 섞인 분홍색을 띤다고 한다. 이 설태의 색상을 통해서도 건강 상태를 유추해 볼 수 있다

❖ **백태** | 백태는 하얀색 설태가 낀 상태이며 몸의 비위 기능이 저하하고 신진대사가 저하된 상태로 체내 노폐물이 쌓여 있는 것이다. 소화기 문제, 구강건조증, 호흡기 질환의 원인.

❖ **황태** | 황태는 누런색의 설태가 낀 상태로 백태가 오래 진행된 상태이거나 열병이 있는 상태에는 누런 황태가 발생한다. 간, 위를 비롯해 장기에 열이 많은 상태.

❖ **흑태** | 혀가 입천장에 닿는 부분인 혀의 등쪽부터 검정색 설태가 시작되어 점점 더 연해지는 것이 특징이다. 전체에 흑태가 낀 경우는 병이 매우 위중한 경우일 수 있기 때문에 병원을 방문하는 게 바람직하다.

더불어 혀의 색에 따라 몸의 증세를 확인할 수 있다.

❖ **혀끝이 홍적색** | 심장 열.

❖ **혀 중앙 두텁게 덮인 누런 설태** | 비장, 위장에 열이나 염증.

❖ **설태가 엷은 흰색** | 비위장의 기능 허하고 냉한 것.

❖ **혀의 가장자리 청자색** | 간장의 어혈.

❖ **이빨로 십은 듯 울퉁불퉁 요철이 보이면** | 간의 과로(비타민 B의 결핍, 당뇨, 갑상선 기능 저하, 수분대사 이상).

❖ **혀뿌리의 흑태** | 신장기능의 저하로 허열.

❖ **혀끝이 수축하여 얇은 경우** | 열이 지나치게 극성하여 진액이 완전히 고갈된 것으로 위험.

❖ **혀의 표면이 황색이며, 건조하고 균열이 심하면** | 진액이 고갈된 상태.

❖ **혀가 한쪽으로 구부러진 모양** | 뇌졸중.

❖ **혀에 흰 무늬와 궤양** | 설암.

❖ **혀가 뜨끈뜨끈하고 아프다** | 당뇨, 우울증.

6) 손으로 보는 건강

『황제내경』에 내장의 질병을 알려면 먼저 체표를 살피고, 손바닥과 내장과 관계되어 "손바닥이 더우면 육부에 열이 있고, 손바닥이 차면 육부가 한하다"고 하였다. 손을 볼 때 손이 크면 좋은 신장과 뼈가 튼튼하며 뼈대가 크고, 굵은 사람은 성장, 발육, 생식기의 기능이 좋아 뼈의 크기는 신의 기능이 좋은지 나쁜지를 가늠하는 척도이다. 이런 경우 면역기능이 뛰어나고 건강 체질에 속한다.

또한 생식기능이 좋기 때문에 불임이나, 정력 감퇴 증세가 드물며, 혈액 생성이 뛰어나기 때문에 혈색이 좋고, 자신감이 넘치기 때문에 식욕을 절제하지 못하는 등 건강관리에 소홀하기도 하다. 그래서 갑자기 중풍이나 협심증 같은 심혈관계 질환으로 고생을 하는 경우가 있다.

:: 얼굴형으로 본 형상의학 ::

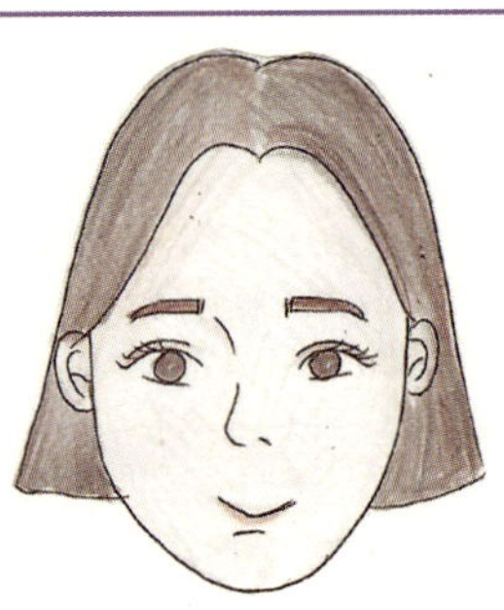	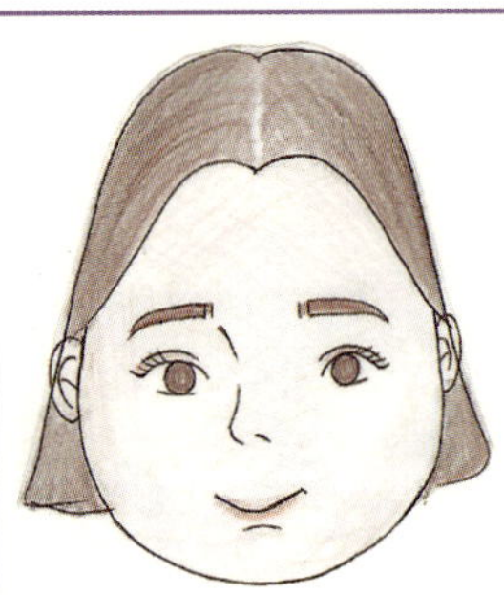	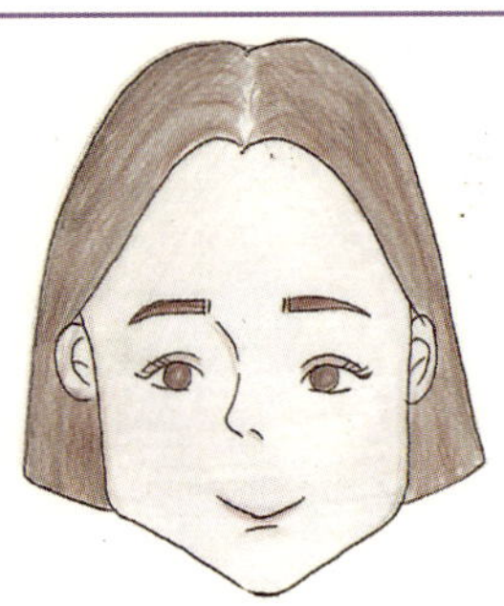	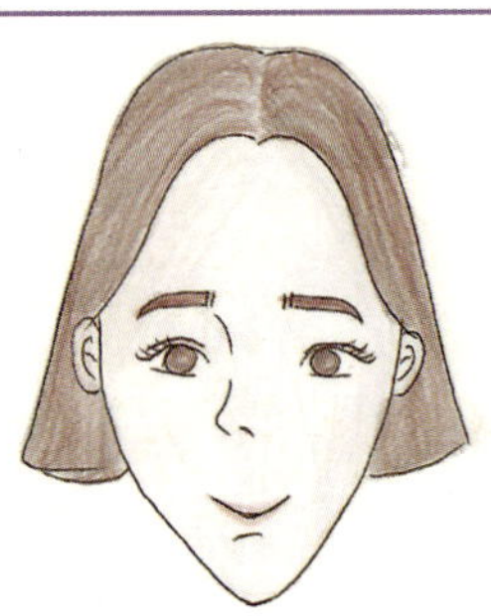
계란형 / 나무의 성질 / 나무의 성질 태충혈	둥근형 / 토의 성질 / 토의 성질 중완혈	사각, 마름모형 / 금의 성질 / 금의 성질 전중혈	역삼각형 / 불의 성질 / 불의 성질 내관혈
빈혈, 어지럼증, 비염, 이명, 파킨슨 증후군, 팔다리 저림	심혈관 질환 (심장병, 고지혈증, 고혈압), 당뇨병, 관절염, 전립선 질환	가슴 답답, 통증, 스트레스, 우울증, 기침, 가래, 천식, 피부 건조, 유방, 자궁, 갑상선 근종	상열하한, 안면홍조, 갑상선 기능 항진, 소화기질환, 안구 건조, 혀 건조, 아이들 ADHD

목형(계란형)

나무의 성질인 목(木)의 성질을 가졌으며, 얼굴이 둥글면서 상하로 긴 형인 혈과는 여성스러운 성격이 많다. 하지만 혈병이 오기 쉬운데 혈허(血虛)에 의한 두통 증상이나 생리불순이 오기 쉽고 코피나 잇몸출혈 등으로 고생하기 쉽다. 특히 혈과의 여성은 어혈로 인한 병을 주의해야 하고 그로 인한 혈액순환 문제로 인해 빈혈, 어지럼증, 손발 저림이 생기기 쉽고, 비염, 이명, 파킨슨증후근에 취약하다. 산후병에 고생하기 쉬우므로 어혈을 풀어 산후조리를 잘해야 한다. 나무처럼 쭉 뻗은 성질을 가져 기가 흩어지기 쉽다.

토(둥근형)

토(土)의 성질을 가졌으며, 얼굴이 둥그스름한 정과는 통통하게 살이 찐 유형인데 대체로 성격이 유쾌하고 낙천적이고 명랑한 유형이고 비위가 좋다. 가만히 앉아 조용히 누워 조용히 지내기를 좋아한다. 식욕이 풍부하여 음식을 먹어서 흡수가 너무 잘돼 비만이 많다(인체 근본인 정(精, 영양분)을 많이 사용하면 병). 피곤해하며 몸집에 비해 무력해 보일 수 있고 포용력이나 남의 비위도 잘 맞추고 주위와 동화를 잘하는 팔방미인형이다. 습(濕)이 많은 체질이라 몸이 잘 부으며 관절염이나 요통 등으로 고생을 하고, 혹은 심장병, 고지혈증, 고혈압 등 심혈관 질환이나 당뇨병, 전립선 질환에도 쉽게 노출 될 수 있다.

금(사각마름모형)

금(金) 의 성질을 가졌으며, 얼굴이 각이 진 기과는 주관이 뚜렷하고 정력적이며 부지런한 노력가이며 마음이 좋긴 하지만 고집이 세다. 자기주장이 강하고 애교가 없는 편이고 감정이 아주 예민해서 신경성으로 인한 증상들이 잘 나타난다. 인체의 기가 과다하거나 부족해지는 기병(氣病: 기가 원활하게 순환되지 않는 병)을 많이 앓기도 한다. 단단하고 차가운 금의 성질은 기 순환이 원활하지 않고 호흡기 질환이 발생하기 쉽다. 머리와 가슴이 쉽게 답답하고 스트레스나 우울증, 유방과 자궁에 근종이 생길 위험이 높으며, 건조한 성질 때문에 피부 건조나 기침, 가래, 등이 심할 수 있다.

화형(역삼각형)

불(火)의 성질을 가졌으며, 얼굴이 역삼각형인 신과는 머리가 좋으나, 신경이 예민하고 날카로워 칠정으로 마음이 상하기 쉽다. 매사에 꼼꼼한 편이고 신경성 질환이 많다. 허리와 하체가 약하여 잘 아프고 가슴이 두근거리는 증세가 자주 나타난다. 얼굴이 각이 진 기과는 주위로 올라가려는 성질 때문에 상열하한의 특징을 가진다고 하며, 화의 성질로 열이 쉽게 오르는 체질을 가지고 있다. 상체에 열이 많아 안면홍조, 안구건조증, 혀 건조, 갑상선기능 항진증이 있을 수 있고, 반대로 배와 하체는 차기 때문에 소화기 질환이 오기 쉽다고 한다.(아이들의 경우 ADHD)

형상의학에서 불임이나 난임의 유형

여성호르몬과 남성호르몬이 비례적으로 분비되고 있는데, 여성은 남성호르몬에 비해 여성호르몬 분비가 훨씬 많고 남성은 그 반대다. 이 중에서 특히 에스트로겐과 프로게스테론 같은 여성 호르몬은 배란과 임신에 관련이 많다고 본다.

그렇다면 형의상학에서 불임이나 난임의 유형은 어떠할까? 비만으로 습담이 많은 여성이나 너무 말라서 응혈(陰血)이 부족한 경우로 가슴이 작거나 엉덩이가 작은 경우가 이에 해당한다. 몸이 찬 여성, 다시 말하면 손발이 차다든지 눈이 쑥 들어갔다거나 코가 길다거나 입술이 푸르스름한 경우 등은 몸이 차다고 볼 수 있다.
자궁이 기형인 경우, 목이 긴 경우, 눈 밑에 담음기가 있는 경우, 코가 큰 경우, 눈초리가 올라가서 감정 기복이 심하고 신경이 예민한 여성은 임신이 어려운 경향이 있으므로 평소에 노력을 많이 해야 한다고 본다.

육장 육부의 냉증

암 환자를 비롯해 정신병까지 모든 환자의 공통점은 뱃속이 차가운 것으로 "모든 질병의 원인은 따뜻하면 살고 차가워지면 병들고 죽은 것"이다. 특히 비만은 몸이 차가워 생기는 병이다. 사람이 차가워지면 몸이 굳어가고 화를 자주 내 머리가 차가운 기운이 몸으로 내려와 누적돼 통증이 생기고 결국 죽게 된다. 기초 체온만 유지를 잘해도 신진대사가 잘되어 잘 소화되고, 그럼 화장실을 잘 가고, 잘 잘 수밖에 없는 이치로 몸에 축척되는 노폐물도 작아지니 비만이 되기 어려운 것이다.
* 매일 복부 중완에 뜸을 뜨는 경제적 해독으로 독소를 배출시키자.

여성호르몬 비스페놀A (환경호르몬)

현대 여성의 비만은 불임을 유발하는 환경호르몬으로 인한 다낭성 난포증후군의 원인

영국 Huddersfield Royal Infirmay 병원 연구팀이 "임상내분비대사학 저널"에 밝힌 100명의 건강한 여성과 다낭성난소증후군을 앓고 있는 71명 여성을 비교한 연구결과에 의하면 다낭성난소증후군을 앓은 여성들이 평균적으로 혈중 비스페놀A (환경호르몬)가 더 높은 것으로 나타났다.
비만으로 다난성난포증후군에 걸리면 생리불순, 여드름, 머리카락이 가늘어지며, 탈모증상과 팔다리가 얇으며, 복부만 비만인 경우도 불임이 올 가능성이 높다.

식욕이 증가하는 것은 몸에서 영양소를 필요로 한다는 강력한 신호다. 해독에 필수적인 영양소가 부족할 때 더욱 식욕이 증가한다. 짠 음식을 먹으면 물을 찾는다. 여기서 물은 염분 해독제인 셈이다. 다낭성난포증후군을 앓고 있는 여성에게 식욕이 증가하는 것도 이와 같다.이 질환의 여성에게서 환경호르몬인 비스페놀A가 높게 나왔는데, 비스페놀A는 지방에 저장되어 있겠지만 일부는 혈중으로 방출되어 몸의 기능을 엉망으로 만들기 때문에 우리의 몸이 몸 밖으로 제거하려 할 때 영양소를 필요로 하고 그래서 식욕이 증가하는 것이다. 그런데 불행하게도 식욕이 증가하면 영양소가 풍부한 음식보다는 환경호르몬이 많은 음식, 밀가루로 만든 음식이나 고기를 주로 먹는 것이 문제이다.

비스페놀A

여성 호르몬인 에스트로겐의 대체재로 알려져 있고, 또한 환경 호르몬이라 한다.휴대폰 케이스 등의 고강도 엔지니어링 플라스틱인 폴리카보네이트(PC), 폴리아릴설폰(PASF), 에폭시 수지의 원료이다. 문제는 PC, PSAF가 열에도 강하기 때문에 유아용 젖병 등에도 사용되는데 고열로 가열 시 손상된 부분에서 비스페놀A가 용해되어 나온다는 점인데 인체에 흡수된 비스페놀A가 에스트로겐(여성호르몬)처럼 작용하기 때문이다. 에폭시 수지의 경우 음료캔 등의 코팅제로 쓰인다.모든 플라스틱에 비스페놀A가 들어있는 것은 아니다. 플라스틱 외에 감열지로 만들어진 영수증의 현색제에도 비스페놀A가 들어있는데 역시 특정 상황에서 비스페놀A가 용해되어 나온다. 즉, 용매가 되는 물질이 영수증에 묻음으로써 비스페놀A가 용해되어 나오는 것인데 영수증은 가급적 손으로 오래 만지지 않는 것이 좋다. 특히 다수의 핸드크림 및 크림류 제품에 포함되어 있는 트리클로산, 트리클로카반 등이 그 역할을 하기도 한다.인체에 들어간 비스페놀A는 발암, 성인병, 성기능 장애 등 다양한 유해성을 지니고 있으며 특히 소화기를 통해 침투될 경우 99% 이상이 배출되지만 피부로 침투되면 침투도 잘 되고 잔류시간도 길다고 알려져 있다.

다만, 2008년 미 국립보건연구소 산하 국립독극물프로그램(NTP)의 연구결과에서는 태아 및 유아, 소아의 유해성에 대해서는 인정하면서도 근로 환경에서 일반적으로 접촉하는 정도로는 신체에 미치는 영향이 미미하여 무시 가능하다고 결론을 내렸다.

또한 우리가 늘상 쓰는 샴푸의 계면활성제가 자궁이나 난소의 이상의 원인이 된다는 연구 결과가 나왔다. 유방암과 자궁암에 걸려 수술을 받게된 환자의 몸 속에 샴푸 성분이 많이 있다고 한다. 매일 쓰는 일반 샴푸에 들어있는 화학 첨가물들이 모근 속 혈관을 타고 5분도 안 되어 여성의 생식기와 남성의 생식기에 남는다고 한다.

특히 임신중 태아에게까지 흡수되어 악영향을 미친다고 했으며,'사이언스'에서는 한 번의 섭취만으로도 환경호르몬의 악영향이 증손자 때까지 미친다는 사실을 확인했기 때문이다.

그 물질은 계면활성제, 샴푸, 세안제, 치약, 화장품, 세제 등에 들어 있으며, 특히 계면활성제 pec 발암물질과 에칠렌옥사이드, 다이옥신 등은 더 치명적이다.
그 외에도 합성계면활성제는 모든 크림류를 만들 때 유화제 역할로 거품을 곱게 낸다고 하며, 아무리 고가 화장품이라도 첨가를 안 하는 경우는 드물다.
그에 따른 부작용으로 피부아토피, 비염, 천식을 유발하며, 민감성 피부의 문제를 더욱 악화시킨다.

4. 탈모와 아로마테라피

탈모의 원인

나이 드신 어른들이 탈모를 고민하는 것이 일반적이라 생각하기 쉽지만, 요즘은 중장년층뿐만 아니라 청년층에도 탈모 증상이 많이 나타나고 있다.

불규칙한 생활습관으로 인한 수면 부족과 영양 불균형, 각종 스트레스, 무리한 다이어트 등 여러 원인으로 인해 탈모는 더 이상 나이 든 어른들만의 고민이 아닌 청춘의 새로운 고민거리가 되고 있다. 여성탈모, 원형탈모증 같은 현상까지 일으키며, 유전적 원인과 호르몬의 영향, 노화의 상호작용으로 인한 것이라 보고 있다.

일반적으로 건강한 사람은 하루에 20개에서 100여 개의 머리카락이 빠진다. 머리카락 한 개는 통상 2~7년 동안 자라고 2~3개월 동안 성장을 멈춘 다음 빠진다. 그리고 모발이 빠져나간 자리에 새로운 모발이 다시 자라난다. 어느 시기에 도달하면 모발의 90%가 성장기에 있게 된다.

남성형 대머리는 정수리 위에서 주로 빠지며, 여성의 20%에게서도 이러한 현상이 나타난다. 여성의 경우, 폐경기 이후 혹은 내분비대사 이상으로 에스트로겐의 감소로 탈모를 일으키고 남성과 달리 머리 전체에 골고루 탈모가 발생한다. 남성의 탈모는 남성의 고환호르몬이나 남성호르몬과 연관이 많다.

- 스트레스로 인한 화(火)는 인체의 열이 두피에 정체되게 한다.
- 과로 피로는 어깨, 뒷목에 피로가 누적되면 머리로 흐르는 혈행이 막히게 된다.
- 음주, 흡연은 간장, 신장, 폐장, 비장의 기능을 떨어뜨립니다.
- 무리한 다이어트 식단은 모발의 영양부족현상을 초래한다.
- 운동부족으로 신체의 노폐물의 배출되지 못하면 몸에 쌓이고 혈액이 탁해진다.
- 두피에 열이 쌓이면, 피지와 염증이 발생하고 모근, 모낭이 악화.
- 혈액 순환저하로 모발기혈부족 현상이 나타나고 영양분도 공급받기 어려워진다.
- 장기기능 저하와 어혈이 생기면, 영양이 부족해져 모발이 가늘고 힘이 없어진다.

남성호르몬이 많아지면 탈모?

주로 탈모는 남성이 나이가 들면서 발생하는데, 남성호르몬인 테스토스테론이 점차 줄어들면서 탈모가 발생한다는 것은 이미 알려진 사실이다. 테스토스테론이 점차 줄어들자, 더욱 강력한 남성호르몬인 DHT가 필요하게 되어 전환이 많이 이루어지고, 특히 5-알파 전환효소가 많은 모근이 반응하면서 탈모가 시작되는 것으로 과다분비로 인해 우리의 머리카락이 가늘어지고 자라나는 것을 방해해 결국 모발 탈락의 증상으로 이어졌던 것이다. 다시 말하면, 남성성이 약해지면서 전립선도 나빠지고 탈모도 악화된다.

여성 탈모

최근 여성들도 노년층은 물론 젊은 층에도 탈모로 인해 고민이 많아졌다. 여성형 탈모는 안드로겐성 탈모증에 속하는데 유전적 경향이 강하고, 남성호르몬과 관련돼 있다. 남성형 탈모와는 달리 앞이마 선은 보존되며 주로 머리의 중간 부분이 탈모되고, 탈모의 정도는 덜한 편이다. 먼저 유전적으로 남성호르몬이 많은 여성에서 일어나거나 부신이나 난소의 내분비기관에서 비정상적인 과다 분비 혹은 남성호르몬 작용이 있는 약물을 복용하는 경우 탈모가 발생할 수 있다.

| 한의학적 탈모 관리와 두피 반사구

한의학적으로 보면 모발은 담의 기능으로 목이라 하며(머리카락, 목(木)기운), '목'이 잘 자라려면 수분 공급이 우선이다. 머리를 직접적으로 통과하는 방광경줄기의 기운(발목 외측 방광경줄기의 부양혈은 열을 조절해 주고 물의 기운을 머리로 올려 주어 화의 기운을 내려주는 혈)과 새끼발가락 외측 지음, 족통곡, 속골, 경골, 금문, 신맥, 곤륜, 부양혈은 뒷목이 욱신거리거나 아플 때 풀어 주는 혈로 머리뿐만 아니라 얼굴에 열을 진정되도록 풀어 주고, 딱딱하게 굳은 두피의 근막들은 모발에도 원활한 소통을 할 수 없으므로, 두피의 근막을 부드럽게 괄사요법을 이용하여 마사지해 준다.

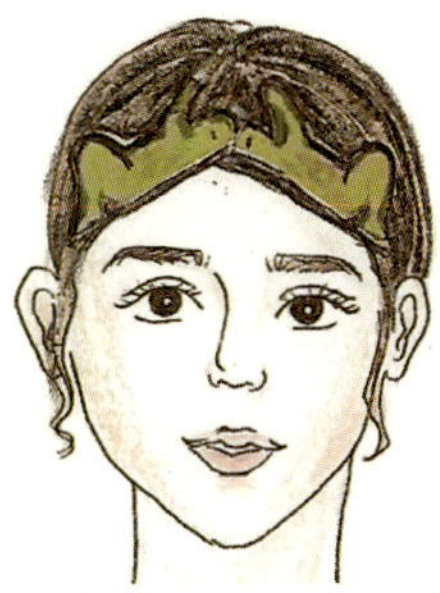

:: 모상건막 :: 옆으로 누워 있는 척추

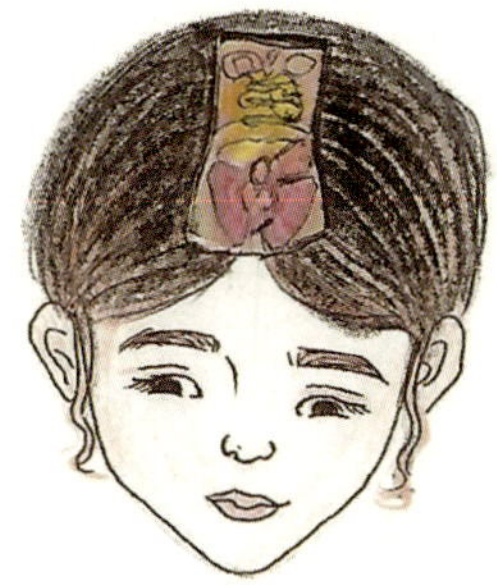

:: 정수리 :: 몸통 (장기)

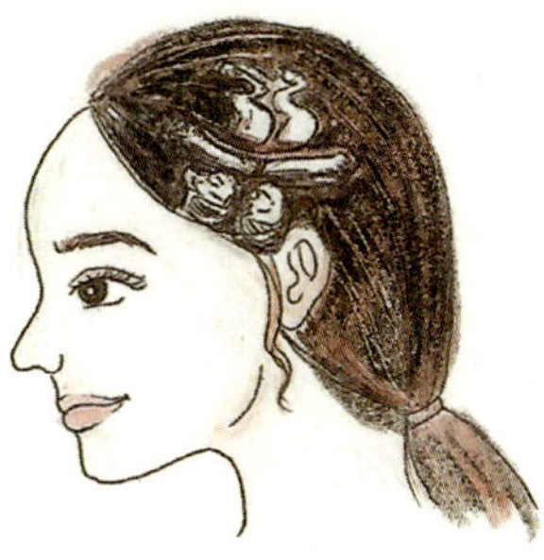

:: 측두근 :: 머리, 팔, 다리

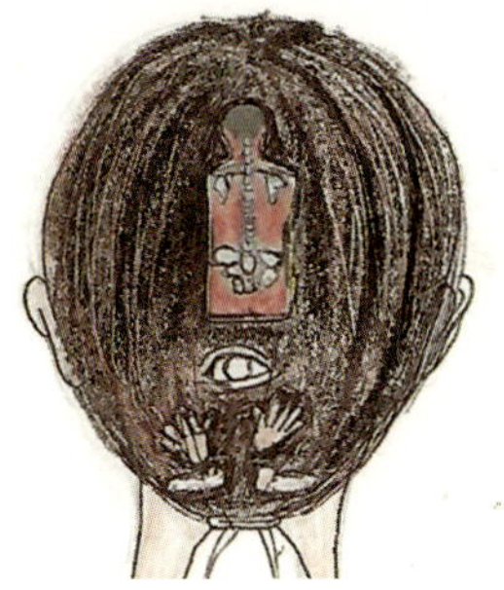

:: 후두근 :: 척추, 눈, 손, 발

두피의 반사구를 활용하여 괄사요법 진행

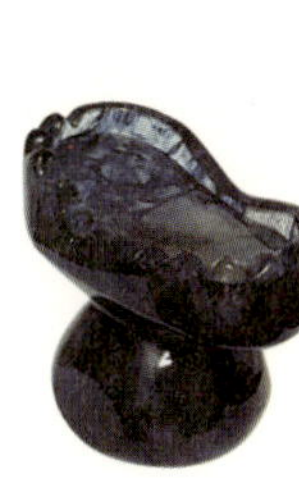

:: 두피 청수정괄사 ::

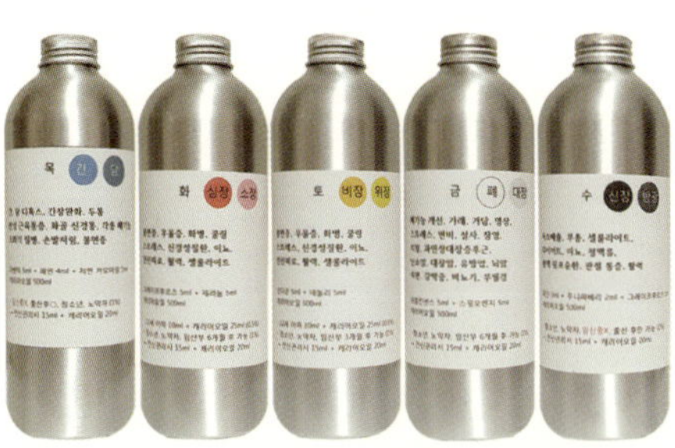

:: 오행 아로마 DIY 키트 ::

'전문 테라피 센터'에 가서 두피 관리를 받으면 몸 전체가 가뿐해진다. 두피만 잘 만져 주어도 여러 증상이 해소되는 이유는 머리에 전신의 '반사구'가 있기 때문이다. '반사구'란 반사적으로 반응하는 지점이란 뜻이다. 머리에는 몸의 각 장기와 부위에 대응되는 지점이 모여 있다.

두피는 너무 물컹해도 혹은 너무 딱딱해도 좋지 않다. 매일 두피를 만지면서 특별히 찌르는 듯 아픈 부위가 있다면, 그 부분이 어떤 부위의 반사구인지 살펴보아 자극해 주면 효과가 높다.

| 탈모의 아로마테라피 향 치료법

탈모를 치료하기 위한 방법으로 아로마테라피를 추천한다. 아로마테라피(aromatherapy)란 '향기'를 의미하는 '아로마(aroma)'와 '치료'를 의미하는 '테라피(therapy)'의 합성어로, 향기와 약효가 있는 식물을 이용한 자연요법이다.

샴푸 만들기 요령

세정제가 들어 있지 않은 자연산 샴푸 400g에 다음의 아로마 오일을 혼합하여 잘 흔든 다음 사용한다.

＊ **건성 모발** : 시더우드 10방울

＊ **지성 모발** : 로즈마리 5방울, 쥬니퍼베리 5방울

＊ **정상 모발** : 라벤더 또는 로만카모마일 10방울

＊ **탈모 방지** : 시더우드 3방울, 로즈마리 3방울

＊ **비듬 제거** : 로즈마리 5방울, 시더우드 4방울

아로마테라피 오일로 린스하기

샴푸한 머리를 충분히 감은 뒤 아로마 오일로 린스한다. 즉, 물 500㎖에 오일 5 ~ 10방울을 떨어뜨려 1번 헹구는 것이다.

＊ **가는 모발** : 레몬, 로만카모마일

＊ **검고 굵은 모발** : 로즈마리, 로즈우드, 샌달우드

＊ **기름기 또는 비듬 있는 모발** : 클라이세이지, 라벤더

5. 눈 건강과 수정 안경

눈에 좋은 운동과 음식

스마트폰과 컴퓨터는 우리에게 많은 혜택을 가져다주었지만, 스마트폰과 컴퓨터의 사용 시간이 길어지면서 시력에 많은 문제가 생겼다. 한의학적 견해의 간, 담의 기운이 안 좋을 때 눈의 이상현상으로 눈이 침침해지고 눈이 뻑뻑해지며, 시력이 저하된다. 그래서 간, 담에 무리가 가지 않도록 금주하고, 11시 안에 취침하며, 저녁 8시 전에 식사하고, 스트레스를 해소하는 것이 좋다. 야식, 폭식을 하면 담(초록)에 무리가 가서 1차로 눈이 나빠지고, 방치하면 심장(빨강), 위장(노랑), 방광(검정) 등 여러 장기의 문제를 유발할 수 있다. 위의 컬러 색상은 한의학 오행에 도움을 주는 색과 일치한다.

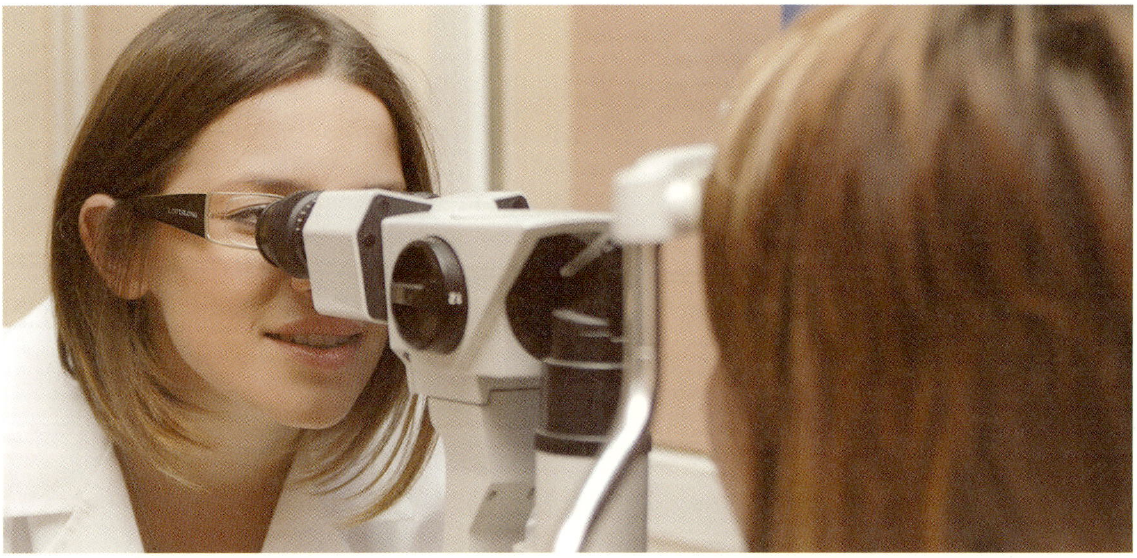

눈 운동의 좋은 점은 눈 운동만 열심히 해도 근시, 난시, 사시, 백내장, 녹내장 등의 시력 관련 문제를 예방할 수 있다는 것이다. 최근 들어 눈에 피로와 통증을 느꼈다면 따라 해 보면 좋다. 먼저 눈을 감은 뒤 좌우, 상하로 눈을 굴리며 움직여 주기만 해도 큰 효과를 볼 수 있다. 단, 눈을 감고 눈동자를 굴려야 하므로 안전상 문제가 없는 곳에서 하는 것이 좋다. 그리고 가까운 곳을 응시하고 있다가 먼 곳을 바라보는 등, 초점을 이리저리 돌려주면 눈 운동에 도움이 된다.

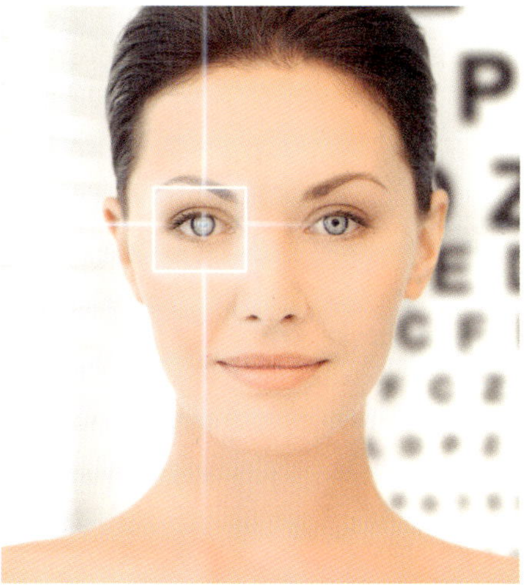

눈 운동을 할 때는 눈을 자주 깜빡여 주어야 한다. 시선을 이리저리 옮겨 주거나, 눈동자를 굴리는 눈 운동을 할 때는 눈을 뜬 채로 하기보다는 눈을 깜빡이면서 운동할 때 더욱 효과적이다. 이와 더불어 신문이나 책을 35㎝ 거리에서 거꾸로 들고 한 글자씩 꼼꼼히 읽어 주면 시력이 좋아지는 효과를 볼 수 있다. 남성은 넥타이를 꽉 묶는 것은 안압을 상승시키고, 여성은 복대나 보정 거들을 입을 때도 안압이 높아진다고 하니 주의가 필요하다.

눈에 좋은 음식으로는 대표적으로 블루베리가 있고, 그 외에 결명자, 메밀차, 시금치, 당근이 좋다. 블루베리에는 칼슘, 안토시아닌, 비타민A가 들어 있다.

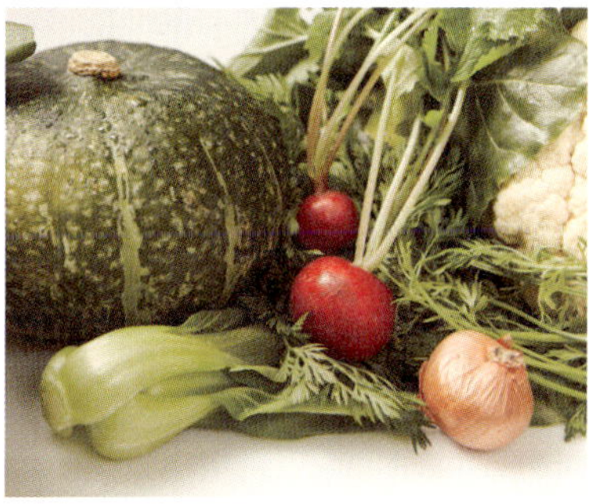

:: 짙은 잎채소 ::

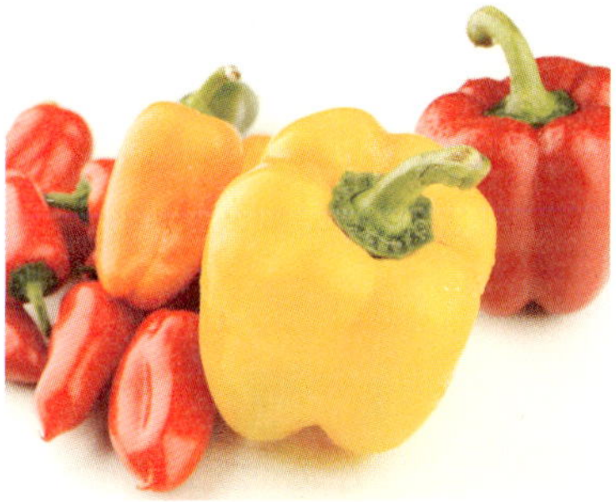

:: 오렌지색 피망 ::

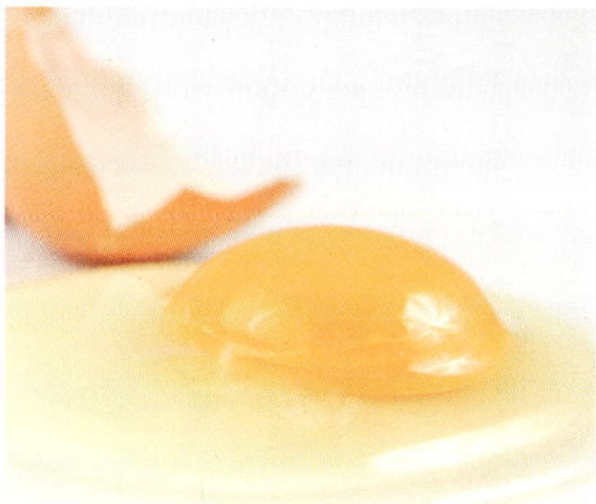

:: 목초, 배, 달걀노른자 ::

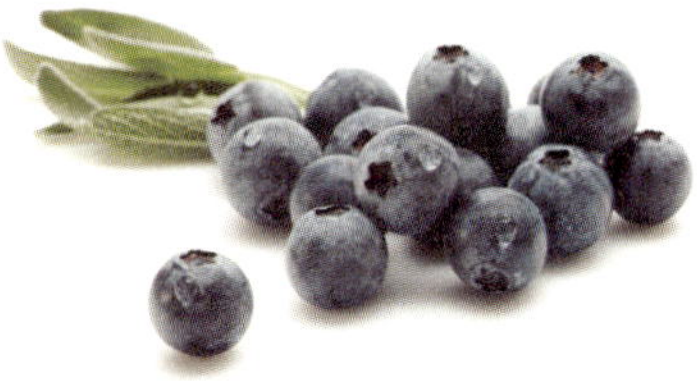

:: 블루베리 ::

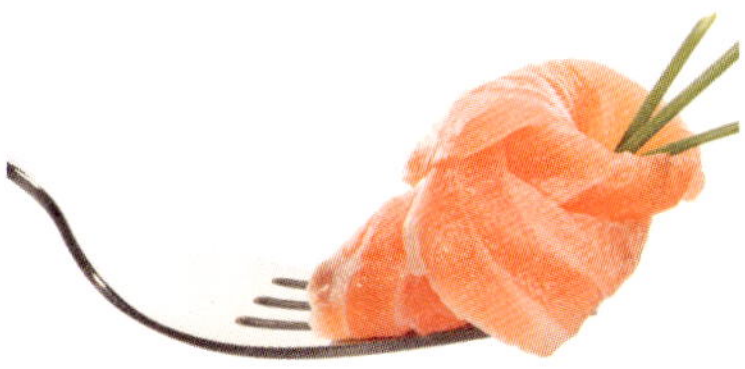

:: 알래스카 연어 ::

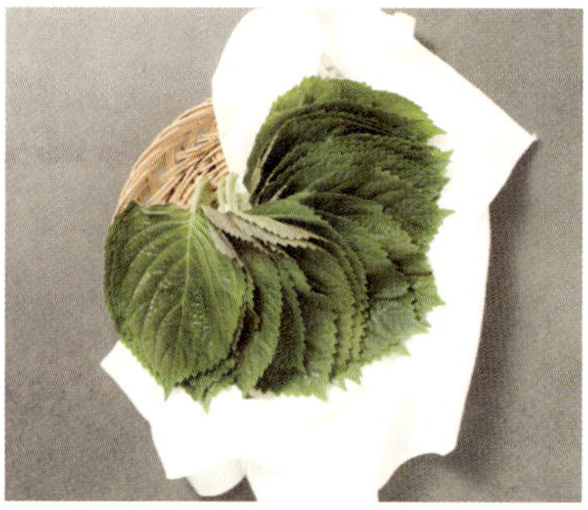

:: 깻잎 ::

안경의 유래와 수정 안경

안경이 친숙한 시대다. 학교든, 직장이든 주변을 보면 두세 명 가운데 한 명은 안경이나 렌즈를 끼고 있다. 남녀노소를 불문하고 안경이 생필품이 되다시피 했다. 이 안경은 누가 언제 처음 썼을까?

:: 대한민국 최초의 안경 ::

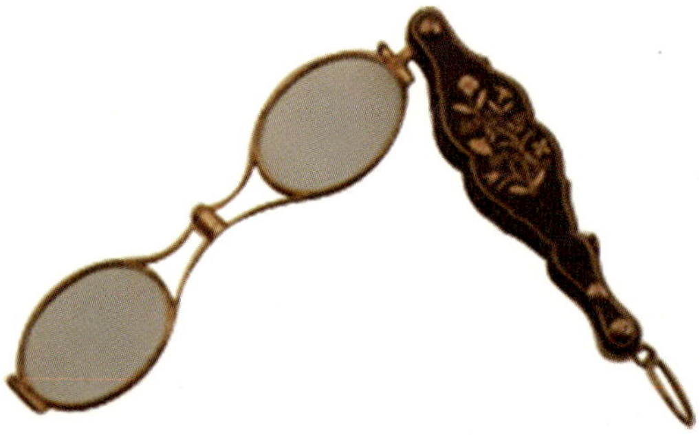

:: 포켓용 접이식 서양안경 (한빛안경박물관) ::

고대 중국에서 비롯됐다는 게 통설이다. 고대 중국에서는 재판관들이 수정으로 만든 검은색 안경을 썼다. 동요하는 표정의 변화를 감추는 데 목적이 있었다고 한다. 로마의 네로황제가 에메랄드 안경을 쓰고 검투를 봤다는 기록도 있다.

시력 교정용으로 안경이 쓰인 건 13세기 이탈리아 베니스에서였다. 유리를 이용해 안경 렌즈를 제작하면서부터다. 임금 중에서는 학구파였던 정조가 처음 수정 안경을 썼다. 시력 교정보다는 사회적 신분을 나타내는 장식품으로 쓰였다. 기생도 격이 다르다며 안경을 쓰고 거드름을 피웠다고 한다.

스페인에서는 신분이 높은 사람일수록 큰 안경을, 신분이 낮을수록 작은 안경을 썼다. 우리나라도 매한가지였다. 한 미국인 선교사가 쓴 기록을 보면 "조선의 고위 관리들은 한 손에 긴 담뱃대를, 다른 한 손에는 부채를, 그리고 눈에 굉장히 큰 원형의 수정구 2개를 걸고 다녔다."는 구절이 나온다.

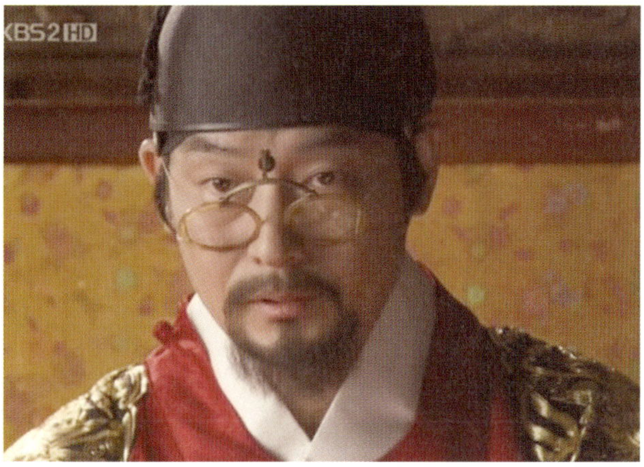

:: 안경을 쓴 정조, 실로 고리를 만들어 귀에 걸었던 옥안경 ::

* 사진출처: KBS 드라마 성균관스캔들

그 후 안경은 정조의 후계자인 순조(1800~1834) 때부터 유행하기 시작했고 안경이 보편화되면서 자연스럽게 그것을 찾는 사람들의 수요가 늘었지만 공급에는 제한이 있었다. 중국이나 일본에서 안경을 수입해 왔기 때문이다. 그래서 우리나라에서 자체적으로 만든 경주 남석안경(南石眼鏡)이 큰 인기를 누렸다. 남석안경은 경상북도 경주의 남산에서 채굴된 수정으로 만든 안경으로, 인기만큼이나 가격이 고가였다.

일반 안경과 수정 안경의 차이

① 옛날 사람들은 신비로운 수정 안경을 쓰면, 저절로 안질이 치료된다고 했다.
② 수정 안경은 다른 안경에 비해 온도 변화가 적어 여름에는 시원하고 겨울에는 따뜻하게 눈을 보호해 주어 김 서림이 다른 렌즈에 비해 월등히 덜 생기며, 눈의 피로가 쉽게 풀린다.
③ 일반 플라스틱렌즈에 비해 선명한 시야 확보에 도움을 준다.
④ 일반 플라스틱렌즈는 흠집이 잘 날 수 있는데 수정 안경은 강도가 높아 흠집이 거의 나질 안는다.

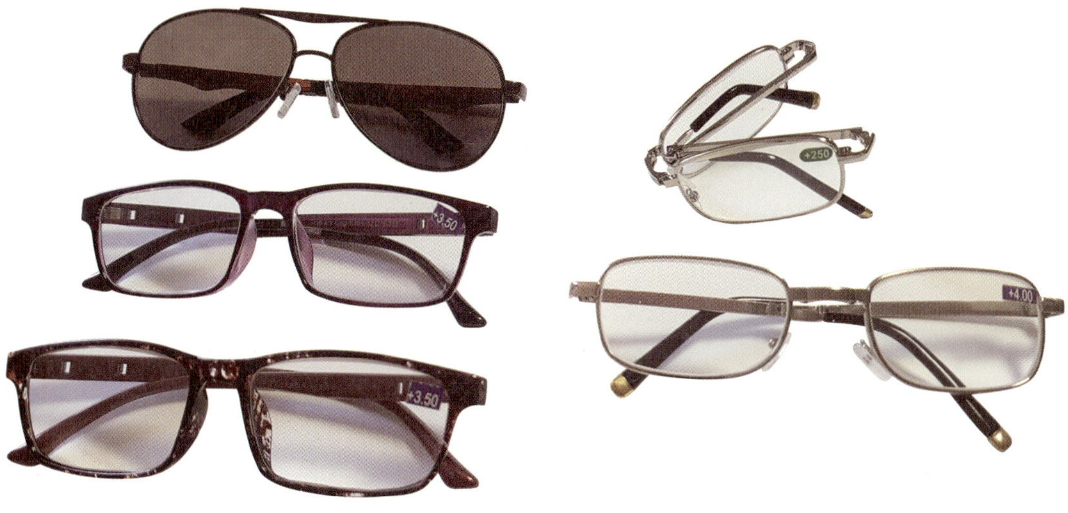

6. 만성비염에 효과적인 수정관리법

한의학적 코의 기능

현대인은 누구나 각종 미세먼지로 인하여 콧속에 농이 싸여 코로 호흡하여 나쁜 공기를 정화하지 못하면 여러 질병이 올 수 있다. 코 주변 전두동에 열이 과하면 부비동에 흐름이 원활하지 않아 블랙헤드나 피지, 축농증, 비염 등이 생길 수 있다.

또 코가 병들면 눈에 병이 쉽게 들어 백내장, 녹내장, 눈물 마름증 증세 및 뇌로 산소 공급이 원활히 안 되어 두통, 혈압이 높아져 기억력 감퇴, 만성피로 등 여러 질병이 찾아온다. 그리고 코와 부비동 전체에 농이 쌓이면 치아가 쉬 썩고 잇몸이 약해지면서 후두염과 편도염에 걸리기 쉽다.

일차적으로 폐에 영향으로 위의 여러 질병이 오며, 심지어는 신장, 간장, 심장, 비장에 영향을 주어 뼈가 약해지고 고혈압, 동맥경화, 치매, 암까지 일으킬 수 있다.

❖ **위치** | 코 주변으로 머리뼈 안쪽에 위치한다. 평소 알레르기성 비염이 있는 경우 축농증은 광대뼈(부비동) 부위에 많이 나타나는데, 전두동(이마, 눈썹 튀어나온 뼈) 부위를 건드릴 때 통증이 있다면 염증 소견이다.

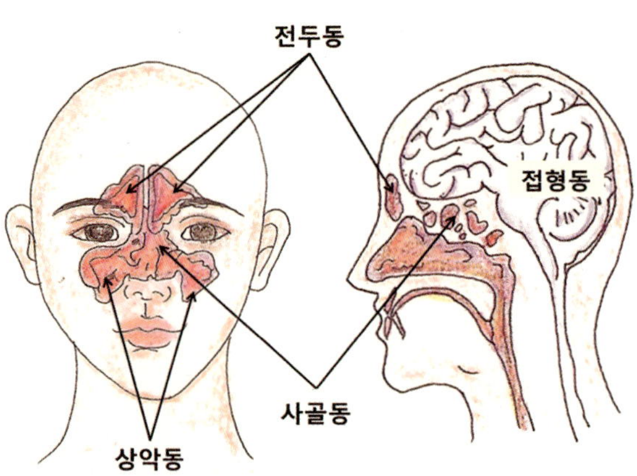

❖ **부비동의 구조와 기능** | 부비동이란 콧구멍과 연결되어 얼굴뼈 안에 있는 빈 공간으로 두개골을 가볍게 하고, 눈과 뇌를 보호한다. 목소리를 낼 때 음성을 공명시키는 일에도 관여한다. 비강과 연결된 자연공을 통해 외부에서 들어오는 공기를 가온·가습시키고, 비강 내 압력 조절을 돕는다. 여러 가지 원인으로 분비물이 비강으로 원활하게 배출되지 않으면 염증이 생기고 분비물이 고여 축농증이 발생한다.

만성비염의 원인과 증상

건강보험심사평가원 보건의료 빅데이터 개방시스템에 따르면, 국내에서 지난 2017년 한 해 동안 비염으로 병원을 찾은 환자는 총 1,067만 9,658명에 달한다. 국민건강심사평가원에 따르면, 국내 알레르기비염 환자 수는 2016년 1500만 명을 넘어섰다. 이 중 20세 미만 소아청소년은 약 30%(440만 명)를 차지했다. 알레르기성 비염은 코 증상뿐만 아니라 일상생활, 학교생활, 수면에도 장애를 초래하는 것으로 알려져 있다. 특히 소아청소년에 있어서 수면장애는 정상적인 성장과 발달에 막대한 지장을 초래하기 때문에 주의가 필요하다.

1) 만성비염이란?

일반적으로 만성적으로 생기는 비강 내의 염증을 '만성비염'이라고 하는데, 이는 정확한 의학용어는 아니며 여러 종류의 비염들을 포괄해서 일컫는 용어이다. 만성 비염은 그 원인에 따라 감염성과 비감염성으로 나눈다. 세균에 의한 만성 감염성 비염 외에 만성 비염에는 비후성 비염, 한랭성 비염, 알러지성 비염 등 여러 가지가 포함될 수 있으며 우리가 흔히 접하는 비염은 알레르기성 비염이거나 만성 축농증(부비동염)으로 확진될 때가 많다.

비감염성 만성 비염의 원인으로는 비강구조 이상, 비강종양, 자율신경계의 불균형, 호르몬 이상, 약물, 정서불안 등이 있을 수 있으며, 또한 비강 물혹(용종), 만성 부비동염, 비강이물, 선천성 코 기형이 동반될 때도 만성 비염이 발생될 수 있다.

2) 만성비염의 증상

일반적으로 코 막힘이 자주 일어나고 코 막힌 음성이 나오며 냄새를 잘 못 맡는 경우가 흔하다. 만성비염은 염증으로 인해 비점막의 신경이 노출되어 발작적인 재채기를 유발하기도 하며, 만성비염 환자의 비강을 보면 비점막의 종창과 함께 수양성 혹은 농성 분비물이 관찰되기도 한다.

만성 부비동염과 동반되어 만성 비염이 발생되었을 경우에는 누렇고 푸르스름한 콧물이 나올 수 있고, 알레르기성 비염으로 만성비염이 발생되기도 한다. 또한 만성비염은 누낭염, 결막염, 이관염, 중이염, 인후두염 등의 합병증을 일으킬 수도 있다.

❖ **만성 감염성 비염** | 세균에 의해 유발되는 만성 감염성 비염은 급성비염에 대한 치료가 불완전하여 반복적으로 염증이 발생 또는 지속되는 경우나, 부비동염이나 편도조직의 만성 염증으로 비염이 오랫동안 지속되는 경우, 전신적 영양 상태나 면역상태가 불량하여 비염이 치유되지 않는 경우에 나타날 수 있으므로 전신 관리를 받아 면역성을 높이는 것이 중요하다.

❖ **혈관 운동성 비염** | 비감염성, 비알레르기성 만성비염으로 정의할 수 있다.

❖ **호산구증다증과 관련된 비알레르기 비염** | 비호산구성 비염은 콧물이 주증상인 반면, 호산구성 비염은 코 막힘 증상이 있다. 천식이나 아스피린 과민증에 잘 동반되는 특징이 있다.

❖ **직업, 환경과 관계되는 비염** | 자극적 분진이나 합판가공 중 나오는 포름알데히드가스, 화학물질, 페인트 등의 유독물질, 세척제, 향수, 화장품, 대기오염, 담배연기, 스프레이제제 등에 노출되면 코 막힘을 유발한다.(계면활성제 PEC- 에칠렌옥사이드, 다이옥신. 모든 합성 계면 활성제 - 아토피, 비염, 천식, 피부 예민 유발)

❖ **호르몬성 비염** | 임신과 생리 기간 중의 비염, 갑상선 기능 저하증

❖ **약물성 비염** | 국소충혈완화제라도 장기간 사용할 때는 위와 같은 반동현상이 일어나 사용 중단이 힘들어질 수 있다.

❖ **온도와 관련된 비염**

❖ **음식물 유발성 비염** | 음식물을 먹을 때, 특히 뜨겁거나 매운 음식, 음료수를 먹을 때 콧물이 생긴다.

❖ **정서적 원인에 의한 비염** | 감정적 요소인 불안, 적개심, 죄책감, 좌절, 분개 등은 자율신경계에 의한 비혈관 조절을 방해하여 비강질환을 악화시킨다.

❖ **위축성 비염** | 위축성 비염은 사춘기에 호발하며, 남자보다 여자에게서 높은 빈도를 보인다. 위축성 비염의 임상 증상으로는 코 막힘, 코 건조감, 다량의 가피(코딱지), 악취가 있다.

❖ **만성 비후성 비염** | 만성 비후성 비염은 원인에 상관없이 만성비염의 염증 상태가 지속적으로 장기간 진행되어 발생한 결과라고 할 수 있다.

❖ **전신질환으로 인한 비염** | 상대정맥 증후군, 오너증후군, 간경화, 요독증 등에서 코 막힘이 발생할 수 있다.

3. 환자들이 자주 하는 질문

Q. 만성비염 발생을 예방할 수 있는 방법은 없나요?

A. 일단 생긴 비염은 장기화되지 않도록 치료하는 것이 중요하다. 혈관 운동성 비염의 경우, 자극이 되는 환경을 회피하는 것이 좋다. 그리고 약물성 비염의 경우, 국소용 비점막수축제를 임의로 장기간 사용을 금해야 한다.

Q. 만성비염이 있을 때 특별히 관리하는 방법이 있을까요?

A. 양탄자, 소파 등의 가구류는 최소한 일주일에 한 번 특수 필터로 진공청소 한다. 오래된 인형이나 베개, 침구류는 버리고, 침구류는 최소한 일주일 한 번씩 섭씨 60도 이상 온수에 세척해야 한다. 또, 집 안의 카펫이나 천으로 된 소파 등은 모두 치우고, 집 안의 습도를 낮춘다. 가습기의 사용을 되도록 자제한다.

Q. 만성 알레르기 비염을 방치해 두면 어떻게 됩니까? 코 막힘 증세 외에 다른 합병증이 올 수 있나요?

A. 콧속의 공간인 부비동에 염증이 쉽게 동반되어 부비동염(축농증)이 생긴다. 이로 인해 코 막힘, 콧물 외에 턱뼈관절, 광대뼈, 뒷머리 등에 통증이 발생한다.

Q. 저는 만성비염에 걸렸습니다. 하지만 치료를 받아 나았는데, 의사선생님이 다시 재발한다고 하였습니다. 어떻게 해야 합니까?

A. 비염은 증상으로 완치되었다 하더라도 재발할 수 있으며 완치보다는 조절의 개념으로 생각하는 것이 좋다.

Q. 알레르기성비염도 유전되나요?

A. 모든 알레르기 비염이 유전되는 것은 아니지만 일부에서 유전 성향을 보인다.

| 비염 치료를 위한 수정관리법

위의 내용처럼 비염이 있는 경우, 치료기간이 장기화되고 원인도 다양하다. 저자가 병원을 차릴 것도 아닌데 비염에 대해 많은 내용을 전달하고자 한 것은 중국의 미세먼지의 영향과 환경적 요인으로 앞으로 향후 10년 안에 엄청나게 많은 환자가 늘어날 것으로 예상되기 때문이다. 그리고 병원의 약은 위에서 서술한 내용처럼 장기화되어 그나마 나았다 하여도 다시 재발가능성과 내성이 생긴다는 것을 우리는 알고 있다. 그러므로 병원 측에서 언급한 내용보다는 관리 샵에서 면역성을 높이는 관리와 식생활, 환경적인 요소를 제거하면 개선될 수 있다.

비염은 여러 가지 요소가 있어 고객에 따라 약간 다를 수 있지만, 일반적인 경우 오행의 관계로 볼 때 일차적으로 코의 문제는 폐의 문제로 시작된 것이다. 폐는 위와 비장의 상생관계로 먼저 위장과 비장경줄기, 폐와 대장경줄기를 집중적으로 관리하며, 특히 액와와 서혜부 관리는 고객께 샤워하면서 튜울립괄사를 이용하여 매일 실천하도록 하고, 식생활 개선과 환경적 요소를 제거하면 충분히 승산이 있다. 그렇다면 일반적인 얼굴의 부비동 관리에 대한 내용을 알아보자. (심한 경우에는 전신 기혈 소통관리 10회를 관리한 후 위, 비장, 폐, 대장 포인트 관리를 진행한다.)

얼굴은 몸의 축소판(콧망울 – 고관절)

코를 안고 있는 몸통은 코 전체는 몸통이 되고 눈썹은 손과 팔이 되고, 콧방울은 고관절이 되고 팔자주름은 다리가 되며 입꼬리는 발목이 되는 것이다.

그래서 그림에서 보는 것처럼
액와와 팔의 소통의 문제로 눈썹 숱이 줄고,
목의 소통의 문제로양미간의 주름이 생기고,
고관절 즉(서혜부)에 문제로
골반 문제와 하지부종이 생기는 것이다.
또한 서혜부의 문제가 생기면 콧망울 주변에 땀구멍이
커지거나 블랙헤드가 잘 생길 수 있다.

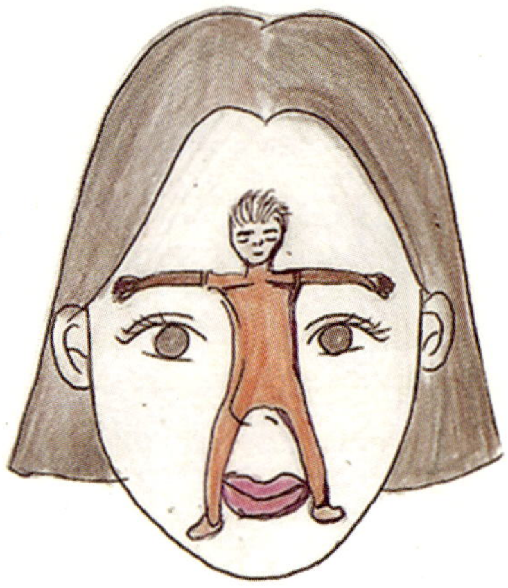

비염(부비동) 수정관리법

고객이 처음 들어오면 일차적으로 입속 디톡스를 실시한 후에, 코 아로마 디톡스를 시행한다. 순서대로 진행해 보자.

① **간수를 뺀 솔트에 구강에 좋은 9가지 허브가루** – 페퍼민트 1방울로 입속을 가글.

② **유기농 바오밥 오일10㎖ + 파인 EO 3방울** – 소량 면봉에 묻힌 후 콧속을 정리.

* 비염이 있는 분은 두 개의 아로마를 구매하여 수시로 실천하도록 한다. 단, 고혈압 환자는 페퍼민트 대신 파인으로 대체 사용한다.

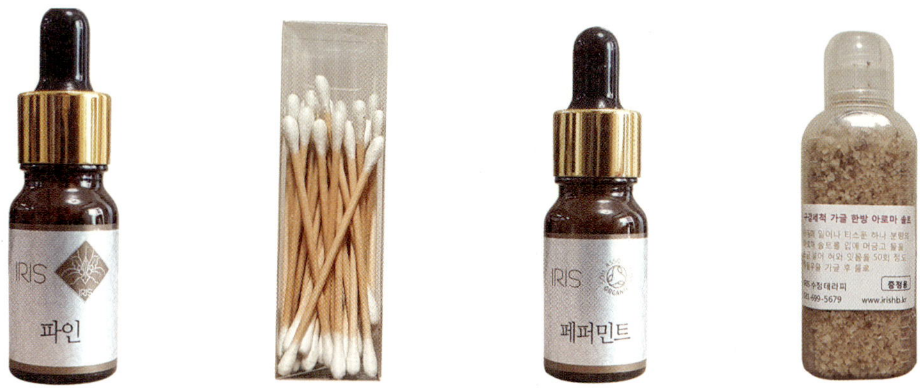

:: 디톡스 아로마 파인 페퍼민트 솔트 사진 ::

③ **두피** –페퍼민트 or 파인 브렌딩 포인트 아로마를 중요 포인트에 1방울씩.

(백회, 양쪽 측두근, 후두근, 뒤 헤어라인 6방울) → 청괄사 3분

두피 관리는 두피의 축소판 사진에서 보신 것과 같이 얼굴과 연결되어 있는 신경들이 많으므로 비염에 도움이 되며, 머리와 얼굴 안색이 맑아진다.

④ **홍수정 진동기로 하루 한 번 7분 목, 페이스 순서로 마사지.**

홍수정 진동기 → 부비동(전두동, 사골동, 상악동) 천천히 지긋이 압을 주어 집중마사지 → 대부분 비염이 있는 경우 영양혈, 와잠 부분에 딱딱한 근육막이 형성되어 있고, 약간 압을 주면 통증이 유발된다.

* 심하게 코가 막힌 분들은 등 관리를 추천한다. 관리 후 코 막힘 증상이 사라진다. 천천히 시간을 두고 관리하면, 코와 머리가 맑아지는 것을 바로 느낀다. 하지만 몸의 이상이 마지막에 얼굴에 나타나므로 근본적인 몸의 관리가 선행되어야 한다. (동영상 아이리스 수정테라피 홍수정 페이스관리 홈페이지 참고)

:: 청수정 괄사 시연 사진::

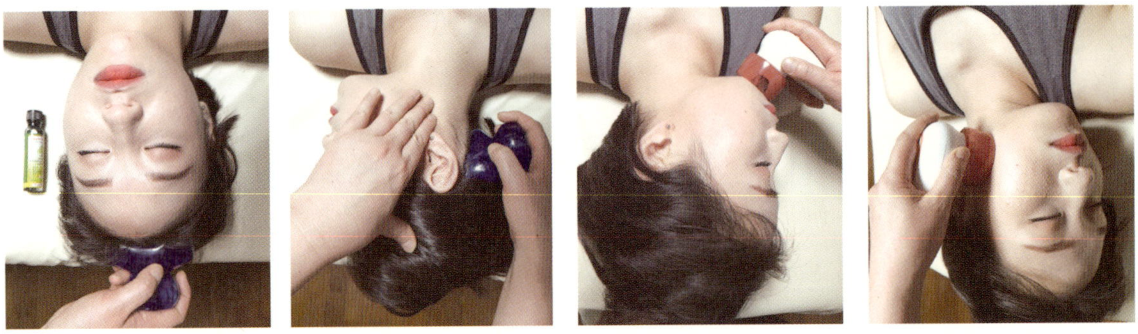

* 동영상 아이리스 수정테라피 홈페이지 참고

⑤ **코 발 반사구** – 코가 자주 막히는 사람이나 비염이 있는 분은 40도 정도의 뜨거운 물을 발목까지 붓고 발을 10 ~ 20분 정도 담그고 있으면 코가 시원하게 뚫린다. 비염에 좋은 아로마(프랑킨센스, 센달우드, 페퍼민트)를 선택하여 4방울 떨어뜨린 후 홈에서 족욕 시 발의 반사구를 보고 만져 주도록 한다. (305p 발반사구, 286p 귀 반사구 295P 손 반사구)

7. 귀 마사지와 증상별 이침 관리

┃ 몸의 독소를 발산해 신진대사를 돕는 '귀 마사지'

장수한 사람들의 특징을 살펴보면, 귀가 부처님처럼 큰 사람이 많다는 점이다. 귀는 각 기관이 밀집되어 연결되어 있으므로 귀를 자극하면 건강이 좋아진다. 중국에서는 장수하기 위해서 아침마다 제일 먼저 귀를 자극하고 마찰시키고 지압하는'양생술'을 한다. 돈도 안 드는 운동으로, 귀를 잡아당기면 병이 사라진다.

귀를 잡아당기는 방향은 귀 윗부분은 위쪽으로, 가운데 부분은 양옆으로 잡아당기고, 밑 부분은 아래쪽으로 잡아당기는 것이 기본이다. 귀는 평소 만지지 않는 곳으로 너무 세게 잡아당기지 않도록 하며, 당기는 소요 시간은 한 부위당 1분, 30회~50회 정도가 적당하다. (주의사항 – 귀에 상처나 귓병을 앓고 있는 분은 삼간다.) 그렇다면 몸의 독소를 발산해 신진대사를 돕는 여섯 가지 귀 마사지법을 알아보자.

① 귓불 늘이기

귓불 부위에는 눈, 목, 입에 해당하는 반사구가 있는데, 정신이 산만할 때 양손으로 귓불을 잡고 약 20회 가량 늘여 주면 집중력이 향상된다.

② 귀 구기기

옆에서 보는 귀의 모양이 세모꼴이 되도록 귀의 위와 아래를 잡고 30회 정도 구겨 주면 척추와 어깨에 해당하는 반사구로 혈액 순환에 좋다.

③ 귀 마찰하기

귀를 손가락 사이에 넣고 귀가 뜨거워지도록 30회 이상 비벼 마찰되면 몸에 점점 활기가 생기면서 추위와 무기력증, 짜증이 날아간다.

④ 귀 잡아당기기

귀의 가장자리를 잡고 바깥으로 쭉 펴 준다. 알레르기나 편도선 질환을 앓을 때 효과적이다.

⑤ 귀 꼭꼭 누르기

식사 후 배가 더부룩한 기분이 들 때 손가락으로 귀 전체 부위를 꾹꾹 눌러 주면 속이 편안해진다.

⑥ 귀 걸어 당기기

손가락을 귀에 걸어 10회 이상 잡아당겨 주면 자궁, 생식기와 관련된 반사구가 자극받아 체내 대사 활동이 원활해진다.

귀 반사구 자극 오행 이침 요법

침은 동양은 물론 서양에서도 대체의학으로서 각광받고 있다. 침 치료법 중 이침(耳鍼)은 말 그대로 귀에 놓는 침 치료법으로 '귀는 인체의 축소판'이라는 원리에서 이침 치료법이 출발했다. 이침은 기원전 5천 년 전부터 역사에 등장했는데, 중국 문헌『황제내경』을 보면 "귀에는 신체의 각 부분과 연결된 경혈이 있다."고 기록돼 있다.

현대에 와서 이침의 효능을 체계적으로 정리하고 발전시킨 사람은 프랑스 의사 장 폴 노지에로, 그는 이침 치료법 연구하여 오랜 연구 끝에 '귀의 각 부위는 신체의 각 장기, 신경관, 근육 등과 긴밀하게 상응하는 반사구가 있다'는 사실을 발견했다. 그가 마르세유(Marseille)에서 열린 국제침구의 학회에 이 같은 내용을 보고하면서 시작된 이침 요법은 1990년에 세계보건기구(WHO)에서 국제적으로 통용될 수 있도록 규격화·표준화하여 오늘에 이르고 있다.

중국전통의술인 '이침'은 "인체의 부위가 귀에 축약되어 있다."는 고대 동양의학 사상에 근거해 만들어진 침법으로, 귀에 있는 혈자리에 침을 꽂아 자극함으로써 각종 병을 치료·예방하는 침구법의 하나다.

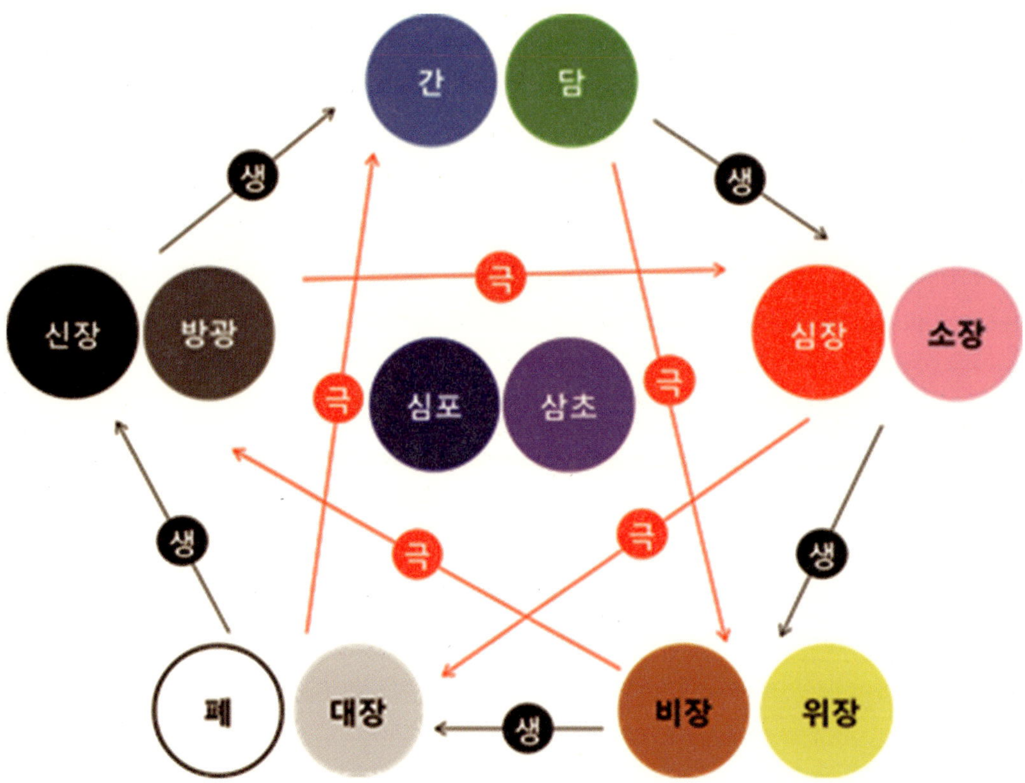

:: 간단한 오행의 순환도표와 효능 ::

① **소화계**

입 → 식도 → 위장 → 십이지장
→ 소장 → 대장 → 항문

② **호흡계**

심장, 폐, 기관지

③ **간담계**

간, 담(쓸개), 비장

④ **비뇨계**

신장, 방광, 요도, 췌장

⑤ **두뇌계**

앞머리, 뒷머리, 머리정수리

⑥ **척추계**

목 → 등 → 허리 → 골반 → 무릎
→ 발목 → 발가락

⑦ **견비계**

어깨 → 팔꿈치 → 손목 → 손가락

⑧ **생식계**

자궁 → 난소 → 전립선 → 신문

⑨ **안계**

눈 → 혀 → 편도선

⑩ **호르몬계**

호르몬점, 식욕억제(갈점, 기점)

"건강을 돕는 귀의 반사혈"

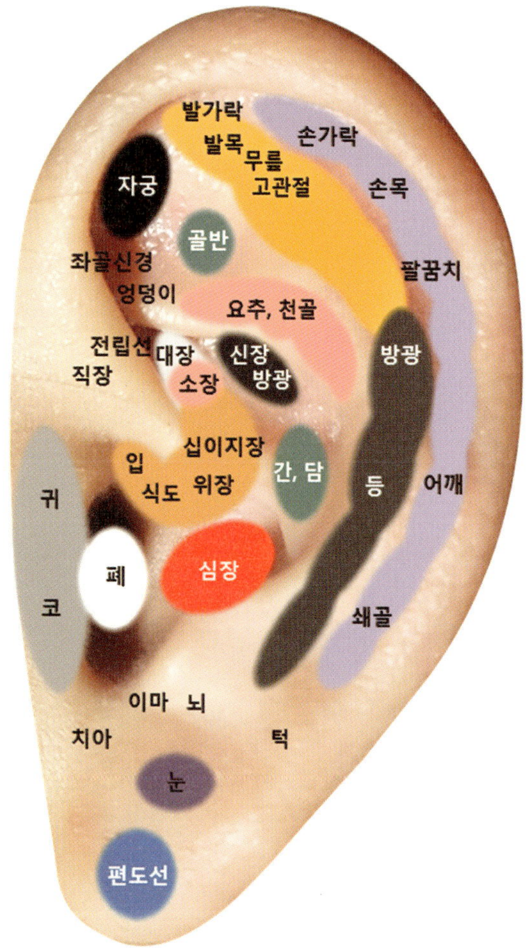

❙ 증상별 혈자리 및 이침 관리

최근 유행하는 이침과 수지침을 활용한 테라피를 피부샵에서도 가정에서도 배워 쉽게 한다. 각 상응하는 부위를 모두 외우면 좋겠지만 그렇지 못할 때는 전체적인 흐름과 대응점을 알고 공부하면 훨씬 더 쉽지 않을까 싶다.

인체축소판인 귀와 손에 침을 놓거나 자극을 주는 간단한 방법을 통해 위장, 간, 자궁 등 온몸의 건강을 유지할 수 있다. 리모컨을 이용해 텔레비전 방송채널을 원격 조정하듯 몸의 개선 효과가 있다. 때와 장소에 구애받지 않을뿐더러 부작용이 없는 경제적인 몸의 자극, 이침 요법을 배워 보자.
귀에는 실로 많은 반응점들이 있다. 하지만 단순히 보면, 아이가 엄마 배 속에 있는 모습으로 보면 각 상응 부위를 더 쉽게 이해할 수 있다.

* 귓볼 → 머리 쪽, 귀안 쪽 → 내장기관, 내륜 → 척추 쪽

한 부위가 아니라 귀 전체를 마사지해 주고 풀어 주면 전신건강에 좋고, 특히 귀는 신장에 대응하는 부위이므로 신장의 건강에도 좋다.

이침 붙이는 방법

왼쪽이 아프면 왼쪽 귀에 오른쪽이 아프면 오른쪽 귀에 침은 3개 이내가 적당하다. 가장 아픈 부위에 붙인다. 이곳이 귀가 막혀있는 곳이다. 12~24시간 붙인다.

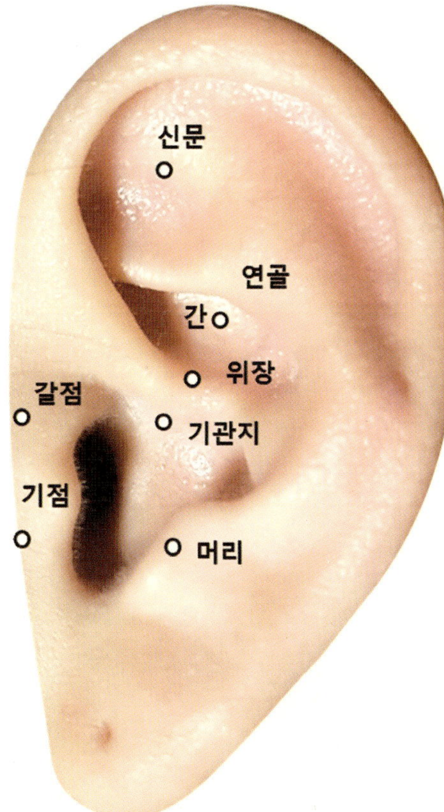

다음 그림은 증상별 혈자리이다. 귀를 눌러 가며 반응점을 찾은 후 붙인다.

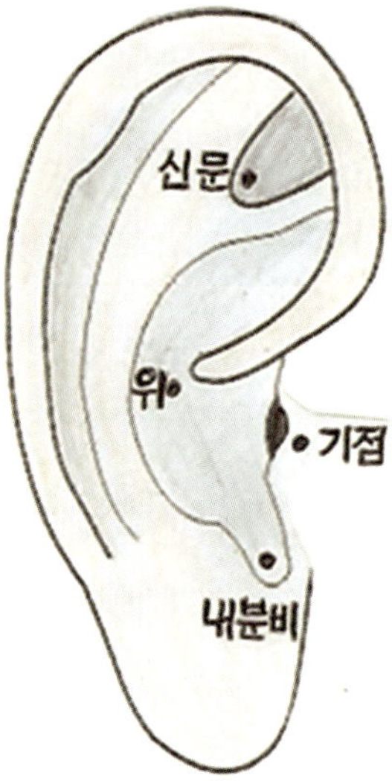

:: 다이어트 ::

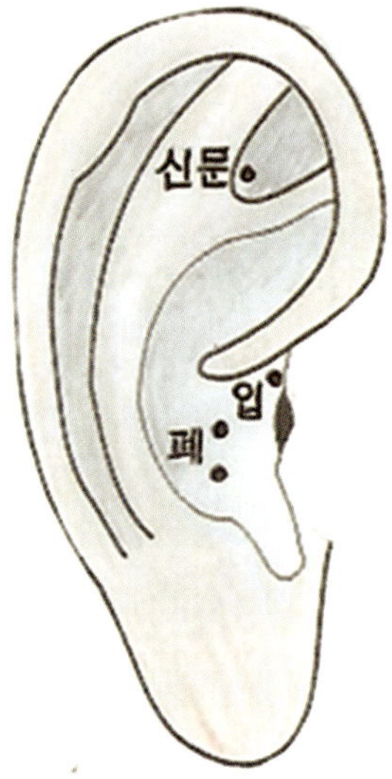

:: 금연 ::

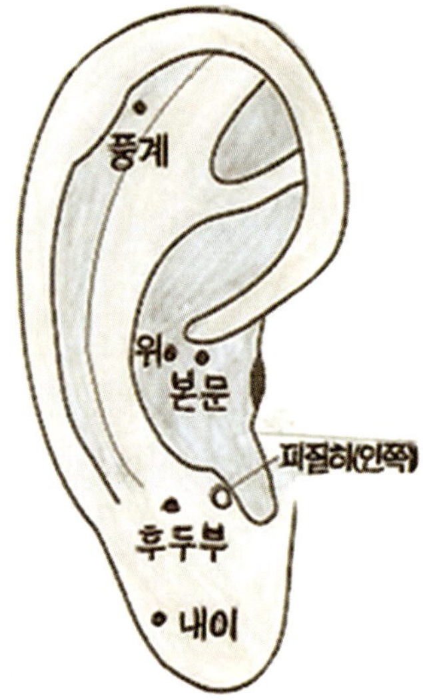

:: 차멀미 ::

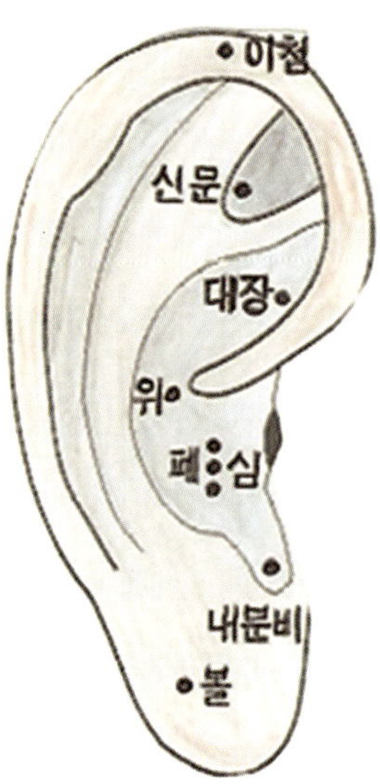

:: 여드름 ::

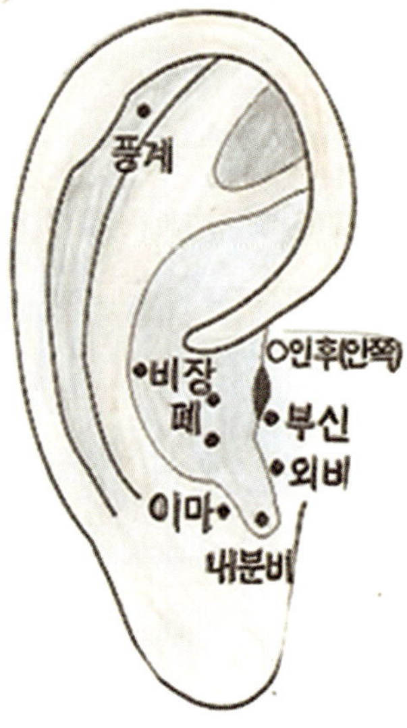

:: 감기 ::

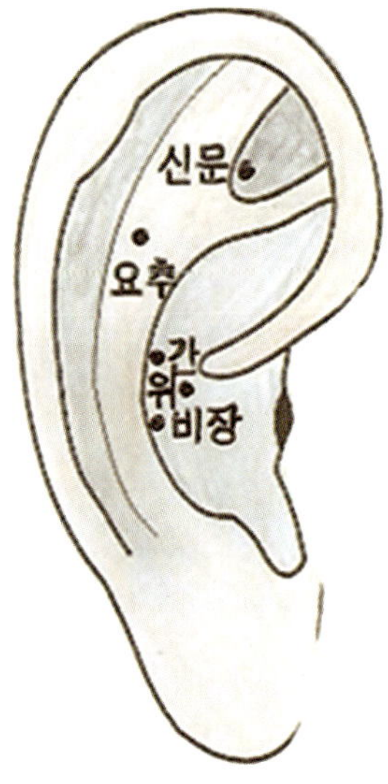

:: 요통 ::

귀의 혈자리

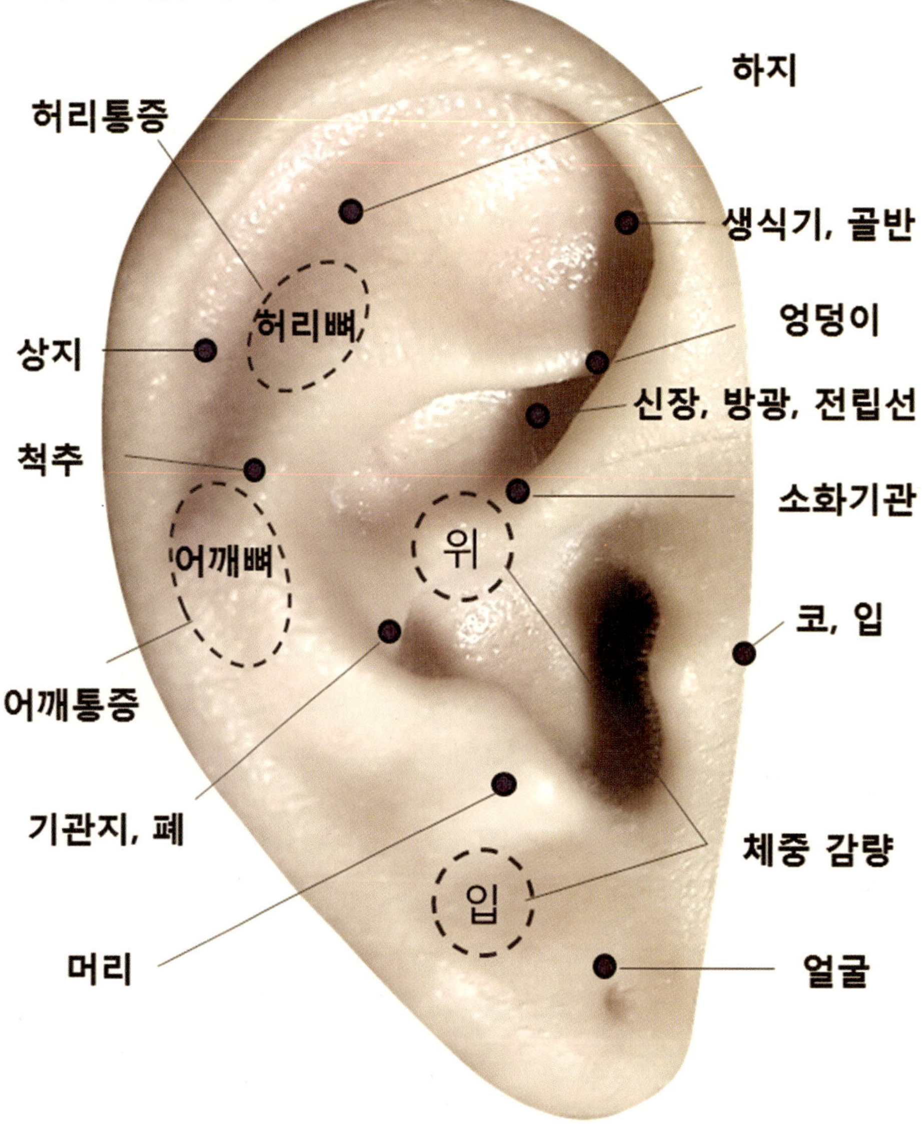

시중 의료기 판매점에서 구할 수 있는 '이(耳) 스티커침'을 활용하면 한의원에 가지 않고도 이침의 치료 효과를 톡톡히 볼 수 있어 좋다. 부작용이 전혀 없는 것도 스티커침의 장점이다.

스티커침은 3㎜ 정도의 작은 침이 살색 반창고에 부착되어 있는데, 이것을 이침 반사구에 붙이면 효과를 볼 수 있다. 12~24시간 정도 붙이고 있는 것이 적당하지만 피부 알레르기가 있을 경우 20~30

분 후에 바로 떼어 낸다. 하루 10회, 한 번에 30번씩 자극하는 것이 더 효과적이다.

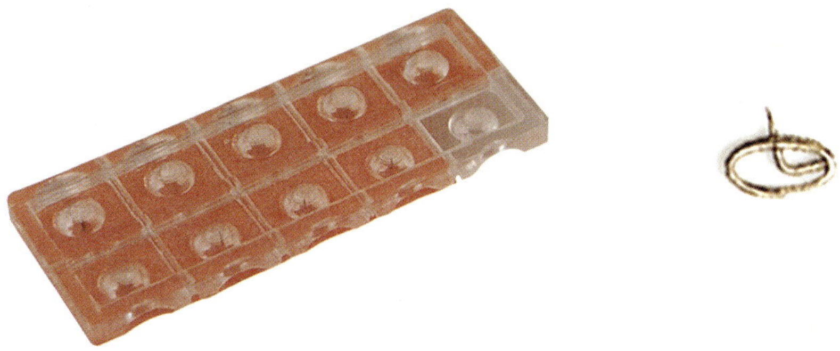

스티커침은 붙이기 전에 끝을 뭉툭하게 만든 이쑤시개 등으로 귀의 해당 부위를 눌러 보아 통증이 가장 심하게 느껴지는 곳에 붙여야 효과가 나타난다. 스티커침은 원형의 지지대로 고정되어 있는 침으로, 몸 안에 들어가지 않는다.

1) 미용을 위한 이 스티커침

❖ **여드름을 없애려면** | 위장, 대장 → 변비 해결
❖ **얼굴과 손발의 부종** | 위장, 신장, 허리, 뒷목 → 저녁 야식 절식
❖ **변비를 없애려면** | 대장, 위장, 폐 → 섬유질 섭취 충분히
❖ **생리통 진정 효과** | 자궁, 신문, 교감, 내분비 → 4곳, 하루 10회, 30번씩 자극

2) 남편 건강을 위한 이 스티커침

❖ **담배를 끊는 금연침** | 기관지, 머리 부분 → 금연
❖ **술을 끊으려면** | 음주 → 신문혈 / 간과 위장 → 금주
❖ **술을 빨리 깨게 하는 '해장 침'** | 눈, 간, 위장, 십이지장 → 몸 안 디톡스
❖ **정력을 높이려면** | 전립선, 골반, 신장 → 정자 생성
❖ **과민성 대장 증상과 설사를 없애려면** | 신문혈, 대장, 위장 → 숙취 설사

3) 건강한 아이를 위한 이 스티커침

❖ **아이 밥을 잘 먹게 하려면** | 위장, 신문 → 위와 장의 가스 배출

❖ **아이 쑥쑥 잘 크게 하려면** | 호르몬점 → 뒷목, 등, 허리, 골반

성장호르몬은 뇌하수체에서 분비 촉진, 성장 호르몬의 분비가 촉진, 키가 쑥쑥

❖ **키 작은 아이 키 크게 하려면** | 뒷목, 등, 허리 → 줄넘기, 스트레칭

❖ **아토피성 피부염을 없애려면** | 무릎, 팔꿈치, 간, 심폐 → 우유나 유제품 금식

8. 피로를 풀고 가벼운 질병을 고치는 손 마사지

| 손으로 보는 건강 신호

'인체의 축소판'이라 불리는 손. 국내 한의학계에서는 손과 건강의 관계를 활용하고 있으며, 손을 보면 건강을 가늠할 수 있다는 연구 결과가 영국에서 발표되기도 했다. 영국 런던에서 개원의로 활동하는 그래햄 이스톤 박사팀은『왕립의학협회 저널(Journal of the Royal Society of Medicine)』최신호에 발표한 논문에서 "평소 잘 신경 쓰지 않지만 손의 건조한 피부, 얇은 손톱 등은 암과 같은 감춰진 질환의 단서로서 중요한 건강 신호가 될 수 있다."고 밝혔다.

한의학계에서는 전부터 손을 몸 전체의 건강을 진단하는 지표로 삼았다. 예를 들면 손바닥이 뜨거우면 배가 뜨겁고, 손바닥이 차가우면 배가 차갑다는 뜻이 되고, 손톱에 세로로 균열이 생기면 영양상태가 불량하다는 뜻으로 빈혈 가능성이 높다.

손을 볼 때 손의 크기를 보아 신장의 상태를 본다. 뼈대가 크고 굵은 사람은 성장, 발육, 생식기의 기능이 좋고 신의 기능이 좋아 면역기능과 생식기능이 좋으며, 따라서 불임이나, 정력 감퇴 증세가 드물다.

손바닥의 색은 한방에서 심장의 영역으로 본다. 손바닥의 색이 붉으면 심장의 기능이 좋다고 판단하며, 심장이 좋아 성격이 활발하고 적극성을 띤다. 이에 반해 허옇게 혈색이 없으면 심장의 기능이 나쁘며, 소극적이고 활발하지 못하며, 추위를 잘 타고 혈액 순환이 잘 되지 않는다.

손의 살집을 보아 비위의 기능을 본다(콧망울). 한방에서 기육은 근육 또는 살집이라 하는데, 비위(소화기)가 좋은 사람은 몸 전체가 마르지 않고 살이 통통할 뿐 아니라 손바닥에도 살집이 많다. 따라서 비위의 기능이 뛰어나 음식을 분해하고 흡수하는 기능도 뛰어나며, 살이 찌기도 쉬워 중풍이나 협심증 같은 심혈관계 질환으로 고생을 하는 경우가 있다. 반대로 비위가 약한 사람은 손발 저림과 하지, 족도 부종을 호소하는 경우가 많다.

❖ **손바닥이 많이 불그스레하다** | 간경변을 의심

❖ **손가락 마디에 살이 많다** | 콜레스테롤 증가

❖ **손가락이 곤봉형이다** | 폐암조심, 손가락 끝이 커지고 부푼다

❖ **손가락에 튀어나온 혹이 있다** | 뼈 종양, 골반, 무릎 관절염

❖ **손에 땀이 많이 난다** | 갑상선기능 항진증

❖ **몸에 비례해 손이 크다** | 발, 입술, 코, 귀 비대하면 말단비대증 위험

손톱 모양과 색의 병증

손톱으로 간의 상태를 알 수 있다. 손톱이 잘 부시지고 갈라지거나 불규칙한 점은 간의 기능이 좋지 않은 것이다. 간이 피곤하거나 스트레스, 과로, 특정 질환 등이 대부분이다. 따라서 손톱에 문제가 있는 사람은 항상 피곤하고 얼굴이 창백하거나 검기도 하다. 그리고 간은 자궁과 연관되어 있기 때문에 생리가 불순하거나 불임이 나타나거나 눈이 침침하고 시력이 떨어지거나 충혈이 올수도 있다.

❖ **손톱의 하얀 점** | 류마티즘성 관절염.

❖ **손톱의 검은 줄** | 암.

❖ **손톱을 누르면 아프거나 감각이 없는 것** | 말초 신경염.

❖ **손발톱 흰색** | 빈혈, 간질환, 신장질환.

❖ **손톱이 푸른색** | 호흡기, 폐질환.

❖ **손톱 노란색, 초록빛** | 만성 호흡기 염증, 세균감염.

❖ **손톱이 암적색** | 심장질환, 신장질환.

❖ **손톱 색이 푸르스레함** | 심장병을 의심, 손톱, 발가락, 입술의 색을 확인

❖ **손톱 색이 2가지 빛을 냄** | 신장이 안 좋다는 뜻, 반절은 갈색 빛

❖ **손톱 모양이 세로줄** | 허약, 순환기 질환.

❖ **손톱 모양이 곤봉형** | 폐, 심장질환.

❖ **손톱 모양이 스푼형** | 철분 결핍, 빈혈.

| 손가락 관절염 통증과 손목 터널 증후군

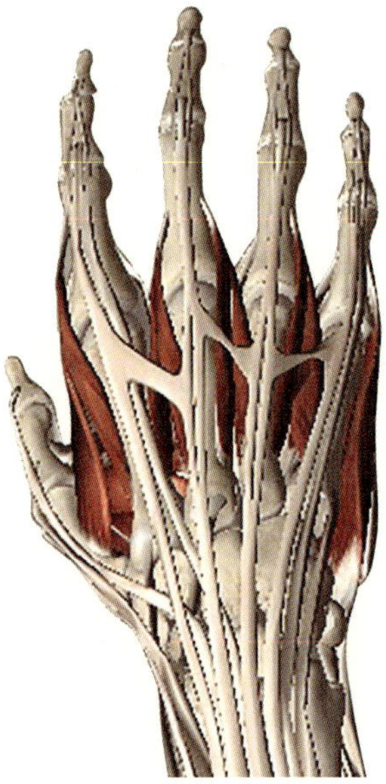

:: 손과 발 사이의 골간근 ::

1) 손가락 관절염 통증 - 엄지 수기 관리로 생기는 통증

대부분 오랜 시간 수기관리를 하신 원장님들은 “손가락 관절염 통증”을 주로 호소한다. 우선 손을 테이블 위에 올려놓고 왼손을 쫙 벌려서 펴자. 손가락을 쫙 벌려서 관찰해 보면 5개의 손가락의 사이사이에 약간의 공간에 골간근이 있다. 만약 손가락 사이가 두툼하게 부어 있다면 골간근 기능이 떨어진 상태다.

심한 경우 “헤베르덴 결절”로 관절의 변화가 생긴다. 시골에서 농사를 오래 지으신 할아버지, 할머니 손가락에서 확인하듯 농사를 지으며 손가락 근육(골각근, 충양근)등을 과사용해서 나타난 증상이다. 골프, 피아니스트, 야구선수 등에게서도 나타나는 증상이다.

수기관리와 각권 테크닉, 납작한 구조의 괄사를 많이 사용하여 아침에 일어나 손이 퉁퉁 붓고, 손가락을 펴기 힘들다고 하시는 피부관리실 원장님들에게도 위와 같은 증상이 나타날 수 있다. 손을 움켜쥐거나 손목을 과하게 회전하는 테크닉을 하지 않아도 되는 관리도구의 사용을 권장하며, 중간중간 관리 후 항상 손가락을 신전시키고, 스트레칭해 주면 관절염을 예방할 수 있다.

:: 수기관리 시 모지를 많이 사용하여 손가락의 통증 ::

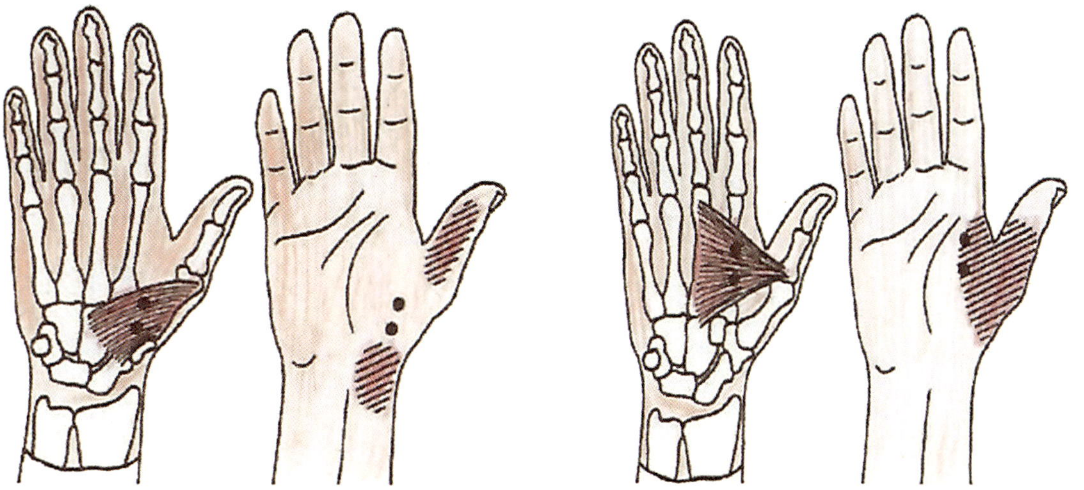

엄지의 통증유발점은 다양한 형태의 작업에서 무리한 사용으로 일어나며, 손목의 내측 및 요골 쪽으로 연관통을 방사한다. 골간근의 통증유발점은 손가락을 약화시키고 뻣뻣하게 만들어 손동작을 서툴게 한다.

2) 손목 터널 증후군 - 피부 수기 각권테크닉 사용 통증

손목 수근관 증후군은 힘줄과 신경을 보호하는 터널(관)을 보호하는 신경이 손가락을 움직이는 힘줄인 수근관에 눌리는 현상을 말한다. 질병의 원인은 손목을 많이 사용하는 직군인 프로게이머들이 많은 편이다. 손가락 일부가 저리거나 화끈거리는 증상이 나타나며 아침에 손이 굳거나 경련 등의 증상이 수반된다. 증상 초기에는 약물 및 고정치료, 스테로이드 주사 치료 등 비교적 가벼운 비수술적 치료로 완치가 가능하다.

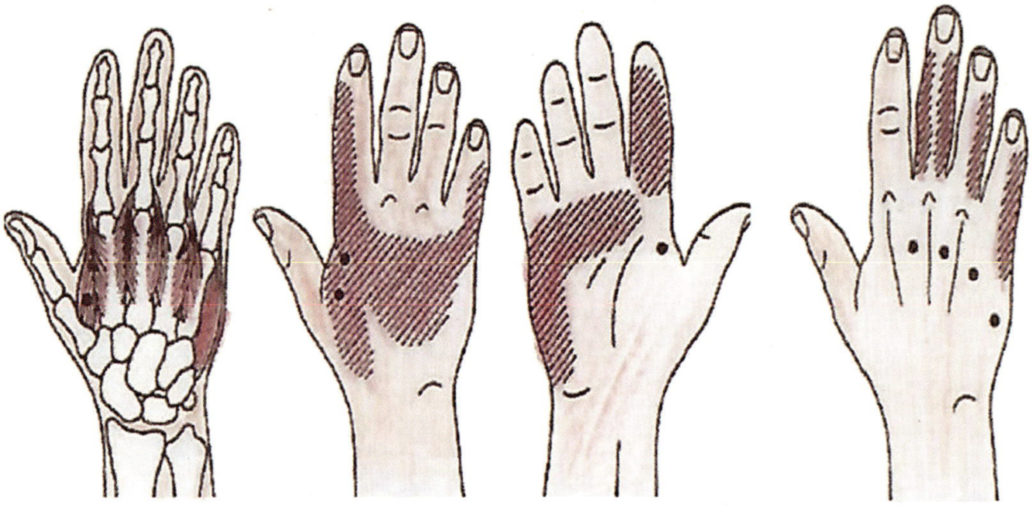

:: 팔과 손의 통증유발점과 자가 마사지법 ::

통증유발점이 있는 근육은 팽팽하고 단단한 띠 또는 팥알 같은 덩어리가 근육 내부에 형성되어 운동이나 스트레칭에 저항하며, 손상된 근육의 지속적인 과다 사용을 막기 위해 관련 근육을 약화시키므로 통증유발점을 마사지나 침술 등을 이용하여 제거한 후에 적절한 운동과 스트레칭으로 근육을 회복시키는 것이 바람직하다.

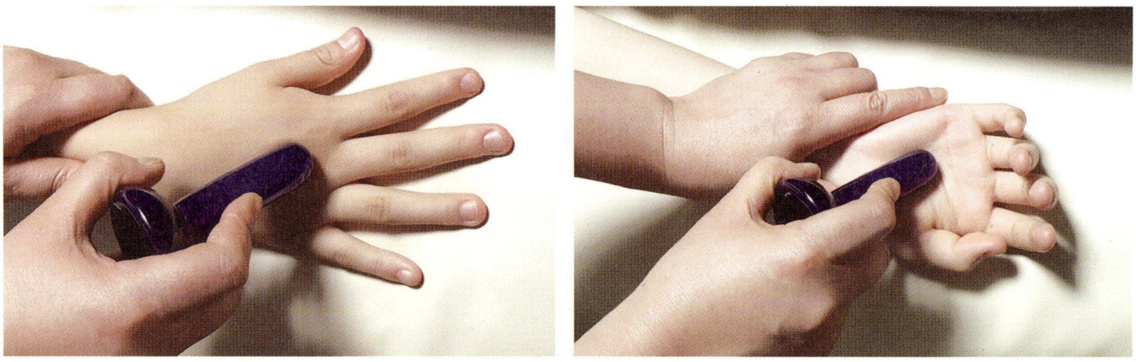

:: 청수정 봉 :: 손 등, 뼈 지압 밑 마사지
* 청수정 냉동실 보관 – 페이스 온열 관리 후 냉 리프팅관리

1) 팔과 손의 스트레칭

팔, 손과 손목의 스트레칭은 틈틈이 시간을 만들어 한 부위당 30초~1분씩 수시로 한다. 스트레칭

중에 통증이 오지 않도록 주의하고, 무리하게 하지 않고 꾸준히 하면, 2~3주 후에 효과를 느낄 수 있다. 1시간에 한 번씩 10분간 스트레칭 해 보자.

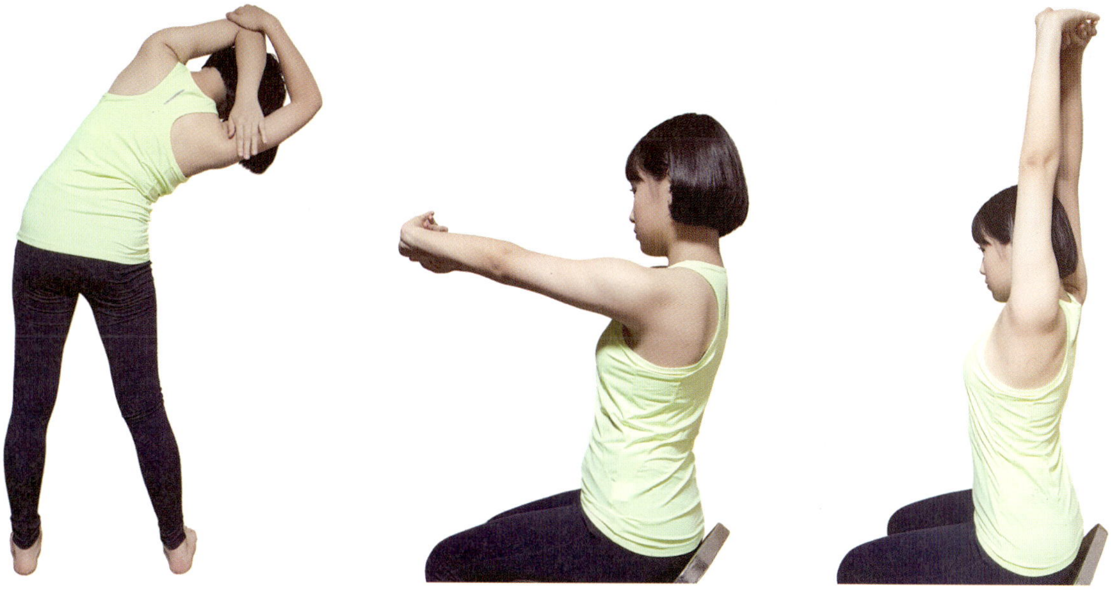

2) 자가 손 마사지법

마사지할 때는 시원한 느낌이 들 정도로 힘껏 누른다. 양손을 똑같은 방법으로 하루에 3~4회 2분간 반복한다.

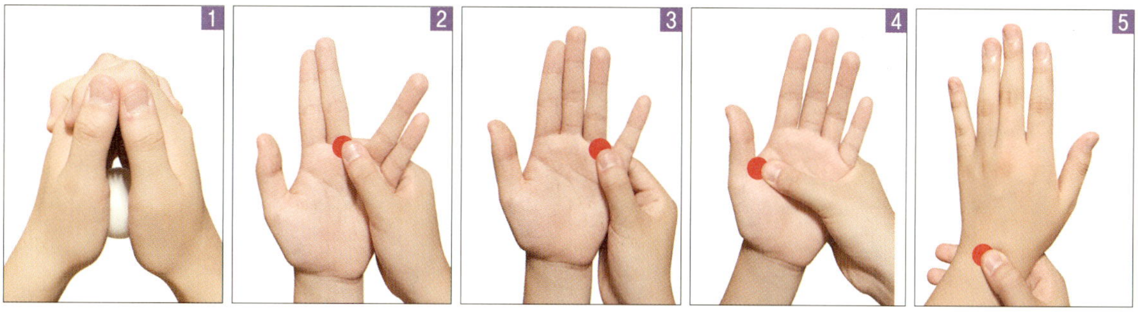

① **만성 피로** – 골프공.

② **눈의 피로** – 눈병.

③ **이명** | 귀에서 소리 나는 쪽의 손 지압.

④ **피부 트러블** | 왼손 엄지와 검지 사이의 쏙 들어간 부위.

⑤ **부종** | 손목에 오른손의 검지를 대고 1분간 누른 후 원을 그리기.

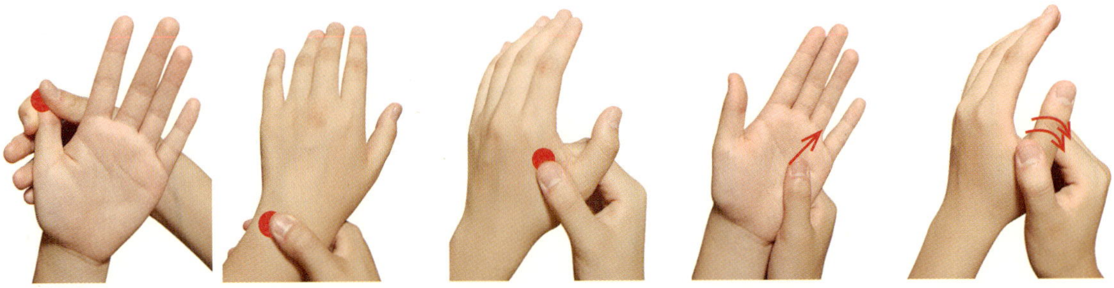

⑥ **고열** – 왼손의 엄지 첫마디 가운데 엄지로 비비면서 15회 이상 꾹 누른다.

⑦ **생리통** – 왼손은 손등을 오른손 엄지로 손목 밖에서 안쪽으로 쓸기.

⑧ **불안, 우울증** – 엄지와 검지 사이의 쏙 들어간 부위를 꾹 누른다.

⑨ **기관지염** – 왼손의 손바닥의 중심에 엄지를 대고 약지 쪽으로 쓸기.

⑩ **빈혈** – 왼손의 엄지에 오른손의 엄지를 대고 안에서 바깥 방향으로 천천히 쓸어 준다. 이때 아래부터 위로 엄지손가락 전체를 쓸기.

3) 수지침

손을 앞으로 보면서 인체에 대응시키면 된다. 가운데 손가락은 머리와 척추, 그 옆 두 손가락은 손 가장 외곽의 두 손가락(엄지, 새끼)은 발로 보면 된다. 당연히 가운데 손가락의 손등 라인은 척추 부위이니 요통에 좋고, 반대로 손바닥 면에는 각종장기들의 대응점이 분포되어 있다고 알고 있으면 훨씬 적용하기 쉽다. 또한 수지침에서 경락도 따지는데 손과 발, 그리고 척추 면과 복부 쪽을 상응시키면 경락도 읽어 낼 수 있다. 수지침은 간단한 침구로 자기 손에 직접 놓을 수 있다.

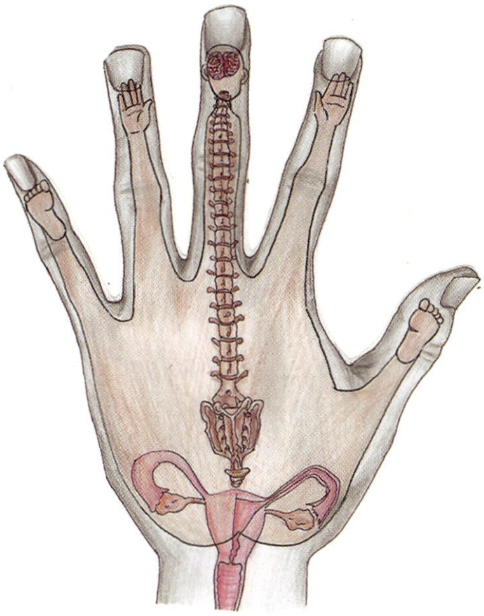

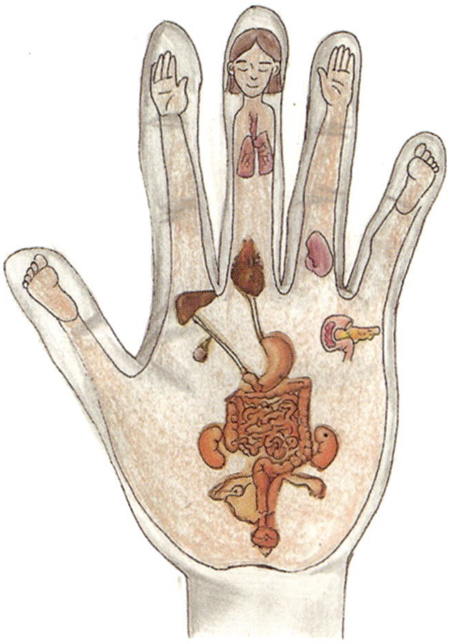

9. 팔의 중요 치료 경혈과 수정테라피

ㅣ상완근과 오구완근의 수정테라피

1) 상완근 - 데콜테 관리로 생기는 통증 부위

상완근(brachialis)은 상완골(위팔뼈)에서부터 척골(전완부)까지 이어 주고 있는 근육으로, 팔꿈치를 굽혀 주는 역할을 한다. 아래팔을 굽히는 데 어떤 근육보다 강력한 힘을 발휘한다. 일선 원장님들이 데콜테 관리를 할 때 가장 많이 힘을 주게 되는 근육으로, 오랫동안 앉아서 데콜테 관리를 하셨다면 앞 이두근 전체에서 손가락의 엄지 근육을 움직이는 곳에도 통증이 유발된다. 아래 사진 속의 붉은 부위이며, 그 부위는 또 심포경줄기가 지나간다. 1차 심포경줄기의 문제에서 심해지면, 2차 심장경줄기의 문제를 발생시킨다.

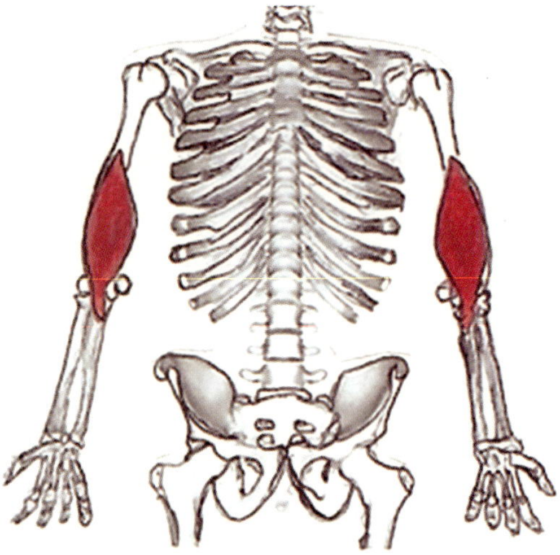

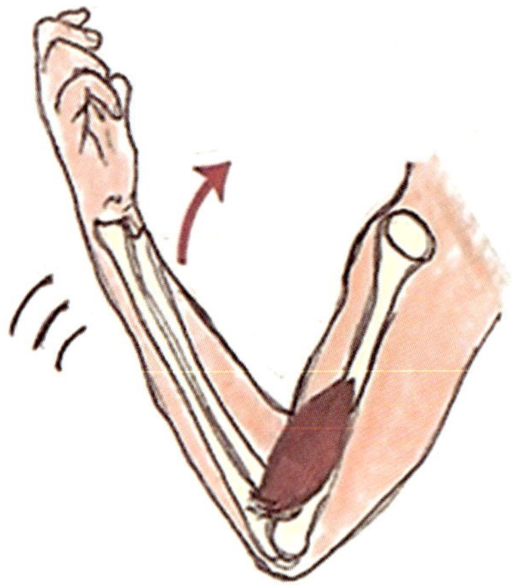

통증양상과 부위

상완근의 통증유발점은 엄지손가락의 시린 통증이나 엄지와 검지 사이의 통증이며, 상완근의 통증유발점은 급·만성 과사용 문제로 발생한다(무거운 물건, 특히 아래팔을 완전히 엎친 상태에서 들었을 때). 팔꿈치 관절을 완전히 구부린 채로 자는 잠, 바이올린 연주자 등 근육의 단축으로 상완근 통증이 생긴다. 특히 피부관리사의 데콜테 관리, 갓난아기를 봐주시는 분들, 그리고 컴퓨터 과사용이나 평소 가방을 팔에 오랫동안 걸고 다니는 경우에도 이러한 통증이 생긴다.

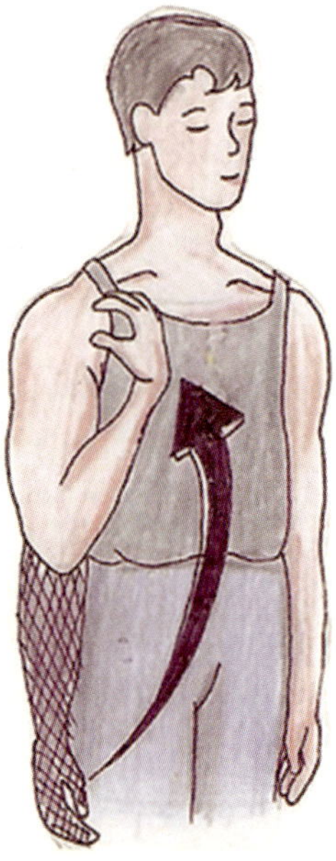

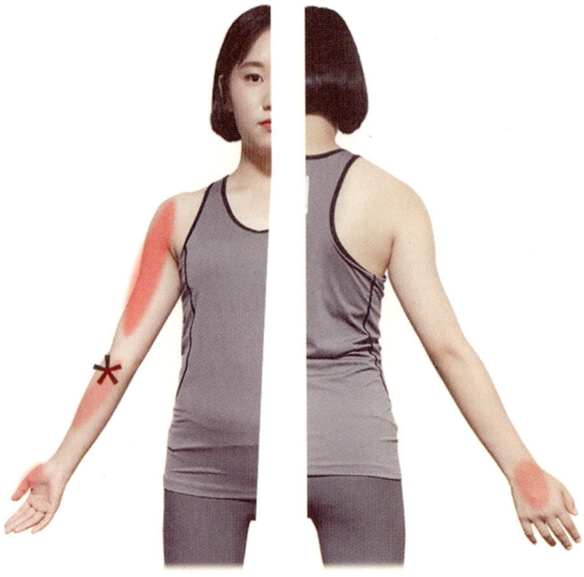

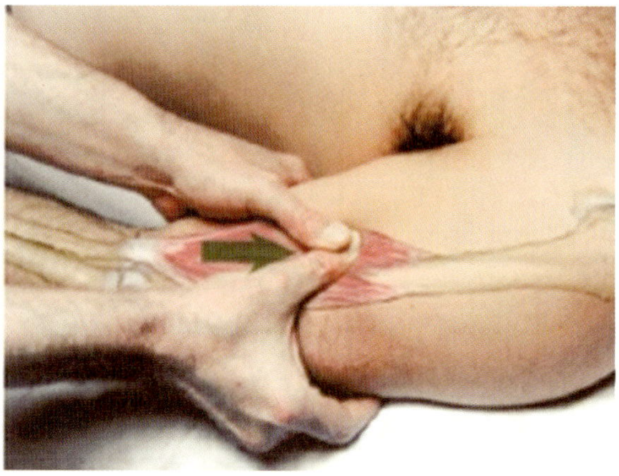 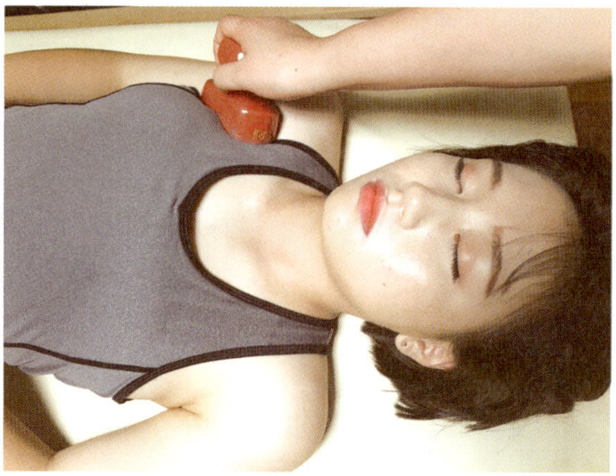

해결방법

위의 그림처럼 근육을 직접 마사지도 좋고, 수정테라피로 관리를 하면 빠른 효과를 볼 수 있다. 스트레칭은 2주 이상 꾸준히 해야 확실한 효과를 본다.

피부관리실 원장님의 적극적 해결 방법

오랫동안 데콜테 관리를 하면 상완이두근과 상완근(심포경의 문제)이 딱딱하게 굳어 나중에는 엄지 합곡의 문제(대장경, 폐경)를 야기할 수 있기에 기존 페이스 데콜테 관리를 대신하여 고객이 엎드린 자세에서 5분 정도 수정온열 괄사요법을 해 주면 고객도 만족할 뿐 아니라 관리사의 팔에도 무리가 가지 않는다.

2) 오구완근 – 팔꿈치 테크닉 후 통증 부위

상완상부 전면부와 후면부로 통증을 줄 수 있는 근육이다. 아이들을 어부바하는 동작에서 나타나는 통증 부위이며, 관리실에서 팔꿈치를 사용하는 수기관리 원장님들도 많이 나타나는 통증 부위이다.

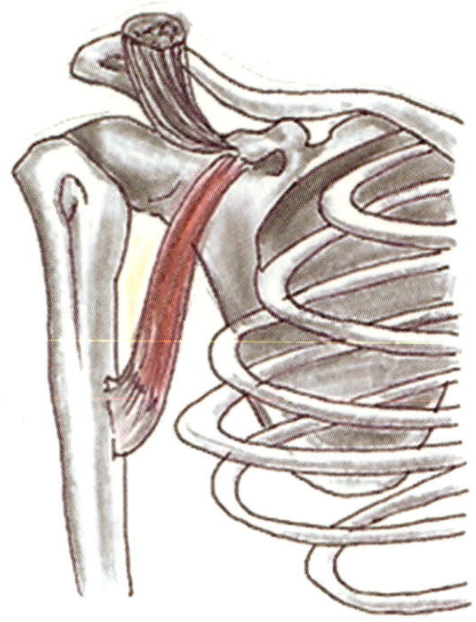

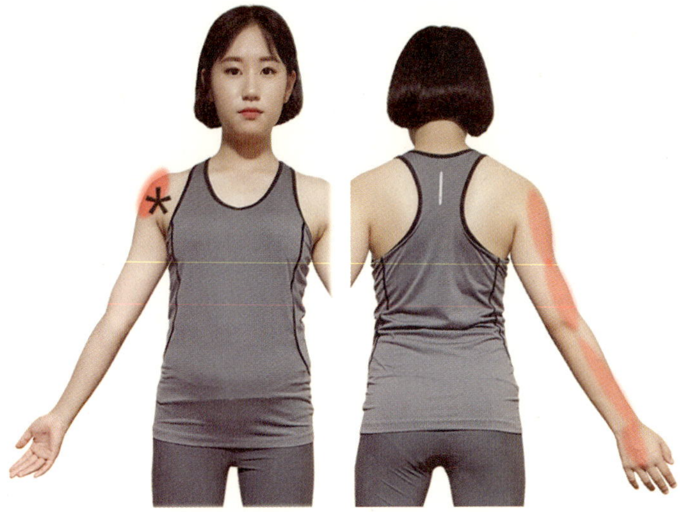

수정테라피 관리 처방

오구완근을 실질적으로 치료할 일이 많이 없지만 여기까지 손상된 환자들은 신경 혈관까지 압박을 받기 때문에 불편함이 크며, 대다수 환자의 경우 액와가 (단축)딱딱하게 굳어 덩어리져 있고 등이 굽은 경우가 많다.

온열 수정과 청괄사 → 삼각근, 대흉근, 광배근 풀어 굽은 등을 펴고 → 등 상부의 근막을 풀고 → 앞으로 누운 자세 → 팔을 어깨와 수평하게 한 후 상완이두근(심포경줄기를 따라 ~ 액와 방향)에서 극천혈을 지긋이 꾹 눌러 주는 동작을 10회 반복 → 홍수정 괄사로 다시 10회 반복한다.

위의 관리 방법은 오구완근뿐만 아니라 어깨, 팔의 통증 등에 같은 방법으로 풀어 주면 효과가 높다. 바른 자세, 바른 근육 위치, 바른 생활을 항상 잊지 않는다면 더 건강한 몸을 만들 수 있을 것이다.

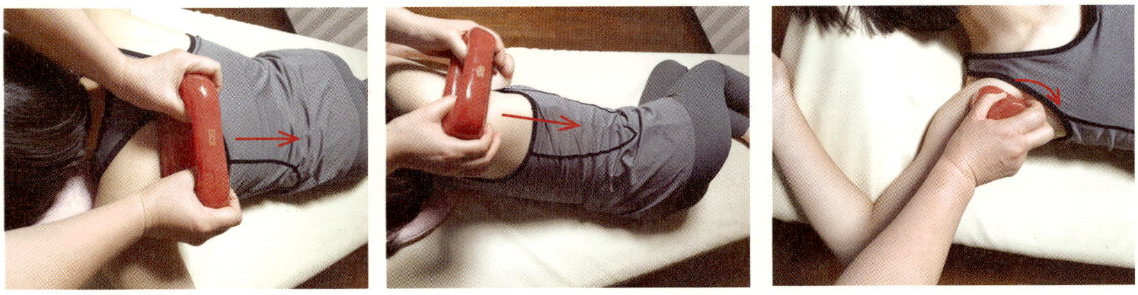

| 골프엘보·테니스엘보의 치료

발생원인

팔꿈치 관절의 상과 기시부(내·외측 상과 기시부, 손목의 굴곡 또는 근육이 시작되는 지점)에 통증과 국소 압통이 생기는 증후군으로, 팔꿈치 관절 통증의 원인 중 하나다. 테니스, 골프 등 운동을 많이 하는 경우, 사무직 노동자의 경우 과도한 컴퓨터 사용자, 주부, 목수, 요리사 등 직업상 팔을 반복적으로 많이 쓰는 사람에게서 발병한다. 일반적으로 외측 상과염을 '테니스엘보', 내측 상과염을 '골프엘보' 라고 부른다.

증상

골프엘보, 테니스엘보의 증상으로는 발병 시 팔꿈치의 내측 혹은 외측 위관절융기(상과)에서 시작되는 통증이 아래팔로 뻗쳐 가는 양태를 띠게 된다.

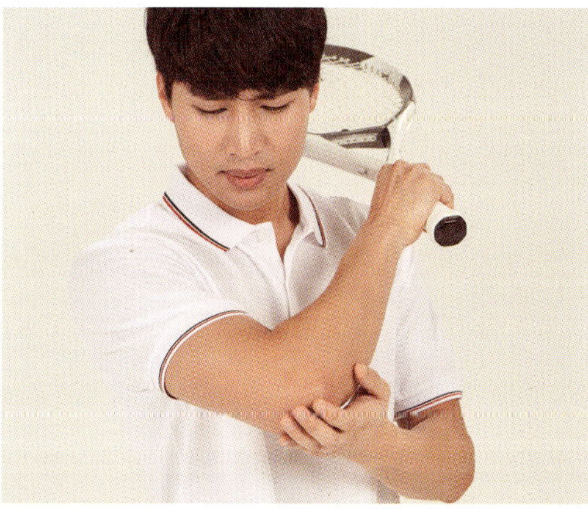

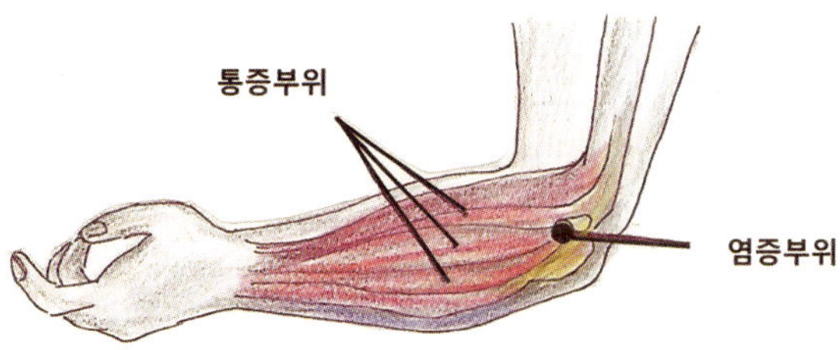

치료와 예방

통증 조절에는 다양한 비스테로이드성 소염진통제(NSAIDS)를 사용할 수 있으며, 물리치료도 도움이 되는 것으로 알려져 있다. 또 스테로이드 국소 주사는 단기적 효과는 크지만 장기적 다른 치료 방법에 비해 오히려 효과가 낮다고 보고되고 있다. 한 가지의 반복적인 활동보다 활동 반경을 바꾸고 통증이 미미한 초기 증상 발생 시 무리한 활동을 하지 않고 운동 전 스트레칭과 과한 운동 후에는 마사지를 꼭 해 준다.

❙ 팔 전체의 중요 치료 경혈

1)심포경의 곡택혈

심포경의 합수혈(合水穴)이며, 사만(四彎)의 하나인 혈로 팔굽의 안쪽 우묵한 곳에 있는데 팔꿈치를 구부리고 혈의 위치를 파악한다.

❖ **합수혈** ❙ 기의 흐름이 이제는 큰 강의 하구에서 바다에 합류하는 곳이다.

❖ **사만혈** ❙ 전신의 기가 모이는 곳으로, 이곳에 침이나 뜸을 하면 나쁜 피를 적출하는 혈. 월경 조절로 아기를 갖게 하는 혈로 복부통증, 설사, 생리통, 산후 중요 혈.

❖ **한방치료 시 적응증** ❙ 심장병, 기관지염, 수전증, 상박신경통.

＊ 내출혈, 혈병, 혈체로 일어나는 급성병에 위중혈과 함께 치료에 효과적인 혈.

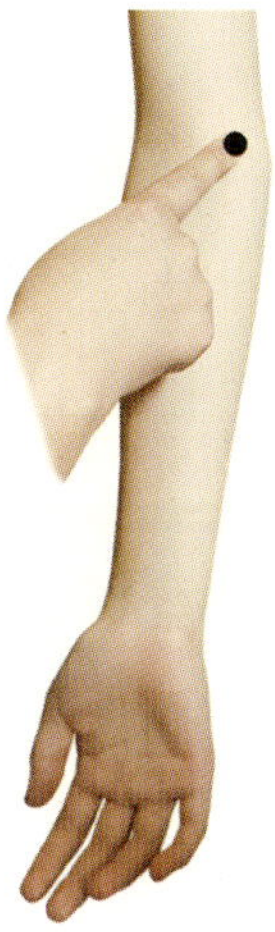

:: 음. 심포경 – 곡택혈 ::

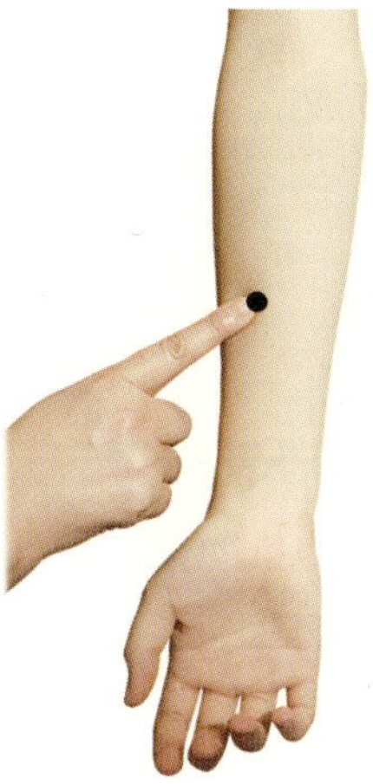

:: 양. 소장경 – 지정혈 ::

2) 소장경의 낙혈인 지정혈

팔 뒤 5치 양곡혈과 소해혈의 중간 연결선상에서 우묵한 곳. 낙혈이란 어떤 경락의 기의 수준이 높고, 반대편 경락의 기는 수준이 낮은 경우에 쇠약한 경락의 낙혈을 자극하여 균형 있게 회복시키는 것.

❖ **한방치료 시 적응증** ❙ 팔죽지 통증, 뇌신경 쇠약(마비), 심(心), 신경쇠약, 정신질환, 불안, 초조 증상에 효과적인 혈.

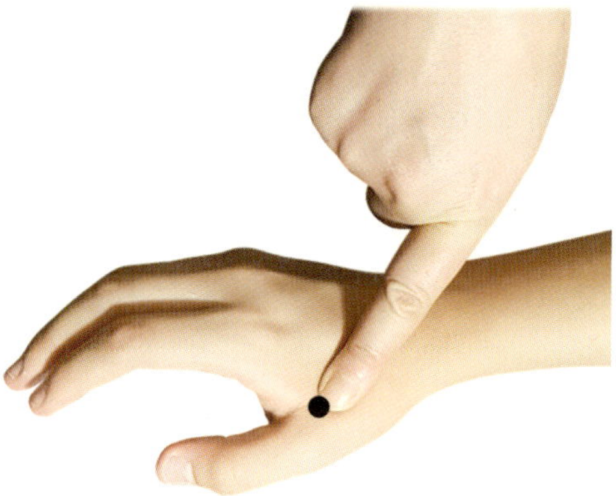

:: 양. 대장경 – 합곡혈 ::

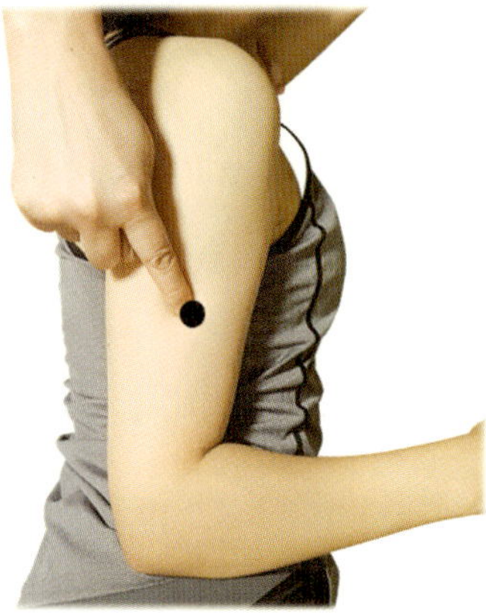

:: 양의 대장경 – 비노혈 ::

3) 대장경의 원혈(原穴), 사관혈(四關穴), 사총혈(四總穴)인 합곡혈

엄지손가락과 집게손가락 두 뼈 사이의 우묵한 골짜기인 곳, 손 대면 맥이 뛰는 곳.

* **원혈(原穴)이란?** '물이 시작되는 지점'이라 하여 장부의 원기가 가장 많이 존재하고 또한 장부의 허실을 조종하는 특효혈.
* **사관혈(四關穴)이란?** 사지의 나쁜 기운을 해소시켜 주는 혈.
* **사총혈이란?** 요혈중에서 가장 기본적이며 대표적인 경혈이며, 온몸을 치료하는 4개혈로 위중혈, 열결혈, 합곡혈, 족삼리혈. 유산혈(流産穴)이므로 임산부에게는 금침혈(禁針穴). 대장경의 자연 치유력을 증가시키는 혈로, 이곳을 누를 때에 유난히 아프면 대장에 이상이 있는 것이다.

❖ **한방치료 시 적응증** | 두통, 코피, 혈압항진, 소화기계통 일체, 대장염, 피부병, 치통, 각종 멀미, 안면 및 모든 질환을 관리 정상화, 안색에 최우선으로 사용.

4) 대장경 – 비노혈

양의 대장경 비노혈의 위치는 팔꿈치에서 위로 7치 올라가 두드러진 살 끝에 있다. 팔을 들어 올렸을 때 삼각근 지점 조금 전방으로 견우혈 아래로 3치 근육이 뼈에 붙어 있지 않은 곳으로, 근육 아래로 통과시켜 뚫을 수 있는 곳을 '노(臑)'라고 하는데, 이 혈이 상박의 근육이 뼈에 붙어 있지 않은 곳에 있어 '비노'라 한다.

❖ **한방치료 시 적응증** | 피부, 안(眼) 질환, 팔 신경통, 두통, 발열오한

❖ **만병 통치혈인 사총혈** | 위중혈, 열결혈, 합곡혈, 족삼리혈. 이 혈들은 온몸에 펼쳐져 있는 모든 혈

들에 비하여 치료 범위가 매우 광범위할 뿐 아니라 한, 열, 허, 실 및 급성, 만성에 특효혈이다.

안면 일체의 질환에는 '양 대장경-합곡혈'에 선 자침하라.
머리, 목 부위의 일체의 질환에는 '음 폐경-열결혈'에 선 자침하라.
복부의 일체 질환에는 '양 위경-족삼리혈'에 선 자침하라.
허리, 등의 일체 질환에는 '양 방광경-위중혈'에 선 자침하라.

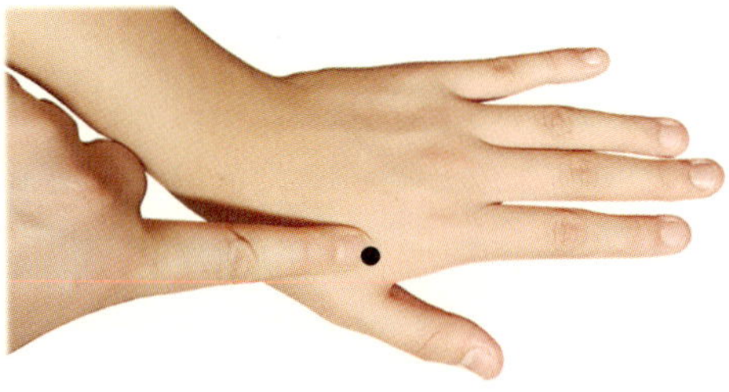

:: 양, 대장경 – 합곡혈 ::

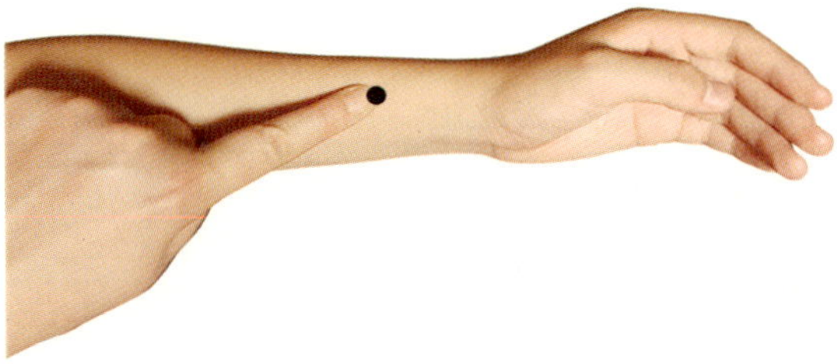

:: 음, 폐경 – 열결혈 ::

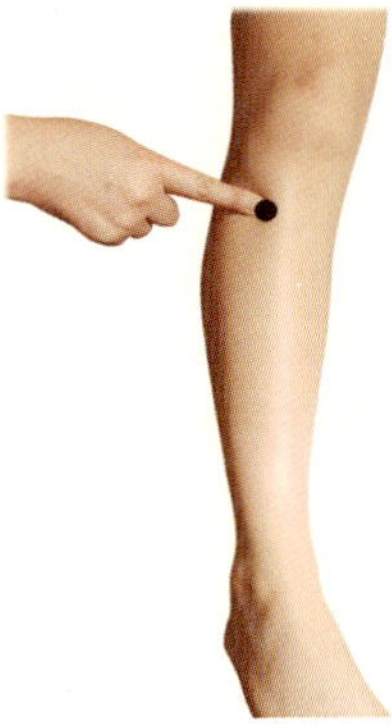

:: 양, 위경 – 족삼리혈 ::

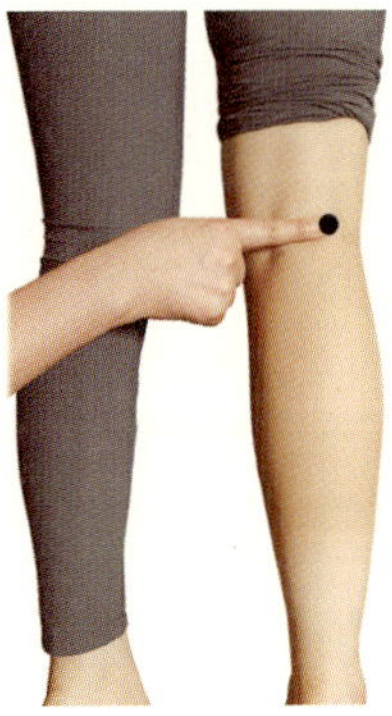

:: 양, 방광경 – 위중혈 ::

5) 심포경의 형화(滎火)혈인 노궁혈

심경대표혈로 열을 내리며, 약지손가락을 구부렸을 때 끝이 닿는 곳.

❖ 형(滎)혈 | 기(氣)가 골짜기를 졸졸 흐르는 물처럼 소리를 내면서 흘러가는 곳으로 손목과 손끝, 발목과 발끝의 중간에 위치한 곳. 노궁의 '노(勞)'는 노동을 뜻하고 '궁(宮)'은 대궐을 말하는 것이므로 과로로 피로가 쌓인 대궐이라는 뜻이므로 붙여진 이름이다. 밤새워 일해 몹시 피곤하여 간이 상하면서 심장에 열을 발생시켜 손바닥이 화끈거릴 때가 있는데, 이는 피로가 노궁으로 모여들었기 때문이다.

❖ **한방치료 시 적응증** | 정신병, 전간을 치료하고 지압으로 피로회복, 구강염, 손목 관절염, 과로, 더위 먹었을 때, 만성 완관절염, 황달, 갑상선종대, 당뇨병 완관절염, 중풍의 수지불신, 피로, 구창.

* **반응점** | 통천혈, 노궁혈, 족삼리혈, 고황유혈.

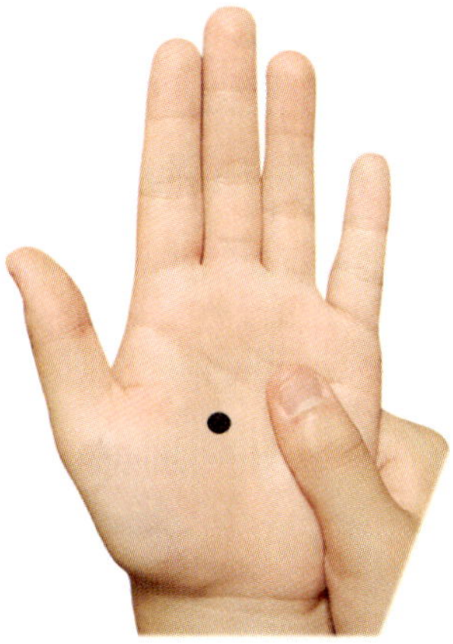

:: 5 음. 심포경- 노궁혈 ::

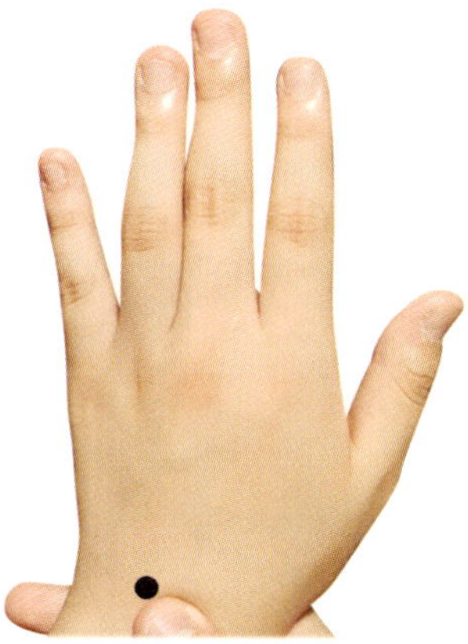

:: 6 양. 삼초경-양지혈 ::

6) 삼초경-양지혈

샵에서 수기관리를 오래 하다 보면 손 마디마디가 아프고 손목이 시큰거릴 때 수시로 양지혈을 볼펜이나 이쑤시개를 이용하여 자극하여 주면 효과적이다. 성감을 올려 주는 혈이면서 손목이 시큰거릴 때 좋은 혈로, 햇빛을 모아 저장해 두고 있는 혈로서 혈액과 림프순환, 냉증을 치료해 주므로 여성들에게 특히 유익한 혈이다.

| 탄력 있고 날씬한 팔뚝 관리 방법

1) 팔 다이어트 혈자리

❖ **곡지혈** | 팔을 구부려 팔이 접히는 안쪽 부분을 지그시 누르면, 이 부분은 대장과 관련된 혈로 팔의 혈액순환이 잘되어 팔 다이어트에 효과적이며, 변비 해소혈.

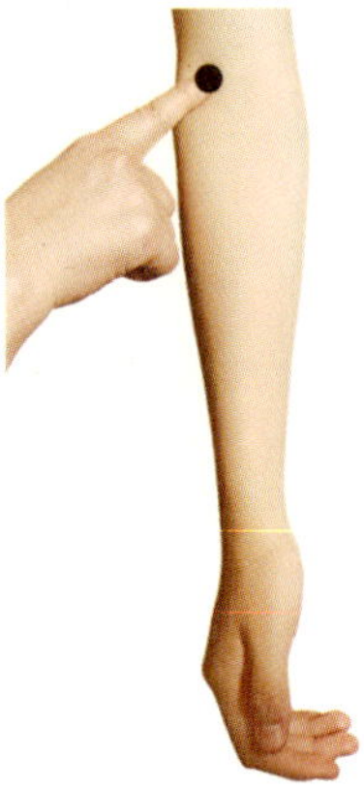

:: 양. 대장경 – 곡지혈 ::

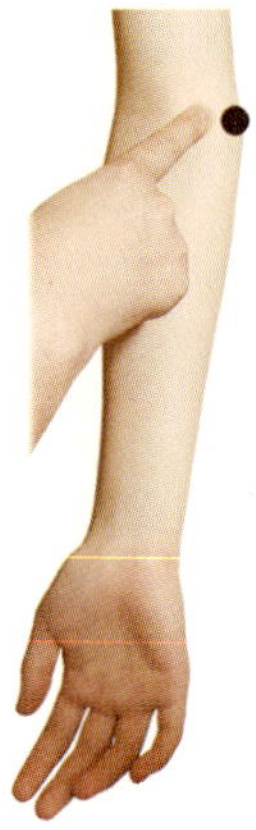

:: 양. 소장경 – 소해혈 ::

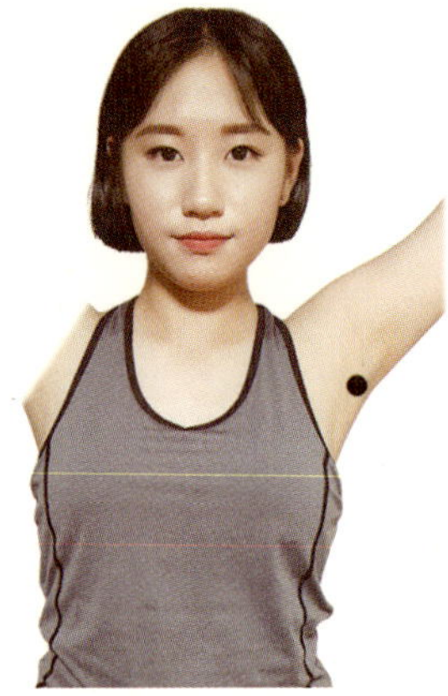

:: 음. 심장경 – 극천혈 ::

❖ **소해혈** | 손바닥을 위로 향하게 하고 팔뚝을 90도로 굽히면 팔꿈치 부위에 가로 무늬의 가장 바깥쪽, 즉 엄지손가락 쪽으로 움푹 파인 곳이다. 소해혈은 '작은 바다'라고도 하며, 류마티스, 관절염뿐만 아니라 하복부통, 이명, 중이염, 두통의 과열과 습을 내려 준다.

❖ **액와** | 팔 다이어트는 극천혈에 위치한 액와(한쪽 팔을 위로 들고 반대쪽 손을 가볍게 주먹을 쥐고 가볍게 겨드랑이 안)를 너무 강하지 않게 자극하면 상체의 노폐물을 걸러 주는 순환이 잘되어 상체 비만과 날씬한 팔을 만들 수 있다.

2) 수정테라피 팔 관리법

* 양의 담경줄기 무릎 옆 양릉천혈부터 새끼발가락 옆의 족음혈까지 청수정괄사를 이용하여 사법(짧게, 짧게 압 주며) 위에서 아래로 밀어준다. 특히 양릉천혈, 양교혈, 구허혈을 30회 마찰하며 밀어준다.
* 팔 전체에 온열 수정으로 양의 대장경줄기, 삼초경줄기, 소장경줄기에서 손등까지 전체를 길게 천천히 마사지 진행 → 음의 폐경줄기, 심포경줄기, 심장경줄기에서 손바닥까지 온열 수정관리 후 → 청수정괄사를 이용하고 팔 맨 위 삼각근에서 양의 대장경줄기, 삼초경줄기, 소장경줄기까지 3개의 경줄기를 따라 사법(짧게, 짧게 압 주며)으로 밀며 손등은 가볍게 전체를 밀어준다. 특히 양의 대장경줄기(온류혈, 곡지혈), 삼초경줄기(회종혈) 소장경줄기(양노혈, 소해혈)를 30회 마찰하며 밀어준다.
* 홍수정괄사를 이용하여 팔의 안쪽의 3개의 음의 경줄기인 폐경줄기, 심포경줄기, 심장경줄기를 보법(천천히 부드럽고 길게)으로 손바닥까지 마사지 후 → 음의 폐경줄기(공최혈), 심포경줄기(극문혈), 심장경줄기(음극혈. 극천혈)를 짧고 부드럽게 30회 마사지해 준다.

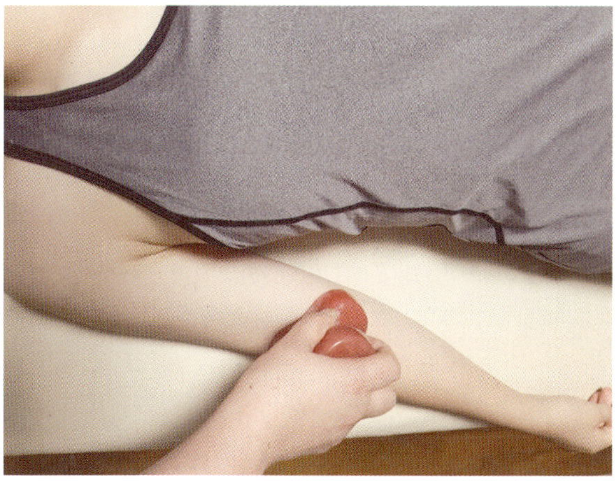

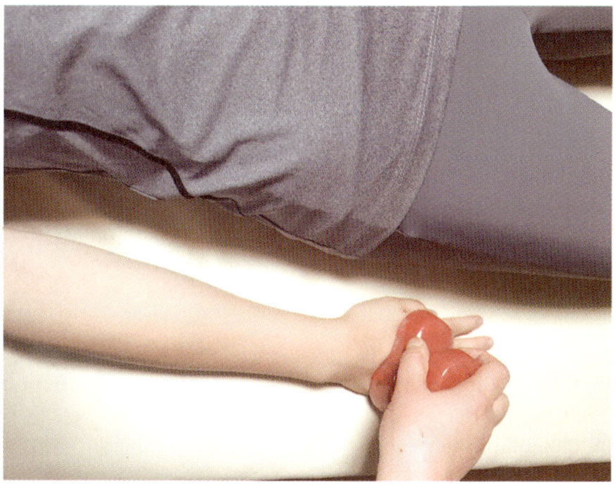

10. 건강을 위한 발·종아리 관리법

'몸의 축소판'이라 불리는 발은 아픈 곳에 해당 부위를 마사지하면 통증이 가라앉고, 양발 수시로 2분간 똑같은 방법으로 마사지한다. 샵에 오신 고객의 증상에 따라 손·발 반사구를 족욕할 때 자극하도록 가르친다. 아래는 발 반사구이다.

:: 오른발 ::

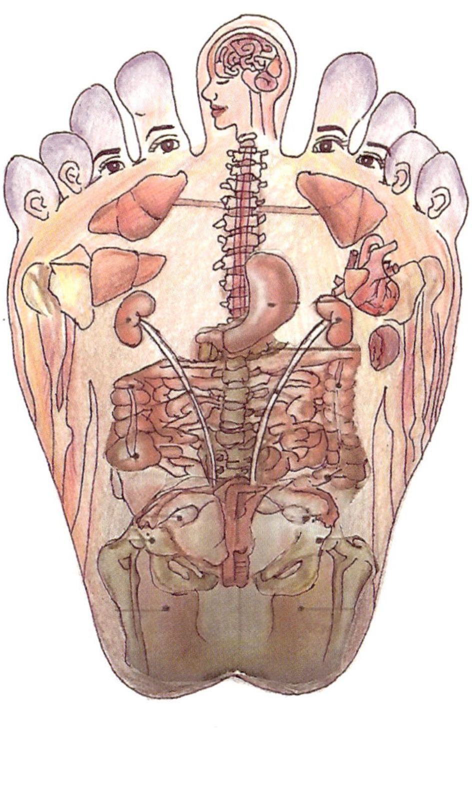

:: 왼발 ::

자가 발 마사법

양발을 똑같은 방법으로 하루에 3~4회 2분간 반복한다.

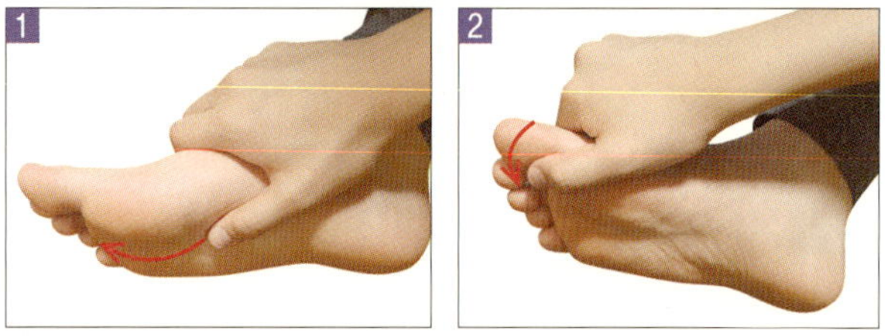

❶ **알레르기** | 발바닥의 움푹 들어간 부위에서 위로 수시로 쓸어 올린다.

❷ **편도선염** | 엄지발가락 아랫부분에 엄지를 대고 밖에서 안으로 힘주어 하루 3~4회쓸어 준다.

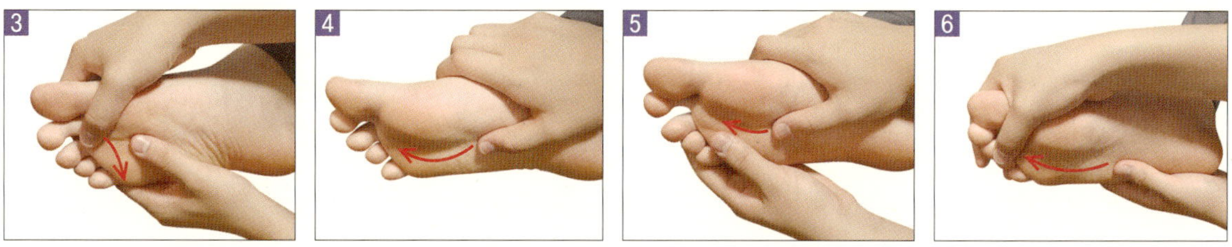

❸ **결막염** | 중지발가락 아래쪽에 엄지를 대고 새끼발가락까지 힘을 주어 하루 3~4회 쓸어 준다.

❹ **위통** | 발바닥의 움푹 들어간 부위의 아랫부분에 엄지를 댄다. 발가락 방향으로 힘주어 통증이 없어질 때까지 쓸어 올리고, 평소 위가 안 좋은 사람은 아침저녁으로 2분간 꾸준히 한다.

❺ **가슴앓이** | 검지발가락 아래쪽의 가장 튀어나온 관절에 엄지를 댄다. 발가락 쪽으로 힘주어 통증이 없어질 때까지 쓸어 준다.

❻ **설사** | 발바닥 바깥쪽 아랫부분에 엄지를 대고 가운데 부분까지 힘을 주어 하루 3~4회씩 쓸어 준다.

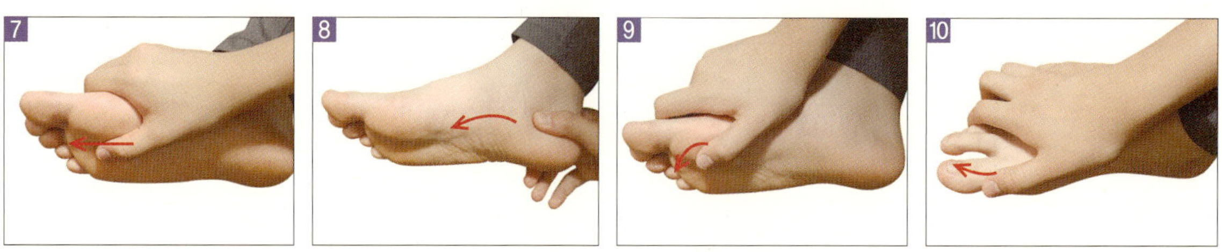

❼ **천식** | 발바닥 가운데 부분에 엄지를 댄 후 중지발가락 방향으로 10회 정도 쓸어 올린 뒤, 발바닥 전체를 손바닥으로 쓸어 올린다.

❽ **치질** | 발뒤꿈치에 손을 대고 가운데 움푹 들어간 부분까지 하루 3~4회씩 쓸어 준다.

❾ **고혈압** | 발바닥 가운데 부분에 엄지를 대고 새끼발가락 방향으로 천천히 하루 3~4회씩 쓸어 올린다.

❿ **심장 질환** | 엄지발가락 바깥 부위에 엄지를 대고 발가락 끝 쪽으로 하루 3~4회씩 쓸어 올린다.

종아리 근육의 경련과 이완

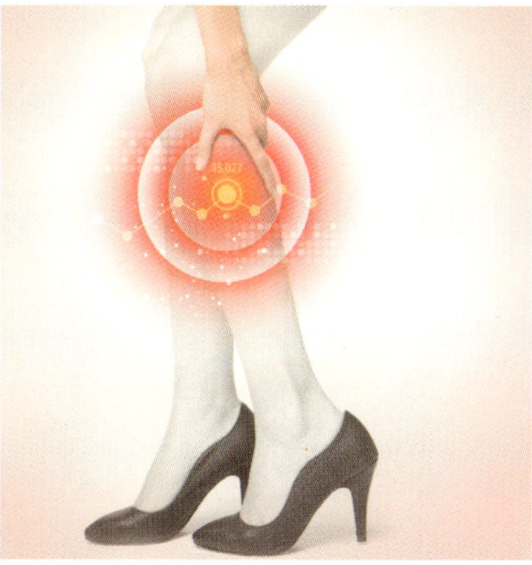

종아리에 쥐가 나서 오시는 분들은 축구나 수영할 때 근육이 뭉치면서 뻣뻣하고, 통증이 나타난다. 무리한 운동을 했을 때, 피로할 때, 체력이 떨어졌을 때 나타나고 연세가 있으신 어머님, 아버님들의 경우 밤중에 이러한 통증이 나타나는 경우가 많다. 다리를 보면, 쥐난 것이 풀린 이후인데도 종아리가 알통이 생긴 것처럼 긴장된 모습이 보인다. 심한 경우에는 다리뿐만 아니라 손에도 쥐가 나서 흔히 손가락이 붙는다고들 표현한다.

종아리의 근육을 '비복근'이라 하는데, 종아리의 통증으로 시작하여 발뒤꿈치와 발바닥까지 통증이 유발된다.

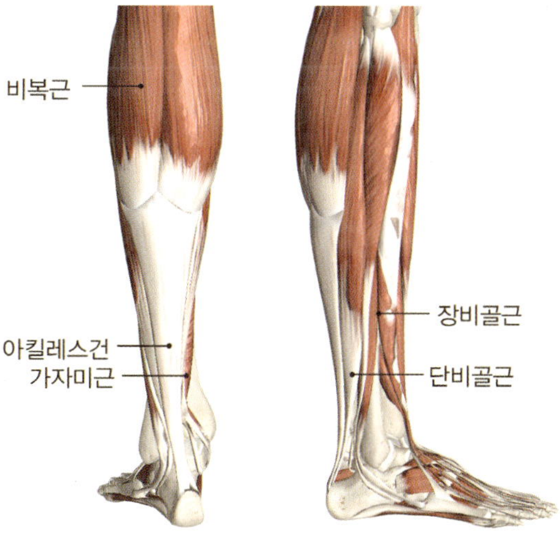

이런 현상은 근육수축으로 인한 경련으로 근육에 혈액 공급이 원활하게 되지 않아 생기는 경우가 많다. 원인은 다양한데 젊은 분들의 경우, 과도한 사용이 가장 문제다. 무리한 운동 등으로 근육에 피

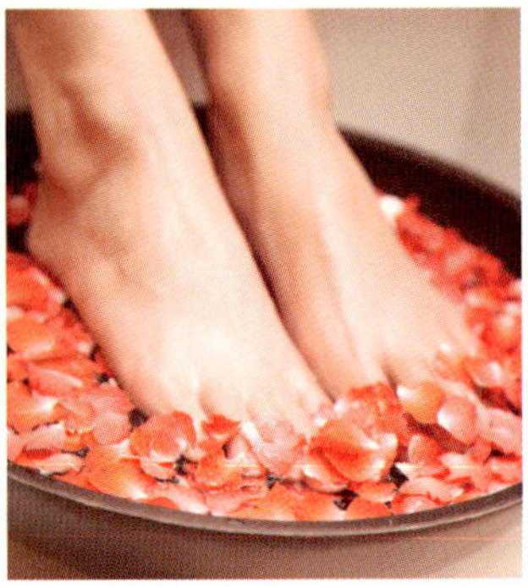

로가 쌓이면서 나타난다. 연세가 있으신 분들도, 격렬한 운동을 하지 않으셨더라도, 평소보다 많이 걷게 되면서 쥐가 날 수 있으며, 꽉 끼는 바지를 입음으로 인해 혈액순환 저하나 영양 부족·불균형에 의해서 나타나기도 한다.

이럴 때에는 마사지나 따뜻한 족욕으로 혈액을 순환시켜 도움을 준다. 단발성의 종아리 근육경련이 발생했을 경우, 발을 뒤로 젖히고 엄지발가락을 최대한 당겨 경련이 일어난 종아리 근육들을 최대한 이완시켜 준다.

| 발·종아리에 위치한 혈자리 건강법

양 위경–족삼리혈, 양 방광경–승근. 승산혈, 음 신장경–태계, 대종, 수천혈

1) 족삼리혈

무릎 바로 아래 튀어나온 뼈와 바깥쪽으로 튀어나온 작은 뼈에서 삼각형을 그려 아래로 연결되는 이 부분은 위와 연결된 혈 자리로 식욕 조절에 도움이 되며 종아리 부기 해소에도 효과적이고, 다리 선을 날씬하게 만들어 준다.

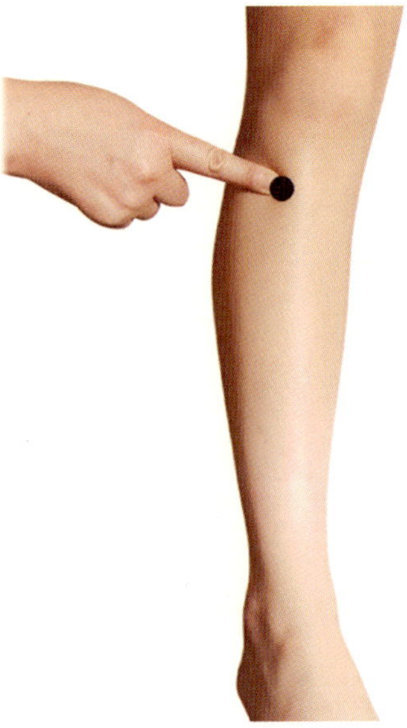

① 양. 위경– 족삼리혈

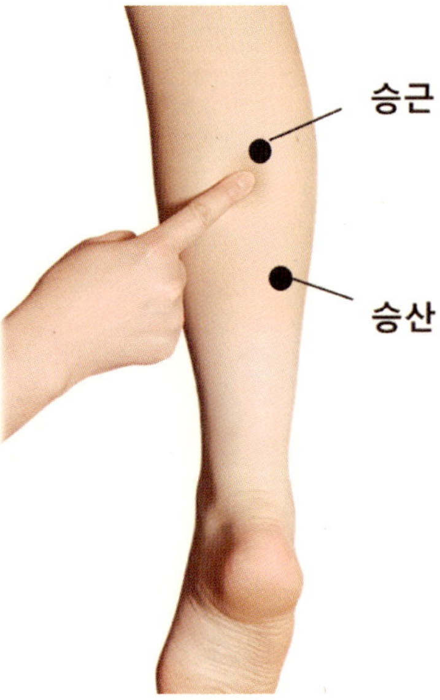

② 양. 방광경 – 승근, 승산혈

2) 승근 승산혈

종아리 알통선의 가운데. 이 부분을 누르면 종아리에 생기는 울퉁불퉁한 알통과 근육이 풀려 종아리 선을 예쁘게 하고, 방광과 연관이 있어 대소변 기능에도 효과적이다.

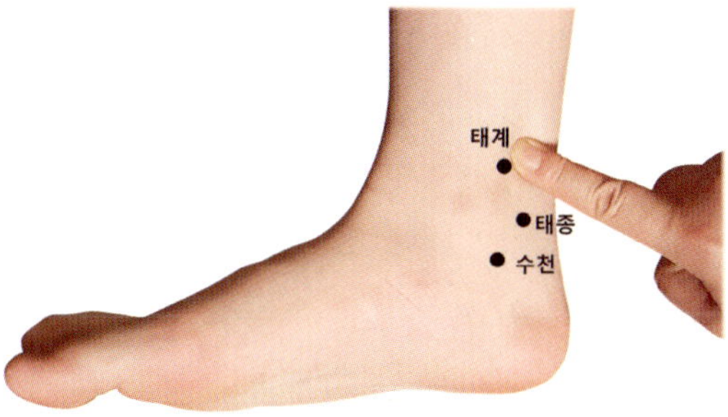

③ 음. 신장경 – 태계, 대종, 수천혈

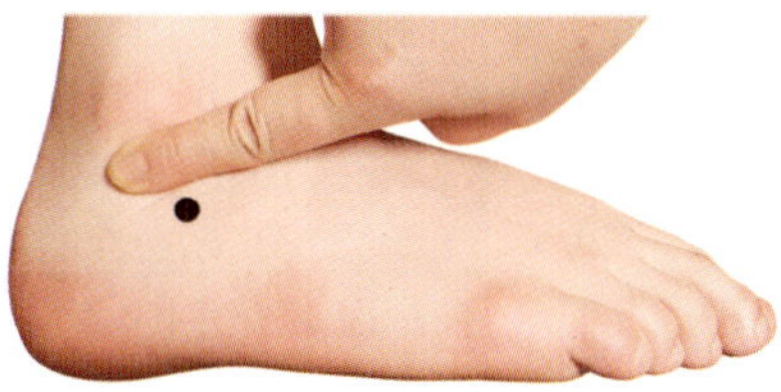

④ 양. 담경 – 발목이 시릴 때, 구허혈

3) 태계, 대종, 수천혈

아킬레스건 쪽으로 움푹 파인 태계, 대종, 수천혈을 엄지와 검지로 눌러 주면, 혈액순환, 풀어 주어 발목과 종아리를 가늘게 만들어 준다.

4) 구허혈

아래쪽 앞 우묵한 곳(凹陷處)으로, 그곳이 큰 공터(丘)와 비슷하여 '구허'라 이름하였다. 온몸이 마비되어 버틸 수 없을 때 구허혈을 세게 압주면,마비의 직효혈이다.

* 침이나 뜸 치료 시 효과: 좌골 신경통, 늑막염, 류마치스, 염좌, 발목 삔 데, 발목 시큰함, 발열 진정, 두통, 인후발열, 치아 염증, 유방통

| 날씬한 종아리를 위한 수정테라피 관리법

양 방광경- 승산, 승근혈, 양 담경 음릉천혈, 음 신장경- 수천, 태종, 태계혈, 양 위경- 족삼리혈

① 양 위경줄기 선을 따라 무릎 아래부터 발목까지 온열 수정관리 후 → 청수정괄사를 이용하여 위에서 아래 방향으로 무릎 아래부터 발목에 위경줄기를 따라 사법(짧게, 짧게 압 주며)으로 밀어 준다. 특히 족삼리혈은 짧게 30회 마찰해 준다.

② 양 방광경의 앞무릎 바로 뒤 위중혈부터 새끼발가락 발등 옆의 지음혈까지 온열 수정관리 후 → 청수정괄사로 방광경의 위중, 승근, 승산혈, 지음혈까지 경줄기를 따라 사법(짧게 짧게 압주며)으로 밀어 준다. 특히 위중혈, 승근혈, 승산혈을 짧게 30회 마찰해 준다.

③ 음의 신장경줄기 음곡혈에서 용천혈까지 온열 수정관리 후 → 홍수정괄사를 신장경의 음곡혈, 태계, 대종, 수천혈에서 용천혈까지 보법(천천히 부드럽고 길게)으로 마사지 후 → 특히 음곡혈, 태계, 대종, 수천혈, 용천혈을 짧고 부드럽게 30회 마사지해 준다.

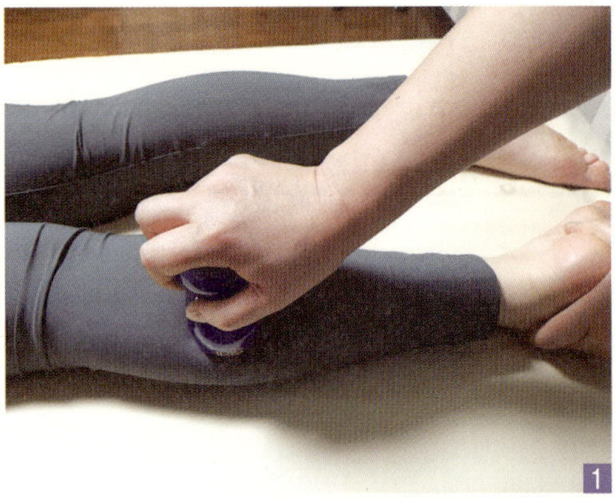

:: 양 방광경 – 승산, 승근혈 ::

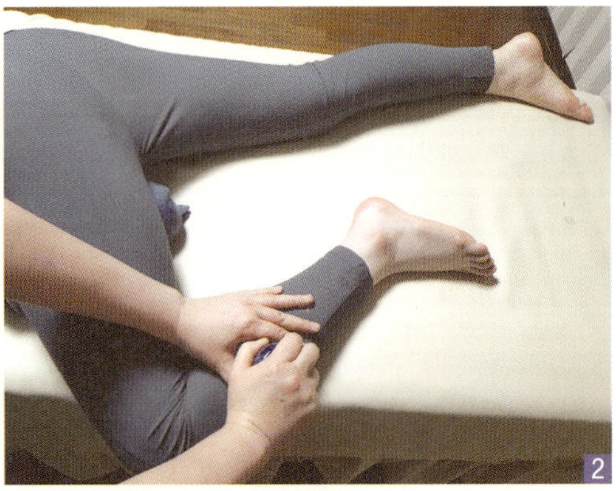

:: 양 담경 음릉천혈 ::

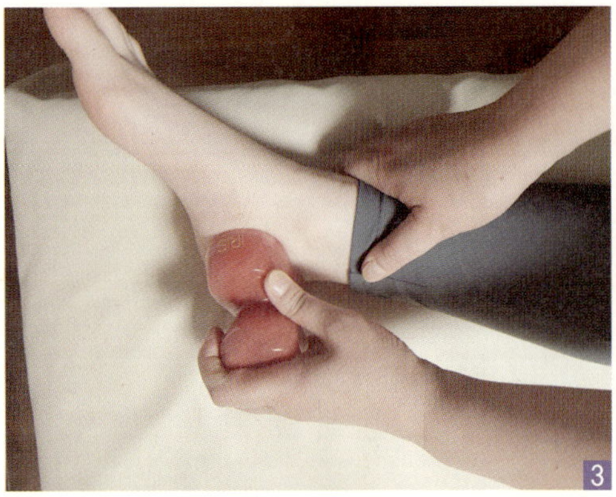

:: 음 신장경 – 수천, 태종, 태계혈 ::

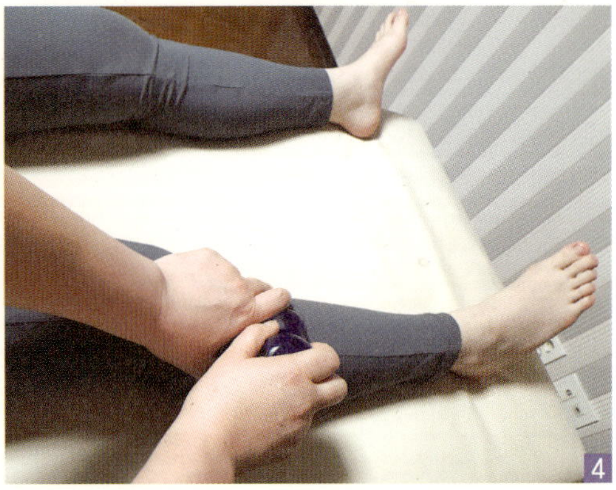

:: 양 위경 – 족삼리혈 ::

11. 등·복부의 경줄기와 반사구

등의 양의 방광경

적응증세 - 자율신경, 기능장애, 오장육부의 모든 기능

14경락 중에서 가장 길고 경혈 수도 제일 많은 것이 방광경이다. 따라서 중요한 혈도 많이 있다. 현대의학에서는 신장에서 걸러져 폐수 처리된 오줌을 담아 두는 곳이 방광이라고 설명한다. 그러나 동양의학에서는 좀 다르게 풀이한다. 위(胃)에서 소화된 음식물이 소장으로 내려가 여러 가지 영양소가 흡수되고 남은 폐수, 즉 수액이 소장에서 빠져나와 고여 있는 곳을 말한다.

또 뇌수와도 깊은 관계가 있고 자율신경, 생식기능과도 관계가 깊다. 특히 척추 양 옆에 있는 수혈(俞穴)들은 오장육부의 해당 장기의 장애를 가장 속히 전달해 주는 체표 반사점(화타협지)으로 매우 중요하다. 자율신경의 조절에는 가장 많이 활용되는 혈이 몰려 있으며 생식기장애, 특히 갱년기장애에는 주로 방광경으로 다스린다.

방광경에 이상이 생기면

다른 경락과 달리 그 증상이 여러 가지로 다양하다. 우선 머리부터 따라 내려가면 과로에서 오는 두통, 코가 막히고 코피가 나오는 증세, 목 뒤에서부터 팔, 등, 허리, 다리, 오금, 장딴지, 뒤꿈치, 발가락에 이르기까지 아픔을 느끼는 증세라면 모두 이 경락에 이상이 생긴 때문이라고 할 수 있다.

특히 등, 허리, 둔부의 통증은 나이가 들면 차츰 심해진다. 뼈가 노후해서 굳어지고 신경을 압박하여 심할 때에는 마비증상을 일으키기도 한다. 방광경에는 오장육부의 수혈이 줄지어 늘어서 있기 때문에 호흡, 순환, 소화흡수, 비뇨배설 등 여러 질병과 직접 관련이 깊다. 따라서 내과적 질병일 때에는 머리 에서 발끝까지 방광경을 잘 살펴서 혈을 활용하는 것이 좋다.

신장은 전신의 수분 처리를 하며 부신에서의 호르몬 생성을 도와준다. 물론 생식선의 성기능도 좌우하며 전신의 분비 성능을 관할한다. 방광경이 이를 도와 오장육부 전체 자율신경 조절과 뇌 중추 및 뇌하수체를 도와 원활한 분비로 생식기의 성능을 유지시켜 주기 때문에 스태미너를 좌우한다고 할 수 있다.

등의 반사점과 장기와의 관계

등의 반사점을 통해 장기의 허증과 실증을 알 수 있으며, 그에 맞는 관리로 등 관리와 연관된 다른 경줄기 관리와 병행하면 더욱 효과적인 관리를 할 수 있다.

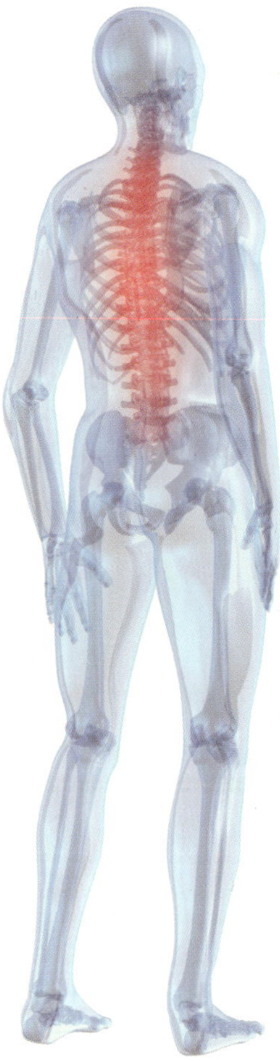

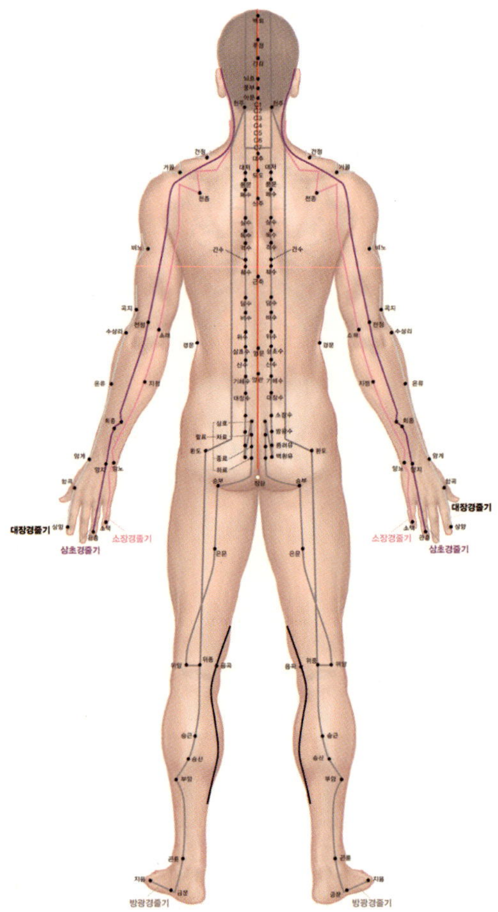

❖ **예시 1** | 가령 등의 반사점 대추혈은 튀어나오면서 대추혈부터 폐유지점까지 피부트러블 현상이 일어났다면 폐에 열이 생긴 현상이며, 오행(금·생·수)이 상호상생 관계여도 금으로 열이 생기면 수분을 빼앗겨 열이 나는 증상이 나타나는데, 반사구인 방광경(폐유혈) 지점에 피부열꽃을 일으켜 주는 것이다.

❖ **예시 2** | 가령 심장에 무리가 가서 문제가 생길 때는 방광경(심유혈)의 속 근육의 뭉침이 심하고, 폐와 심장 모두 무리가 가면 폐유~심유혈이 굳어져 등이 앞으로 굽고 견갑골까지 막히는 증상이 나타나 팔을 뒤로 젖히기 힘들어진다.

❖ 예시 3 | 가령 간과 담경에 여러 가지 요인으로 무리가 계속 가중되었다면, 등의 반사점 간유, 담유(브래지어 선 밑)의 흐름이 원활하지 않아 딱딱하게 근육이 뭉치거나 통증이 유발되며 담이 들 수 있다.

❖ 예시 4 | 신장에 계속적으로 무리가 가면 (신유혈)요통과 피부색의 변화가 표면으로 나타나 벨트 부위에 얼룩이 생기거나 색이 어둡다.

| 복부의 음의 신장경

적응 증세 – 신장질환, 생식기질환

동양의학에서 말하는 '신'은 현대의학에서 말하는 부신까지도 포함시킨 것으로서 사람이 선천적으로 가지고 태어나는 생명력이 간직된 곳이라고 설명한다. 몸의 75%가 수분으로 되어 있고, 체중의 절반은 조직액이라고 하는데, 신장과 부신이 그 체액을 형성하는 데에 중요한 구실을 한다.

신의 기능이 약해지면

우선 허리를 못 쓰는 것이 특색이다. 얼굴빛이 어둡고 윤기가 없다. 입안이 다치고, 침이 마르고, 목이 붓고, 숨이 차다. 배는 고픈데 식욕이 없다. 몸이 허약하고 자주 설사를 한다. 이런 증세는 모두 신경에 이상이 있다는 증거이므로 신경을 다스려 병을 잡아내야 한다. 신경은 인간의 활동에너지를 측정할 수 있는 측정기 구실을 하는 곳이므로 관찰을 게을리 하지 말아야 한다. 신장에 무리가 가서 안 좋아지면 신장경줄기 선상의 외부에 그 형상을 표현해 준다.

- 발목 안쪽에 부종이 생겨 무다리처럼 외형의 변화가 온다.
- 허벅지 안쪽이 너무 커져 바지를 입으면 쓸리는 현상이 올 수 있다.
- 복부와 생식기에 냉증, 물혹이 생길수도 있고, 치골이 딱딱할 수 있다.
- 옆구리 살이 불어나고 늑골이 당기거나 답답할 수 있다.

등의 문제로 가장 많은 것은 등의 통증과 척추의 문제점들이고, 대표적인 문제점은 오십견, 척추측만증, 비대칭척추 등이다.

12. 얼굴 경련·비대칭 바로잡는 수정 관리법

| 얼굴 근육와 기능

사람의 얼굴은 크고 작은 80개의 근육과 크게 저작근과 안면근으로 구분한다. 또한 안면근은 '표정근'이라고 하며, 희로애락을 표현하는 섬세한 기능을 한다.

* 안면 근육·저작근 : 측두근, 교근, 내측익돌근, 외측익돌근
* 안면근 or 표정근 : 저작근을 제외한 모든 근육
* 하악을 조절하는 근육·표층 : 교근·측두근 – 심층 : 내측익돌근, 외측익돌근 → 얼굴 축소의 해심근육
* 하악을 올리고 닫는 기능·교근, 측두근, 내측익돌근
* 하악을 하강시키고 지그재그로 벌리는 기능·외측익돌근

현대인의 양기가 많아져 스트레스가 머리로 향해 각종 두통과 무거움, 눈의 시력 저하로 이어진다. 그래서 이마에 전두근과 모상건막, '신'(백회)을 소통시켜 스트레스 완화 및 정신 집중력을 향상시키고, 전두근·후두근의 순환장애를 해소하여 얼굴의 열증성 열과 안면비대칭, 급성 탈모, 지루성 탈모에도 효과를 볼 수 있으며, 측두근을 마사지하여 주면 이하림프절과 볼 옆선이 가벼워지면서 리프팅 효과가 있다.

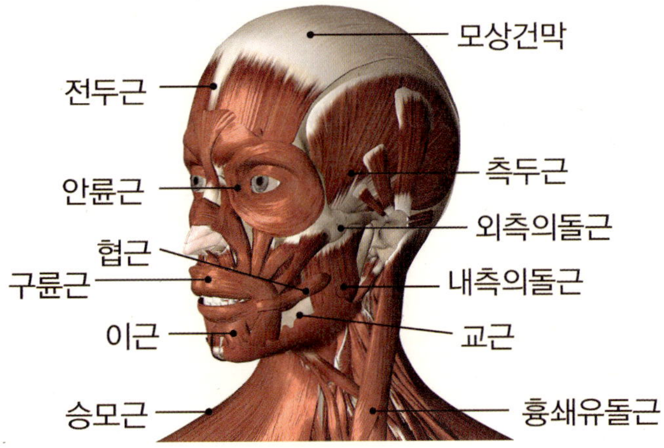

:: 얼굴 근육도 ::

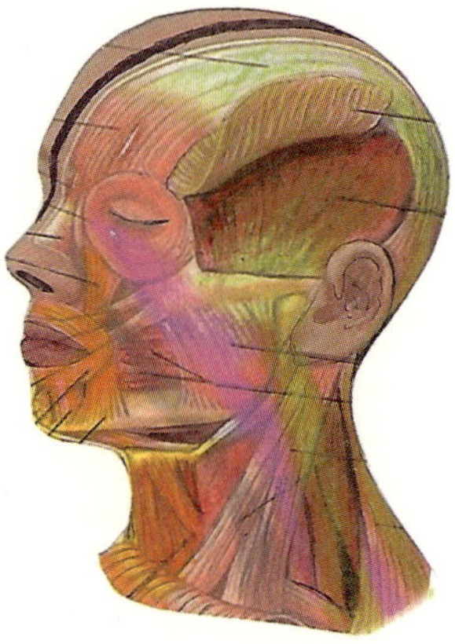

:: 오행 컬러 근육도 ::

얼굴윤곽관리의 핵심은 두피와 목 (오행 장기의 색으로 표현)

* 두개골 봉합선부분 순환장애로 뒷머리 굴곡이 심한경우 두피관리로 순환시켜주면 상대적 얼굴 비대칭을 완화시켜준다.

❖ **수정 안면축소관리방법** (아이리스 본사로 문의하시면 동영상을 보내드립니다)

두피관리는 아로마를 활용하여 풀어준 후 앞가슴의 사기를 빼주고,

대흉근 → 전중 → 쇄골 → 액와 방향으로 노폐물을 빼주고,

견정 → 사각근 → 견갑거근 → 흉쇄유돌근 → 페이스 순서로 진행한다.

보톡스와 필러 시술을 하면 안 되는 이유

1) 보톡스 시술- 표정근을 굳게 하는 보톡스 시술

보툴리늄 독소 A형이라고도 한다. 소량의 보톡스를 일정 부위에 주사하면 신경 전달 물질인 아세틸콜린의 분비를 억제해 근육의 수축을 막는다. 보톡스는 심각한 근육 경련이나 다한증(발한) 치료에 이용되지만, 얼굴 주름을 치료하는 미용 목적으로도 사용된다. 보톡스를 주사한 후 대략 3~7일이 경과하면 효과가 나타나며, 치료 상태에 따라 효과는 2~6개월 정도 지속된다. 그런데 많은 사람들이 노화를 막기 위해 시술을 받다가 여러 가지 부작용을 호소한다.

보톡스의 부작용

주사 부위, 턱 아래 목 부분, 턱 전체, 귀의 앞뒤, 관자놀이까지 뻐근하며 망치로 때린 것 같은 통증, 욱신욱신, 주사 맞은 부위통증, 중간 앞니를 중심으로 치통, 안면 전체와 관자놀이, 뒤통수, 뒷목, 정수리 저린 느낌으로 두통, 마취 느낌, 귀가 먹먹하고 고막이 아픔, 얼굴이 저린 느낌, 당기는 느낌, 자기 전 통증이 심해짐, 눈은 본래 안압이 높은 상태에서 왼쪽 시력 이상 발생, 일 년 전 발생했던 물체가 끊겨 보이는 현상 재발, 찌르는 것 같은 통증, 귀와 턱이 차가워짐.

2) 필러 시술- 얼굴의 경혈 흐름을 막아 처지는 필러

필러(Filler)란 말 그대로 '무엇을 채우는 것'이란 의미로 피부와 유사한 물질을 주사기로 피부 밑에 삽

입하는 시술이다. 피부의 진피층과 피하지방층에 필러 물질을 삽입하여 처진 피부나 함몰된 얼굴을 채워 주고 깊은 주름을 펴 주는 데 많이 사용된다. 고체 보형물이나 인공 삽입물을 넣는 수술적인 방법이 부담스러운 경우 비교적 간편하게 행해지는 시술로, 흉터가 거의 없고 시술 시간이 짧다. 경우에 따라 시술 부위에 멍이나 피하에 덩어리처럼 만져지는 부위가 생길 수도 있으며, 주입 용량에 따라 과도하게 교정되거나 과소 교정될 수 있다. 필러에 이용되는 물질은 레스틸렌, 래디어스, 아테콜 등 다양하며, 지속기간은 제품에 따라 차이가 있다. 하이알루론산을 식물에서 추출한 물질이 레스틸렌(Restylene)이다. 레스틸렌은 비교적 안전한 물질로 주사 후 효과가 즉시 나타나고, 일반적으로 6개월~1년가량 효과가 지속된다.

필러의 부작용

멍과 붓기, 혈관 막힘 - 눈 실명, 필러의 이동 - 감염, 투과 현상과 틴들 현상, 알레르기 - 얼굴 홍반, Skin Marking, 조직 반응과 육아종 - 염증, 괴사 등이다. 요즘 들어 자가지방필러가 안전하다고 하는데, 통계적으로 가장 부작용이 많은 필러가 이 자가지방필러이다.

위의 내용과 같이 단번에 주름을 개선하는 방법은 큰 부작용이 나타나 평생 고질적인 문제로 정신적인 스트레스를 받을 수 있다. 그래서 꾸준한 관리가 더 중요하다. 이유는 시술 후 부작용으로 실명이 될 수도 있고, 괴사가 되어 흔적을 남길 수 있고, 너무 많은 양을 주입했을 때 처짐 현상으로 다시 제거하는 수술을 하는 분들은 비용뿐만 아니라 병원을 상대로 싸우는 정신적 고통을 당하기 때문이다. 그리고 실명이 되어도 성형이란 이유로 법적 다툼을 할 경우 직업에 따라 다소 다르지만 몇 천만 원의 배상밖에 받을 수 없다.

┃ 갸름한 얼굴을 위한 수정 안면축소관리법

얼굴윤곽관리의 핵심은 두피와 목(오행 장기의 색으로 표현)이다. 두개골 봉합선부분 순환장애로 뒷머리 굴곡이 심한 경우 두피관리로 순환시켜 주면 상대적 얼굴 비대칭을 완화시켜 준다. 수정 안면축소관리방법은 아이리스 본사로 문의하시면 동영상을 보내 드린다.

두피관리는 아로마를 활용하여 풀어 준 후 앞가슴에 사기를 빼 주고,
대흉근 → 전중 → 쇄골 → 액와 방향으로 노폐물을 빼 주고,
견정 → 사각근 → 견갑거근 → 흉쇄유돌근 → 페이스 순서로 진행한다.

1) 광대뼈 축소를 위한 유근혈 지압법

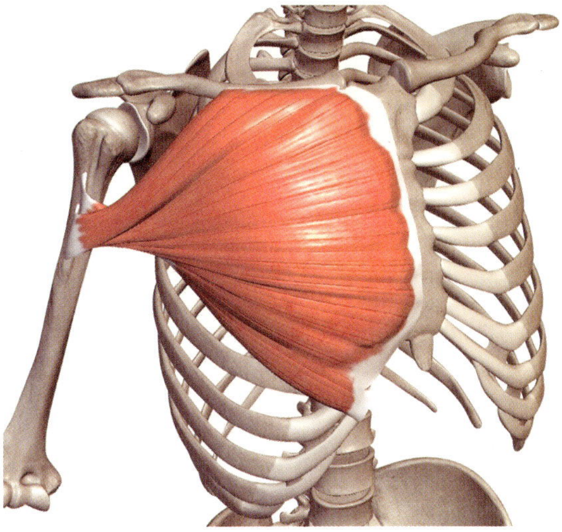

:: 대흉근 큰 가슴근 ::

❖ **위치** | 대흉근은 가슴의 앞쪽, 위쪽을 광범위하게 덮고 있는 큰 부채꼴 모양의 근육으로, 위팔 어깨관절에서 팔을 움직이고 어깨 갈비관절에서 어깨뼈를 움직이며, 쇄골의 아래에서 가슴 전체를 덮고 있으며, 위팔뼈로 이어진다.

❖ **구조** | 양측 가슴의 윗부분을 광범위하게 덮고 있는 형태로, 척수신경 중 목신경과 가슴신경의 지배를 받으며, 피부 위에서 직접 촉지가 가능한데, 사진에서 보는 붉은색 부위의 위팔뼈를 벌리고 겨드랑이의 모서리를 따라 만져지는 부분이 대흉근이다.

❖ **대흉근과 광대뼈의 관계** | 광대뼈가 옆으로 벌어지는 형은 골반이 벌어져 있는 사람에게서 많은 타입으로, 내장기적으로 보면 간과 위장의 회전성의 문제가 있는 사람들이 옆으로 돌출되는 경향이 많다. 이는 간과 위장이 존재하는 곳이 대흉근의 복부 파트와 연관되기 때문이다. 대각선 보행으로 인해 회전성의 움직임에 제한이 생기면 하부 늑골에도 변화가 일어나는데 하부 늑골이 뜨게 되면 전거근의 악화로 인해 견갑골은 외전되고, 체간은 뒤로 젖혀지게 된다. 전거근의 6-9번까지 붙어 있는 근육만이 대흉근과 같은 연결고리를 갖는데, 대흉근을 젖히면 복직근과 옆에 전거근이 들어 있다. 복직근의 유착이 심해지면 광대뼈가 옆으로 돌출되는 것을 볼 수 있다, 이럴 때는 대흉근의 경계선 가슴 밑 중앙 '유근'혈을 제일 먼저 풀어 준다.

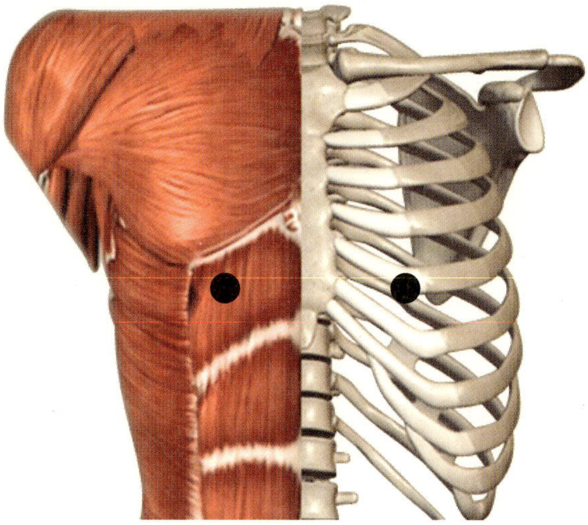

:: 복직근 유착으로 광대뼈 돌출시 유혈근 제일 먼저 ::

수정 온열테라피를 가슴 대흉근 전체를 부드럽게 마사지 후 홍 수정 괄사로 보법으로 관리하면 유즙 분비 부족을 해소하며, 특히 유근혈은 유선염, 창만, 흉부 통증, 기침, 숨이 차는 증상, 아랫다리가 부어오르는 증상, 심근경색, 늑막염 등에 효과적이며, 또한 가슴이 커지고 봉긋해지고 싶은 분들도 효과적인 혈이다. 복직근 전체를 넓은 수정 올길로 천천히 부드럽게 풀어 주면 효과가 높다. (유튜브에 울화소통 Y존 마사지의 복부 수정 올킬 관리를 참고)

2) 갸름한 얼굴을 위한 지압법

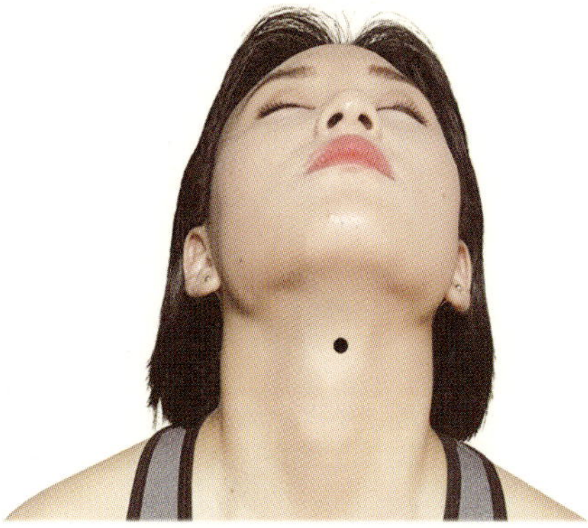

:: 임맥-염천혈 ::

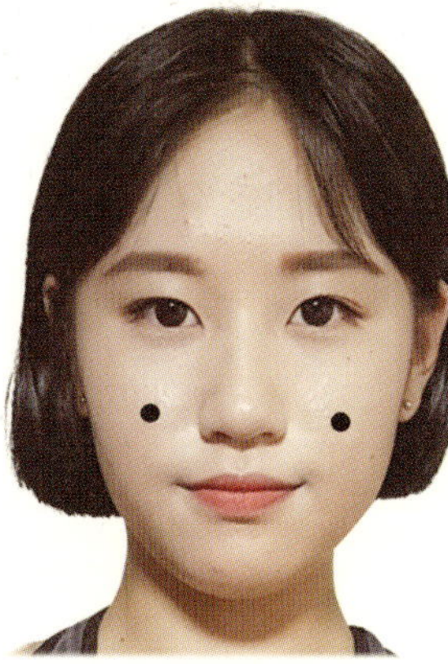

:: 양의 소장경- 권료혈 ::

① 얼굴 턱 아래 움푹 들어간 곳 지압효과: 늘어진 턱, 이중 턱 수축 효과.

② 눈동자 연장선과 코끝의 연장선이 직각으로 만나는 부분을 지그시 위쪽으로 압을 주면, 이 부분은 위와 식욕 조절 및 얼굴 순환과 볼살 축소 효과가 있다.

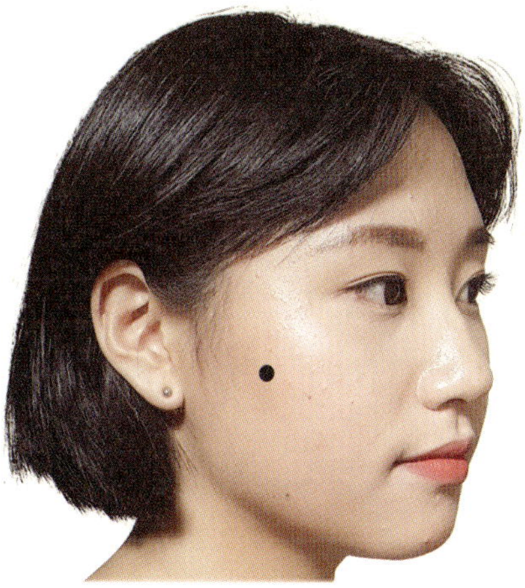

:: 양의 위경 – 하관혈 ::

③ 귀와 얼굴이 연결되는 이 부분은 머리에서 얼굴로 내려가는 모든 신경이 거쳐 가는 곳으로 소장과 연관되어 있어 지압이나 마사지하면 비만 해소에 효과적이다.

얼굴 경련·비대칭 얼굴을 위한 지압법

1) 얼굴에 나타나는 경련 치료혈

얼굴의 비대칭은 천장골과 어깨, 목의 불균형이 가장 많고, 오랫동안 한쪽으로 저작근을 사용할 경우와 표정근이 원인이 된다.

❖ **얼굴 전체의 경련이 발생할 경우** | 예풍, 하관을 누른다.

❖ **눈 주위의 근육 경련** | 동자료, 사죽공을 누른다.

❖ **입 주변 근육 떨림** | 지창, 승장혈을 강하게 5초씩 5회 반복하여 누른다.

2) 비대칭 얼굴 바로잡는 관리 순서

❖ **등 관리부터** | 척추기립근, 승모근, 광배근, 굽은 등, 오그라든 어깨를 만드는 대흉근, 소흉근, 흉골근 → 등 전체 근육과 흉부의 근육을 바로잡은 후 → 목 근육

❖ **비대칭 얼굴 교정** | 저작근, 교근, 측두근, 표정근을 관리하여 얼굴 축소와 주름, 비대칭을 개선할 수 있다.

13. 경추 이상 증후군과 온열 수정테라피

| 목부터 전신의 근육과 경줄기학의 연관성

경추는 다른 뼈에 비해 작고 짧지만 이는 오히려 민첩한 순발력이 부합되며, 두개골과 체간을 조절하는 운동력에 알맞은 요인이 된다. 대략 어른의 머리는 무게가 4.5~5kg이라고 하니 다른 척추에 비해지지 근육이 없어 피로감과 다양한 증상이 나타날 수밖에 없는 곳이다. 통계적으로 현대인은 90% 이상이 목의 만곡이 비정상적인 상태로 통증과 운동제한을 받는다고 한다.

대개의 척추의 문제 원인은 목 25%, 어깨 25%, 허리 25%, 무릎 10%, 손 발목 15% 정도이다. 그런데 목이 아픈 경우는 어깨와 허리도 아픈 중복 증상들이 많다. 어디가 아프냐는 말에 '삭신이 다 아프다고'하는 분들이 많다. 가장 쉬운 이유는 '토마스마이어스' 근막경선 해부학에서 보듯 근막(fascia)은 기찻길처럼 머리에서 발끝까지 다양한 경로로 연결되어 있기 때문에 복합적인 문제가 일어나는 것은 당연한 이치이다. 전신을 관리하기가 어렵다면 스트레칭을 꾸준히 해야 한다.

그중 모두의 변형을 찾는다면 골반의 변형이다. 그러니까 목의 문제를 터치할 때 목만 봐서는 해결이 안 된다는 이야기를 하는 것이며, 목에는 림프절 중 40%가 넘는 림프절이 있기에 목을 충분히 풀어 주면 가장 시원하다고 하지만 하루 이틀이 지나면 다시 재발되어 반복된다.

통증이 있는 곳이 무조건 문제가 발생한 근원지라 할 수 없다. 정확한 지식이 없는 분들은 그 통증이 있는 부위만 석션으로 어혈을 만들고, 괄사로 온몸에 어혈을 올리고도, 병이 나으려면 참아야 한다는 표현을 쓴다. 이런 동작들이 반복되면 근육이 스트레스를 받고, 더 질기고 강하게 굳어질 것이고, 나중에 순환의 문제가 생기고, 근육 안에는 신경과 림프, 혈관도 들어 있어서 강하게 긁거나 밀

어 대서 정맥이 손상되며, 어혈이 풀리고 재생이 된다 해도 딱딱하게 굳어져 간다고 봐야 한다. 그래서 사혈이나 부항을 계속 한 분들은 더 강하게 해도 근육의 감각이 무뎌져 더 강하게 받길 원하는 것이다.

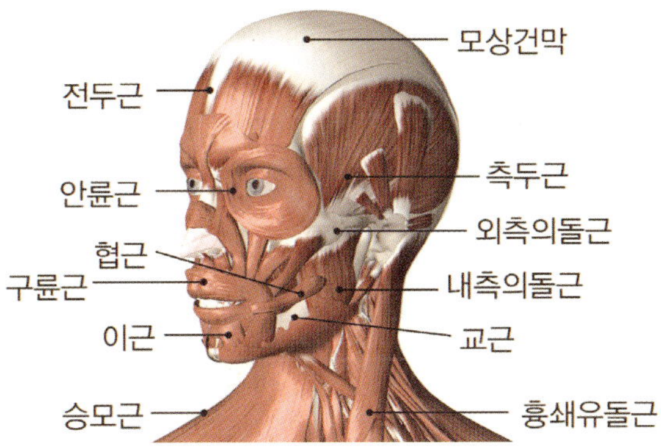

:: 목 근육도 ::

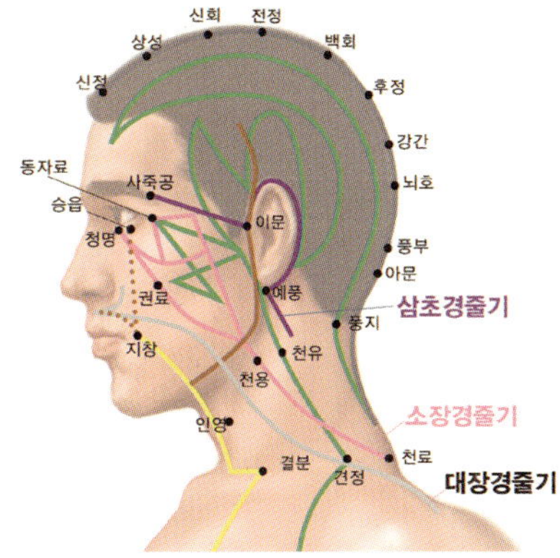

:: 목의 경줄기도 ::

목의 척추, 즉 경추는 머리를 받드는 역할을 한다. 목의 척추가 균형이 잡혀 있지 않으면 무거운 미리의 무게는 온몸의 자세에 영향을 미쳐 특정 부위의 근육이 과도하게 뭉치거나 느슨해지는 결과를 초래한다. 그리고 위 근육사진도를 보면 작은 여러 가지 근육들이 가장 많은 곳이기도 하고 목의 경줄기 또한 사진에서 보듯 집중해서 흐른다.

| 경추 이상으로 생기는 현상

① 근막통증후군

흔히 "담이 결렸다는 말"을 자주 쓰는데 이것이 바로 '근막통증후군'이다. 평소에 이상이 없다가 가끔씩 주기적으로 묵직한 통증이 생기다 사라졌다를 반복한다.

② 경추 염좌

교통사고나 근막과 인대에 손상을 입혀 섬유륜의 악화와 추간판의 충격 흡수 능력을 상실하여 경추1번과 2번 사이에 위치한 후신경절의 손상이 가장 크다.

* **원인** – 불량한 자세(자라목, 수면, 컴퓨터, 페인트 칠), 추간판 인대 손상, 노화성 디스크 탄력성, 운동부족, 디스크 수핵이 빠져나와 신경 압박, 과도한 운동, 오십견, 강한 근막 압력, 시력 저하로 자라목, 과도한 긴장, 결핵성림프절염.

③ 목 만곡현상

신경차단 → 혈류량 감소 → 통증, 저림, 마비 증상, 피로감 유발

④ 경추 추간판탈출증

관절을 연결하는 추간판의 변성 → 신경근 압박 → 근 기능 저하, 마비, 통증 유발

⑤ 외상이나 경추 골절

사지마비

⑥ 경추 척추관 협착

혈류장애, 신경증상 유발

⑦ 경추 인대 골화증

석회화 현상(척수중추신경계의 일부분압박), 신경증상 유발

⑧ 경추 종양

운동기능 상실, 통증, 마비 현상 유발

거북목과 일자목의 증상과 예방법

1) 거북목 증후군

건강보험공단 자료에 의하면, 2012년부터 2016년까지 거북목 증후군으로 병원진료를 받은 환자는 총 1,988만 명이다. 흔히 '거북목 증후군'으로 잘 알려진 VDT 증후군은 안구질환 다음으로 많은 척추와 관련디스크 증상으로 과거에도 일반들에게 발생하는 대표적인 질환이었지만, 컴퓨터와 스마트폰의 사용빈도가 늘어나면서 잘못된 자세를 오랫동안 유지하면서 더 많이 발생되고 있으며 단순히 통증 수준에서 시작하여 장기화되면 디스크로 증상이 악화된다.

디스크 외에도 척추후관절이 악화되는 척추후관절 증후군으로 발전될 수 있으며 관절 손상이나 연골 손실이 발생할 수 있다. 또한, 스마트폰 사용량이 늘어나면서 일자목, 거북목 증후군을 겪는 환자들도 폭발적으로 늘어나고 있다. 그 이유는 PC 사용에 집중하거나 스마트폰을 보기 위해 고개를 숙이는 등 경추의 정상적인 C자 만곡이 변형되어 생긴 현상이며, 목과 어깨의 하중이 증가돼 퇴행성 질환이 가속화된다.

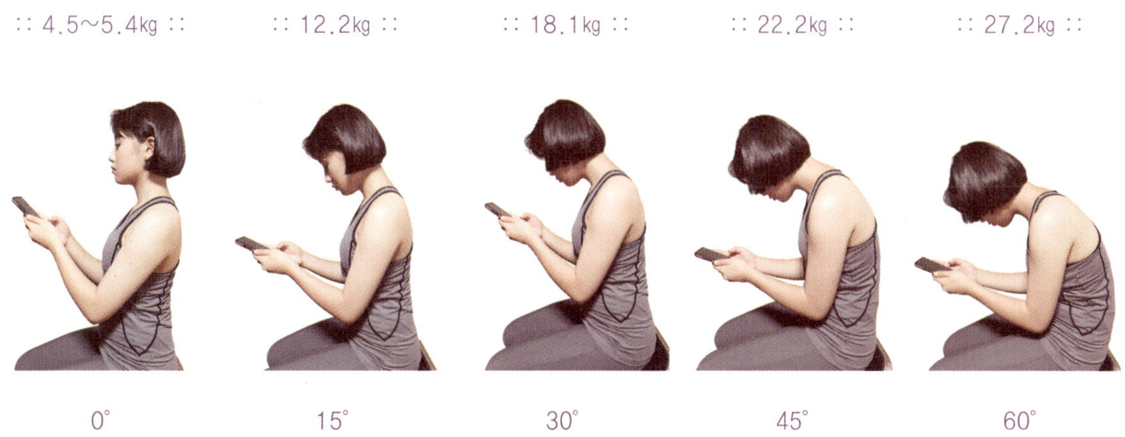

:: 목의 각도와 목뼈가 받는 하중 ::

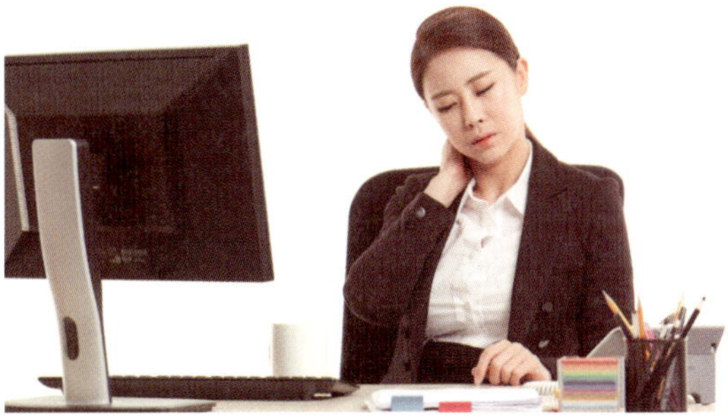

2) 일자목 증후군

척추동맥을 압박하여 합병증으로 두통 유발, 어깨와 팔로 통증을 방사시키고, 운동범위를 제한하며, 비정상적 경추만곡은 혈액의 흐름의 저하로 자율신경계에 영향을 주어 목과 전혀 다른 곳에도 전위되어 이상을 일으킨다.

3) 일자목, 거북목 증후군 예방법

컴퓨터 사용 시 한 시간에 한 번씩 수시로 자리에서 일어나 목을 이완하여 스트레칭을 하면, 목과 연결된 다른 질환을 예방할 수 있다.

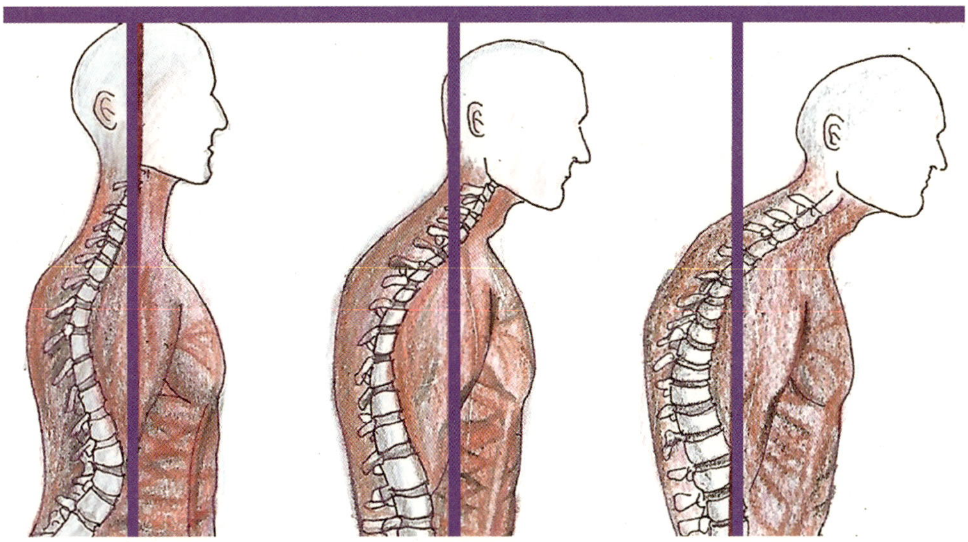

:: 척추 후만증 ::

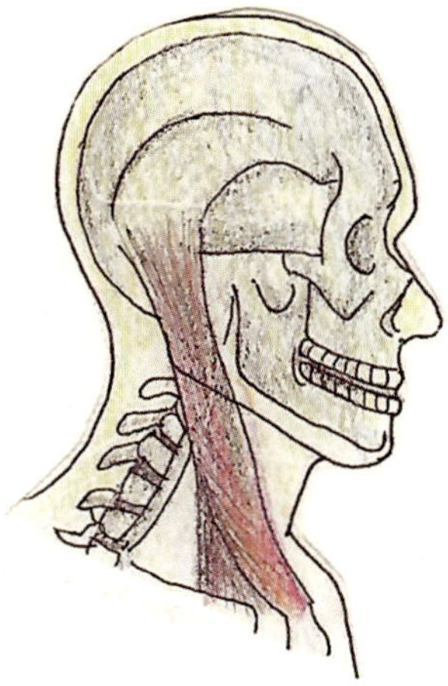

:: 목 근육도 ::

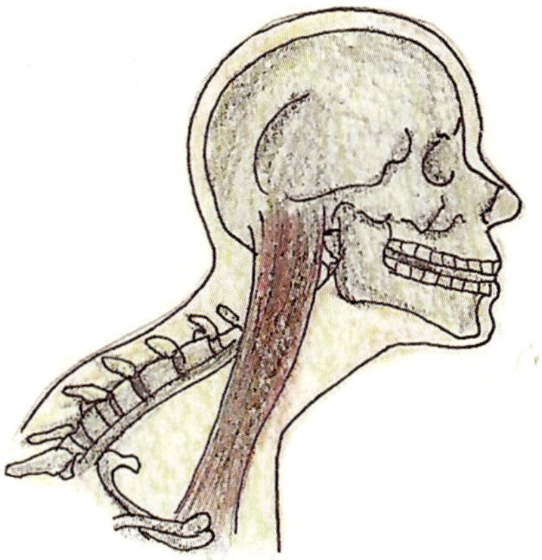

:: 거북목 흉쇄 유돌근 ::

| 온열 수정테라피를 활용한 목 관리

어깨 근육이 약해지거나 여성의 가슴이 처지면서 삼각근이 변형되어(사각근과 제1늑골, 쇄골이 위치한 삼각형 공간) 흉곽출구 공간이 좁아지면서 신경과 혈관을 압박하여 통증이 일어나는 것을 "흉곽출구증후군"이라 한다.

필자가 피부관리사 분들을 교육해 보면 '흉쇄유돌근'이 너무 딱딱하게 굳어 목이 너무 피곤하다고 하시는 분들이 정말 많다. 그럴 때 두피 관리와 목을 5분 정도만 풀어 드려도 모든 분들이 살 것 같다는 표현들을 한다. 필자도 오랜 시간 강의를 하고 나면 목이 쉬거나 목의 근육이 딱딱하게 굳어서 목이 아픈 통증이 꼭 머리가 무겁게 느껴졌다.

이럴 땐 먼저 부드러운 온열 마사지로 앞의 대흉근 전체와 액와(중완혈), 등 쪽 견갑골과 액와(견정혈, 화타협지)를 관리한 후 포인트 부분은 집중적으로 관리한 다음 목 전체와 승모근을 부드러운 온열로 충분히 풀어 주면 효과적이다.

단 좌골의 이상이 같이 생긴 경우, 대퇴부부터 대둔근, 중둔근, 소둔근, 요방형근 → 앞 대퇴부와 복직근, 서혜부와 서혜부의 위, 아래 근육들을 바로잡아 주어야 한다. 또한 홈에서도 바른 자세와 꾸준한 스트레칭 방법만이 오랜 시간 좋아진 상태를 유지할 수 있다.

시간이 날 때 이와 같은 방법으로 두피와 목을 5분 정도 아로마를 활용하여 풀어 주고, 수정방에서 수정 베개를 해 드리고 복부중완에 홍수정 하나를 올려드린 후 30분이 경과하면 누구나 잠이 들어 있으며, 일어나서 원장님들께 고개를 좌우로 돌려보고 목을 만져 보시라고 하면 깜짝 놀란다. 홈에서 본인들도 목을 수시로 풀지만 아무리 해도 안 풀렸는데 신기하다, 머리가 맑아졌다고 일괄적인 표현을 하셨다. 필자도 아무리 피곤해도 목 베개를 하고 나면 살 것 같았는데, 같은 생각을 하셨다. 이에 거북목, 일자목, 어깨통증까지 해결할 수 있는 제품을 개발하였다.

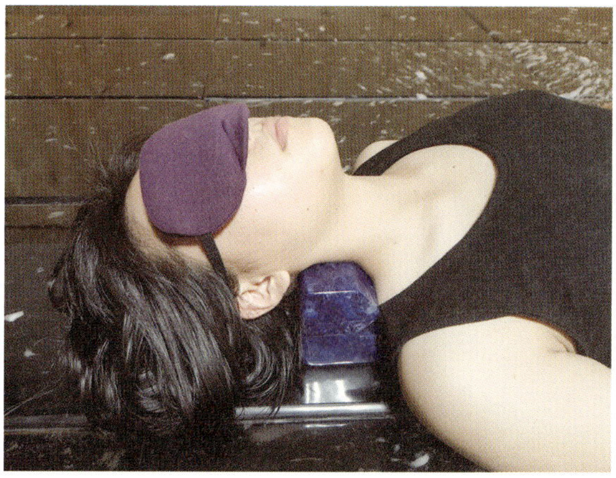

:: 거북목 수정 베개를 베고 있는 모습 ::

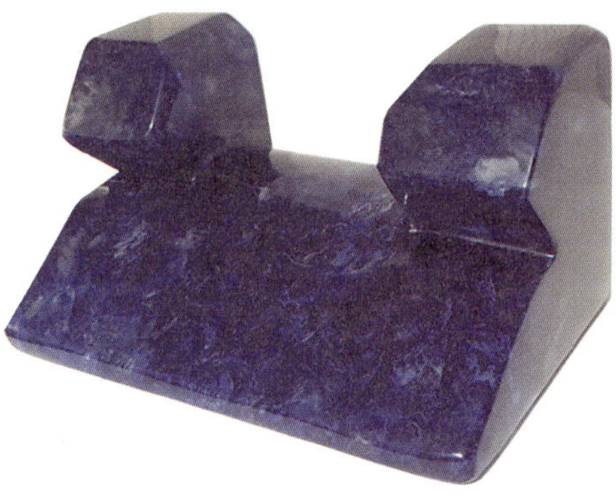

:: 거북목 수정 베개 ::

14. 건강한 어깨를 위한 오십견 처방전

어깨 근육과 경줄기도의 흐름

목의 회전을 관여하는 승모근 (목을 반대 옆으로 돌릴 때 반대편 승모근 상부에서 통증이 일어난다).

❖ **상부** | 라운드 숄더와 편두통의 초기 증상

❖ **중부** | 이완성 긴장과 거북목 증후군
(흉추융기증후군 - 경추7번~흉추 1,2번까지 튀어나온다)

❖ **하부** | 어깨 시림증이라 하여 등에 한기를 느끼는 현상

등의 근육은 목과 연결된 승모근
액와 옆으로 작은 극하근, 소원근, 대원근, 넓은 광배근
척추뼈를 둘러서 척추 기립근, 요방형근
옆구리 옆 외복사근, 엉덩이 - 대둔근, 중둔근, 소둔근

근육학과 경줄기도의 흐름

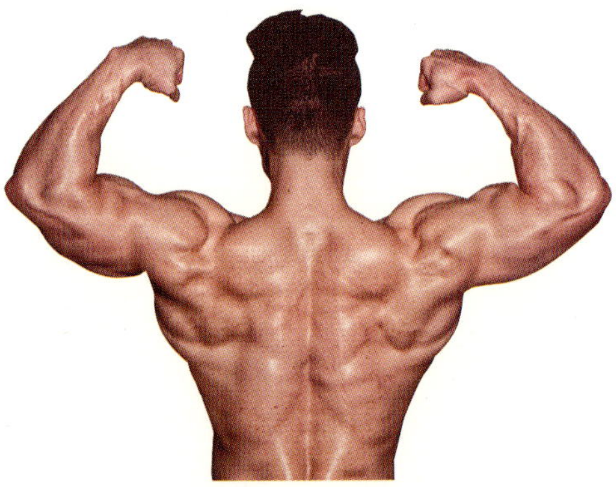

❖ **승모근** | 대장경, 삼초경, 소장경, 방광경줄기가 지나가고

❖ **극하근** | 소장경줄기가 지나가고

❖ **광배근, 척추기립근, 요방형근, 대둔근** | 방광경줄기

❖ **외 복사근** | 담경

❖ **어깨와 팔의 연결된 삼각근** | 대장경, 삼초경, 소장경줄기가 지나간다.

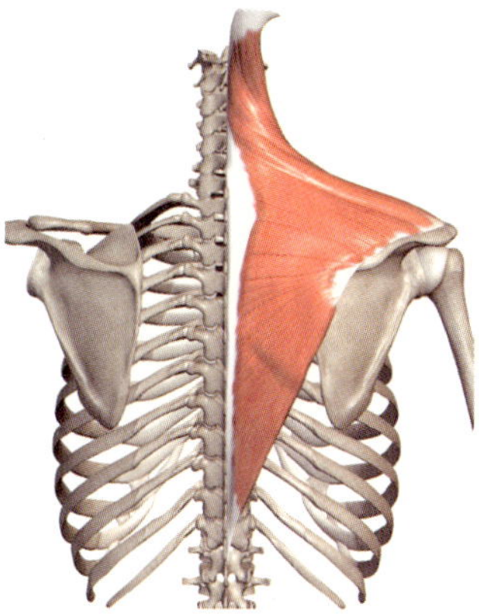

:: 등세모근 (승모근) ::

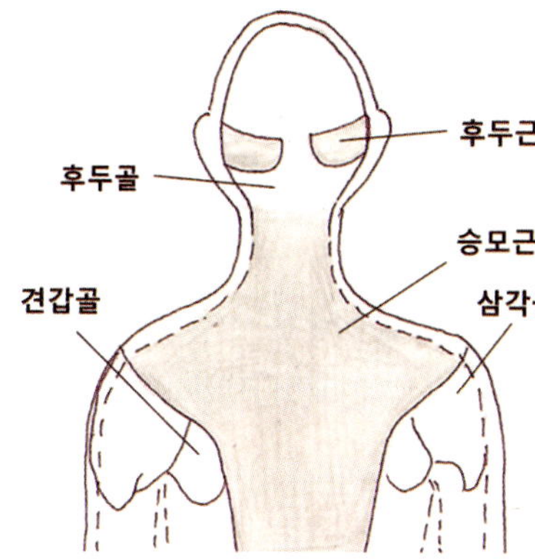

:: 승모근 관련 통증 부위 ::

오른쪽과 왼쪽의 등세모근이 함께 불규칙한 4개의 면을 가진 사다리꼴을 이룬다. 등세모근의 주요 기능은 어깨와 팔을 지탱하는 것과 팔을 어깨 높이 위로 들어 올리는 기능과 견갑골을 회전시키는 것이다.

| 어깨 안정화 근육인 네 개 근육

* 회전근개(극상근, 극하근, 소원근, 견갑하근)
* 삼각근 안쪽 좁은 공간에 네 개의 근육이 감싸져 있다.
* **주의** : 삼각근과 대원근은 회전근개 근육이 아니다.

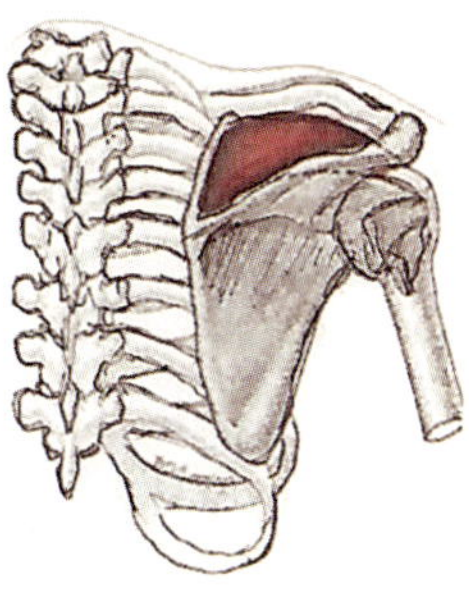

:: 극상근 ::

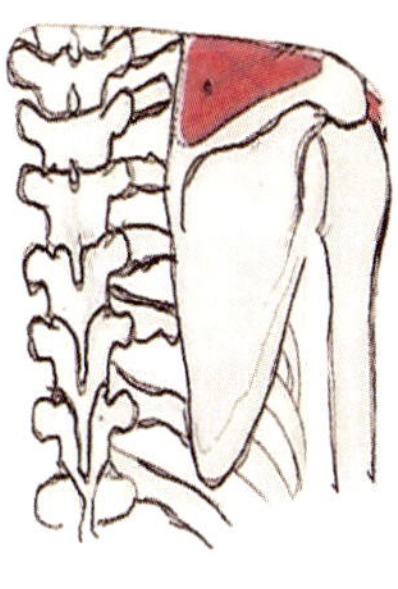

:: 견갑하근 ::

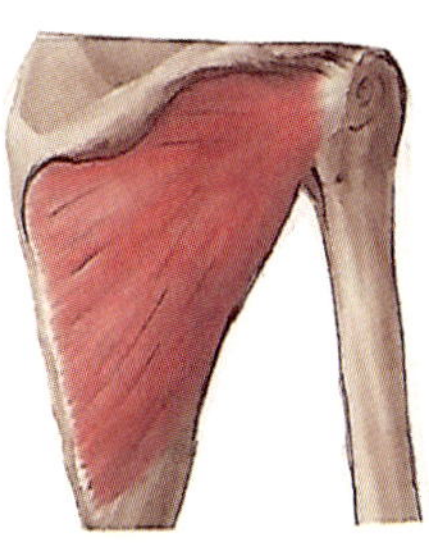

:: 극하근 ::

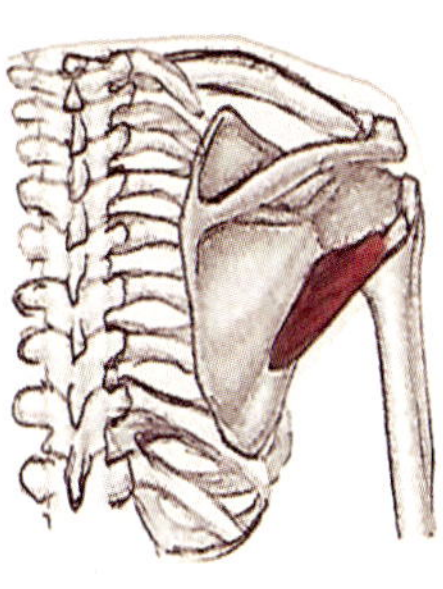

:: 소원근 ::

| 회전근개 파열과 운동치료법

어깨의 가장 외층에는 삼각근이 존재한다. 삼각근의 아래층에 극상건, 극하건, 소원건, 견갑하건이 상완골을 감싸고 있는데 이 4개의 힘줄을 '회전근개'라고 한다. 회전근개의 역할은 어깨관절이 움직일 때 동적인 안정성을 부여하는 것이다.

1) 회전근개 파열의 진단

회전근개 힘줄이 일단 손상되고 적절한 치료가 이루어지지 않으면 염증단계에서부터 시작하여 미세파열, 부분파열, 완전파열로 진행된다. 손상의 진행과 악화에 중요한 역할을 하는 것이 충돌증후군이다.

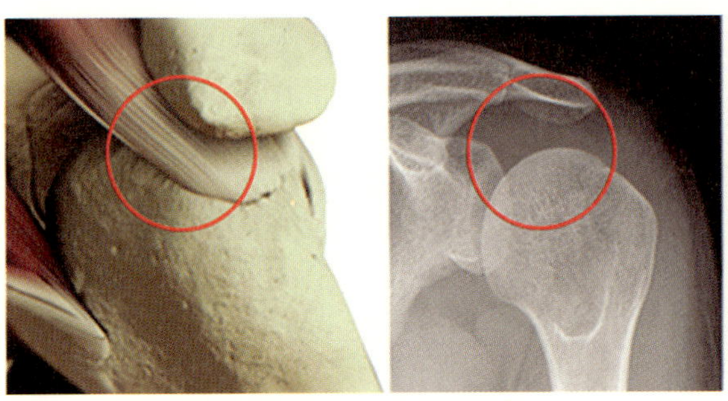

:: 정상적인 견봉 형태 ::

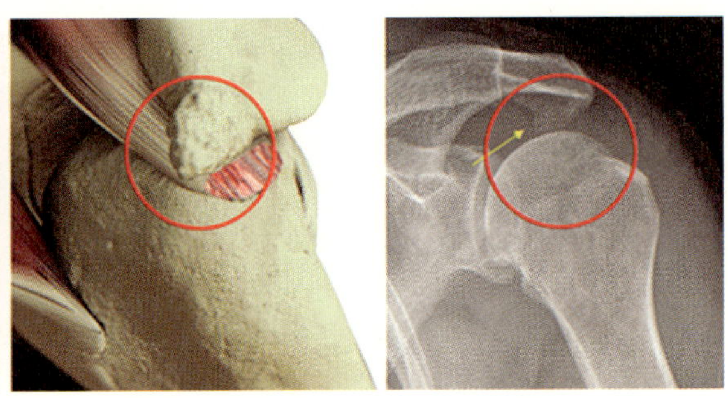

:: 견봉이 자라난 형태 ::

반복적인 충돌은 회전근개 손상을 악화시킨다. 증상과 통증에 관한 상담을 통해 진단을 내릴 수 있으며 다양한 임상검사와 관절 조영술, 초음파검사, MRI 등에 의해 진단할 수 있다.

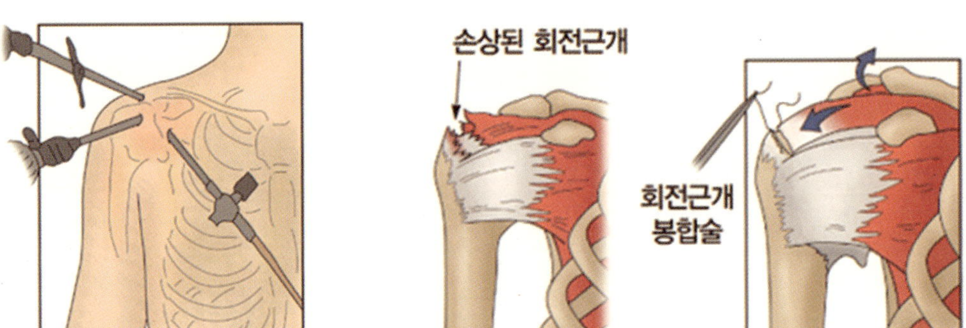

:: 회전근개 질환 ::

2) 회전근개 파열의 치료

❖ **비수술적 치료(보존적 치료)** | 회전근개의 부분파열이 있을 때는 보존적 치료를 할 수 있다. 운동치료는 회전근 일련의 특수한 동작으로 이루어지며 약물이나 운동치료를 해도증상이 호전되지 않을 경우 수술을 해야 한다.

❖ **수술적 치료** | 회전근개가 완전 파열되어 기능에 장애가 생겼을 경우, 전신 마취하에 어깨 부분에 관절내시경으로 수술을 할 수 있다. 그러나 파열부위가 큰 경우에는 약간의 절개로 수술을 할 수 있다. 입원기간이 짧고, 수술 후 회복도 빠른 장점이 있다.

3) 회전근개 파열의 운동치료법

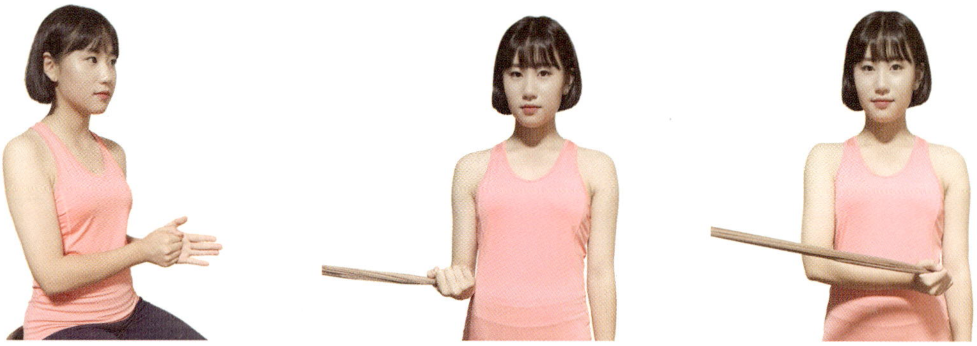

* **엑서사이즈밴드를 이용한 운동** - 복부를 긴장시키고 팔을 외회전 또는 내회전 방향으로 당긴 후 천천히 시작 위치로 돌아간다.

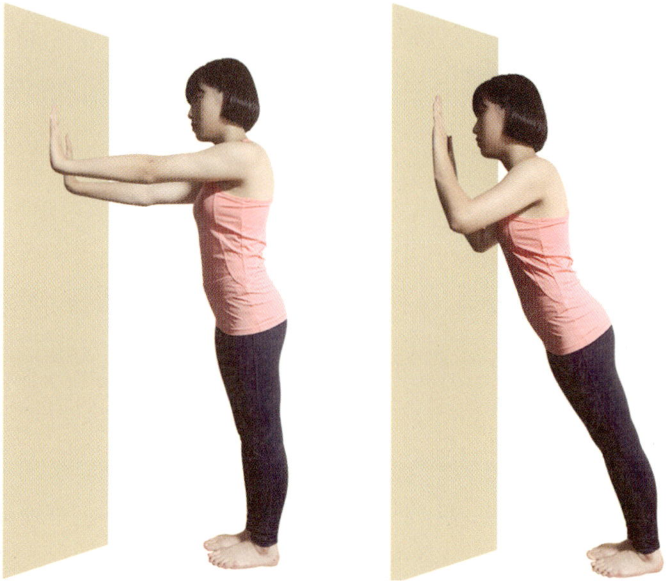

* **벽 앞에 서서 팔를 펴고 준비**
- 복부와 허리를 긴장하여 등을 수평 유지한 상태로 내려간 후 시작 위치로 돌아간다.

오십견과 수정테라피 처방

회전근개 파열과 증상이 매우 유사한 오십견

주로 오십대의 중년층에서 발생한다고 하여 '오십견(五十肩, 오십대의 어깨)'이라고 불리지만 최근에는 30대부터 70대에 이르기까지 다양한 연령층에서 오십견 증상을 보인다. 이는 다양한 요인에 의해 유발되는 섬유화는 젊은 층에게도 오십견이 발병하는 원인으로 작용하며, 어깨 근육이나 관절을 움직이지 못하는 증상으로 '굳은 어깨'라는 명칭이 더 합당하며, '유착성 관절낭염'이라고도 부른다. 하지만, 단순히 어깨 통증이 다 오십견은 아니다.

1) 오십견 자가진단

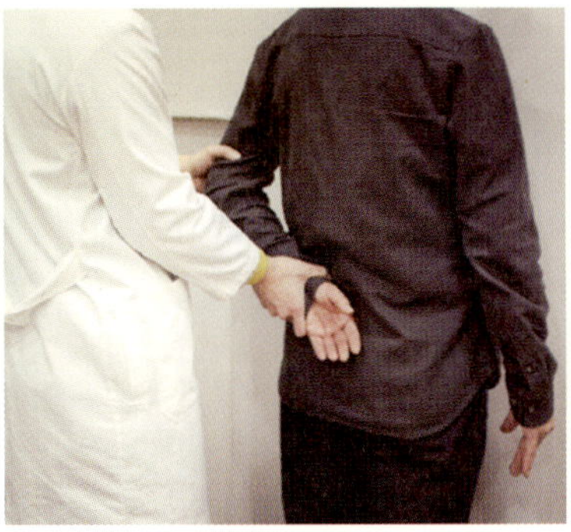
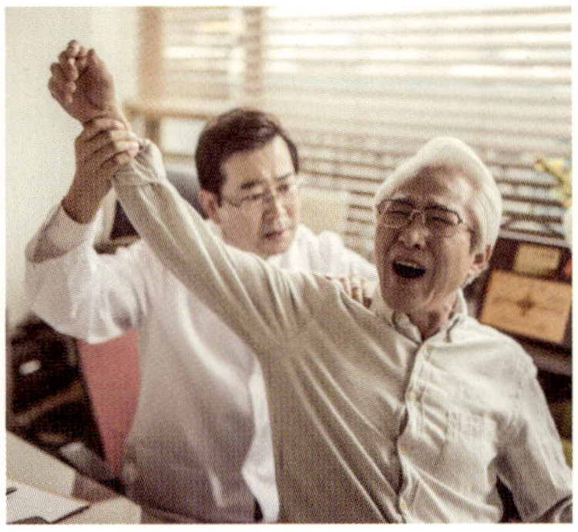
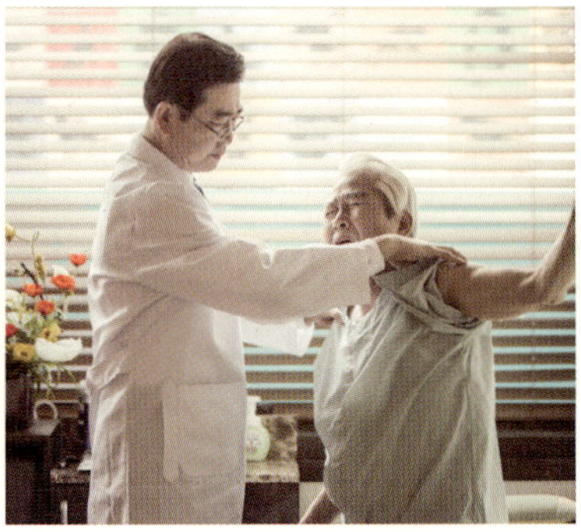

어깨를 움직일 시 통증이 발생된다. 위의 자세가 불편해서 제대로 할 수 없다면 오십견을 의심해야 한다.

- 차렷 자세에서 팔을 앞으로 나란히 올려 본다.
- 차렷 자세에서 팔을 옆으로 올려 하늘로 뻗으며 팔을 귀에 닿게 한다.
- 팔을 수평으로 벌리고 팔꿈치만 아래위로 움직여 본다.
- 양팔을 등 뒤로 돌려 서서히 위로 올려 본다.

먼저 힘들어지고 이후에는 옆으로 뻗는 동작이 어려워지다, 앞으로도 잘 움직이지 않게 되며, 옷을 입고 벗거나 세안 및 머리를 감을 때 힘들다.

그러나 목 신경이 눌려 통증이 생기는 경우나 근육이 뭉쳐서 통증을 유발하는 근막통증후군과 구별할 필요가 있다. 위와 같은 자세가 아예 안 된다면 초음파검사를 통해 진단을 받는 것이 좋고 수술이 필요할 경우 MRI 검사를 하는 경우도 있다.

오십견의 원인은 다양하지만, 회전근개 힘줄의 섬유화(탄력이 저하되는 힘줄 노화현상)에 의해 뻣뻣해지면서 발생할 때가 많다. 이 때문에 힘줄에 영향을 미치는 추운 날씨나 환경의 온도 변화에 민감한 반응을 보인다.

2) 수정테라피 오십견 처방

오십견은 초기 발견과 치료가 중요하다. 컴퓨터작업이 잦은 30~40대 젊은 층에서는 어깨 통증을 느껴도 시간이 지나면 낫겠지 하는 생각으로 방치하다가, 증상이 악화된 후에 병원을 찾는 사례도 빈번하다. 어깨 주위에서 통증이 느껴지기 시작해 2~3주 이상 지속될 경우에는, 병원을 찾아 정확한 진단과 조기 치료를 받는 것이 바람직하며, 약물이나 주사 치료 후 재활치료로 샵에서 진행하는 것이 좋다.

앞에서 여러 내용을 보듯 모든 장기의 문제나 척추, 근육염증의 문제는 잘못된 자세에서 시작되며, 방치되면 대부분 어깨와 목에 무리가 가게 되고 이러한 증상들이 지속될 경우 오십견은 물론이며 목디스크와 일자목 등의 증상이 생길 수 있다.

한의학 내용에 "불통즉통, 통측불통"이란 말이 있다. 기혈이 잘 통하지 않으면 통증과 질병이 발생하고 기혈이 잘 통하면 통증과 질병이 없다는 뜻이다. 우리 몸 내부의 '기' 흐름을 원활하게 해 주면 건강한 삶을 살게 될 것이다. 어깨와 목 주변의 근육들이 뭉친 느낌을 평소 자주 받는 분이라면 방치하지 말고 바로 마사지나 스트레칭을 통해 근육 뭉침을 바로 풀어 주는 것이 중요하다.

수정테라피 오십견 관리 순서

전중혈 → 가슴 위 → 앞 액와 → 천돌혈 → 쇄골라인 → 흉쇄유돌근 → 늑골 → 승모근(견정혈) → 척추기립근 → 뒤 후면 액와 → 대원근, 소원근 → 광배근 밑에 요방형근 → 광배근 밑에 숨은 (코아근육-장늑근) → 대원근, 위 (소원근) → 삼각근 ~ 광배근 → 두판상근과 헤어라인 반씩 혈자리 자극

:: 수정 테라피 오십견 처방 ::

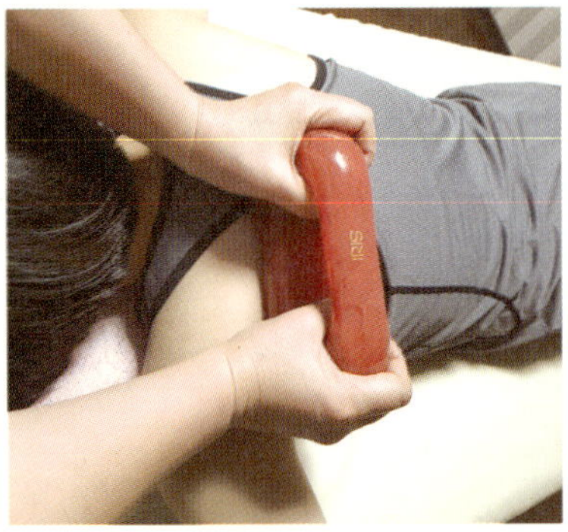

① 승모근, 삼각근

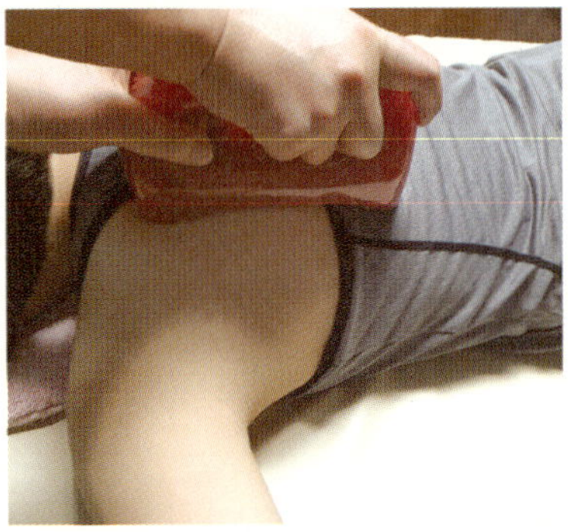

② 척추 기립근

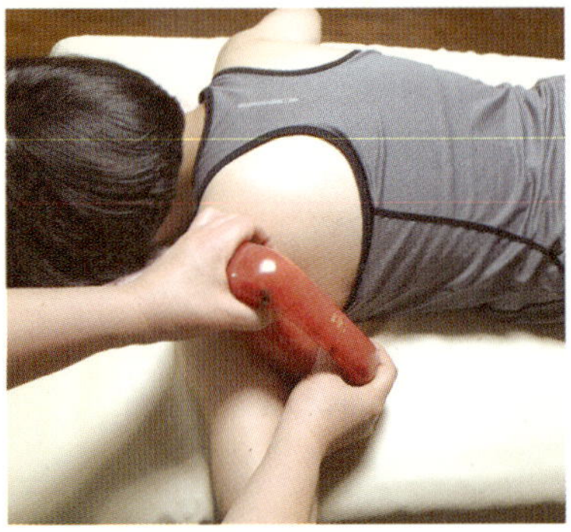

③ 액와, 대원근, 소원근

:: 오십견의 핵심 ::

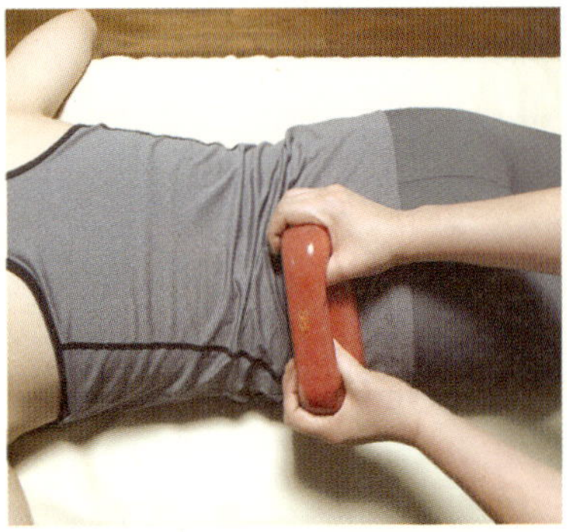

④ 광배근 밑 요방형근

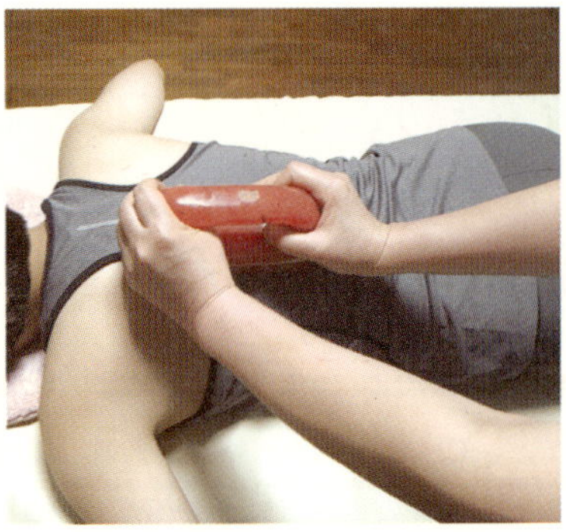

⑤ 삼각근~광배근, 밑 코아근육 장늑근

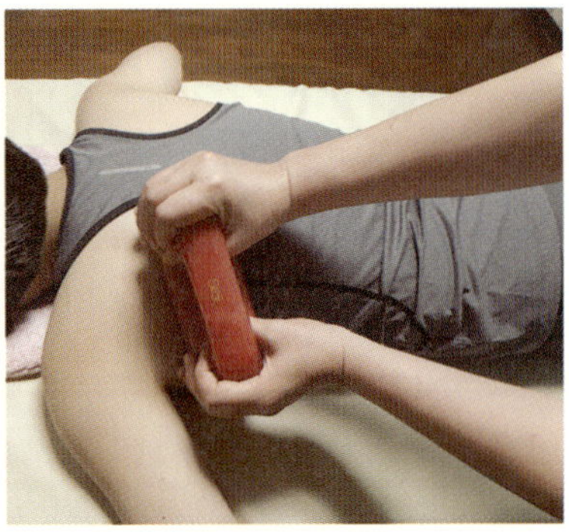

⑥ 대원근,위 소원근

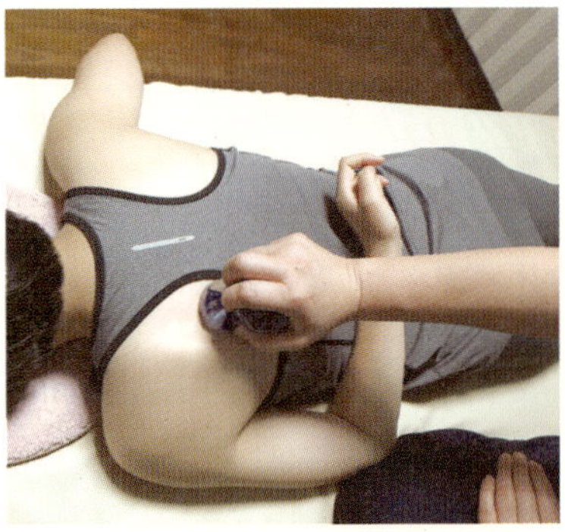

⑦ 삼각근~광배근, 밑 코아근육 장늑근

* 관리사의 다리를 팔꿈치를 움직이지 않도록 밀고 청괄사를 두손으로 집중관리

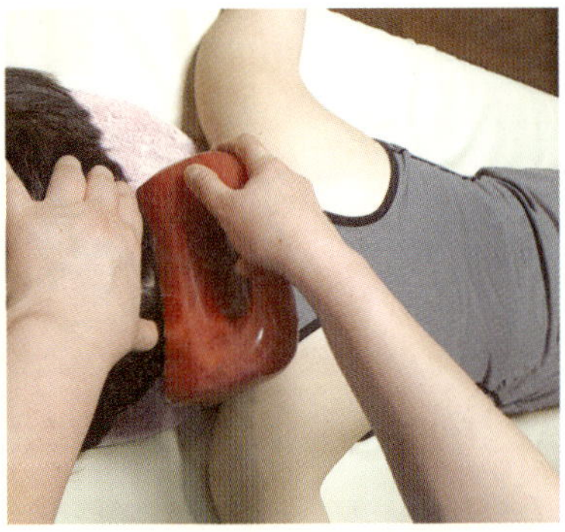

⑧ 두판상근과 헤어라인 반씩 힘 배고 컷트 동작. 머리산소공급원활.

15. 척추 건강을 위한 근육별 맞춤 수정테라피

| 척추만곡의 종류와 증상

척추의 '만곡'이란 '휘어져 있는 상태' 또는 '굽은 상태'를 뜻한다. 팔이나 사람의 다리가 심하게 휘어져 있다면 비정상적인 만곡이라 한다. 서 있는 사람을 앞에서 보면, 척추는 일자로 똑바로 서 있어 머리가 몸의 중심에 위치하게 된다. 그러나 사람을 앞에서 보았을 때 일자가 아니고 옆으로 휘 어있는 경우, 사람을 옆에서 보았을 때 정상적으로 관찰되는 세 개의 만곡에 문제가 생긴 경우(만곡이 너무 커지거나 작아진 경우)는 비정상적인 만곡이며 "척추 변형"이다.

1) 척추측만증

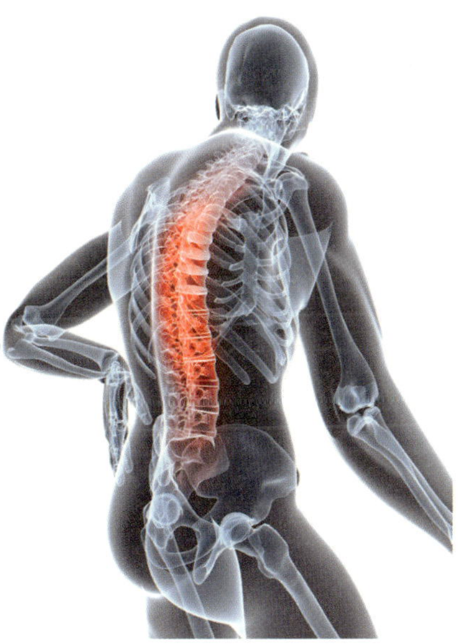

정면에서 봤을 때 척추가 옆으로 휘어지면서 체형불균형을 유발하는 질환이다. 허리를 펴고 바르게 섰을 때 어깨의 높이가 다르거나 양쪽 날갯죽지 중 한쪽만 돌출되었거나 두 다리 길이의 차이가 느껴진다면 이 질환이 의심되며, 초기에는 뚜렷한 증상이 없기 때문에 병을 자각하기 힘들어 방치하여 척추측만증이 심화될 경우 장과 폐 등의 장기가 압박되고 각종 합병증이 발생하거나 후유증 문제가 되어 반드시 조기치료를 해야 한다.

건강보험심사평가원에 따르면 2011년~2015년 척추측만증으로 치료받은 사람은 매년 약 10만 명 이상인 것으로 나타났다. 특히 2015년 척추측만증 환자 11만 3,000명 중 44.4% 는 10대 청소년이었으며, 성장기인 13~16세에 집중되었다. 척추측만증이란 척추가 'C자형'이나 'S자형'으로 휘어져 몸이 기울거나 변형되는 질환이다.

삐딱한 자세를 오랜 시간 유지하거나 엉덩이를 앞으로 쭉 뺀 채 자주 앉고 평소 허리를 구부정하게 유지하는 경우 발생할 수 있다. 선천적으로 척추뼈 이상이 있는 경우, 편식으로 인한 영양분부족 및 불안정한 자세를 오래 유지하거나 척추지지근육의 좌우가 불균형하거나 근력이 약해진 경우에도 나타난다. 성인 척추측만의 증상은 다음과 같다.

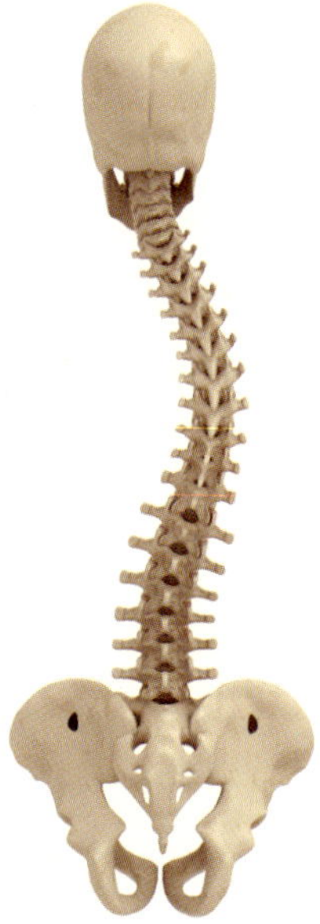

- 등이나 어깨가 항상 뭉쳐 있거나 무거움을 호소한다.
- 골반에 통증이 있거나 무릎이 시리거나 아픈 통증이 있다.
- 족부의 통증, 아킬레스건 통증, 두통 증상이 있다.
- 오십견, 팔꿈치 통증이 자주 오고 치료해도 호전되지 않는다.
- 소화불량, 체중, 설사, 복통과 가슴이 답답하고 한숨을 자주 쉰다.
- 허리가 자주 삐끗하고 목이 삐는 경우가 많다.

2) 척추후만증

흉추가 휘어져 등이 굽는다. 옆에서 봤을 때 척추가 정상적인 모양을 잃고 일자로 꼿꼿하게 굳어 있는 상태로, 거북목처럼 목이 앞으로 튀어나오는 것이 특징이다. 배를 내밀고 걷거나 허리를 굽히고 서 있는 자세, 목과 허리를 구부정하게 구부리고 앉는 자세 등의 불량한 자세가 원인이 되어 나타난다. 척추후만증을 방치할 경우 외부의 충격을 흡수하기 어려워지는데다가 척추 주변에 퇴행성 변화까지 오고, 허리를 뒤로 젖힐 때마다 극심한 통증을 유발하며, 보행 장애 등 일상생활에도 불편함을 줄 수 있다.

샵에서의 척추측만증 진단법

샵에 방문한 고객이 측만이 의심된다면 체크할 내용

고객의 몸통을 앞으로 구부리게 하는 전방 굴곡 검사를 통하여 한쪽 등이나 허리가 비대칭적으로 반대쪽보다 더 튀어나와 있는지를 알아본다. 똑바로 누운 자세에서 허리 밑에 손을 넣었을 때 잘 들어가지 않는 일자허리는 척추후만증이다(기립 시 등심대 검사, 사진으로 보여 주기).

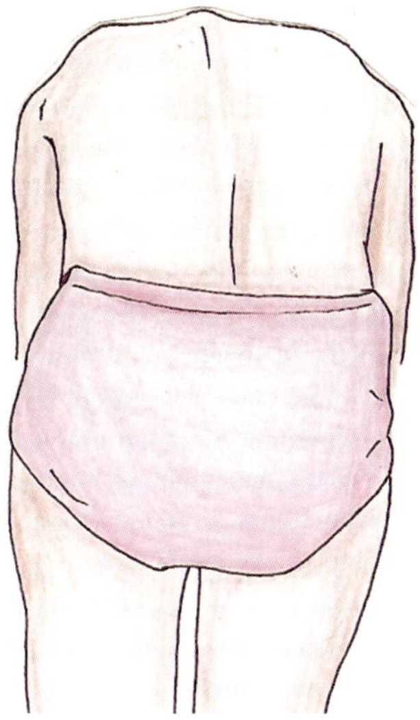

:: 정상척추 ::

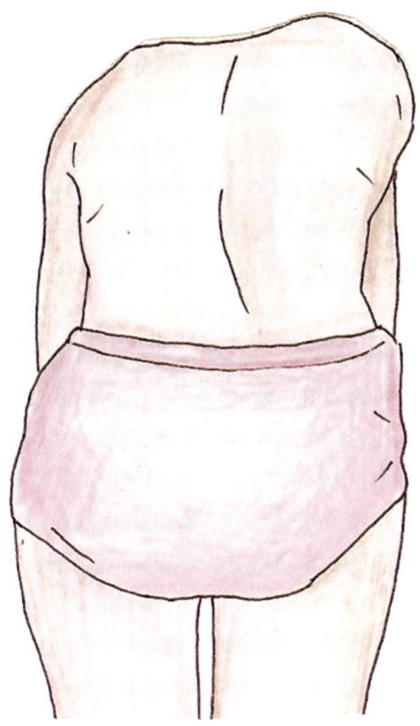

:: 척추측만증 ::
올라간 쪽으로 척추가 틀어진 경우 거꾸로 S

＊ 척추측만증 진단법 (병원 엑스레이 검사로 고객의 측만 상태를 체크한다)

- 앉아 있는 자세에서 머리가 기울어짐.
- 허리를 구부렸을 때 양쪽 등이나 어깨선의 높이가 다르다.
- 양쪽 골반의 높이가 다른 경우(뒤에서 한쪽 엉덩이만 더 높다).
- 양쪽 발의 길이가 다르고 신발 굽이 한쪽만 먼저 닳는 경우.
- 걷거나 뛸 때 모습이 부자연스럽다.
- 갈비뼈가 비대칭을 이루고 있다.
- 한쪽 견갑골이 튀어나온 경우.
- 양쪽 가슴 크기가 다르다.
- 등의 굴곡이 불균형을 보이는 증상이 있는 경우.
  척추측만증 관리 부주의로 요통, 어깨 결림, 갈비뼈, 골반 등의 변형이 온다.

교정도수운동치료

측만증으로 진단되었다고 무조건 수술을 하는 것이 아니다. 얼마 전까지만 해도 병원에선 '전기 자극' 방법이 사용되었으나 현재는 효과가 없다고 입증되어 거의 사용되지 않는다. 다양한 체조를 하는 "운동 치료(exercise)"는 보조적인 방법이지, 측만증의 근본적인 치료 방법은 아니다. 일반적으로 교정도수운동치료는 재활운동으로 근본원인을 치료하는 것에 목적을 둔다. 샵에서도 위의 내용을 중심으로 생활자세 교정과 틀어진 근막을 풀어 주어 운동교정을 반복하면 효과가 있다.

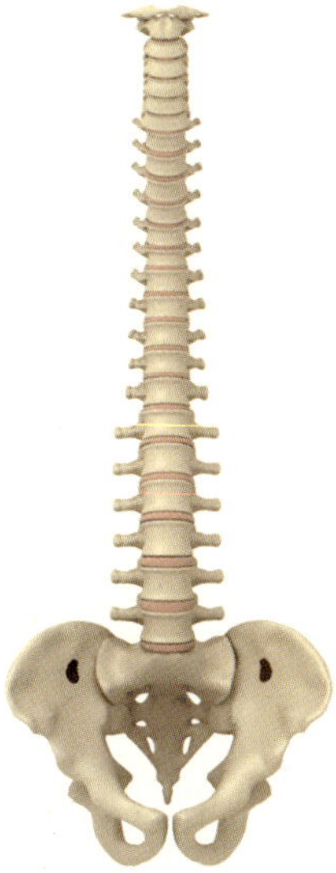

:: 척추정면 ::

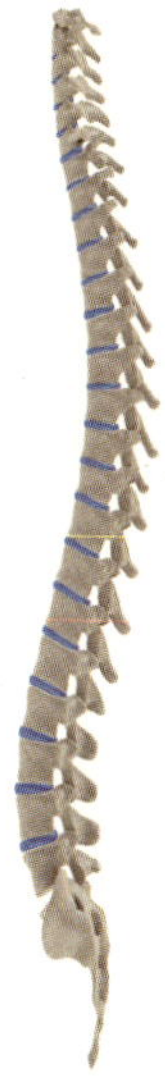

:: 척추옆면 ::

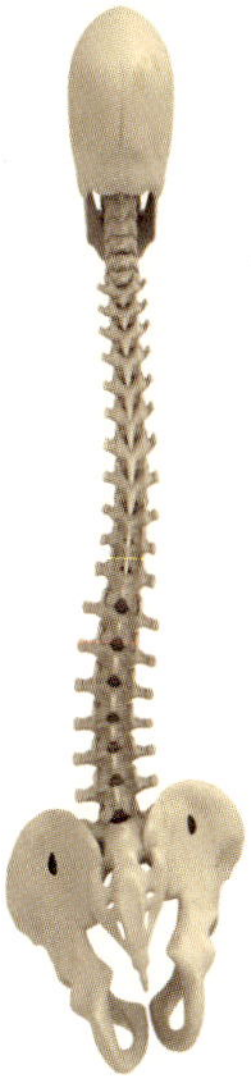

:: 척추1차 틀어짐 ::

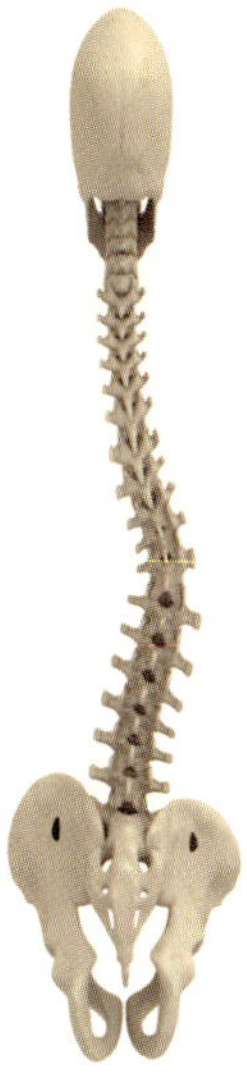

:: 척추 2차 틀어짐 ::

잘못된 자세	척추의 변형	이완된 근육	단축된 근육
척추 전만증	요추 → 과 이완 골반 → 전방경사 고관절 → 단축	복부전체 특히 외복사근	요추 기립근 고관절굴곡근
평평 등 자세	요추 → 단축 골반 → 후방경사 고관절 → 이완	요추기립근 고관절굴곡근	전방 복근 고관절 → 이완
평평등에서 심화되면 → 굽은 등 *골반 → 전방변위 *등 상부 → 후방변위	등 상부 → 후방변위 골반 → 후방경사 고관절 → 이완 경우에 따른 요추변성	전방 하복근 특히 외복사근 고관절굴곡근	전방상복근 특히 내복사근과 상부직근 고관절 → 이완

신전이란: 늘여서 펼침. (이완)

굴곡근이란: 상하 또는 좌우로 이리저리 꺾이고 굽음. (단축)

척추 전만증, 골반 전방경사 스트레칭 관리

* 요추, 고관절 단축 → 온열수정 이완
* 복근 강화
* 고관절이 약한 경우 → 고관절 신전강화
* 몸을 구부리는 운동
* 윗몸 일으키기 X (고관절 굴곡 심화)

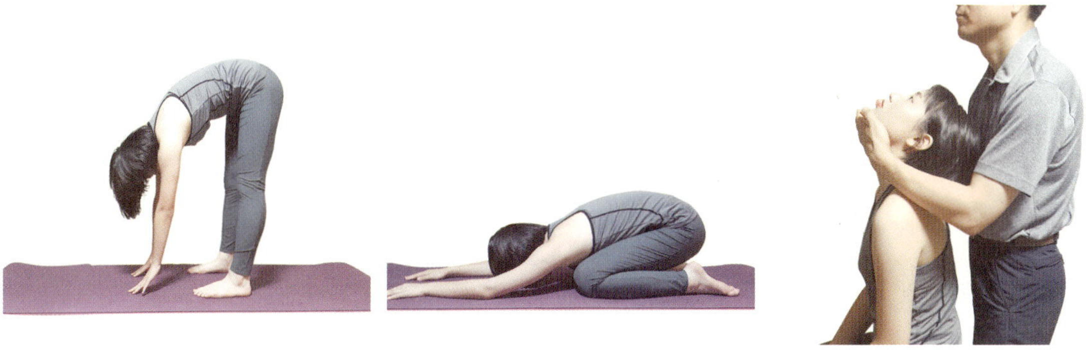

:: 척추 전망증, 전방경사 스트레칭 ::

후방경사 평평등, ~골반후방경사 스트레칭

* 약해진 허리 → 강화 운동 → 정상적 전방곡선 회복
* 엎드린 자세 X → 후방경사 더 증가와 고관절이완 문제는 골반 전방경사 운동 강화 → 허리에 손을 대고 목과 엉덩이를 뒤로 젖히는 운동 O
* 슬건근(뒤 허벅지-대퇴이두근 안에 반건 양근, 반막양근) 스트레칭

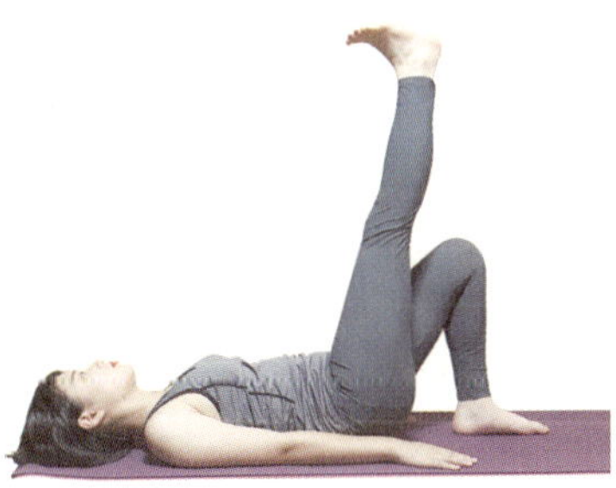

:: 슬건근 긴장성 → 이완 ::

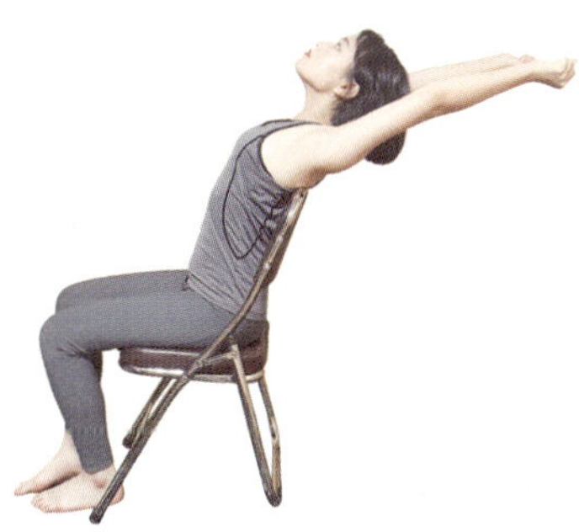

:: 후방경사, 척추, 복근 ::

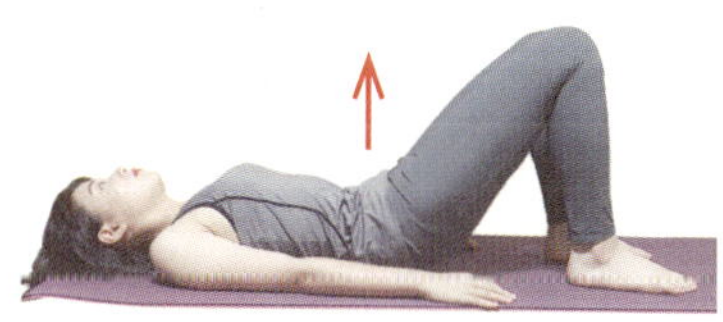

:: 외복사근 강화::

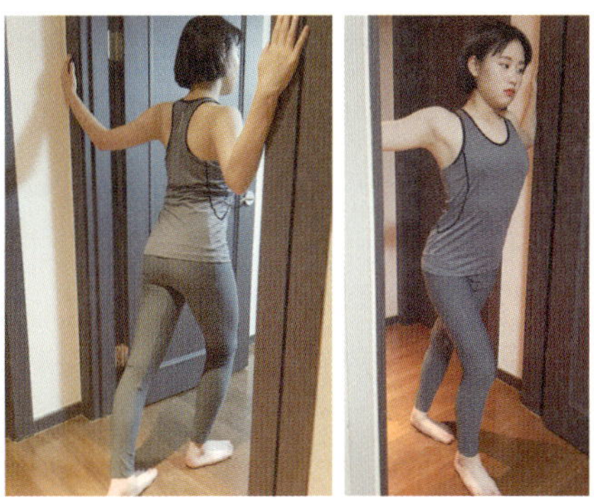

:: 복직근 ~ 대흉근::

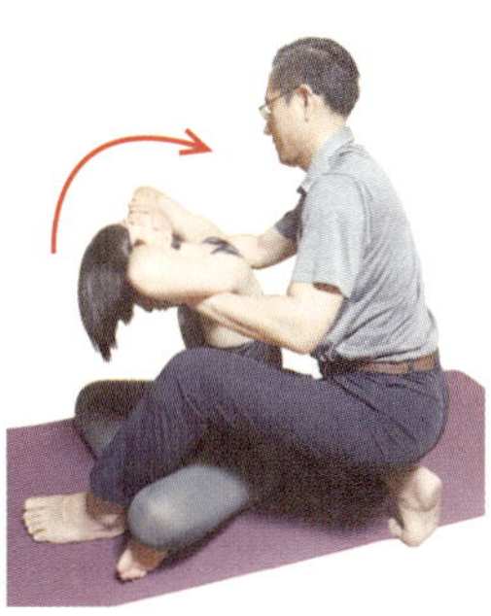

:: 척추 후방경사(복근 스트레칭)::

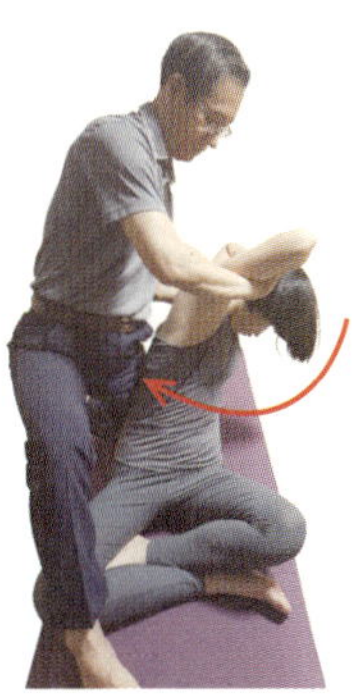

:: 척추 스트레칭::

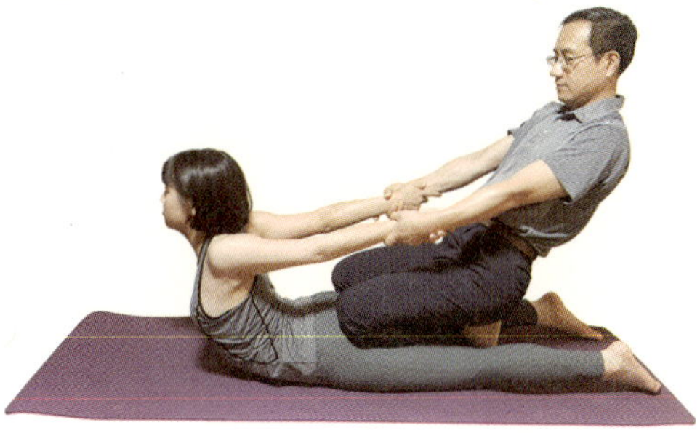

:: 척추 후방경사(복근 스트레칭)::

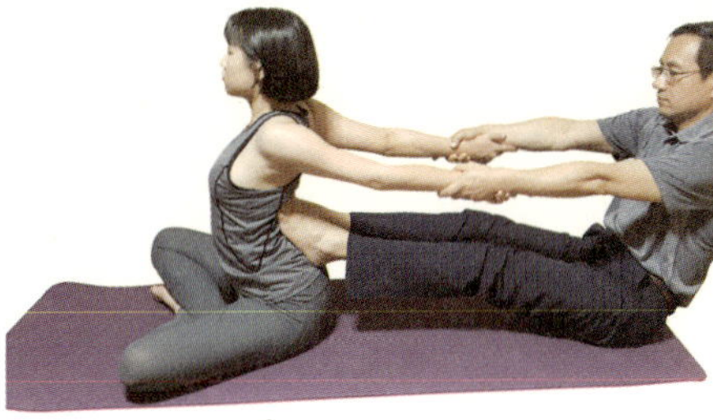

:: 척추 스트레칭::

굽은 등, 골반 전방경사, 등 상부 후방경사 스트레칭 동작

① 스트레칭 동작 바닥에 누워 다리 들기

40도 전에 통증은 추간판 탈출의 원인 요통 유발

② 두 팔을 머리 위로 뻗은 상태 깊은 숨 → (늑간근-갈비뼈 사이, 상 복근)

③ 하복근 강화(외복사근 집중)

* 고관절 단축된 경우: 누운 자세에서 다리를 번갈아 들어 올려 고관절 강화

(두 다리 한 번에 올리지 말 것- 복부 근육 손상 위험)

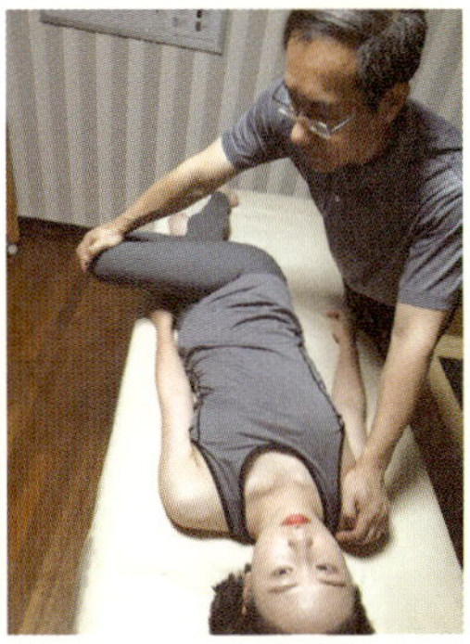

:: 요방형근 스트레칭 ::

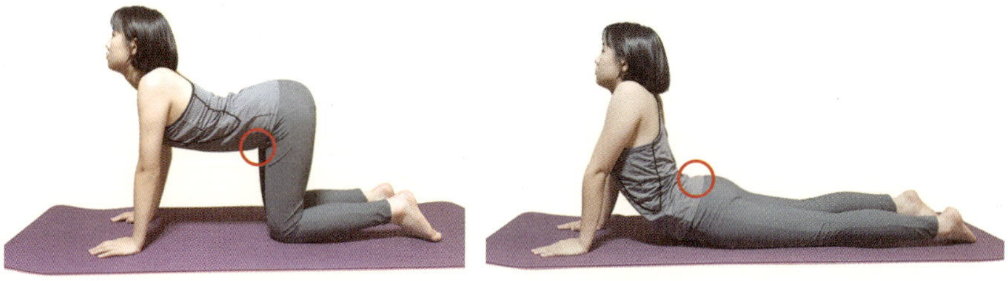

:: 엉덩근 쪽 통증 → 천장관골~장골과 천골이 만나는 양쪽부위 ::

* 고관절 앞의 통증 → 장요근, 안쪽 허벅지 유연성 결여
* 골반의 전방경사가 너무 심하면 배가 더 나와 보일 수가 있다.
* 후방경사가 심하면 요추가 편평해져서 몸의 정렬이 틀어질 수 있다.

| 척추 관련 근육별 맞춤 수정테라피 관리법

그렇다면 척추측만증과 척추후만증의 근본적인 치료를 위해 샵에서 진행할 수 있는 수정테라피를 알아보자. 이를 위해 근육별로 맞춤형 관리법을 진행해야 하는데, 순서대로 능형근, 능형근 아래의 상후거근, 등 넓은 근육 광배근의 수정테라피 관리법을 살펴보기로 한다.

1) 능형근(중부승모근 → 능형근 → 상후거근 → 판상근)

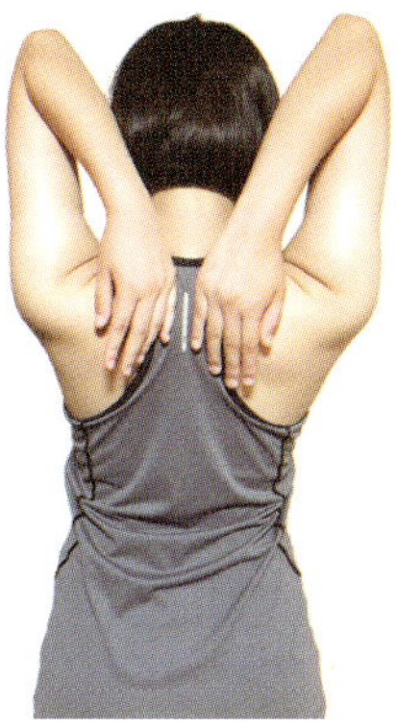

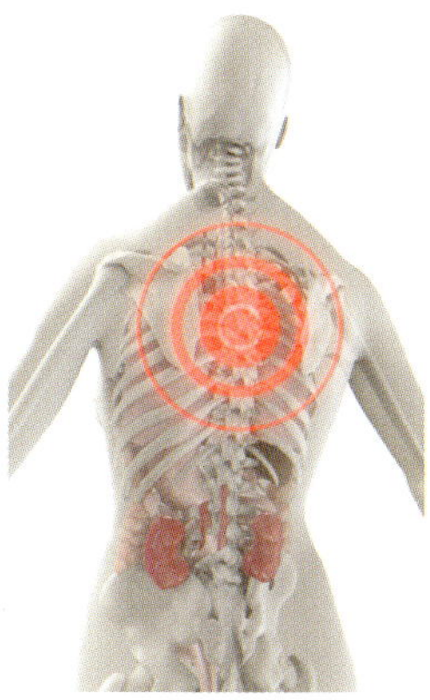

능형근은 목 바로 아래와 날개뼈 상단 사이에 붙어 있다. 이 근육은 팔과 어깨를 움직이는 역할을 하며, 무거운 무게를 옮기려면 이 근육이 힘을 많이 써야 한다. 증상으로는 능형근에 문제가 발생하면 팔을 움직이기 힘들고 견갑골(날개뼈)과 척추기립근(등의중간) 사이의 통증이 생긴다. 가슴근육인 대흉근 소흉근의 단축으로 능형근의 이완성 통증을 유발한다. 이러한 통증은 골프나 테니스 혹은 무기운 물건 옮기기 등 근육을 괴도하게 사용할 경우 유발된다. 잘못된 자세나 높은 선반에 있는 물긴을 꺼내려고 할 때도 통증이 유발될 수 있다.

능형근 수정 테라피 관리 방법

이 케어법은 목통증이 없고 목회전은 제한 없이, 빨간점 부분에 통증이 있으신 분들이 견갑골안 깊숙이 ① 온열수정과 ② 홍올킬 수정 ③ 청수정 괄사로 부드럽게 반복하여 케어해 주면 좋은 효과가 나타난다.

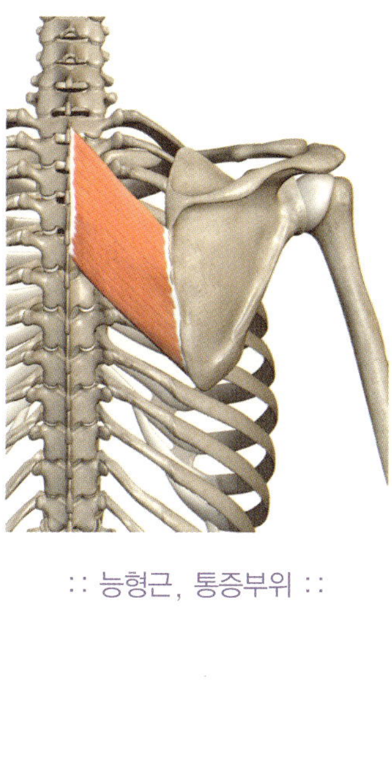

:: 능형근, 통증부위 ::

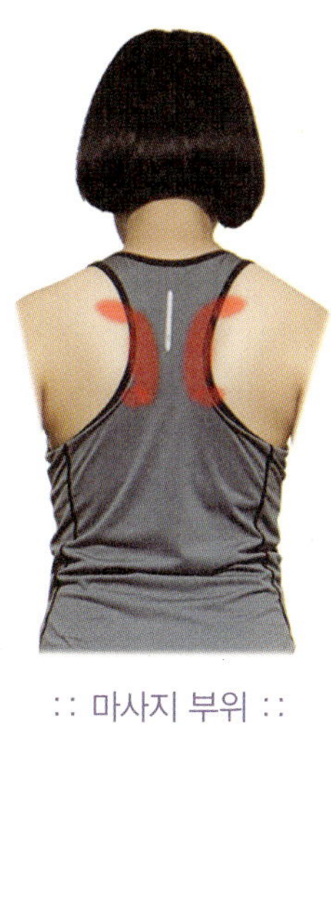

:: 마사지 부위 ::

* **능형근** – 경추7번부터 흉추5번 극돌기까지가 시작 부위이고, 견갑극근부터 견갑골 척추연까지가 끝 부위이다.

2) 능형근 아래의 상후거근(대상포진에 대한 치료점)

견갑골의 가슴을 쫙 편 자세, 으쓱 자세, 아래로 회전하는 액션 자세일 때 사용하는 근육으로 견갑골을 움직일 때(팔움직일 때) 나는 소리와 연관이 있다.

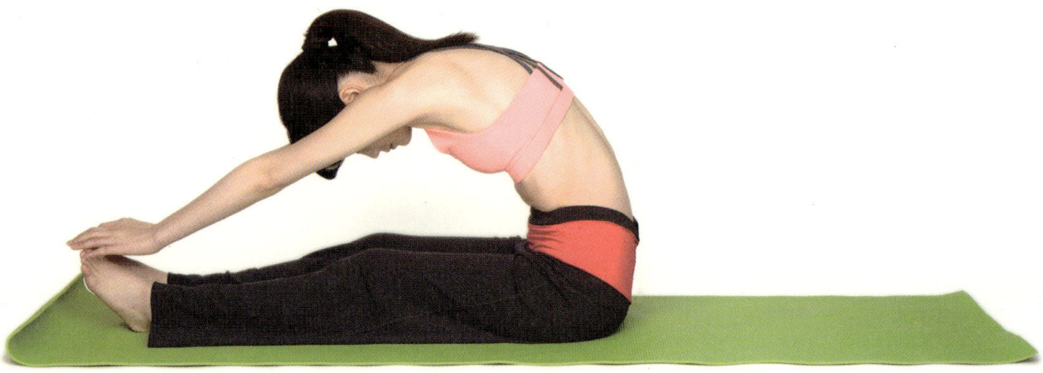

그림처럼 손등이 바닥에 가도록 근육을 스트레칭 하듯 쭉 늘려 주면 효과적이다.

중부승모근 안에 → 능형근 안에 → 상후거근 안에 → 판상근안

상후거근은 견갑골의 잘못된 움직임에 의해서 상후거근 아래로 들어 있는 경추신전근 및 척추기립근을 보호해서 경추와 흉추의 만곡이 무너지는 걸 막아 주는 근육으로, 위에 위치한 견갈골의 움직임에 따라 막이 손상될 수 있다. 상후거근에까지 문제가 있는 환자는 등의 하부 척추 기립근과 만성 통증이 있다.

* **양측성 단축 긴장** → 상흉추 전만유도 → 흉추1번~흉추12번 단축이 심하면 → 복부에 문제를 야기함.
* **양측성 이완성 긴장** → 버섯증후근유발 → 경추6번–흉추1번, 대추혈돌출 → 등이 굽은 사람이나 손목이 자주 아픈 사람이 많음.

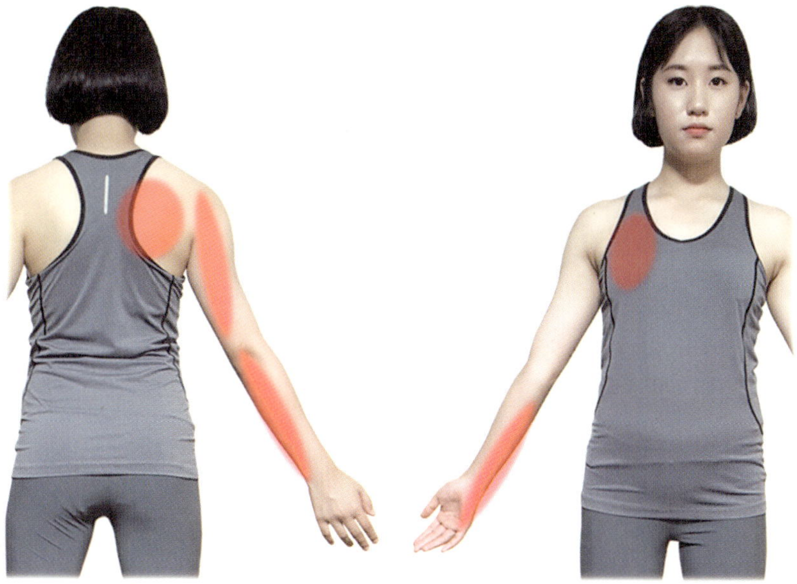

*** 통증패턴**: 삼각근의 후면, 팔 뒤쪽에서 팔꿈치까지 통증이 내려간다.

3) 등 넓은 근육 광배근

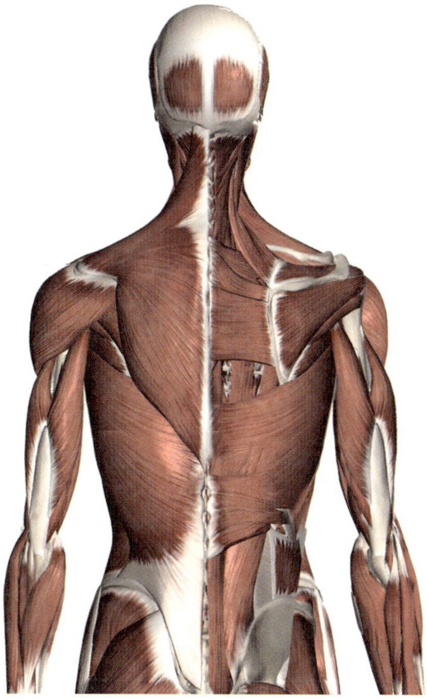

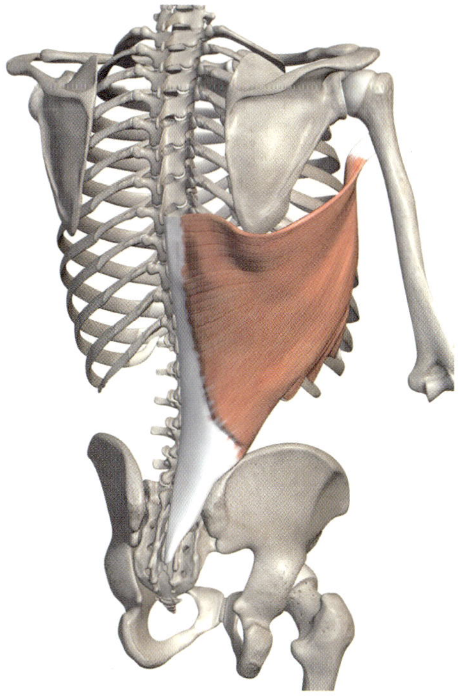

:: 복부근육과 가슴근육이 결합된 광배근 ::

광배근은 척추나 척추에 있는 인대에서 나와 팔다리로 삽입되는 근육이며 매우 중요한 기능인 척추의 고정기능을 한다. 이러한 근육 중에는 팔에 작용하여 팔의 신전·내전·내측회전을 가능하게 하는 넓은 등근(두 개 이상이 같은 근육)이 있다. 넓은 등근은 등산할 때 복부근육과 가슴근육을 결합하여 체간을 위로 끌어당긴다. 또한 2개의 넓은 등근은 아래쪽 늑골을 들어 올림으로써 호흡을 도와준다.

사진과 같이 광배근은 어깨를 거쳐 팔뼈, 늑골, 골반, 척추 뼈 등 넓게 분포되어 목의 문제, 어깨의 문제, 등의 문제, 허리의 문제를 야기한다. 평소 생활하면서 어깨가 아픈 경우, 허리가 아픈 경우, 어깨와 허리가 동시에 아픈 경우, 광배근을 의심해 볼 필요가 있다. 광배근의 문제가 있는지 여부를 검사하는 방법은 A와 B 모두 귀에 닿지 않으면 광배근에 문제가 있다는 신호다.

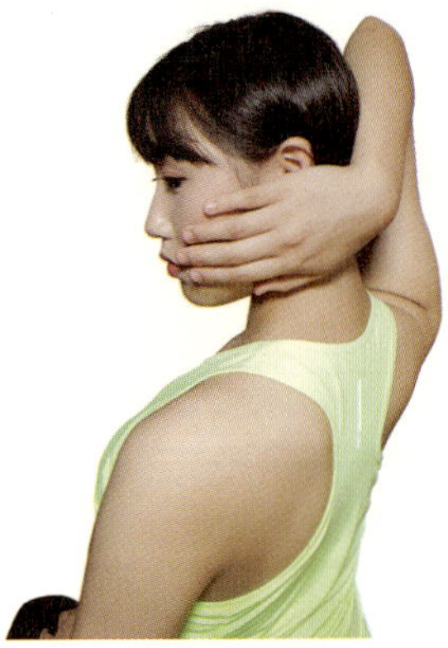

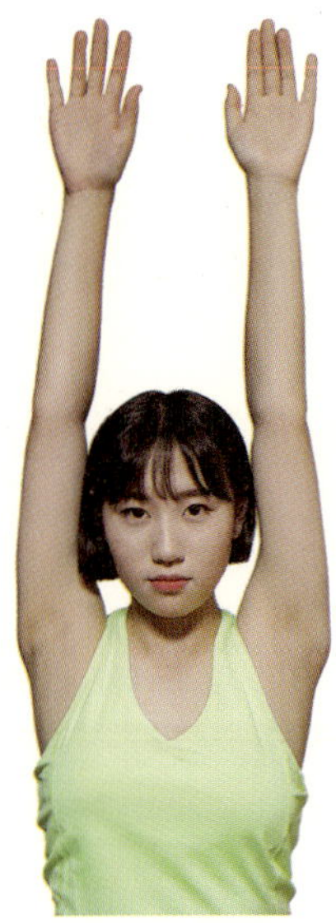

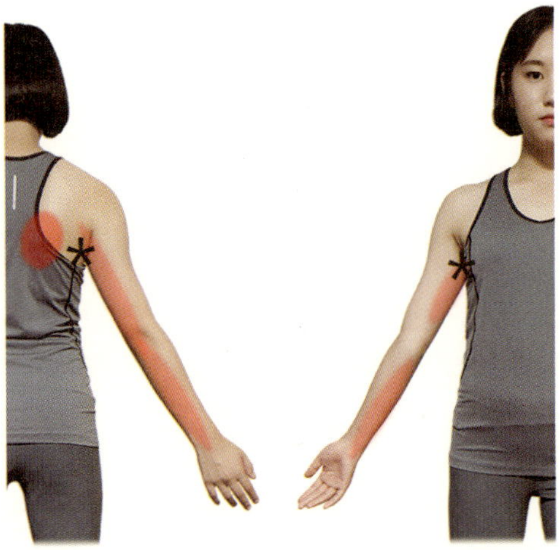

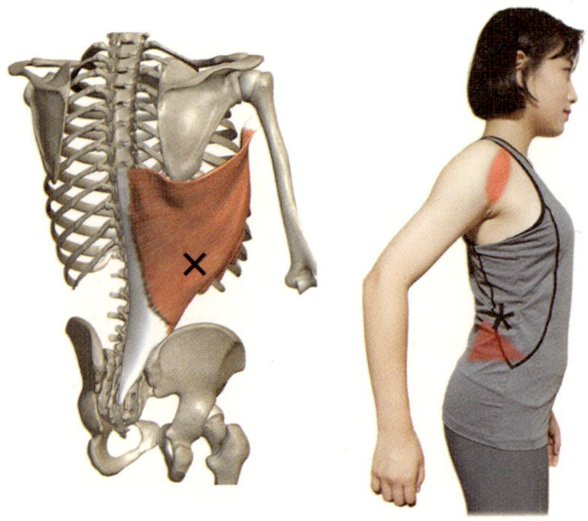

광배근의 대표적인 문제로, 통증지점(빨간색)을 유발한다. 간단한 스트레칭만으로도 해결되지 않을

경우과한 상태로 볼 수 있으므로 병원에 가서 도수치료나 상체 전반의 마사지를 받을 필요가 있다.

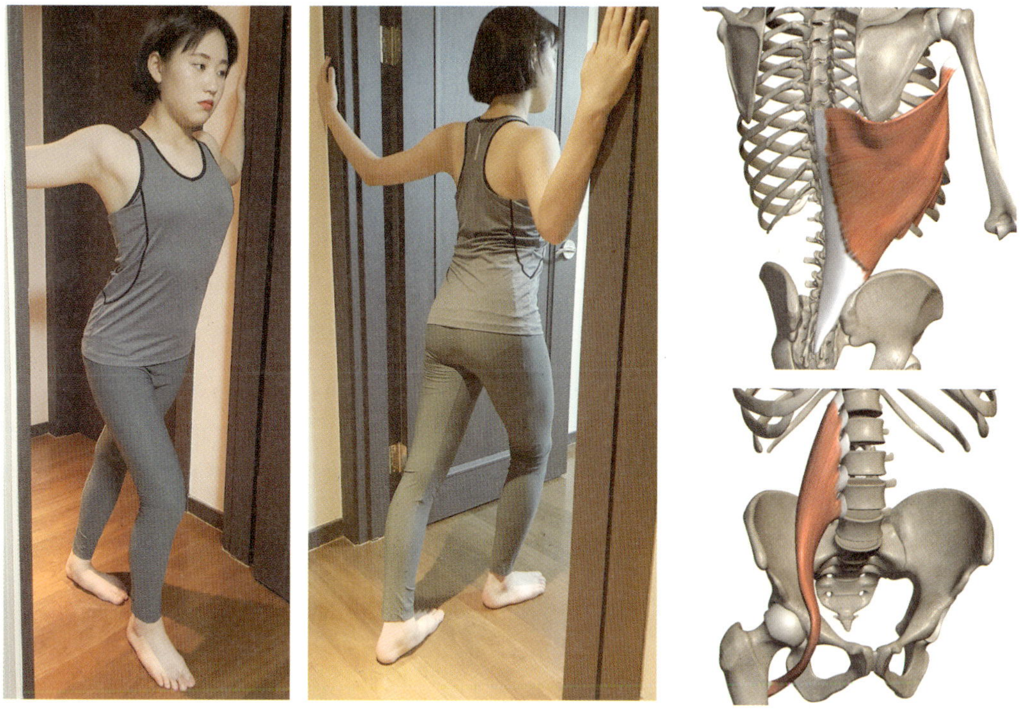

:: 척추 후방경사 광배근, 장요근 스트레칭 ::

또한 광배근 바깥쪽에 붙어 있는 대흉근 → 대흉근과 연결된 복사근 → 복사근(복부에 근육)과 연결된 치골까지 광배근이 영향을 미친다. 등 전체에 넓게 펴있는 광배근이 문제가 되면, 다음과 같은 증상이 생긴다.

- 근육의 문제가 오래되면 등에 담이 잘 걸린다. (담 경줄기 교차점)
- 어깨가 굽거나 등이 후만 되게 만든다.
- 광배근이 한쪽만 문제를 일으키면 측만증을 유발한다.
- 하부요통의 원인인 되기도 한다.
- 오히려 약화되면 옆구리의 살이 찐다.
- 골반의 이상을 일으켜 다리 길이를 변화시킨다.

대부분 등 척추의 이상으로 의학적으로 수술 외의 일반적인 경우, 정형외과에서 물리치료를 해 보아도 큰 효과가 없거나 비싼 도수치료도 별 효과가 없을 때, 마지막으로 샵에 방문한다. 필자는 근육학의 내용과 같이 몸의 뼈나 척추의 이상은 잘못된 생활 자세로 근육이 틀어지면서 생기므로 근육(사고로 인한 외상으로 변형된 척추나 뼈의 요인이 아닌 경우)을 바로잡아 주는 것을 틀어진 척추에 대한 교정의 시작으로 본다. 그리고 정형외과 전문의도 말하는 바와 같이 잘못된 생활 자세를 교정하고 규칙적인 스트레칭이 가장 중요하다.

등의 중간 부분의 통증으로 액와와 광배근이 너무 이완되면(목을 앞으로 빼는 자세) 겨드랑이 후면이 튀어나오거나 넓어 보여 상체가 더 살이 많이 찐 것처럼 보인다. 그럴 때는 겨드랑이 후면에서 액와 방향의 광배근 부위를 집중해서 올려 주면서 늘어짐이 해소되며, 허리를 바로 펴고 고개를 앞으로 내미는 자세교정이 중요하다.

* 기본 "유튜브에서 올킬 등 관리 시연"을 5회 정도 관리하고 아래의 사진을 보시 집중 테크닉은 한 부위에 20회 이상 관리 한다.

상체가 넓은 체형- 등 중간부분의 통증, 거북목관리

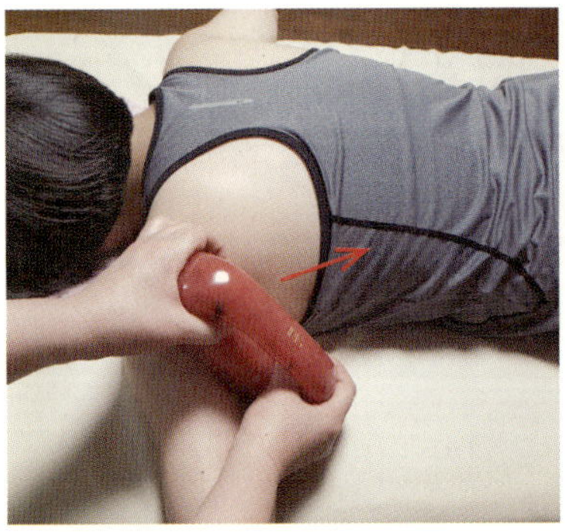

① 액와 ~ 전거근

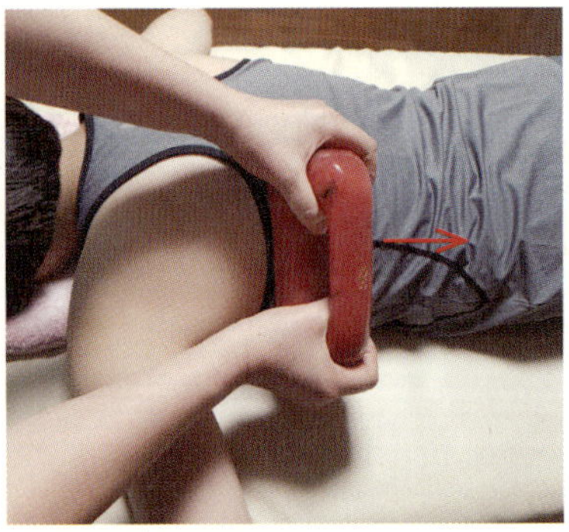

② 전거근 ~ 광배근

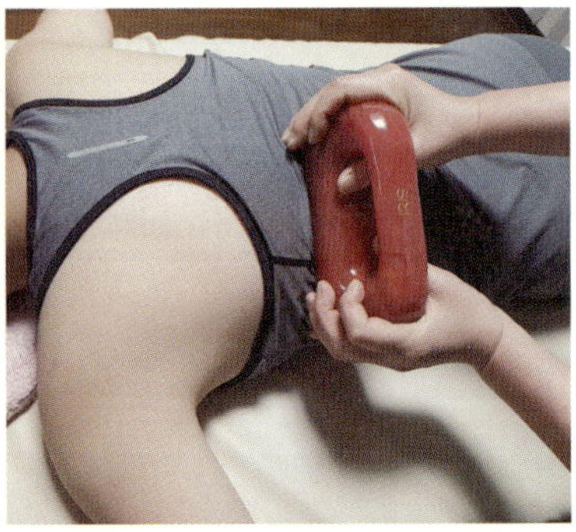

③ 광배근

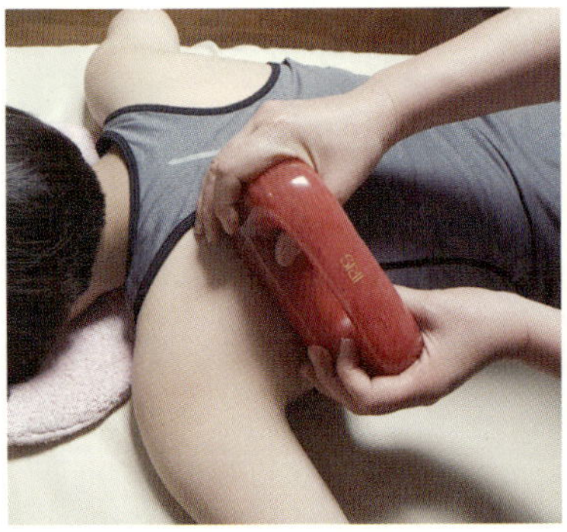

④ 대원근 바로 위 소원근

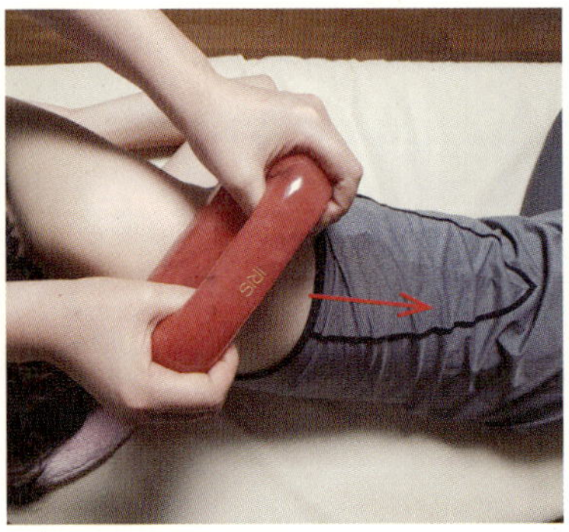

⑤ 전거근 ~ 광배근 ~ 외 복사근

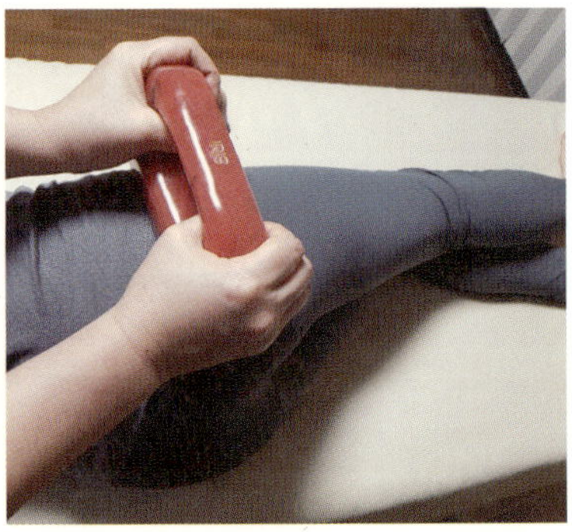

⑥ 소둔근 ~ 중둔근

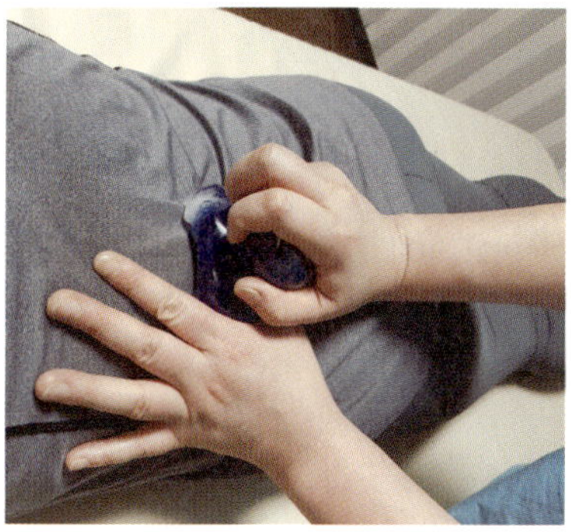

⑦ 척추 기립근 ~ 광배근

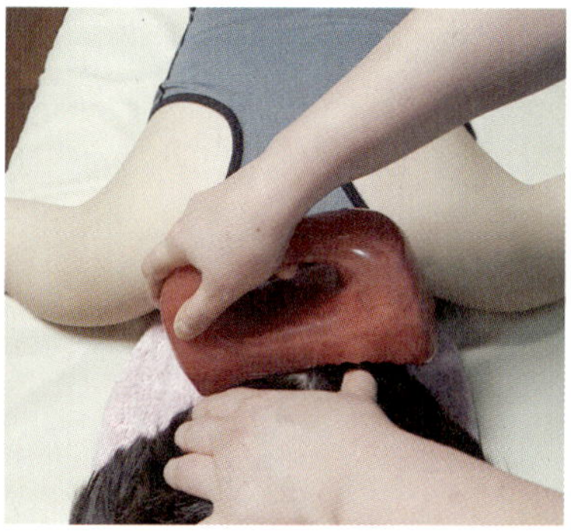

⑧ 뒤 헤어라인 반씩 혈자리 자극

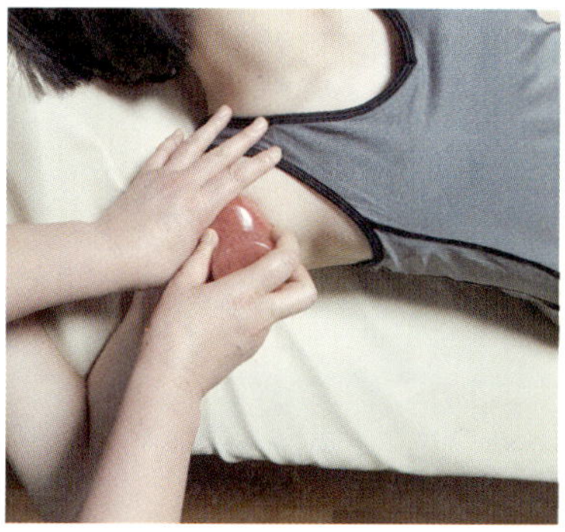

⑨ 대흉근 ~ 액와

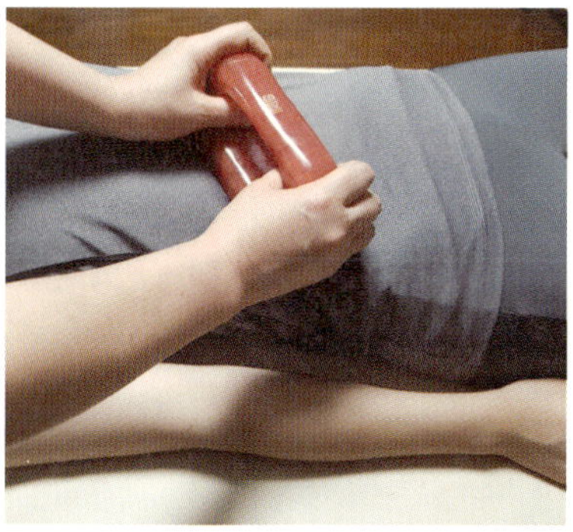

⑩ 복직근 ~ 하복직근

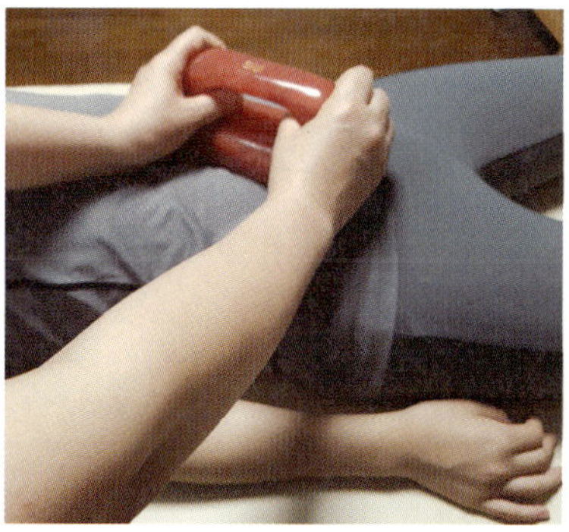

⑪ 내복사근

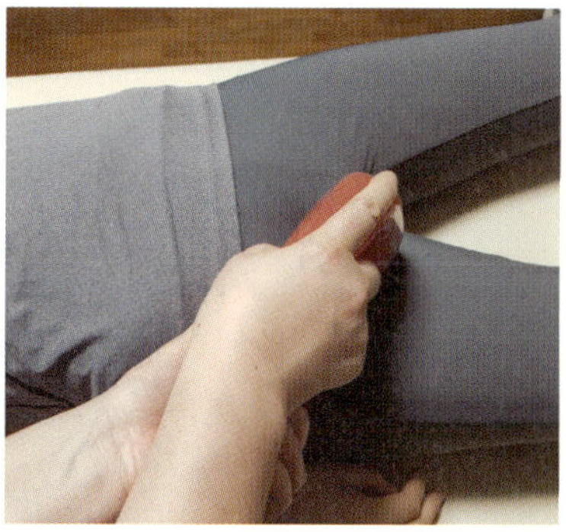

⑫ 서혜부 3단계 컷트

16. 요통의 원인과 증상별 한의학적 관리 및 마사지법

요통의 원인과 증상

요통은 척추뼈, 디스크, 관절, 인대, 신경 및 혈관 등의 이상으로 발생하는 허리 부위의 통증을 의미한다. 만성요통이 1년간 지속될 경우 수술을 통한 치료가 시행되기도 한다.

① 급성요통증상은 4주 이내의 기간 발생한 경우로, 사회생활에서도 많은 어려움을 겪고 신체·정신적인 장애의 원인이 되므로 적극적인 관리와 치료가 필요하다.

② 만성요통은 증상이 12주 이상 지속된 경우로, 근육·인대의 염좌 등으로 발병되며 12주 내에 회복되며 예후가 좋다. 만성요통은 성별의 차이 없이 발생되며, 40%는 추간판 탈출증이나 척추관 협착증에 의한 것으로 제일 흔하다. 가장 흔한 원인은 퇴행성 질환과 연부조직 손상이다. 척추 후관절통 환자는 허리를 펼 때, 앉을 때, 또는 앉아 있다가 일어날 때 통증이 심해진다.

③ 천장골 관절염의 주된 원인은 다리를 습관적으로 꼬고 앉는다거나, 짝다리로 짚는다거나 하는

잘못된 자세 및 생활습관이다. 이로 인해 골반이 틀어지면서, 틀어진 골반 부위의 통증이 발생할 수 있다. 천장골 관절에 의한 통증은 남성보다 여성에게서 빈번한데, 이는 출산을 위해 분비하는 여성호르몬이 인대를 약하게 만들기 때문이다.

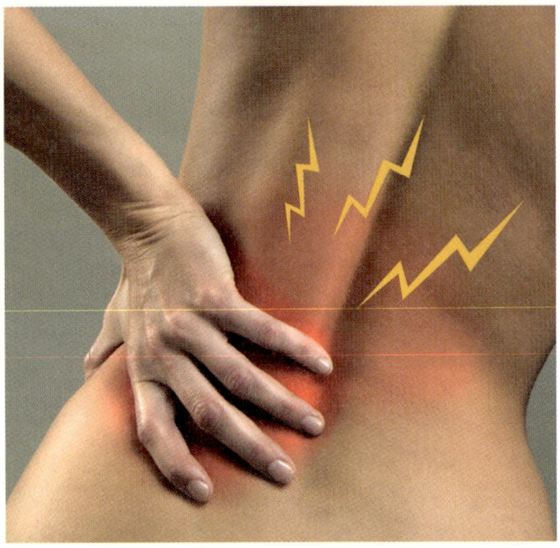

④ 척추탈위증은 전방 미끄러짐으로 인해 발생하는 요통. 이로 인해 척추관협착증이 동반되어 신경인성 파행의 증상이 나타난다.

⑤ 디스크성 요통은 추간판 내장증은 디스크 바깥쪽을 둘러싸고 있는 섬유륜이라는 구조물의 손상과 디스크 내부 수핵의 수분 감소, 접 척추 뼈의 균열 등이 발생하는 질병으로 디스크의 고유 기능인 충격흡수 기능이 저하되고 민감해진 신경 자극과 신경주변 염증으로 통증이 발생한다. 적절한 치료와 관리가 없으면 퇴행성으로 변한다.

⑥ 허리디스크는 하지의 척수신경근통이 전형적으로 발생하는 질병으로, 신경근통은 좌골신경통이라고도 불린다. 급성 허리 디스크로 인해 심각한 척추관의 협착이 발생되면서 마미증후군이 발병하기도 한다. 환자에게 심각한 요통 및 하지의 통증과 무기력증이 나타나며, 요실금의 증상이 동반된다. 특히 회음부 주위의 감각 저하가 특징이다.

⑦ 척추관 협착증은 퇴행성 질환으로 인해 척추관이 좁아지고, 이로 인해 신경인성파행의 증상과 요통이 동반된다. 신경인성파행은 하지의 좌골신경통 및 둔부에 통증, 경련 및 둔감각이 증상으로 나타난다.

⑧ 연부 조직의 손상은 주로 허리를 구부려 무거운 물건을 들 때 갑작스러운 통증이 발생한다.

⑨ 척추압박골절은 주로 골다공증을 겪는 노인층이나 스테로이드를 긴 시간 복용한 환자에게서 급작스러운 요통이 생기며, 만성적인 요통을 앓는 환자에게서 3달 이상의 보전적인 치료에도 차도가 보이지 않으면, MRI를 통한 검사를 시행한다.

* 병원에서도 1차 치료는 요가, 마사지, 침술, 추나요법과 같은 비약물적 치료가 권장되고 있다.

한의학적 허리 통증의 이해

신장경의 이해 – 허리 통증의 직효혈 ~ 신유혈

생리통, 생리불순, 무릎통증, 골다공증, 부종, 비만 등과 관련된 신장 척추기립근 그 아래에 요방형근이 뒤에서 신장을 보호하고 있다.

신장을 상하게 하는 행동

지나친 성행위도 신장을 상하게 하는 행동이다. 과거의 왕들이 지나친 성행위로 오래 산 사람이 없다는 말이 있고, 여름 더위로 땀을 흘려 모공이 열려 있는 상태에서 찬물로 샤워하는 것은 신장이 상하는 행위이다. 또한 신장이 상하여 허리에 통증이 있으면 똑바로 누워서 자지 못하고 옆으로 자며, 오래 서 있거나 앉아 있기를 싫어할 때도 있고 누워 있으면 아픈 경우가 있다.

사기가 신장에 머물면 뼈가 시리다고 하고, 따뜻한 온열을 하면 좋아지고, 찬 기운이 들어오면 심해져 손발이 오그라들며, 신장이 허하면 가슴, 윗배, 아랫배에 통증과 손발 냉증, 손발이 끝이 차갑고, 가슴에 무언가 매달린 듯 무겁고 답답하며, 항시 배가 고파 급하게 식사를 하는 편으로 부종이 살로 변한다. 신장의 원 성질은 음인데 2차성 양으로 변하여 실증이 되면 배가 부풀어 오르고, 정강이가 부어오르고 헐떡이는 기침을 하며, 몸이 많이 무거워지고 잠자리에 들 때 땀을 흘리며 바람을 싫어한다.

피부관리실을 오래하신 원장님들 중 위, 비장의 문제가 생기면서 신장과 방광의 문제를 야기하여 부종이 살이 되어 몸이 무거워지는 경우가 있다. 특히 몸은 살집이 있는데도 기력이 없어져 겨울에 유난히 한기와 전신의 통증을 느끼는 분들이 많은데, 수정 온열관리를 하는 것만으로도 몸의 온도가 올라가고 소변이 잘 나오며, 몸의 부종이 빠지면서 살도 빠지고 잠이 잘 온다는 말씀을 많이 하신다.

신유혈을 자주 자극하면 무릎이 시린 분, 발이 찬 사람도 따뜻해지고, 불임 및 아이들의 성장과 두뇌의 집중력, 남성 여성 모두 정력에 좋은 혈로, 이 혈만 잘 다스려 주어도 어깨도 편안하고 틀어진 골반도 제자리를 찾아온다.

신장이 병들면 매운맛을 먹어서 부드럽게 해 주어 신의 기운을 채워 주므로 기를 상승시키고, 또한 신장의 기운을 높일 때 급히 쓴맛을 먹어 보호하고, 짠맛을 먹어 사해 준다. 신장에 좋은 음식은 검은색을 띠는 검은 콩, 검은 깨, 그 외 돼지고기, 밤, 미역 등이다.

신장이 허해지면 죽음의 공포를 많이 느끼게 되므로 허리 통증을 가지신 고객이 오신다면 관리를 받지 않았을 때 일어나는 현상을 더 정확히 얘기하여 강하게 밀어 붙여 티켓팅을 권장한다.

| 한의학적 허리 통증 관리법

양의학적으로는 먼저 허리통증을 일으킬 만한 기저질환(전이암, 결핵, 감염)의 우선적 치료가 이루어진다. NSAID와 스테로이드, 근이완제, 항우울제, 신경통을 억제하는 경련제 등의 약물 치료, 복근 및 허리근육의 강화 및 신체 밸런스 재활 치료 프로그램을 진행하는 운동 치료, 심한 통증에 신경근을 마취시키는 주사 치료 등의 방법이 있으나 부작용 때문에 잦은 치료는 삼간다.

만성요통이 1년간 지속될 경우 수술을 통한 치료가 시행되기도 한다. 일반적으로 허리가 아파서 병원에 내원하면 진통소염제, 항생제 등을 처방받게 된다. 하지만 드물게 좌골신경통이 보이지 않는 허리 디스크가 발견되기도 한다. 배변에 이상이 생기거나, 하지를 움직이기 힘든 운동신경 장애가 나타날 수 있다. 위의 내용과 같이 요통은 대부분 비수술, 보존적인 치료로 인해 증상이 완화된다.

하지만 완치는 어려우며 그때그때 통증이 있을 때 생활에 문제가 없도록 관리한다는 것이 치료의 기본 개념이라고 병원에서도 말하고 있다. 그리고 병원에서도 1차 치료로 요가, 마사지, 침술, 추나요법과 같은 비약물적 치료를 권장하고 있다. 비약물적 치료에서 침술치료는 만성통증, 급성통증에도 효과적임이 시사되고 있다. 그렇다면 한의학적으로는 허리 통증을 어떻게 관리할까?

고객의 배꼽 황유혈과 허리라인의 신유혈 매일 수정 뜸 뜨기
심한 통증 수반은 세 가지 오행 장기의 문제이므로 전신관리를 진행해야 한다(틀어진 골반이 수반하는지 증상을 체크하여 골반관리).

포인트 경줄기

방광경과 신장경줄기이며, 위, 비경줄기(허리가 아픈 경우 복부팽만, 즉 너무 음식을 많이 먹어서 생기는 경우로 비·위경을 다스려 주어 폐와 대장의 기를 소통시켜) 신장과 방광 밸런스를 조절하여 통증을 해소한다.

① 뒤 후면 방광 경줄기를 따라 수정 온열 관리한 후 청수정 괄사로 기본 혈을 자극하며 마사지하지만 그중 뒤 액와와 힙 관리 → 아래 3개의 혈을 집중 관리. 특히 방광경 ~ 신유혈(요방형근), 담경과 방광경에 교차혈 ~ 환도혈.
② 앞 전면 마사지는 수정 온열 관리와 홍수정 괄사를 활용하여 관리하며, 팔을 꼼꼼히 풀어 대장의 소통으로 장을 비우므로 허리를 편하게 하고, 복부관리 임맥 ~ 거궐혈, 신장경 배꼽 ~ 황유혈, 서혜부라인 집중 관리.

필자는 위에서 서술한 기본 내용을 숙지한 후 6개월 프로그램으로 일주일에 한 번씩 1시간 30분, 25회로 맞춤 아로마 · 컬러수정테라피 전신관리와 바른 자세, 운동요법, 식생활 개선 상황을 모니터링하여 오실 때마다 잘하고 계신지 체크하고, 홈 아로마 테라피 관리제품과 쉽게 어디에서든 활용할 수 있는 수정괄사를 가방에 넣어 가지고 다니면서 해결 포인트 부분을 익히도록 하여 고가관리로 세팅할 것이다.

| 요통의 주범, 요방형근의 마사지법

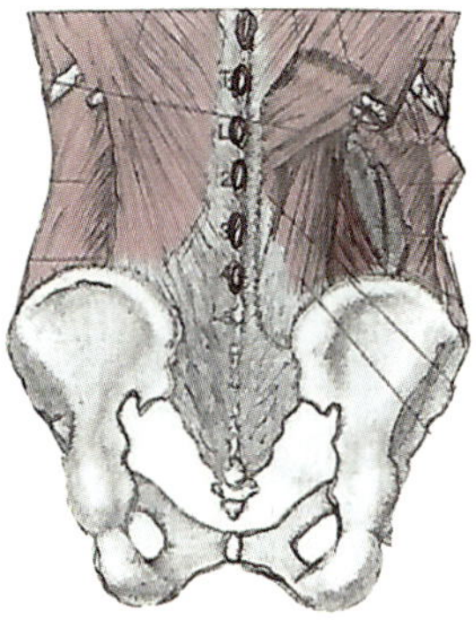

:: 척추 속에 숨은 요방형근 ::

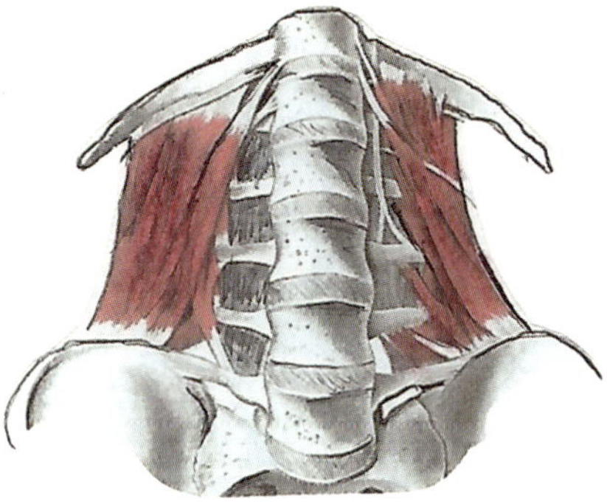

:: 요방형근의 전면 ::

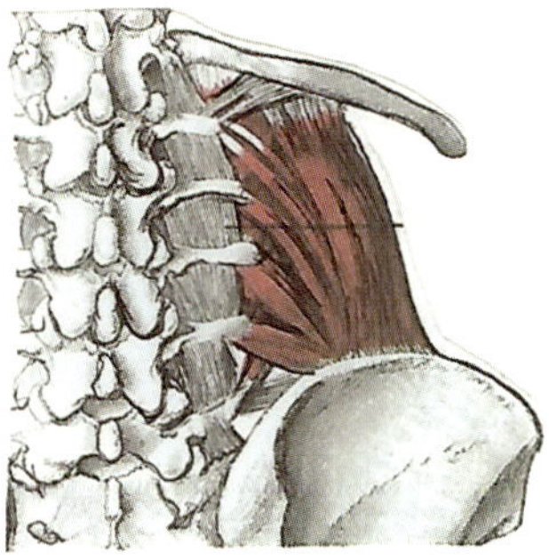

:: 요방형근의 후면 ::

요방형근은 허리 통증 때 반드시 연관되는 근육으로, 허리를 보호하고 안정시키는 근육이다. 엉덩이 치켜들기(Hip hiker)를 하며, 척추 외측 안정성을 유지하는 근육이다. 일상생활의 모든 동작에서 무리가 오면 이 근육에 문제가 생기면서 골반 주위에 통증이 있으며, 선 자세를 보면 척추가 일자로 서 있다.

간혹 고객 중 물건을 들려고 하다가 갑자기 엉덩이 외측과 꼬리뼈(천골)쪽이 뜨끔한 통증이 온 후 허리를 구부리지도 못하고 기침도, 말을 크게 하지도 못할 정도로 통증이 왔다면 요방형근에 문제가 생긴 것이다. '허리네모근'이라고도 하는 이 근육이 경직되고 굳어져 단축되며 누워도 허리가 뜨게 되는 것은 긴장이 풀리지 않았기 때문이다. 승모근 다음으로 스트레스에 의해 문제가 발생된다.

요방형근을 누르는 포인트는 허리 손에서 엄지가 위치한 바로 그곳! 거기가 마사지 지점이다. 요방형근 마사지 시 주의 사항은 바로 밑에 신장이 있기 때문에 너무 갑자기 강한 테크닉을 해서는 안 된다는 점이다. 요방형근의 긴장이 오래되면 신장에 만성적인 부담을 줄 수 있고 자주 문제가 생기는 경우는 '바르지 못한 자세 → 엉덩이가 돌아가 요추의 측만과 골반의 변의 → 하지 길이의 변형 차이 → 복부 근육도 긴장 → 소화불량'이 올 수 있다.

기본 온열 수정 마사지를 하면서 심부에 열을 주어 광배근 하부의 경피를 이완시키고 올킬수정과 청수정괄사로 심부의 요방형근을 조금씩 점진적으로 살살 깊이 풀어 준다.

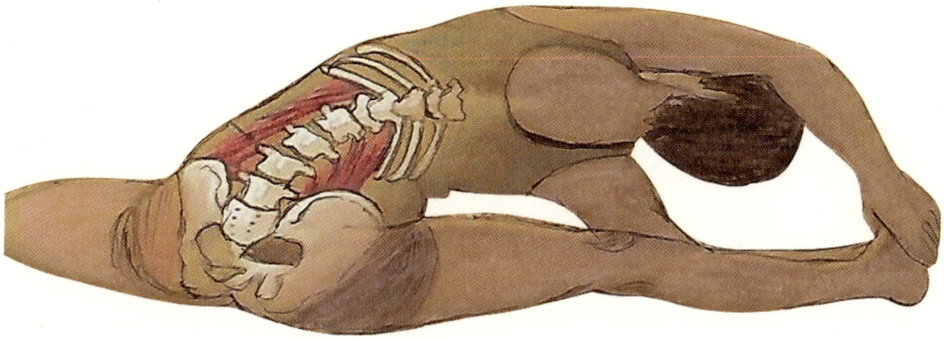

:: 요방형근 셀프스트레칭 ::

17. 엉덩이근육과 통증 부위별 문제와 지압법

┃ 엉덩이근육과 통증 부위별 문제

고관절의 신전 및 외회전의 근육 수행 능력이 저조하거나, 고관절 굴곡과 내전의 가동성 결여가 있을 때, 엉덩이 근육의 문제를 고려한다. 요통, 천장관절 후면부의 안정성 결핍과 기능장애가 있다면 확인해 보아야 할 근육이다.

대둔근은 고관절의 신전과 외회전의 기능을 담당한다. 또한, 고관절 신전의 운동기능을 담당하지 않을 경우에는 골반이 전굴 되는 현상을 제어하는 역할을 수행한다. 직립 자세에서 허리를 앞으로 굽히는 동작의 3분의 1은 이 근육이 늘어나는 힘을 발휘하는데, 만약 이 근육이 적절히 사용되지 못하여 제 기능을 하지 못할 경우 그 위에 있는 척추기립근이 대둔근이 담당해야 할 부분을 보상적으로 과도하게 담당하게 된다.

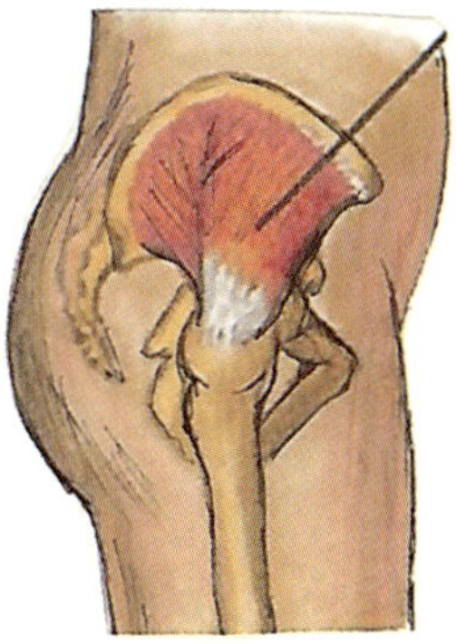

:: 중둔근 ::

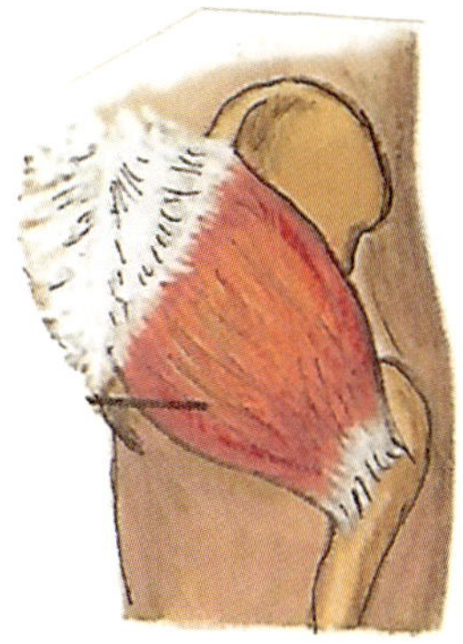

:: 대둔근 ::

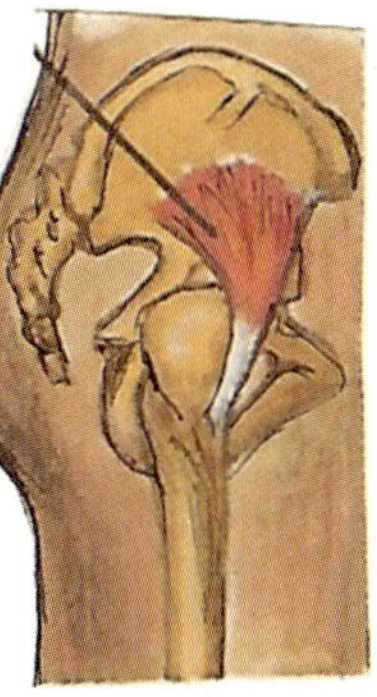

:: 소둔근 ::

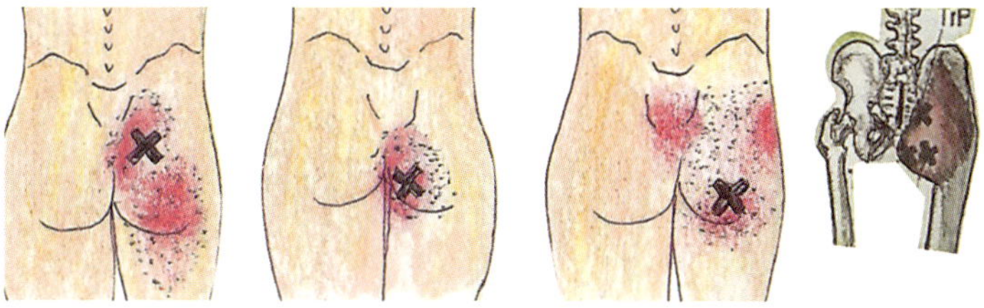

:: 대둔근 통증부위 trigger point ::

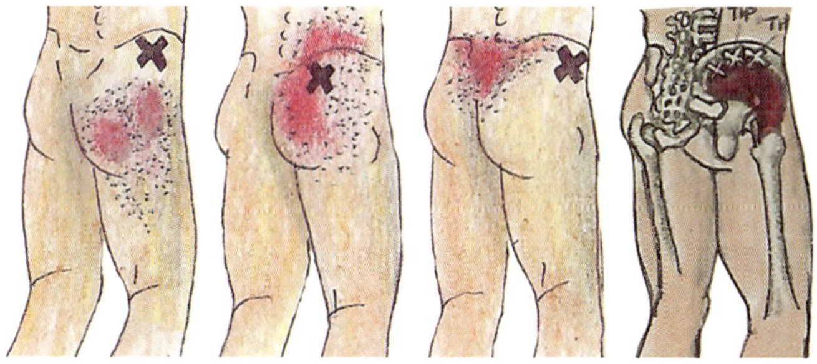

:: 중둔근 통증부위 trigger point ::

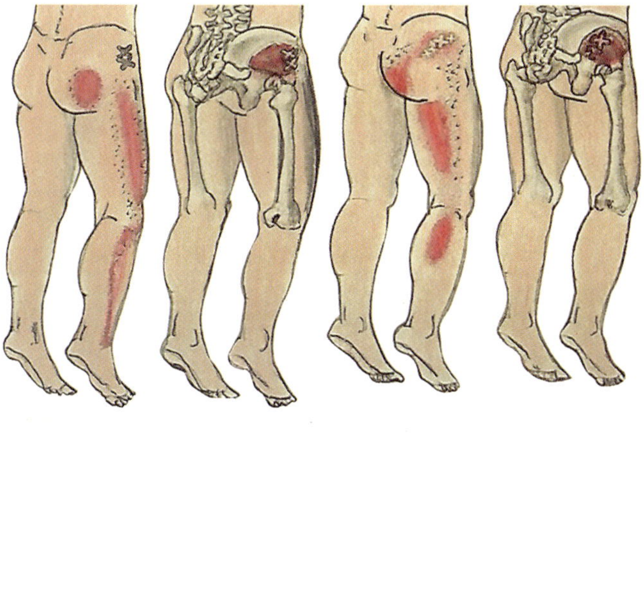

:: 소둔근 통증 부위 trigger point ::

❖ **대둔근 문제** | 성욕 감소, 성기능과 연관된 문제.

❖ **중둔근 문제** | 내분비계 장애, 생리통, 유방통, 전립선염, 성기능장애, 발기부전.

❖ **내전근 문제** | 어깨 통증, 테니스 엘보, 갱년기 호르몬 불균형, 갑상선, 뇌하수체, 아드레날린 호르몬 분비 증가로 식욕 증폭.

❖ **이상근 문제** | 고관절 후면 통증, 좌골 신경통, 엉덩이에 힘을 못 주는 사람, 비뇨 생식 질환 원인, 소변 시 잔뇨감, 남성 무기력증, 생리통, 만성 요도 문제.

| 엉덩근 저하에 따른 골반 측면 경사

역학적으로 올라간 쪽의 척추관절면, 특히 요추 5번의 과도한 압박으로 생긴다. 대부분 위로 올라간 골반 쪽 중둔근의 악화 현상은 외측의 정렬 상태를 만들기 위해 수정 올킬로 허리 옆 측면에서 중둔근 방향으로 압을 주며 밀어 준다.

골반 측면 경사의 특징

골반이 위로 올라간 쪽이 앞쪽으로 회전하는 경향이 있다. 낮은 골반(짧은 다리) 쪽으로 요추의 볼록한 만곡을 이룬다. 엉덩근(대둔근, 중둔근, 소둔근) 문제는 고관절 움직임과 골반부정렬 및 요통과 연관되어 적절한 근육회복운동 및 관리가 필요하다.

엉덩이 근육들의 저하로 근육의 틀어지는 현상이 과부화되면 골반의 틀어짐 현상이 나타난다. 그 이야기는 골반뼈든 척추뼈든 뼈를 지탱하고 있는 그물망이 근육층으로, 척추의 틀어짐이나 골반의 틀어짐은 외상으로 인한 골격의 변화가 아닌 이상 모두 근육의 움직임이 오래 가속되면서 뼈의 틀어짐 현상이 온다는 것이다. 그래서 척추가 틀어지면 교정을 먼저 하는 것보다 근막의 단축이 심한 곳을 먼저 온열 이완시키고 나서 교정이나 운동처방을 할 때 고객이 통증 없이 안전하게 관리를 받을 수 있다.
한번은 척추 교정으로 오랫동안 이름이 나서 30분에 6만 원을 받는다는 원장님이 오신 적이 있다. 그분은 교정으로 가격도 잘 받고 좋은데 바로 드라마틱한 모습의 변화가 없어서 아쉬워했다.

그런데 수정관리는 아주 간단하게 가장 단축된 두 곳을 선정한 후 바로 조각을 깎듯 부드럽게 몇 번 지나갔을 뿐인데 틀어진 힙이 바로 교정되고, 척추의 만곡이 내려가고, 틀어진 얼굴이 성형되어 놀랍다고 하셨다. 그리고 하루도 지나지 않아 본인도 동영상을 보고 그냥 문질렀을 뿐인데 이렇게 고객이 좋아졌다고 사진을 보내 오셨다.

골반부정렬의 이해

크게 골반의 지지 근육은 대둔근, 중둔근, 소둔근이지만 그에 연결된 대퇴근막장근, 이상근, 방형회내근, 쌍거근 등이 골반과 대퇴를 연결하는 근육들이다. 측면에서 본 골반의 중립 자세를 보면 골반의 좋은 자세에서 척추가 틀어져서 골반의 전방경사, 골반의 후방경사가 생긴다는 것을 알 수 있다.

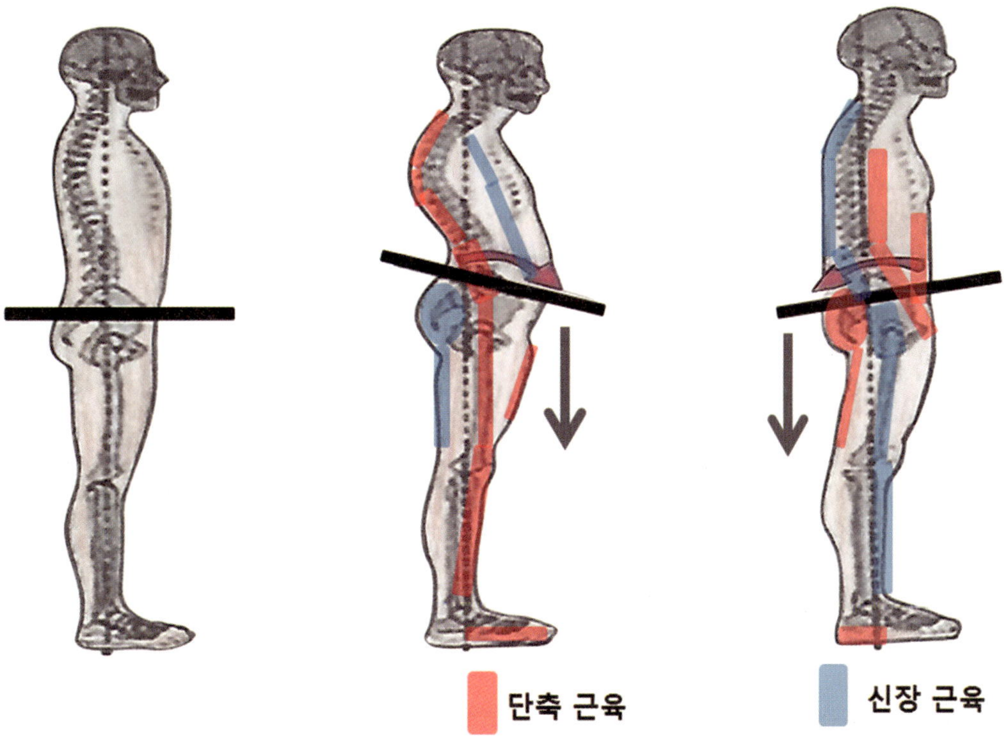

:: Ⓐ 좋은 자세 ::　　:: Ⓑ 골반의 전방경사 ::　　:: Ⓒ 골반의 후방경사 ::

Ⓑ **골반의 전방경사**는 기립근과 장요근, 대퇴직근, 봉공근 등의 단축으로 인해 발생하며, 복사근과 복직근인 배근육, 둔근(엉덩이), 햄스트링(뒷벅지)이 약해진 결과이다. 전방경사는 여성들에게 많이 생기며, 체중이 앞으로 쏠리는 하이힐이 문제이다.

Ⓒ **골반의 후방경사** 원인- (편평 등-허리와 엉덩이가 일자형)

* 골반 후방경사는 심화 현상 허리가 구부정한 자세 특징이다.
  (2차 현상, 전방경사 → 평평 등 → 일자 허리 → 거북목 발생)
* 후방경사인 분은 스쿼트, 데드리프트 자세가 잘 나오지 않으며, 주로 남자들이 많다.

* 붉은색이 단축된 근육으로 집중관리로 이완시켜야 한다.
* 푸른색이 너무 이완된 근육으로 근력 운동을 꾸준히 해 주어야 한다.

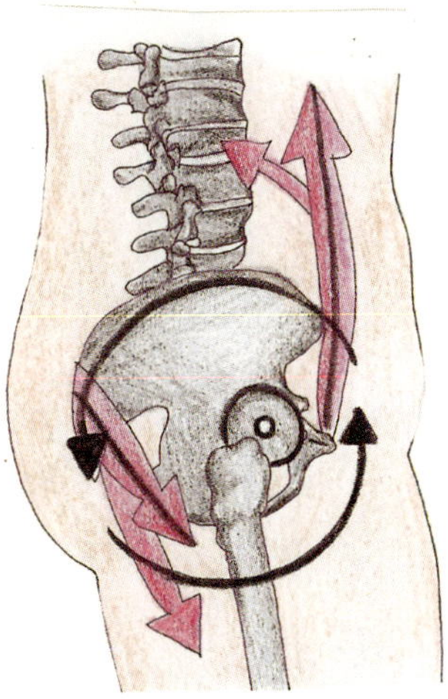

:: 골반의 후방경사 ::

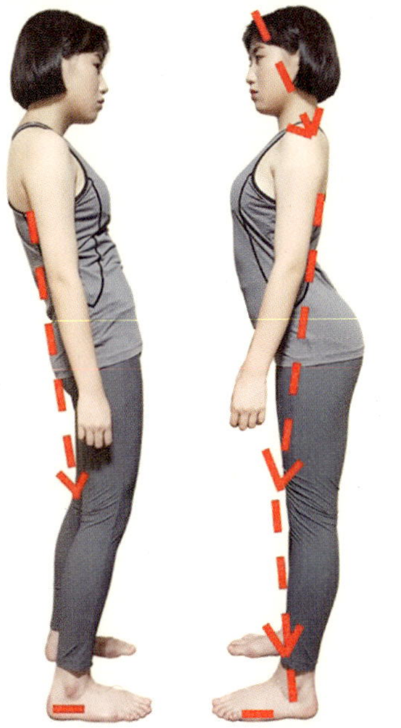

골반이 후방회전하게 됨으로 인해 요추의 만곡이 평평해지는 현상으로 인해 골반의 후방회전으로 인해 허리가 구부정한 자세가 나오게 된다.

원인에 따른 교정법으로, 단축된 근육은 스트레칭을, 길어진 근육은 근력운동을 최소 6개월 이상 꾸준하게 할 것을 권한다.

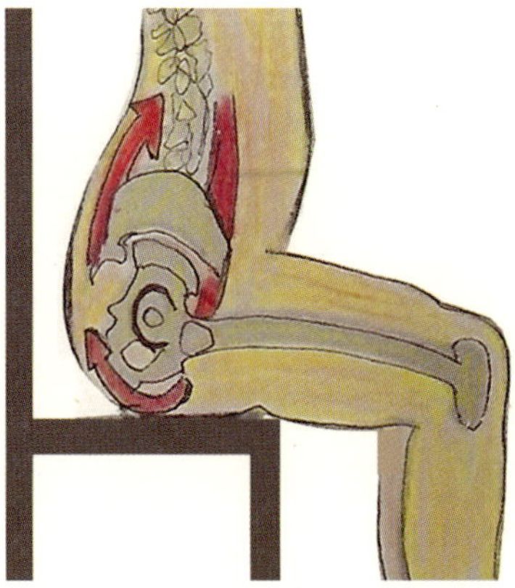

:: 골반의 전방경사 ::

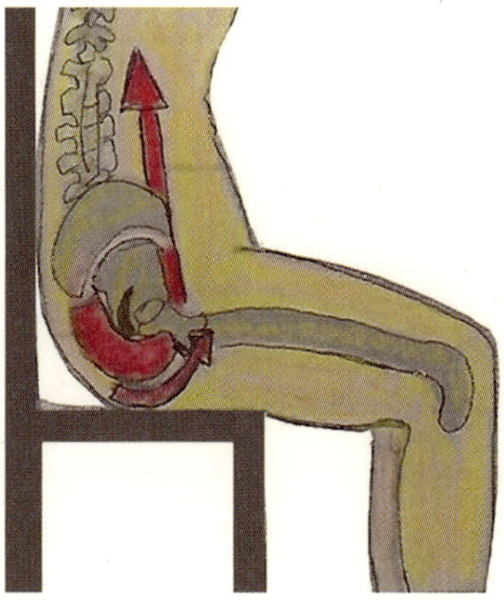

:: 골반의 후방경사 ::

전방경사는 앉아 있을 때 후방으로 기울어진 골반의 꾸부정한 사람들은 엉덩이와 뒤 허벅지 쪽 근육, 허벅지 안쪽근육이 단축되어 있고, 허리근육과 장요근의 약화와 코어근육이 불활성화 되어 있는 경우가 많다.

- 골반의 전방경사는 힙 부분이 위로 올라가면서 힙업된 느낌이 나게 된다.
- 골반의 후방경사는 골반이 아래로 돌아가면서 힙이 처지는 현상 일어난다.
- 골반의 전방경사가 너무 심하면 배가 더 나와 보일 수 있다.
- 골반의 후방경사가 심하면 요추가 편평해져서 몸의 정렬이 틀어질 수가 있다.

골반의 전방경사와 후방경사는 결국 근육의 불균형으로 인해 발생하는데, 가장 큰 문제는 허리와 목에까지 영향을 미친다는 것이다. 그리고 길게 본다면 무릎과 발목에까지 영향을 미치게 된다. 이렇듯 골반은 인체에서 가장 중요한 부분으로, 허리나 목 등 어딘가에 통증이 온다면, 골반의 틀어짐을 의심해 볼 필요성이 있다.

원인에 따른 교정법으로
단축된 근육은 스트레칭을 ~
길어진 근육은 근력운동을 ~
최소 6개월 이상 ~
꾸준하게 ~

골반의 변위	단축된 근육 → 움직움에 통증, 제약 → 이완	이완된 근육 → 약해진 근육 → 강화
골반 전방경사	후방 등 근육들 척추기립근, 요방형근. 요방형근과 연결된골반 안의 장요근, 대퇴근막장근 – 연결 전경골근 앞 부분. 대퇴직근, 봉공근 – 허벅지 앞.	전방복부근육, 외복사근, 복직근, 대둔근, 햄스트링(뒷 허벅지 슬건근)
골반 후방경사	전방복부근육, 외복사근, 복직근, 대둔근, 햄스트링(뒷 허벅지 슬건근)	후방 등 근육들 → 척추기립근, 요방형근, 요방형근과 연결된골반 안의 장요근 대퇴근막장근 – 연결 전경골근 앞 부분. 대퇴직근, 봉공근 – 허벅지앞.

* 관리방법은 (유튜브에 '올킬제품'을 검색)하여 전신 부분별 5회씩 관리 한 후 위 도표의 단축된 부분의 근육을 20회 집중관리 한다.

골반 전방경사 홍수정 올킬 관리

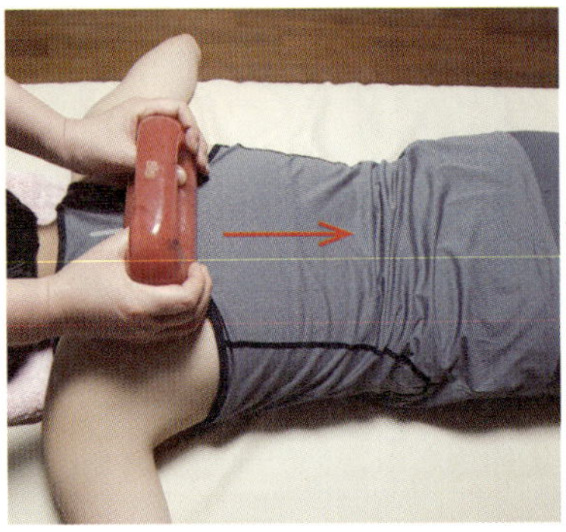
① 승모근 ~ 척추 기립근 ~

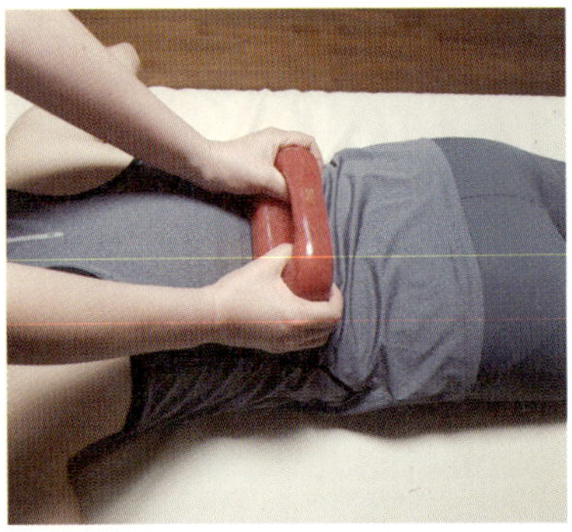
② 광배근

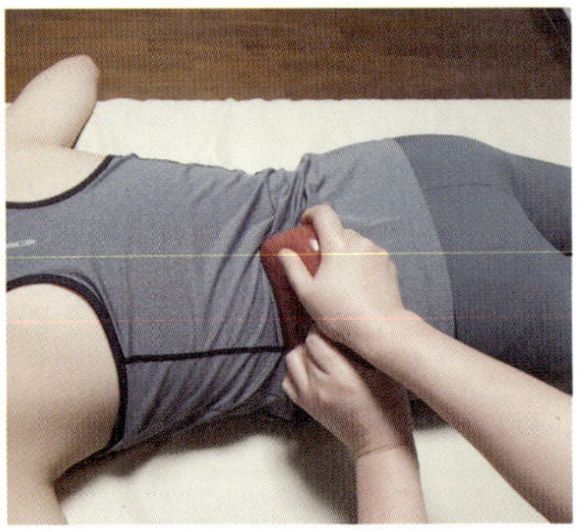
③ 외복사근

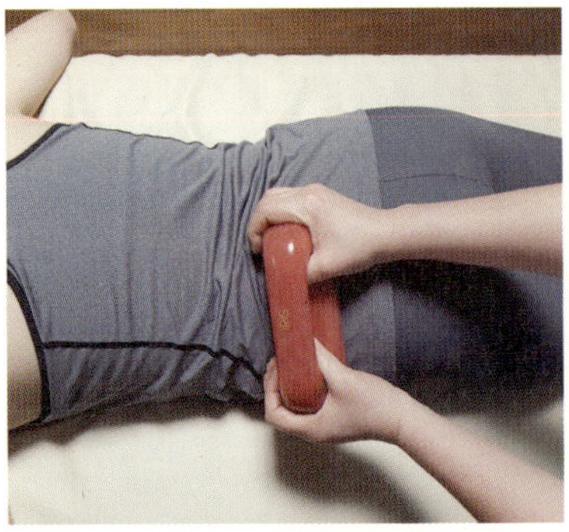
④ 요방형근

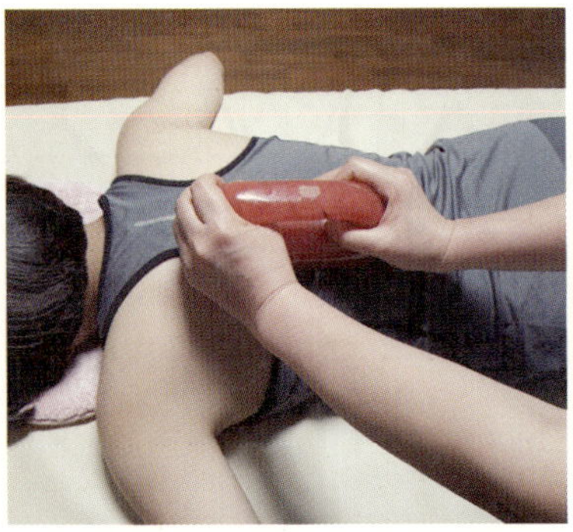
⑤ 화타협지

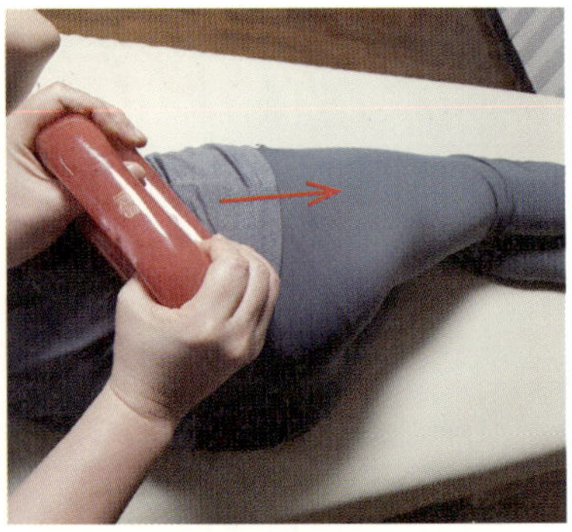
⑥ 소둔근 ~ 대퇴근막장근 길게

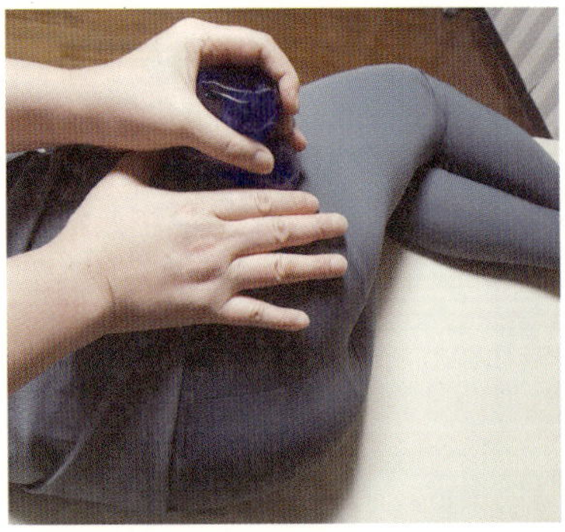
⑦ 중둔근 ~ 대퇴근막장근

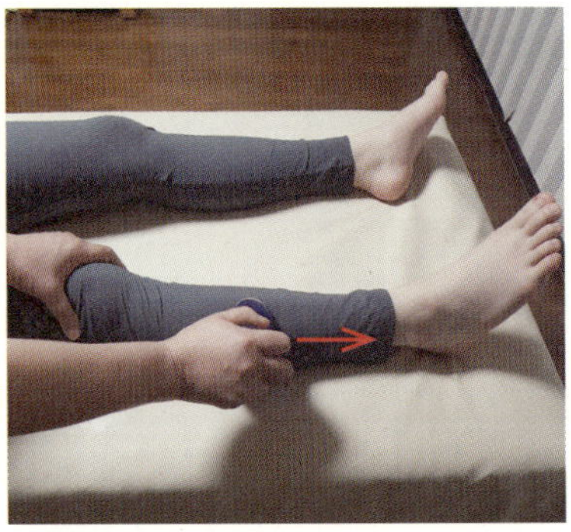
⑧ 전 경골근

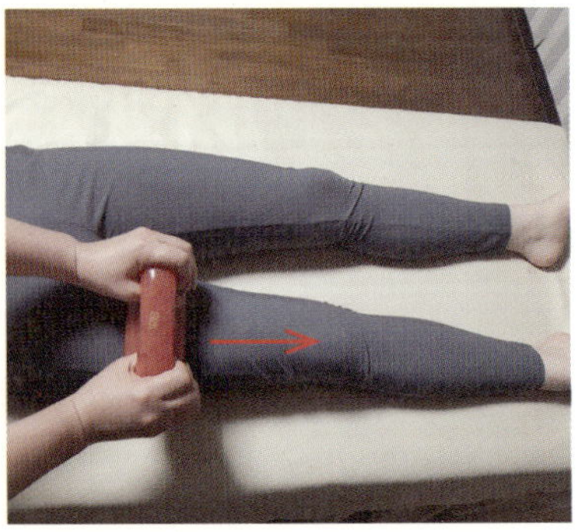
⑨ 대퇴직근

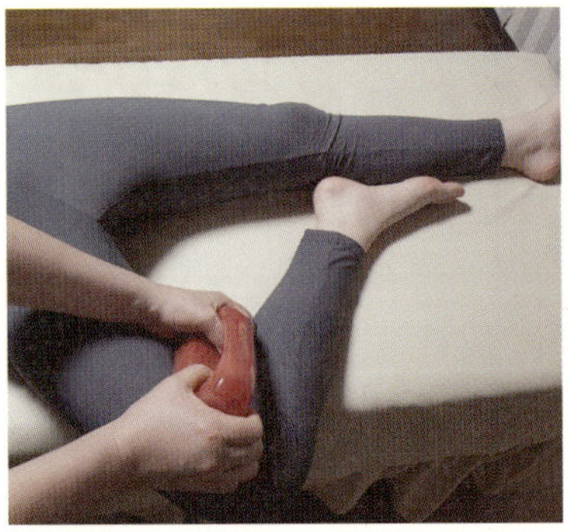
⑩ 봉공근

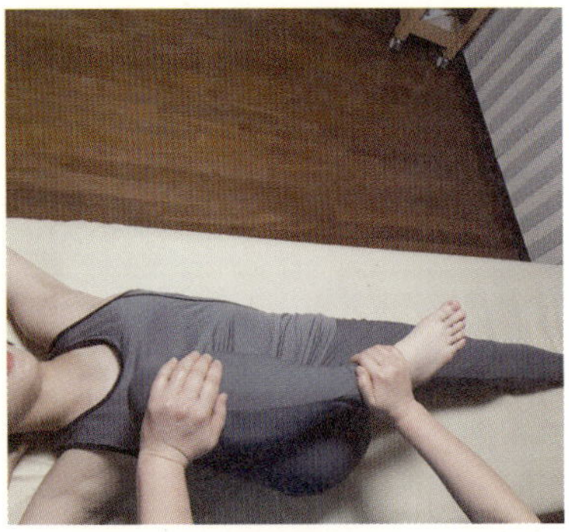
⑪ 대퇴이두근 스트레칭

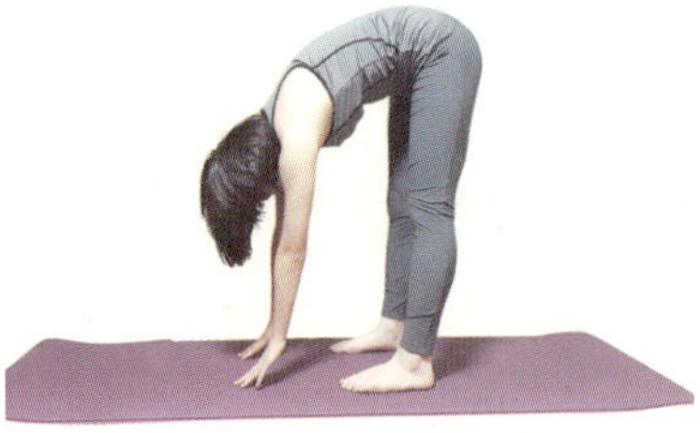
⑫ 요추, 힙 스트레칭

11~ 14번 집에서 수시로 하도록 가르쳐준다.

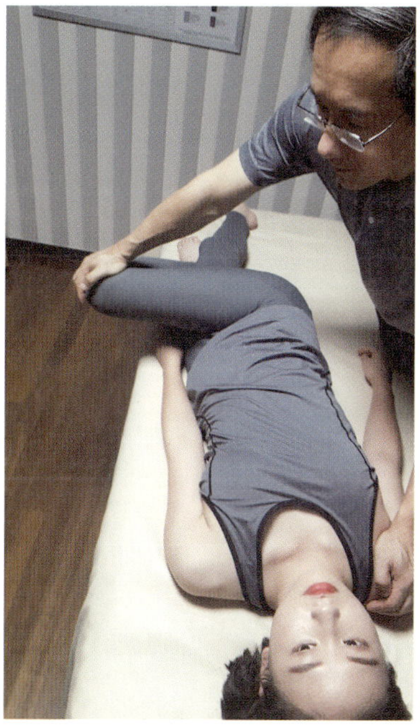

⑬ 요방형근 스트레칭

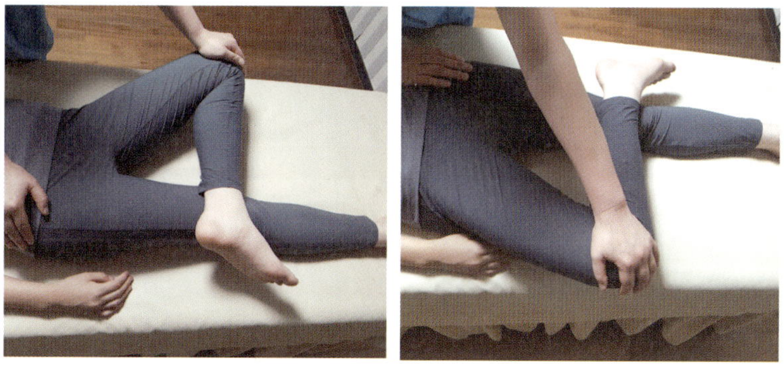

⑭ 골반안에 (천장관골과 양쪽 장요근 스트레칭)

▎골반 후방경사 홍수정 올킬 관리

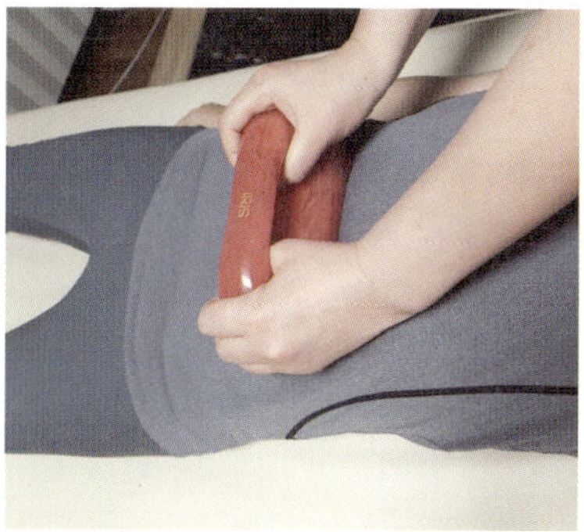

① 복직근

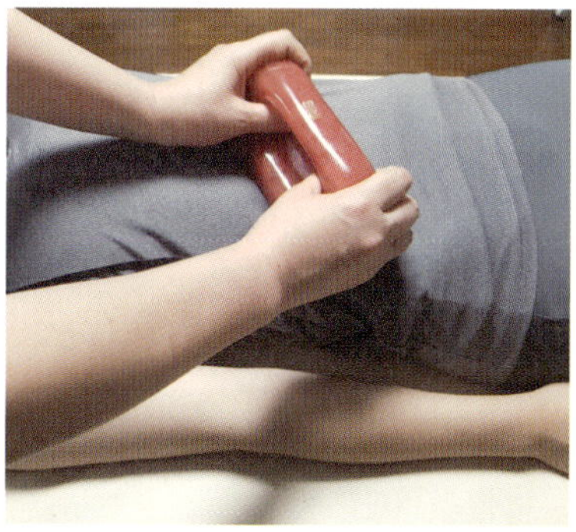

② 외 복사근

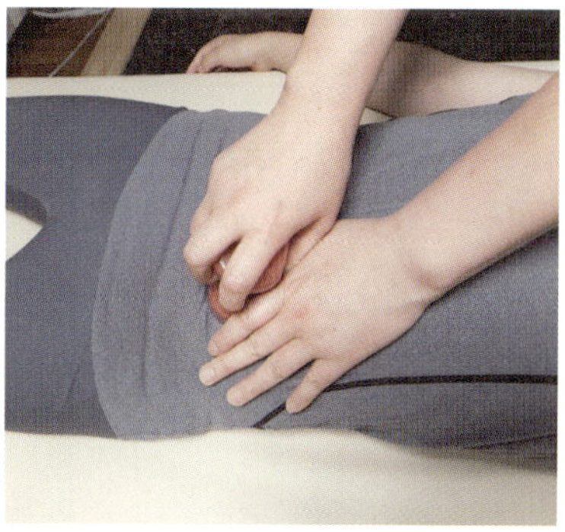

③ 복직근과 외복직근

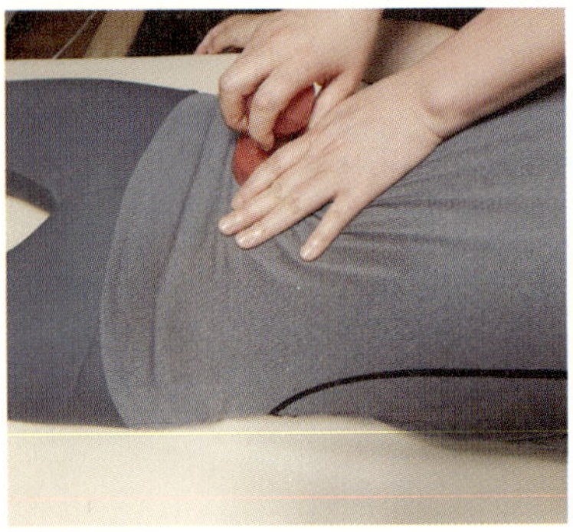

④ 내 복사근 ~ 복 횡근

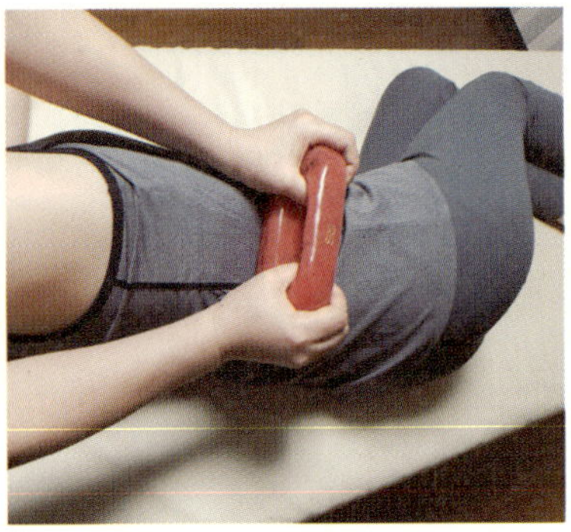

⑤ 가자미근 ~ 측면 외복사근

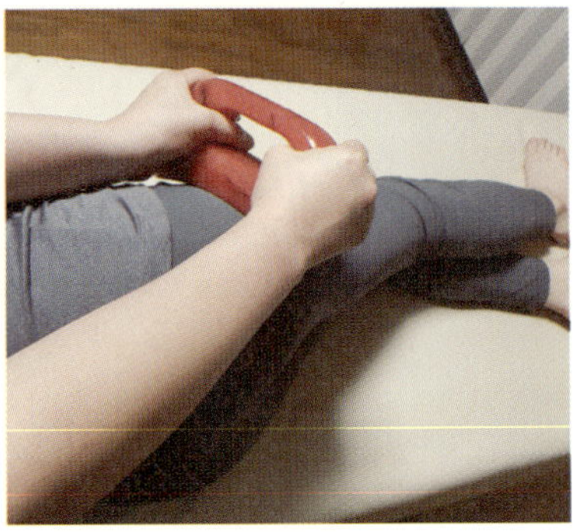

⑥ 대퇴근막장근 ~ 대둔군

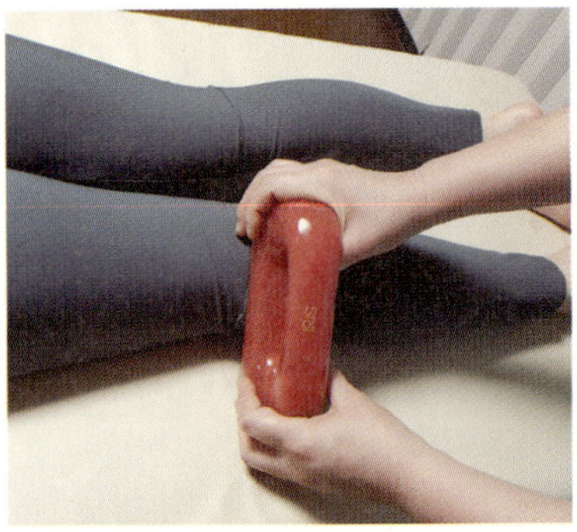

⑦ 전거근 ~ 외복사근

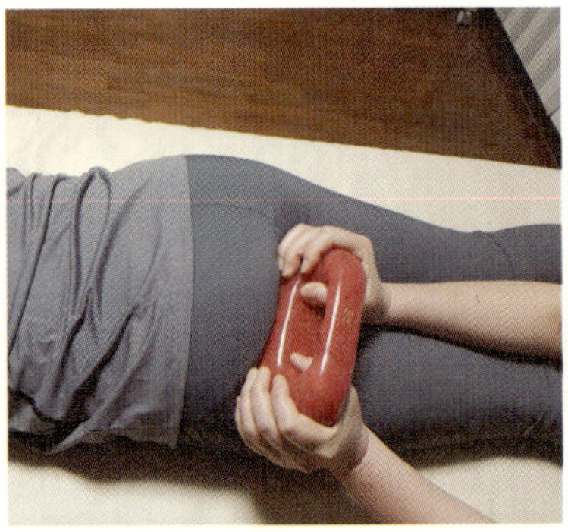

⑧ 대둔근

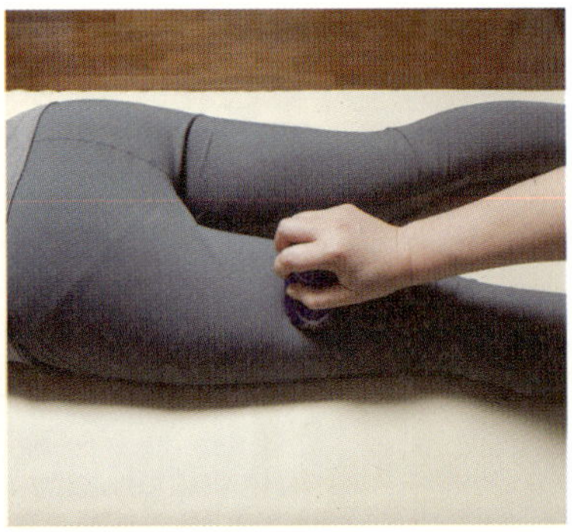

⑨ 슬건근

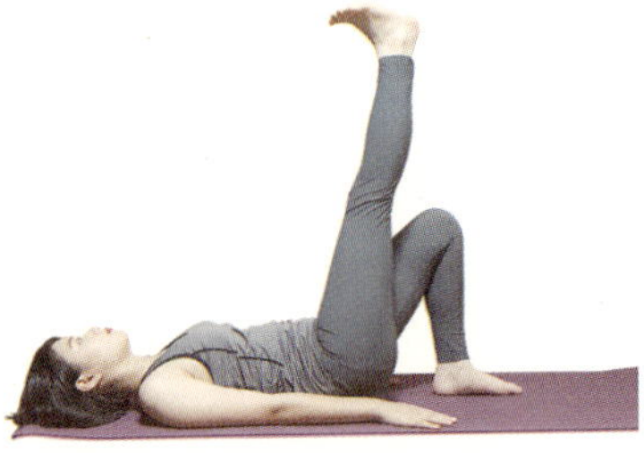

⑩ 슬건근 스트레칭

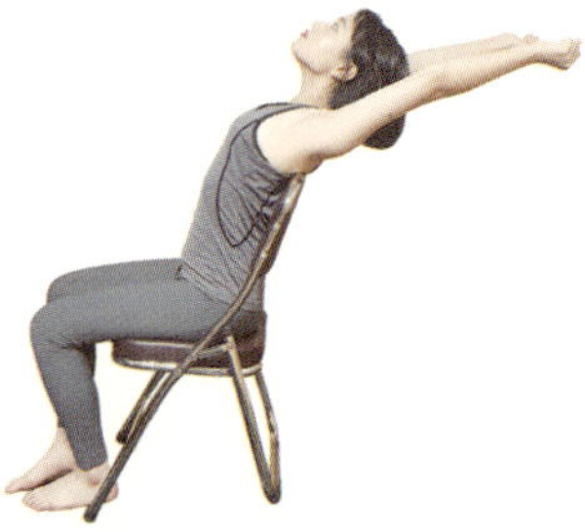

⑪ 복부 근육 스트레칭

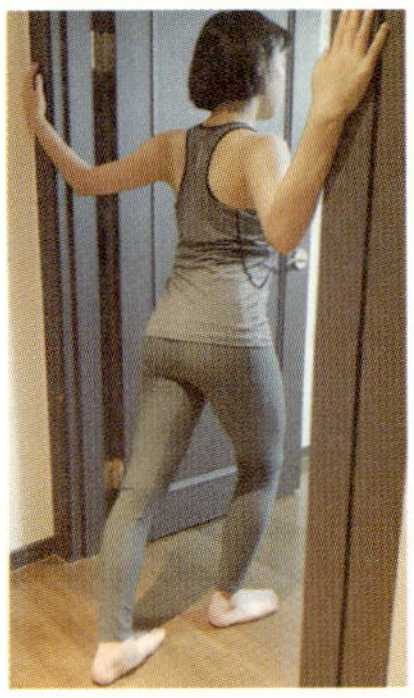

⑫ 복직근, 대흉근 스트레칭

10~ 12번 집에서 수시로 하도록 가르쳐준다.

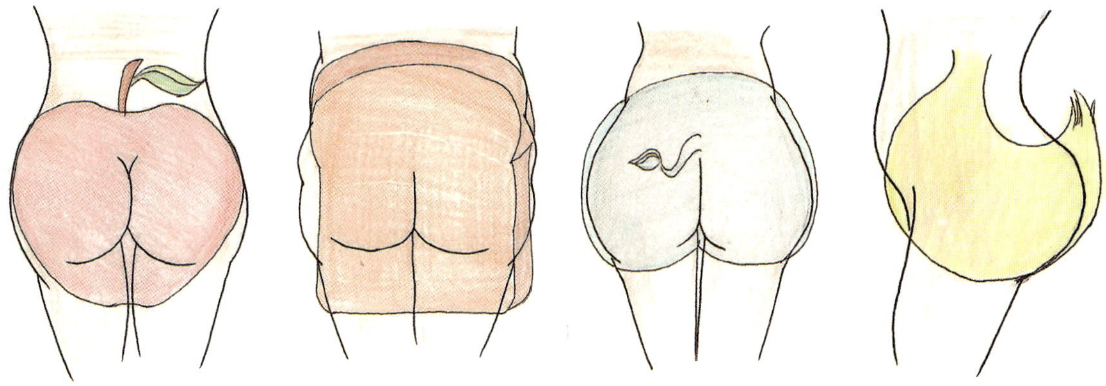

:: 애플형 ::　:: 후방 식빵형 ::　:: 전방 하마형 ::　:: 전방 오리형 ::

❖ **애플형** | 엉덩이의 위 아래쪽의 라인이 동그랗고 아래로 갈수록 매끄럽게 좋아지는 모양이 건강한 엉덩이이다.

❖ **후방 식빵형** | 엉덩이가 아래쪽으로 심하게 처져 식빵을 거꾸로 뒤집어 놓은 모양이다. 특히 좌식 생활을 많이 하는 여성들에게 많은 유형이며, 골반이 처져 골반 통증과 허리통증 유발 가능성이 높다.

❖ **전방 하마형** | 엉덩이의 가장 튀어나온 부분이 3분의 2가량이 내려와 있는 모양으로 '하마형'이라 하며, 엉덩이가 전체적으로 처지고 펑퍼짐해 보이는 것이 특징이다. 골반의 불균형과 엉덩이 측면의 통증 유발 가능성이 높다.

❖ **전방 오리형** | 골반이 전만 돼 엉덩이가 뒤로 툭 튀어나온 모양인 오리형은 엉덩이 위쪽부터 허리까지 고도한 힘이 들어가 상체가 뒤로 젖혀지게 되어 허리 통증을 유발하며, 오래 지속되면 허리뼈가 휘어 척추전만증까지 발생할 수 있다.

| 단축된 근육의 스트레칭 – 복근의 스트레칭

① 위 동작을 취할 때 허리에 통증이 오는 분은 손바닥으로 지탱하는 것이 아니라 팔꿈치로 지탱하여 배 근육을 늘려 주어야 한다.

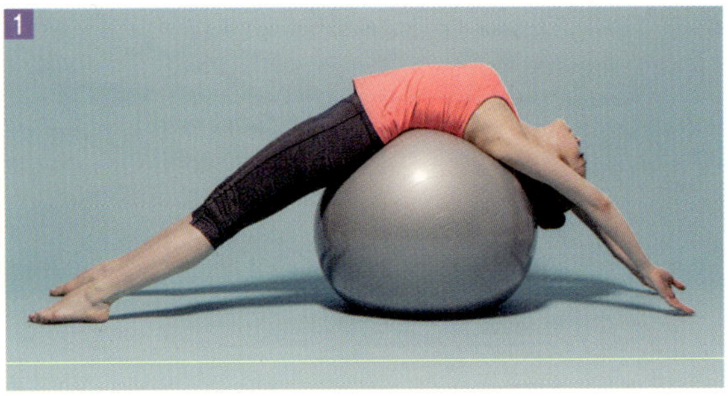

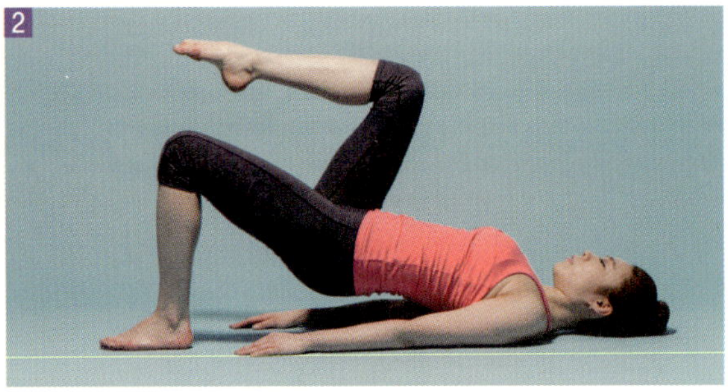

② 위 동작 시 너무 장시간하면 허리에 오히려 좋지 않다. 15초 정도씩 끊어서 해 주며, 역시 통증으로 오시는 분은 패스한다. 이번엔 대둔근, 중둔근 스트레칭이다.

③ 좀 더 강하게 스트레칭을 하고 싶다며, 엉덩이를 벽에 어느 정도 밀착시킨 후 오른발을 벽 따라 내려오면서 무릎을 굽혀 주면 더 강한 스트레칭이 된다. 단, 골반의 회전이 일어나지 않는 선에서 해야 한다.

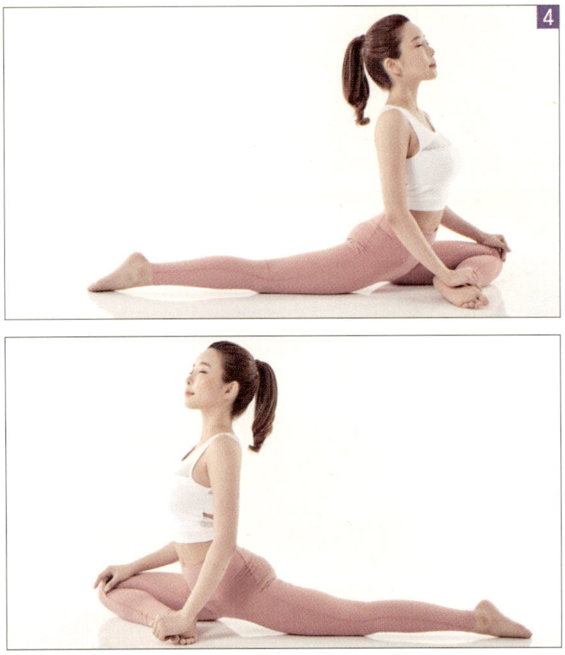

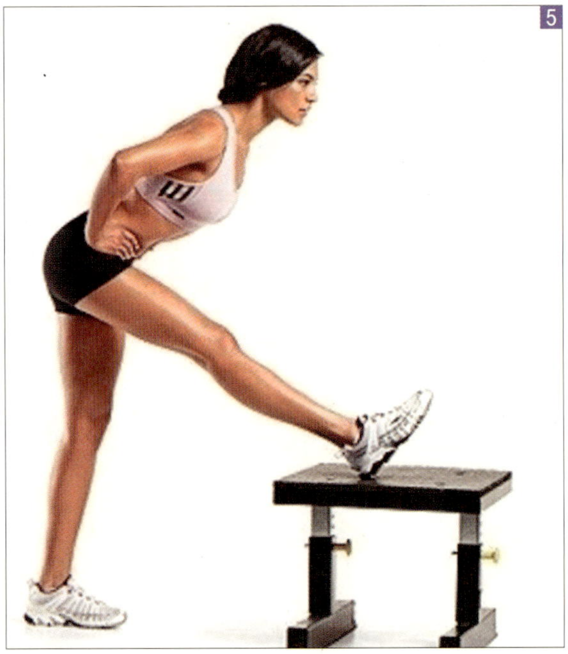

④ 위 동작은 대둔근, 중둔근의 스트레칭 하려면 꼭 권장한다(골반 교정, 후방경사 스트레칭).

⑤ 그 외 햄스트링(뒷벅지) 스트레칭으로 유연성이 떨어지시는 분들은 이렇듯 의자에 대고 요추를 펴면서 스트레칭을 해 주면 좋다.

좌골신경통의 중요혈 및 지압법

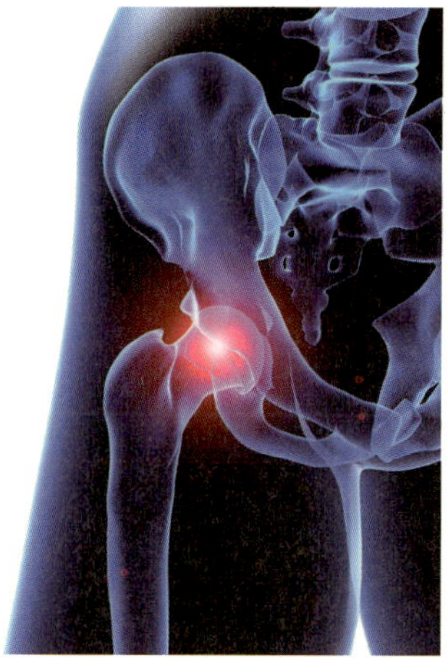

디스크, 척추관협착증, 척추 전위증과 같은 척추질환이나 조양과 동맥경화와 같은 다른 질환에 의해 발생한다. 물리적 상해에 의한 손상되며, 혹은 잘못된 자세로 인해 골반이 틀어져 신경에 문제가 생겨 발생한다.

* 다리를 꼬거나 양반다리 할 때, 계단을 오를 때 통증

1) 좌골신경통의 증상

40대 이상의 분들이 요추 디스크 등 퇴행성이 되면서 많이 발생하며, 50대 이후부터 발생이 감소한다.

- 엉덩이부터 대퇴부, 다리, 발과 발가락까지 통증
- 쑤시고 저린 증상, 감각 둔화 증상
- 기침을 하거나 다리를 펴거나 구부릴 때 통증
- 심한 경우 다리를 저는 증상

2) 좌골 신경통의 중요근육과 포인트 오행의 중요혈

좌골 신경통 중요 경줄기는 방광경이며, 그중 승부혈과 은문혈은 좌골신경통 증상 개선하며, 나쁜 기운을 빼 주어 다리부종, 하지 마비에 효과적이다.

* **수영할 때 종아리 통증 완화** – 승근, 승상혈
* **하지부종 포인트** – 서혜부 집중, 허벅지 내측, 허벅지 내전근
* **무릎 통증** – 위경(족삼리혈, 함곡혈)
* **무릎 주변 통증** – 대퇴사직근, 슬개골의 전후좌우
* **내측 무릎의 부종** – 내측광근, 슬개골의 내측
* **외측무릎 통증** – 외측광근, 슬개골의 외측

3) 짧은 다리 교정법

양반다리 자세로 자주 앉는 경우 성 기능 근육의 신경을 압박하여 성 기능 장애를 일으킬 수 있고, 팔자 다리로 걷는 것은 엉덩근의 하나인 이상근이 짧아져 있기 때문으로 팔자로 걷는 쪽 다리를 'ㄱ' 자로 올린 후 환도혈을 밟거나 눌러 주면 이상근과 환도가 동시에 풀려 벌어진 다리가 교정된다.

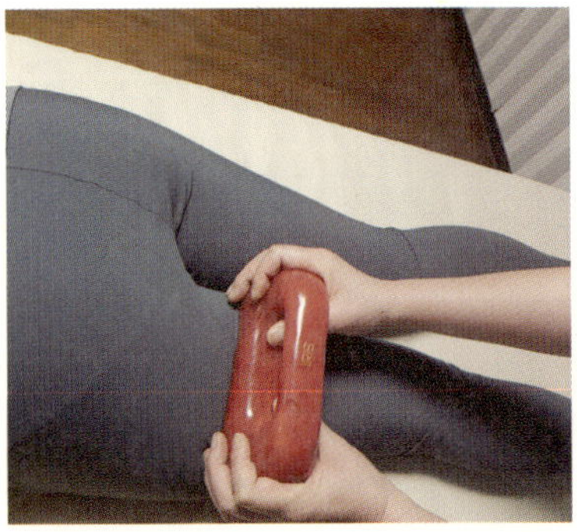

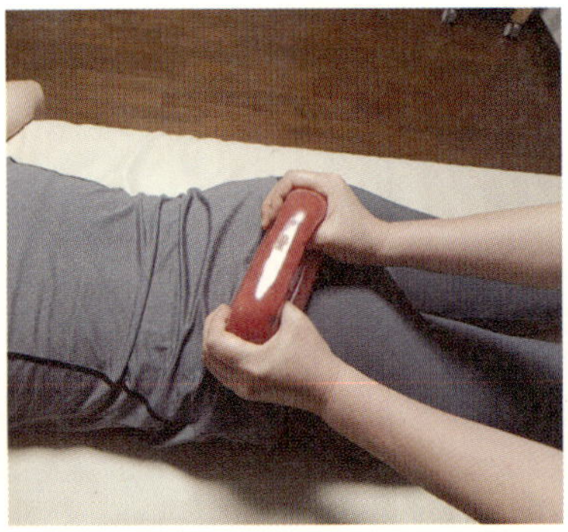

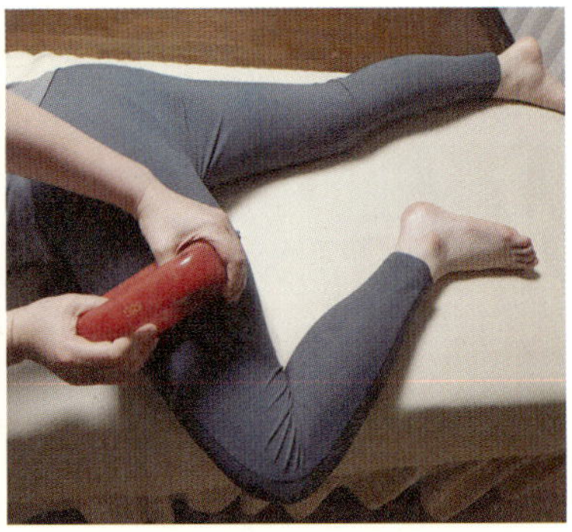

:: 대둔근 ~ 이상근 → 가볍게 이상근 단축 풀기 ::

4) 예쁜 라인의 허벅지를 위한 지압법

① 허벅지에서 엉덩이로 연결되는 곳의 정중앙을 조금 위쪽을 향하듯이 눌러 준다. 이때 두 다리를 어깨너비로 벌리고 발뒤꿈치를 가볍게 들면 더욱 효과적이다.

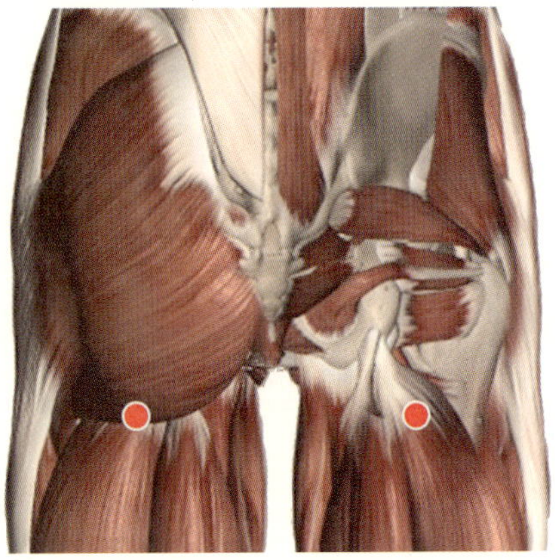

:: 양의 방광경-승부혈 ::

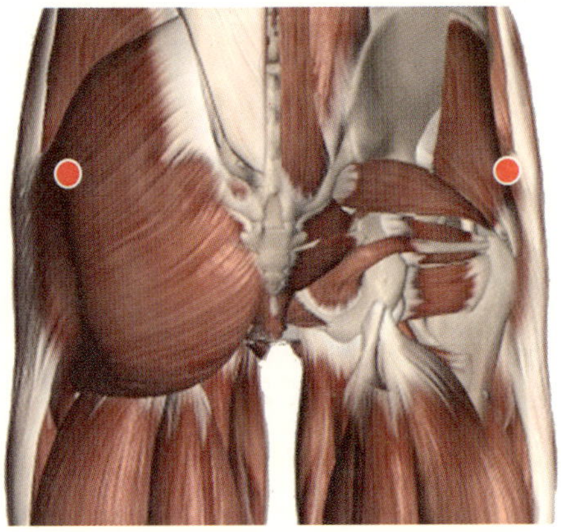

:: 양의 방광경, 양의 담경-환도혈 ::

② 엉덩이 바깥쪽을 만져 보면 가장 쏙 들어간 곳이 있다. 이곳이 환도혈인데, 여길 강하게 눌러 주면 허벅지 바깥쪽 살을 쑥쑥 빠지고, 혈액순환 효과가 있으며, 생식기와 연관이 있어 쾌변을 한다.

18. 틀어진 골반 및 변형된 다리 교정요법

문제는 틀어진 골반

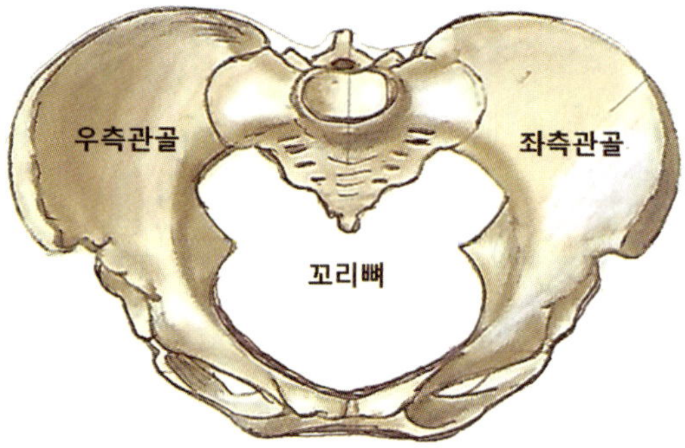

골반은 몸통의 아래쪽 부분을 이루는 뼈로, 양쪽 볼기뼈와 척추뼈 가운데 엉치뼈와 꼬리뼈로 구성된다. 골반은 척추로부터 내려오는 체중의 부하가 골반의 엉치뼈를 거쳐 양쪽의 볼기뼈(엉덩이뼈, 궁덩뼈, 궁둥뼈)를 지탱하는 역할을 하며, 양쪽 고관절에서 다리로 이어지기 때문에 걷기와 달리기 등의 신체동작을 수행하는 매우 중요한 골격이다. 따라서 골반의 불균형은 여러 신체 활동에도 영향을 미치게 된다. 그리고 골반 안쪽에는 내장과 방광이 있으며, 여성의 경우에는 자궁과 난소 등 중요 장기가 위치하기 때문에 그 공간을 마련해주는데. 불균형이 발생하게 되면 생리통 등의 생리 불순이 있거나 혈액 순환 등이 좋지 않게 된다. '몸의 축'이라 할 수 있는 골반이 비뚤어지면 근육의 비대칭이 생겨 순환장애를 일으키며 복부비만, 하체비만, 요통 및 주변부 이상 통증의 주요 원인이 된다.

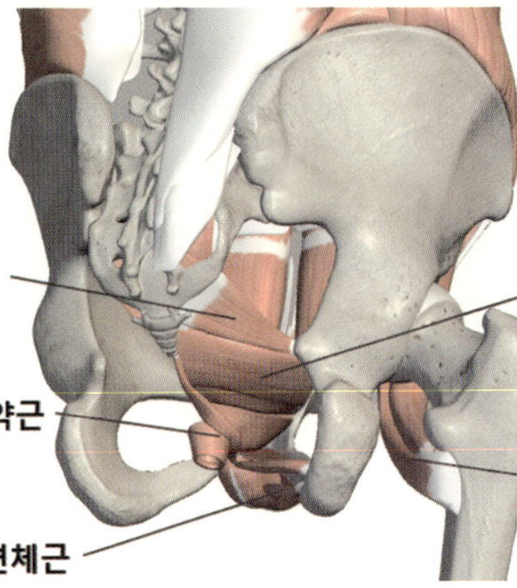

틀어진 골반은 우리 몸 전신의 불균형의 원인이 되고 그 안에 들어 있는 생식기가 제 위치에서 벗어나 정상적으로 기능을 할 수 없게 되기 때문에 자궁 주위의 근육이 긴장되고 경직되어 순환장애에 문제가 생기며 신축성을 잃게 된다(발바닥의 족저근막염도 골반과 연관이 있다). 다리가 굵다, 엉덩이가 처졌다, 아랫배가 나왔다, 허리선 없어진다 등 해결하기 힘든 하반신 비만도 틀어진 골반이 원인이다.

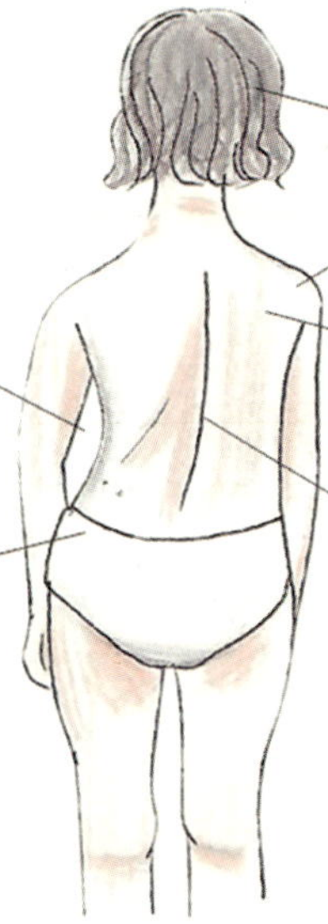

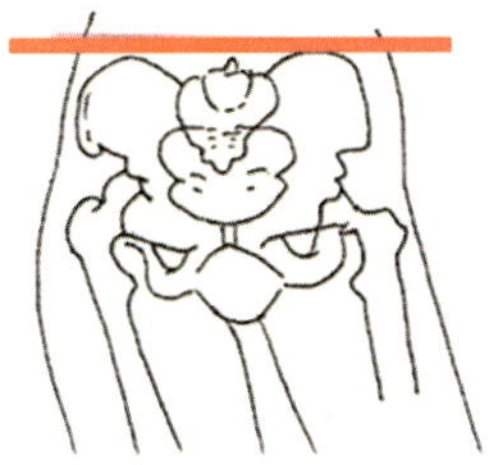

누운자세 앞면

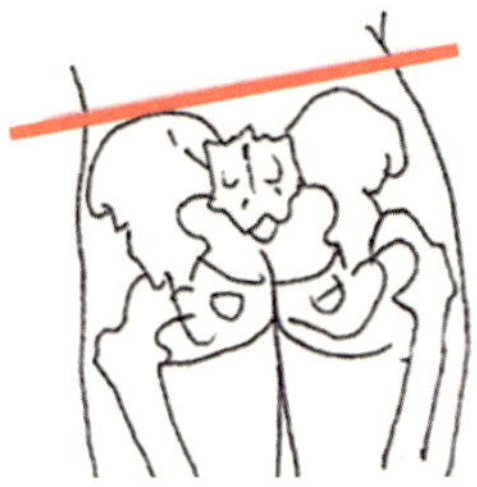

서있는자세 뒷면

1) 틀어진 골반의 증상

척추 → 2차 등뼈, 목뼈, 턱관절 및 어깨, 척추측만증 → 수핵 탈출증(디스크의 원인) → 관절 → 퇴행성 관절염, 장기 등 연쇄 이상 유발 → 혈액, 림프순환, 신경 기능악화 → 교감신경과 부교감 신경 저하 → 여성 생리통, 생리불순도 일으켜 주의가 필요하다.

2) 골반이 틀어지는 원인과 해결방법

① 통증성으로 아픈 자세를 피하기 위해 틀어진 자세가 되는 경우

통증 때문에 몸을 트는 경우(골반 자체의 문제는 없는 경우), 통증을 해결해 주면 자연스럽게 골반은 바르게 되며 허리 문제인 경우가 가장 많다.

② 다리 길이가 차이 나면서 틀어진 경우

다리 길이가 차이 나는 경우는 짧은 다리 쪽으로 골반이 기울게 되는데, 짧은 다리에 높은 깔창을 해서 두 다리 길이를 맞추어 골반 틀어짐을 조절한다.

③ 잘못된 자세로 인해 좌우 골반 및 신체 근육의 불균형에 의한 경우

좌우 골반 틀림은 전신근육의 불균형인 경우로 적극적인 맞춤관리가 필요하다.

출산 후 골반의 변화와 문제

여성에게 출산은 골반을 벌어지게 하는 최대 원인으로, 산후에는 복근과 골반의 변화가 가장 크므로 출산으로 벌어진 골반을 원래대로 복원하는 것이 중요하다.

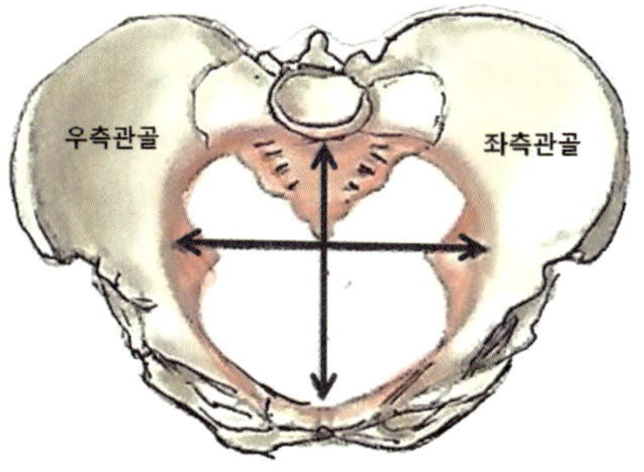

:: 여성의 골반 ::

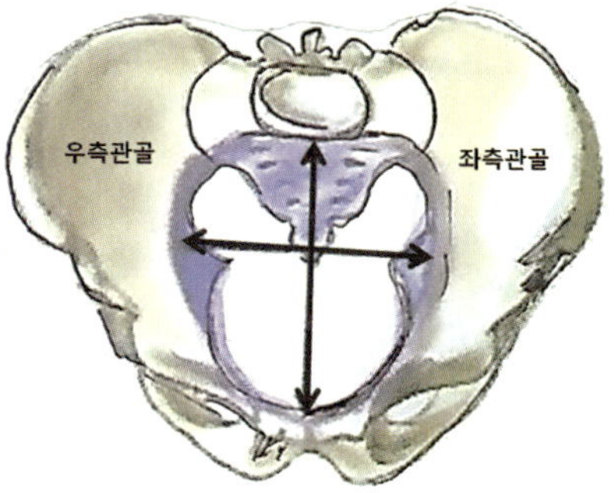

:: 남성의 골반 ::

틀어진 골반은 척추 뿐 아니라 목뼈에도 심각한 영향을 미치며, 젊을 때 골반이 틀어져있어도 괜찮다가 나이가 들면 들수록 어깨 높이와 팔다리 길이 변형, 척추질환(디스크, 척추관, 협착증, 측만)까지 일으키며, 심한 피로감과 더 심한 경우엔 한쪽 가슴 근력이 떨어져서 짝 가슴이 될 수 있다.

임신은 축복을 받아야 할 가장 중요한 일이지만, 출산을 하고 난 후 골반 주변의 근막조직이 수축되지 못하여 골반이 벌어지고 반복된 육아와 가사들과 수유 시 허리를 구부리는 자세가 반복된다면 골반이 틀어지게 되면서 외형적·내부적 불안정한 상태로 인하여 골반통증은 물론이고 골반과 이어진 척추 틀어짐으로 허리통증, 무릎 통증, 어깨 결림을 유발하고 비만까지 오게 된다.

Q. 출산 후 골반 상태가 궁금하다.

A. 출산 후 골반이 틀어진다고 하면 마치 눈에 띄게 골반 위치가 완전히 달라져야만 하는 것으로 생각하기 쉽다. 하지만 '제왕절개 후 살이 빠져도 맞는 바지가 없다.', '출산 후 골반이 아래로 쏟아질 것 같은 불안함이 있다.', '출산 후 아기를 안고 일어설 때마다 번개가 치는 것처럼 찌릿하고 아프다.'는 하소연은 모두 '틀어진 골반' 문제이고 출산 후 골반 상태에 대해 오해하는 두 가지는 '제왕절개를 하면 골반은 그대로'라거나 '출산 후 벌어진 골반이 감쪽같이 붙을 것'이라는 것이다.

Q. 제왕절개 수술로 분만한 산모의 골반

A. 골반은 분만 중에만 벌어지는 것이 아니다. 임산부의 골반은 태아가 자라날 공간을 만들어 주기 위해 임신 기간 내내 관절이 느슨해지고 벌어지기 때문에 제왕절개나 자연분만이나 상관없이 골반 변형은 모든 임산부에게 피할 수 없는 숙명이다. 또 출산 후 2주 정도 후에 골반 관절이 회복되어 붙어 있는 것을 엑스레이 검사상 확인할 수 있다. 하지만 골반 관절은 뼈가 맞물린 상태가 아니라 뼈가 나란히 붙어 있을 뿐이고 골반의 인대와 근육이 주변에서 테이프처럼 붙어 고정해 놓은 듯한 구조이다. 그렇기에 골반뼈가 다 붙었다 하더라도 늘어났던 인대와 근육을 제자리로 잡는 운동요법과 바른 자세를 꼭 해야만 진정한 회복이라 할 수 있다.

Q. 임신, 출산 과정을 거친 후에도 통증이 자연히 사라지지 않는다는 뜻인가?

A. 아기를 낳았다고 해서 통증이 저절로 사라지진 않는다. 임신 요통의 30%는 만성 요통으로 이어져 출산 후에도 지속될 뿐만 아니라 생리, 배란, 갱년기 등을 겪으며 여성 호르몬 변화와 함께 평생 짊어지고 가는 짐이 돼 버리고 만다.

| 샵에서의 골반 진단 및 골반 교정요법

먼저 쉽게 골반 틀어짐을 아는 자가 진단을 해 보자.

- 몸에 달라붙는 스커트를 입으면 스커트가 돌아간다.
- 딱딱한 바닥에 누우면 천골(꼬리뼈 위 넓적한 곳)이 닿아서 아프다.
- 오리 엉덩이다. 좌우 엉덩이 높이가 다르다.
- 허리 좌우의 잘록한 정도 또는 위치가 다르다.
- 엉덩이가 처져 있고 하체비만이다.
- 한쪽 신발굽이 유난히 빨리 닳는다.
- 좌우 팔다리 길이가 다르다.
- 천장을 보고 누워 다리 힘을 뺐을 때 양발 끝의 각도가 다르다.

1개 이하는 정상이고, 2개 ~ 4개는 주의를 요하며, 5개 ~ 6개 이상은 골반 틀어짐 증상이다. 위의 내용 중 2개 이상일 경우, 일상생활에서 아래의 습관을 하고 있다.

- 양반다리(골반을 옆으로 벌어진다).
- 한쪽 다리에 힘을 더 주고 삐딱하게 서서 설거지 한다.
- 의자에 다리를 꼬고 앉는다.
- 운전대를 한 손으로 운전한다.
- 옆으로 누워 자는 습관이 있다.
- 주로 한 손으로 가방을 들거나 멘다.
- 일상 업무에 한 손으로 반복되는 업무를 한다.
- 꽉 끼는 속옷을 입는다.

고객이 오셨을 때 설문지를 만들어 체크하도록 하고 설문지를 보고 몇 가지 테크닉 체형을 체크해 보는 방법도 좋다. 골반 변위가 있는 고객이 병원에 가게 되면 전반적인 기립자세와 굴곡자세, 가동범위 등을 분석하고, 족지 장단 분석으로 장단족을 판별하며, 골반과 고관절의 높이, 엉치뼈의 기울어짐, 골반 불균형을 알려 주는 몇 가지 지표를 조사하고, X-레이 등의 영상을 참고해 변화된 골반의 상태를 정확히 진단한다. 그 진단 결과를 통해 고관절의 변위를 바로잡는 틀어진 뼈·근육·인대, 추나요법(정골 교정)으로 제자리에 시행하며, 짧아진 근육에는 근 에너지 기법을 사용하고 이완된 근육에는 적절한 운동을 시켜 골반을 균형 상태로 회복한다.

1) 빠른 시간에 체형 교정이나 근육의 이완, 운동요법의 실시

① 척추가 휘어진 원인이 구조적인 척추측만증인지
② 기능적인 생활습관 문제와 편측성 운동을 많이 하는 운동선수인지
③ 체형은 어떤 타입으로 바뀌어져 있는지 아는 것이 첫 번째 단추가 된다.

2) 샵에서 고객의 척추 틀어짐에 대한 브리핑과 관리 방법 제시

먼저 고객의 자세에서 몸 전체의 틀어진 각도를 정확히 사진으로 보여 주며 이해시키고, 지금부터가 중요함을 인식시키기 위한 방법으로 심했던 분들의 통증과 그에 따른 시간과 금전적으로 들어가는 비용적인 부분을 설명하여 바로 관리를 들어가야 한다. 그래서 고객의 골반과 척추, 어깨 등 전반적인 체형을 바로잡고, 골반교정관리, 골반교정운동, 바른 자세교정 등으로 세부적인 교정치료가 진행된다.

또한 골반의 틀어짐으로 발생한 비만이나 노폐물이 쌓인 몸을 빠르게 해독하는 3가지 복합테라피, 즉 컬러 심리치유, 수정 디톡스 관리, 아로마테라피(질병치유)를 진행한다. 위 모든 해결 방법을 동시해 하는 것은 무리가 가므로 틀어진 골반과 몸 전체의 밸런스를 3가지 복합테라피를 동시에 진행하면서 몸의 상태가 좋아지면 골반교정운동, 바른 자세교정을 서서히 들어가면 아름다운 체형을 다시 되찾게 될 것이다(출산 후 3개월부터 6개월 사이의 기간이 골반교정의 효과를 높이는 기간이다).

3) 골반이 틀어지게 되는 원인 근육과 틀어진 골반교정 내용 점검

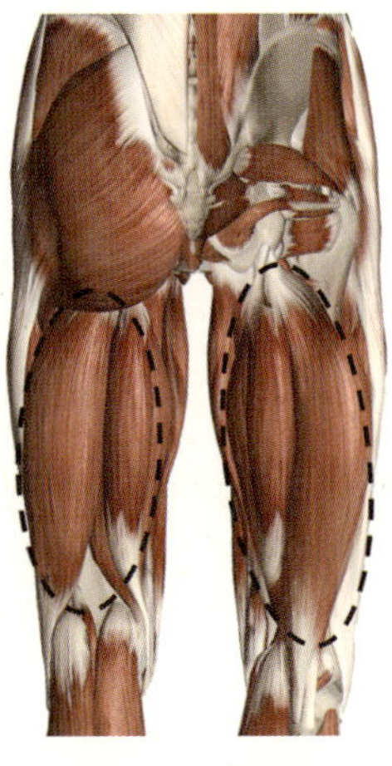

:: ① 햄스트링근육(대퇴이두근) ::

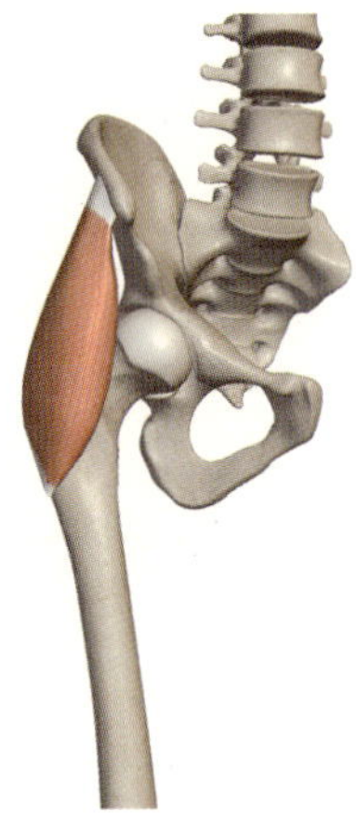

:: ② 대퇴근막장근 ::

① 햄스트링이 타이트하게 되면 골반을 잡아당겨 틀어지고 등의 만곡과 거북목을 유발한다.

② 대퇴근막장근은 우리가 다리를 꼬고 앉을 때 짧아진다. 이때 위로 올라간 다리의 대퇴근막장근이 더 짧아져 골반이 틀어지게 되고 척추 측만증(C 만곡)과 경추의 틀어짐 현상도 있을 수 있다. 가령 왼쪽 무릎 위에 오른쪽 다리를 꼬아 올리면 오른쪽 대퇴근막장근이 단축이 오는데, 오랜 시간 그 자세를 했다면 오른쪽 골반이 좌회(왼쪽허리 만곡현상)로 돌아갔을 것이다.

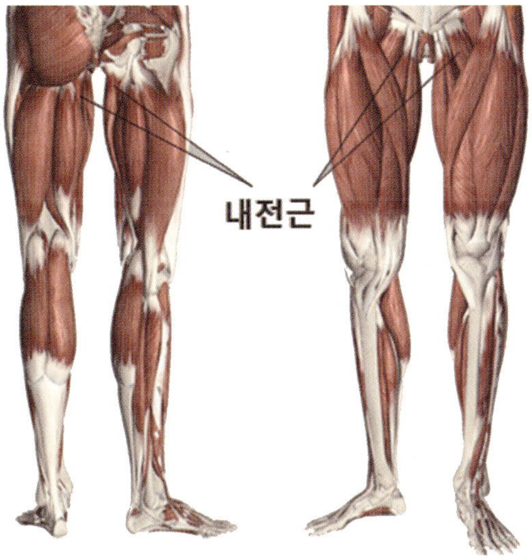

:: ③ 내전근 ::

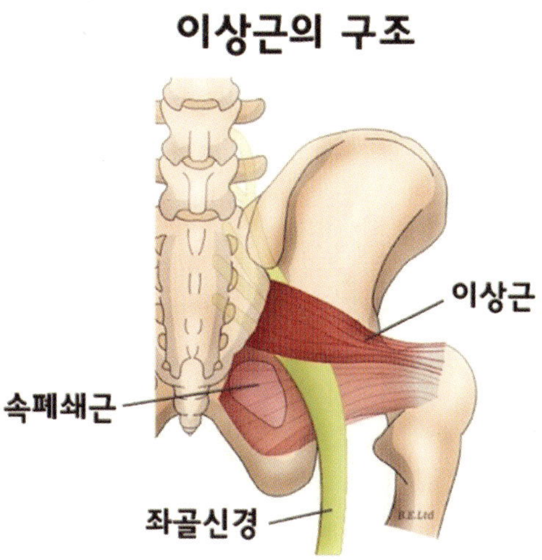

:: ④ 이상근::

③ 내전근이 타이트하면 마찬가지로 골반의 불균형을 유발한다.

④ 이상근이 오래 앉아 있게 되면 근육이 긴장하고 수축하게 된다. 그럼 통증이 발생하고 골반 틀어짐이 발생한다.

4) 골반교정에 좋은 운동

① 골반교정 스트레칭 - 앉은 자세에서 무릎을 굽혀 양발바닥을 붙인 뒤, 가슴과 허리를 곧게 펴고 양 손으로 발가락을 잡아 몸통 쪽으로 최대한 끌어당긴다. 아랫배를 내밀며 가슴을 쭉 편다. 이 상태로 유지하는 것도 좋고, 조금 더 자극을 주고 싶을 땐 이마가 바닥에 닿도록 숙여 주는 것도 좋은 방법이다.

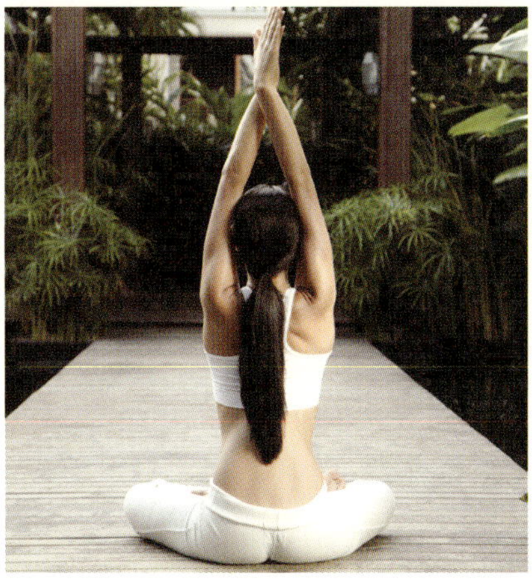
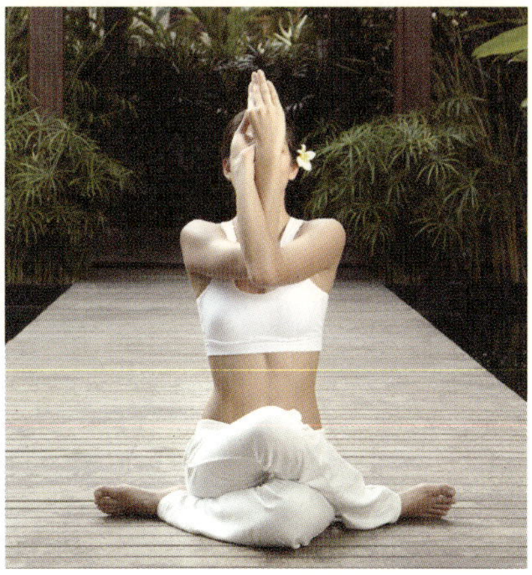

:: 골반교정 및 고관절 스트레칭 ::

② 골반교정 스트레칭 - 앉은 자세에서 무릎을 굽혀 양쪽 무릎을 서로 포갠 상태에서 상체를 숙이고 다리를 반대로 바꿔서 무릎을 포개어 상체를 또 숙여 준다.

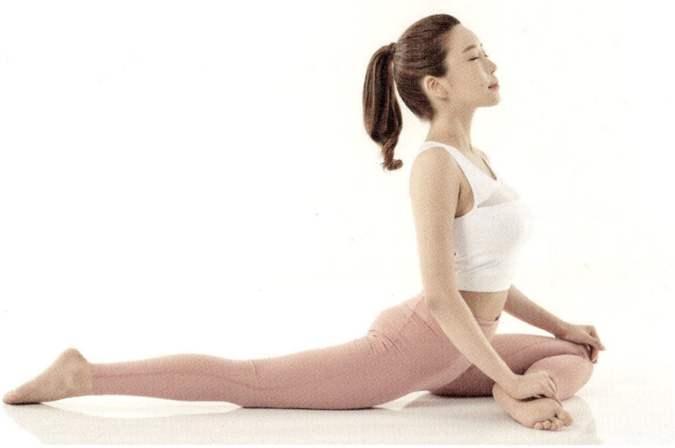

:: 골반교정 및 후방경사, 대둔근, 중둔근 스트레칭 ::

③ 골반교정 스트레칭- 한쪽 다리는 앞쪽으로 무릎을 굽혀 뻗어주고 반대쪽 다리는 뒤로 쭉 편다. 한 쪽 골반이 뜨지 않도록 바닥에 붙여 준다. 다리를 바꿔서 반복한다.

골반의 틀어짐으로 인한 다리의 변형과 관리

O자, X자 다리도 골반이 벌어지거나 모아져서 생기는 현상이다. 다리가 휜 것은 관절과 관절이 어긋난 경우와 뼈 자체가 휜 경우이다. 휜 다리 증상은 단순히 다리만이 휜 것이 아니라, 좌우골반과

고관절의 연결 상태가 틀어져서 비틀어지거나 휘는 증상으로 척추, 허리통증, 다리통증, 다리부종 현상이 나타난다. 그러므로 골반 관리와 다리 관리를 같이 해 주어야 한다.

1) 틀어진 골반으로 인한 다리의 변형

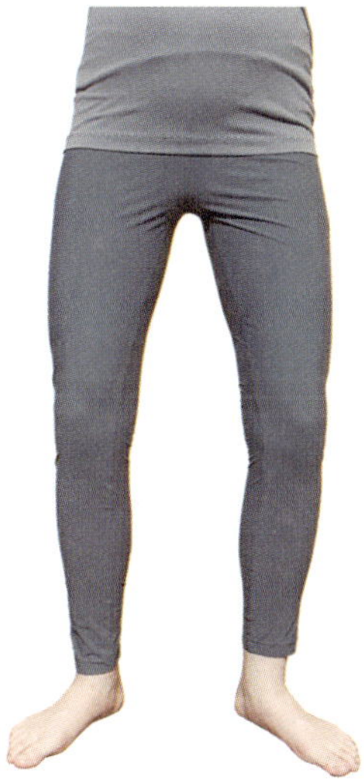

:: 내반슬 ::

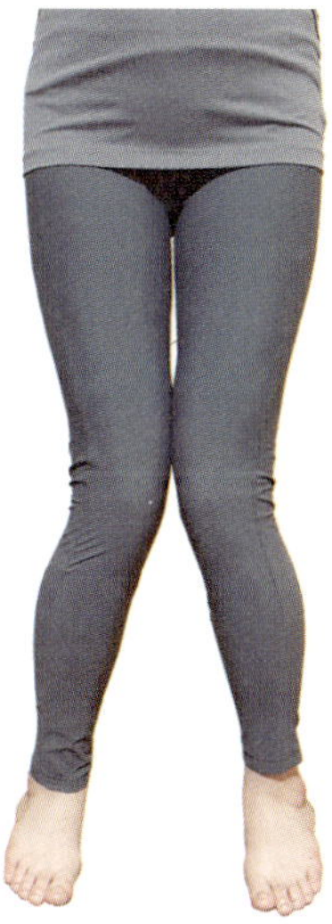

:: 외반슬 ::

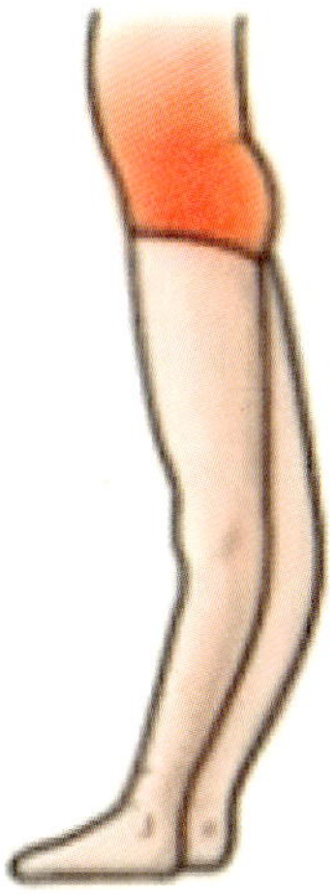

:: 반장슬 ::

❖ **내반슬(O 자다리)** ㅣ 일명 '안짱다리'로 양쪽 무릎이 닿지 않는 현상이다. 다리가 바깥쪽으로 휘면 O형 다리라고 하며, 심하게 휜 다리로 인해서 체중이 한쪽으로 편중돼 안쪽 연골이 바깥쪽 연골보다 빨리 닳기 때문에 60대에 이상에서 나타날 노인성 퇴행성관절염이 40~50대에서 이르게 나타나는 모습을 볼 수 있다.

❖ **외반슬 (X 자다리)** ㅣ 똑바로 서 있을 때 다리가 안쪽으로 휘는 상태를 말하며, 'X형 다리'라고 한다. 5세 이하 아이들에게 나타나기도 하는데 이는 정상이며, 5세 이후에도 사라지지 않으면 성인이 되어도 X형 다리가 된다. X형은 무릎 내측 인대는 왼쪽 부위는 단축되어 있어 늘 보행 시 무릎이 부딪혀 보행 장애가 일어난다. 평발과 관련이 있으며, 족부의 문제점을 동반하고, '족저근막염' 또는 '아킬레스건염'과 관련이 있다. 5㎝ 미만은 하체강화운동으로 큰 문제는 없다.

❖ **반장슬** ㅣ 골반이 몸 앞으로 나온 것에 대한 보상으로 무릎관절이 지나치게 뒤로 꺾이는 것으로, 어린이나 여성들에게 나타나는 현상으로 느슨한 인대를 가지고 있을수록 반장술이 생길 경우가 높아진다. 족부의 문제나 종아리 근육과 비정상적인 과활동 또는 경직으로 올 수도 있고, 병적으

로 편마비와 대퇴사두근 마비통증 등의 불안전으로 인해 보상적으로 생길 수 있다.

2) 틀어진 골반 관리법

쉽게 관리하는 방법을 그림으로 보여 주며 설명한다.

- ❖ **심부온열 관리** ㅣ 오장의 장기의 문제점에 좋은 아로마 선택.
- ❖ **척추교정** ㅣ 만곡 심한 곳, 단축이 심한 곳.
- ❖ **중요 경줄기를 풀어 준다** ㅣ 오행 중 가장 문제점 있는 장기 경줄기와 도와주는 상생경줄기 집중.
- ❖ **고관절 관리** ㅣ 틀어진 방향의 반대방향 회전이나 온열 괄사.
- ❖ **힙 관리** ㅣ 올라간 힙, 올라간 힙 반대 앞 내복사근 단축을 온열괄사로 풀어 준다.
- ❖ **임맥, 독맥 관리** ㅣ 전신 음과, 양의 기 소통 괄사.
- ❖ **관절과 근육 관리** ㅣ 틀어진 목과 골반과 연결된 하지의 단축된 딱딱한 근육을 온열 괄사로 동시에 풀어 준다.

3) 올킬 수정테라피

O, X , 반장슬다리 포인트 관리 방법은 다음과 같다. 관리 순서는 연두색을 1번으로 관리하고, 주황색은 2번으로, 그리고 핑크를 3번으로 관리한다.

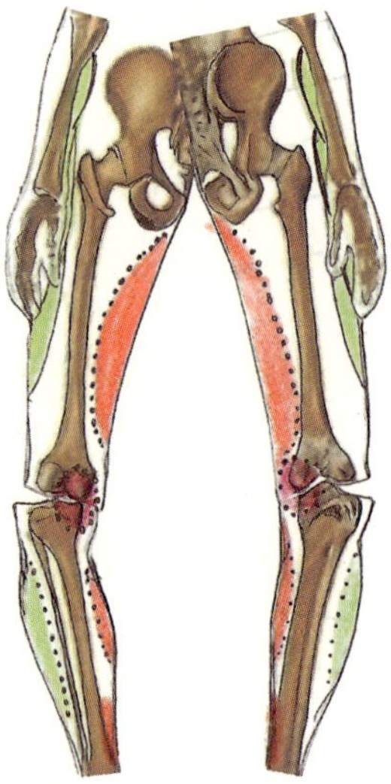

:: O자다리 ::

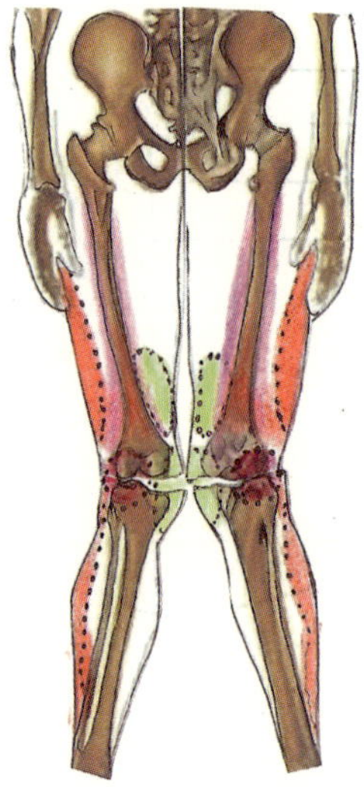

:: X자다리 ::

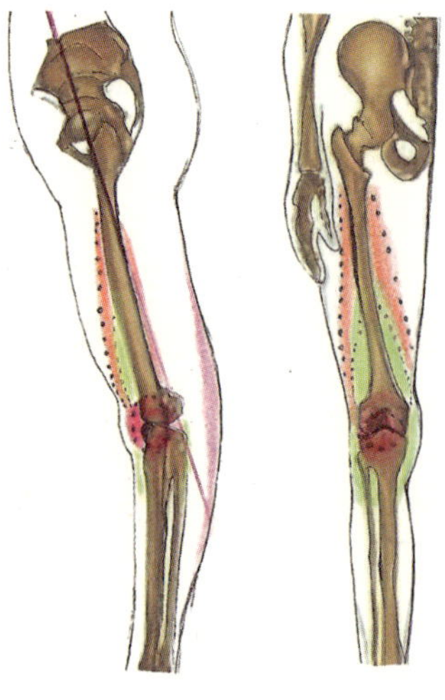

:: 반장슬 ::

❖ **0형 다리** | 외복사근 → 대퇴근막장근, 외측광근 → 대퇴직근 → 내측광근, 봉공근 → 단축된 등 관리

❖ **X자 다리** | 안쪽 짧게 테크닉 (봉공근, 반막양근) → 대퇴내전근 → 대퇴직근 → 내측광근 무릎 뼈 → 대퇴부관리 바깥쪽(외측광근) → 장지신근 → 단축된(딱딱한) 복부관리(하복직근, 서혜부)

❖ **반장슬 다리** | 앞 대퇴부 대퇴직근 → 중간 광근, 내측광근, 봉공근, 외측 광근 → 단축된(딱딱한) 요추(척추 기립근, 요방형근)

| O자다리 수정관리 방법

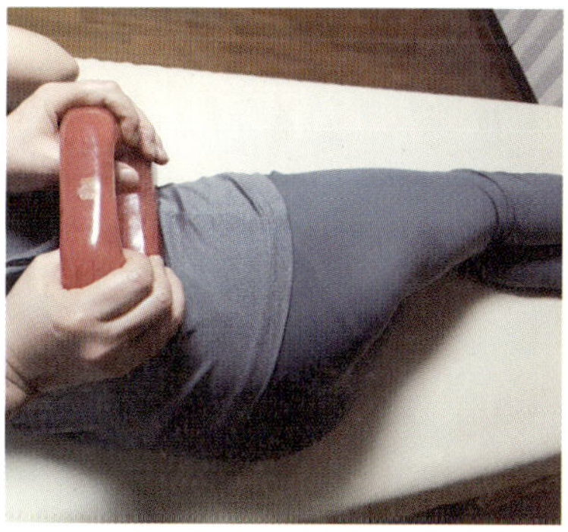

① 옆 외복사근 ~ 대퇴근막장근
(앞 골반 바로옆)

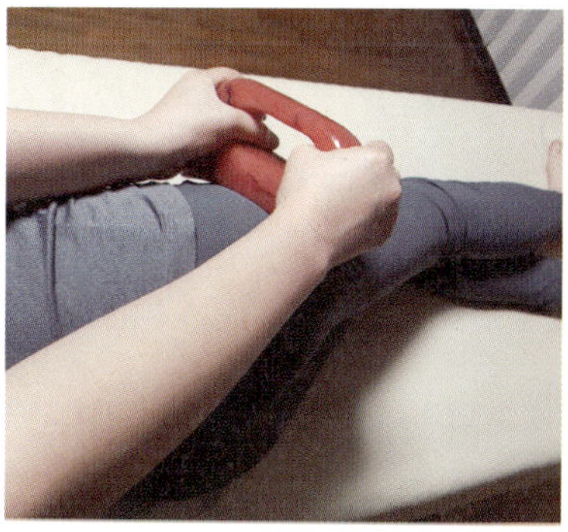

② 외 복사근

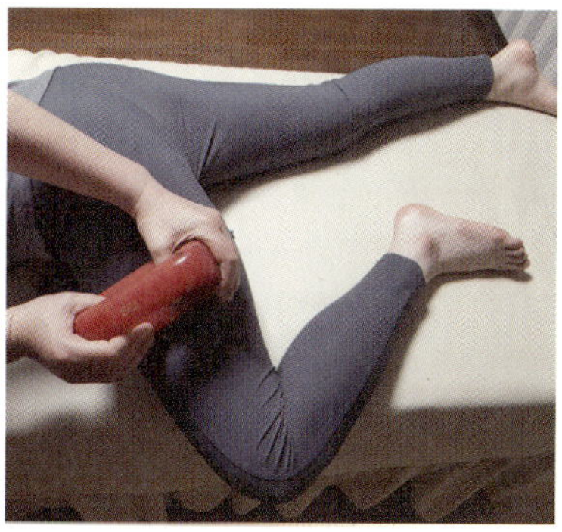

③ 대퇴직근

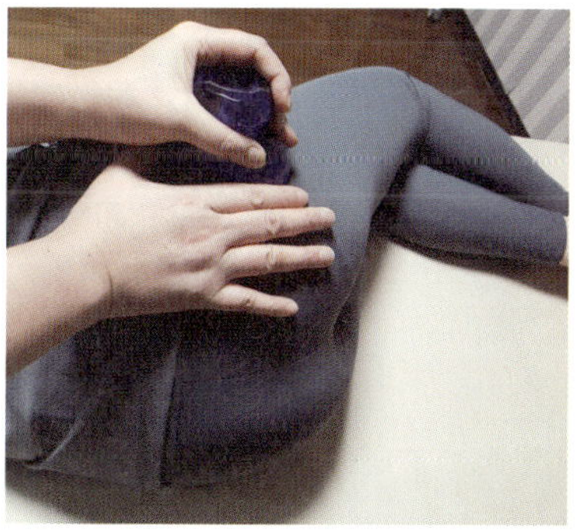

④ 대퇴근막장근(앞 골반 바로옆)

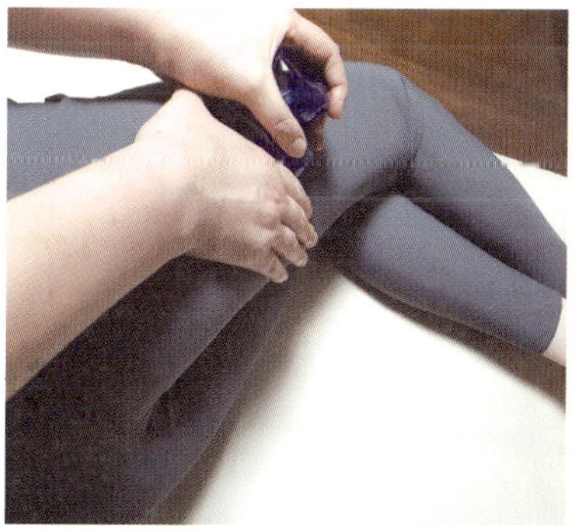

⑤ 외측광근

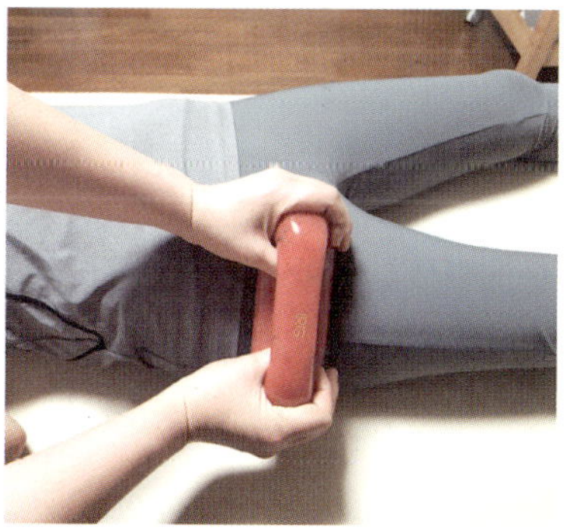

⑥ 외측광근

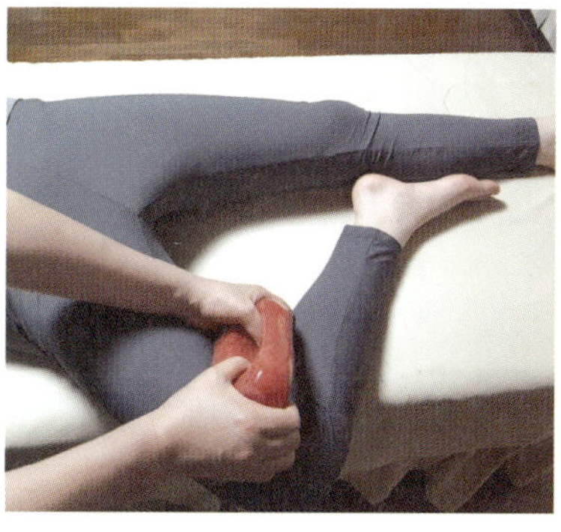

⑦ 내측광근~ 봉공근

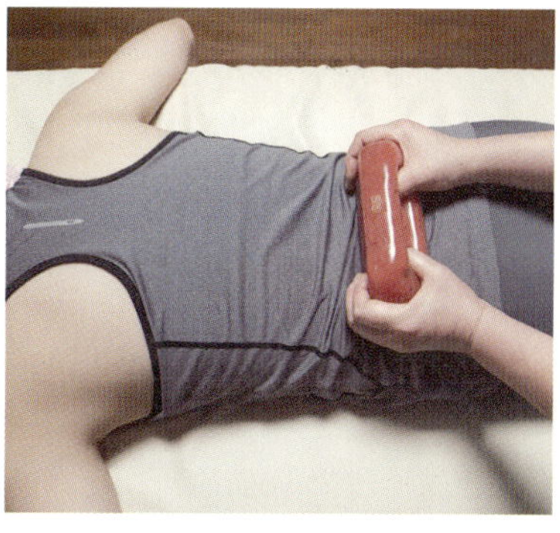

⑧ 등관리 – 요추관리 집중

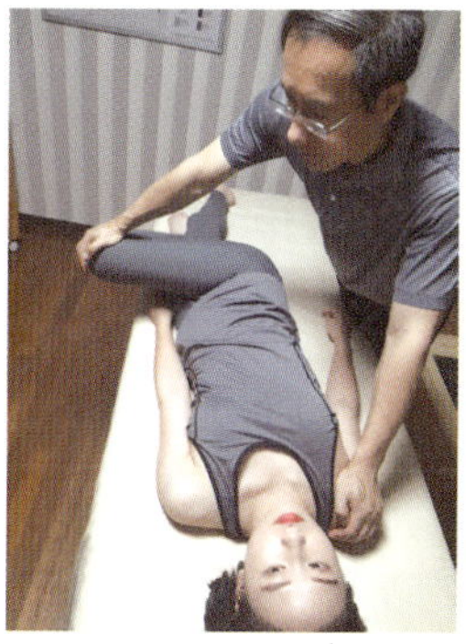

⑨ 요추 스트레칭

X 자 다리 수정관리 방법

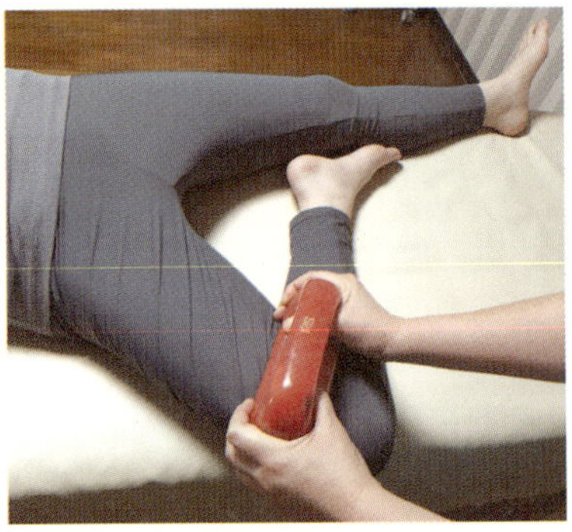

① 내측광근, 봉공근, 대퇴 내전근

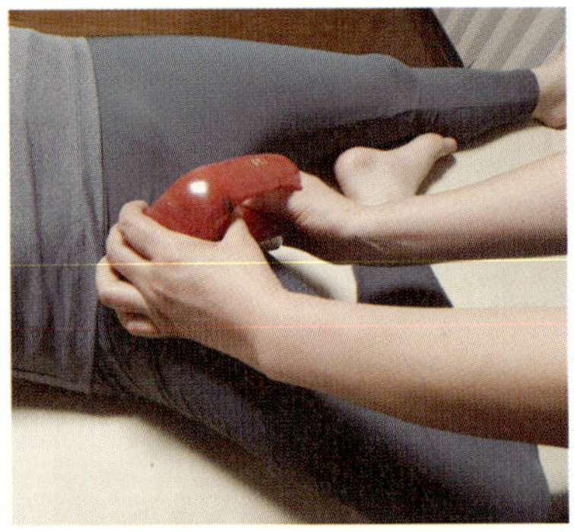

② 대퇴내전근

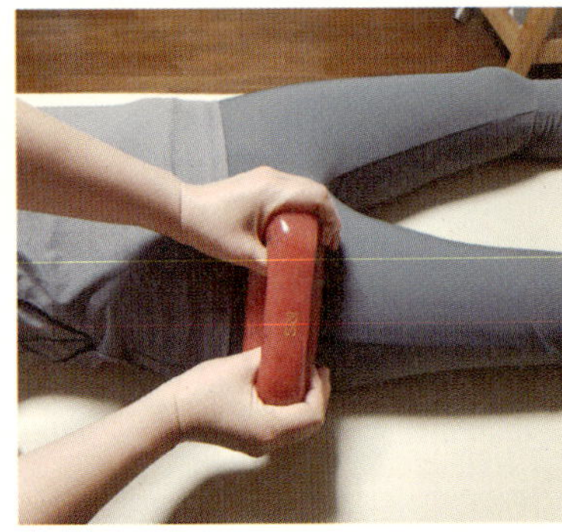

③ 대퇴직근

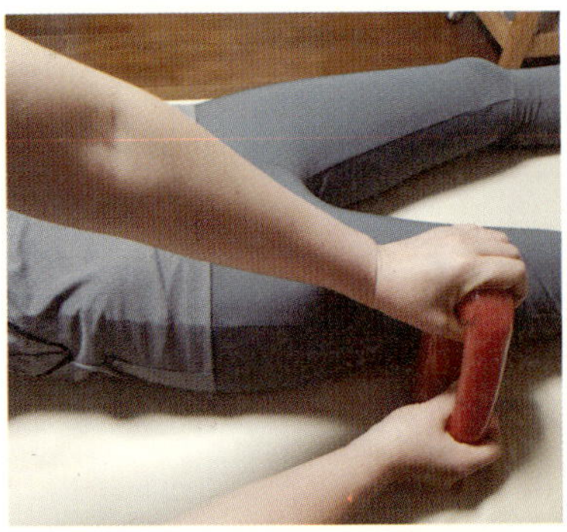

④ 외측광근

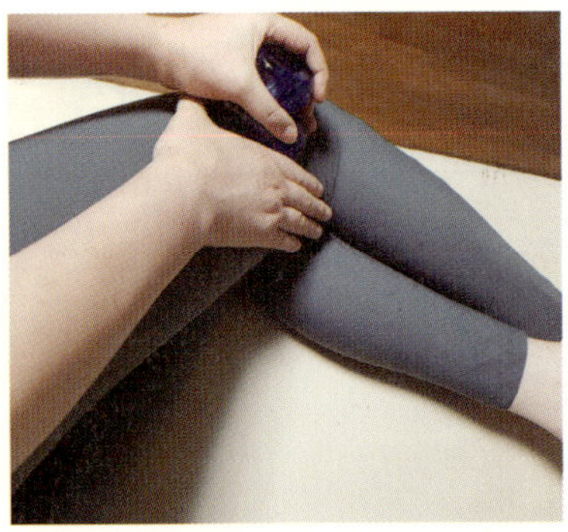

⑤ 장지신근

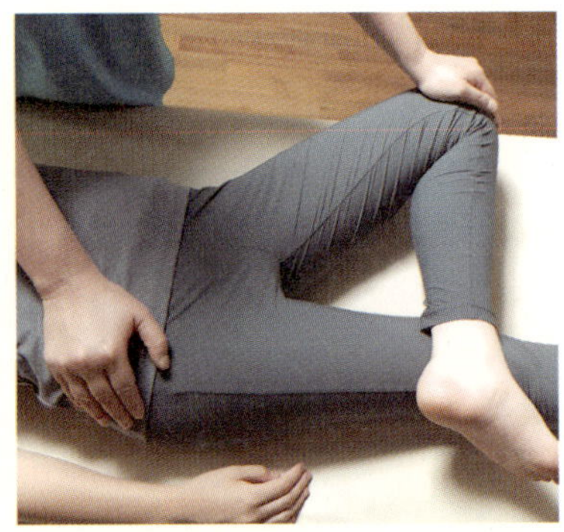

⑤ 천장관골,
장요근 양족 번갈아 반복 스트레칭

무릎 통증 포인트 수정관리

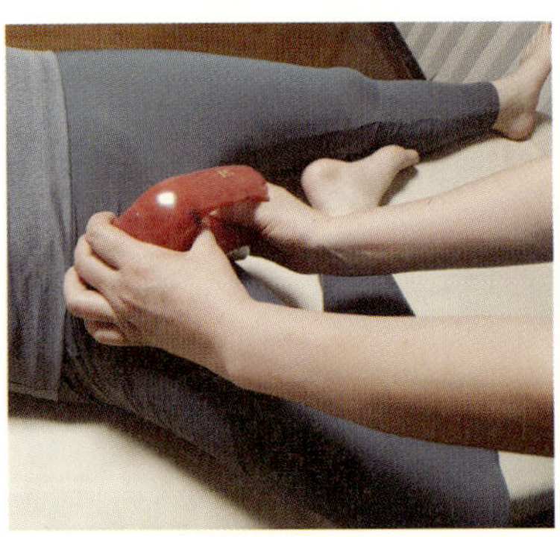

① 서혜부 3단계 컷팅

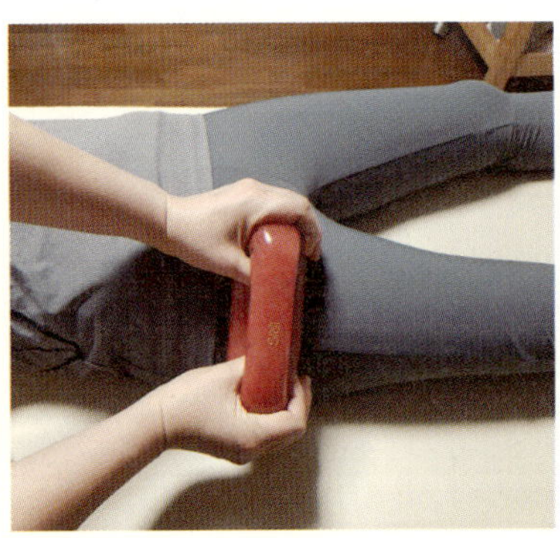

② 대퇴직근

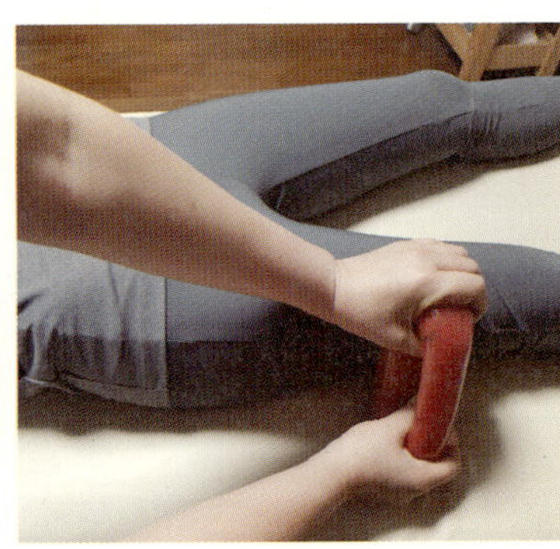

③ 중간광근

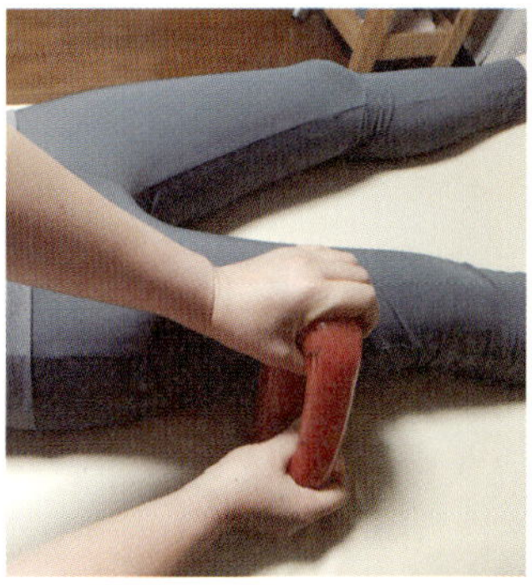

④ 외측광근

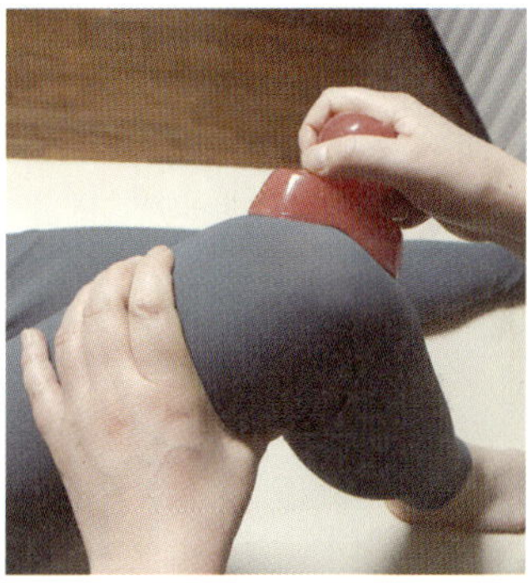

⑤ 무릎 올려서 홍괄사

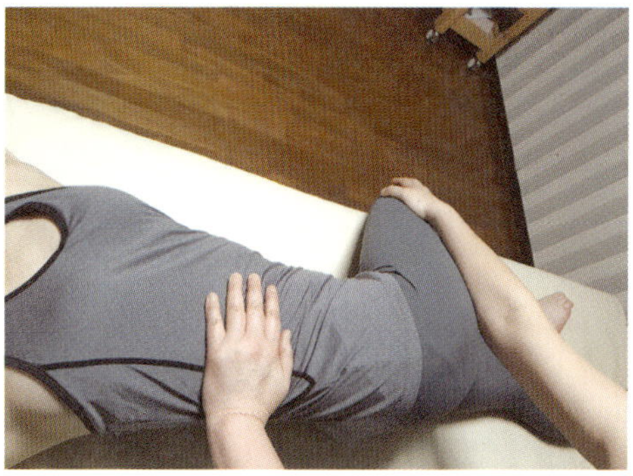

⑤ 요추 스트레칭(허리와 무릎 통증 동시에)

19. 건강한 자궁을 위한 아로마와 수정테라피

| 자궁근종의 한의학적 관리

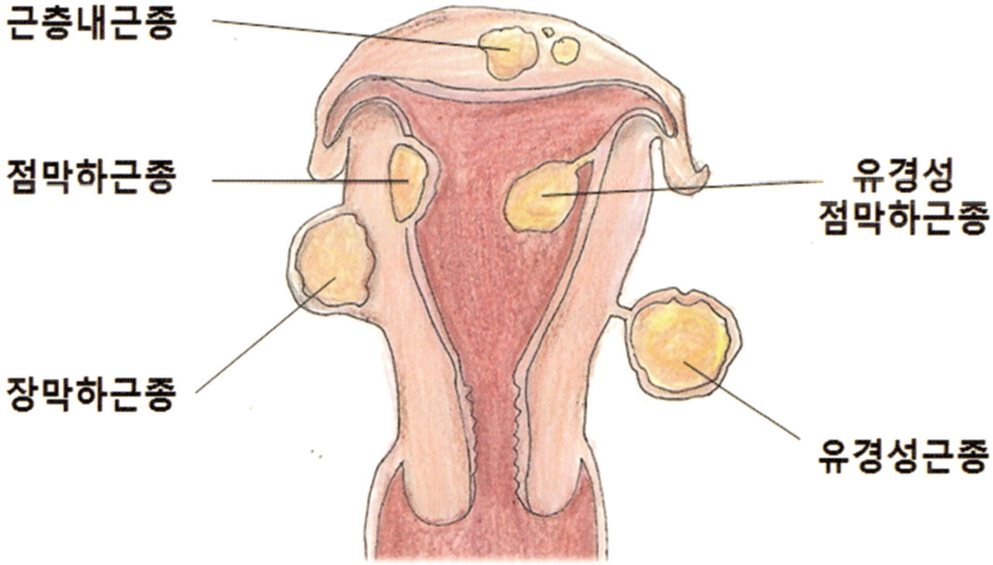

1) 자궁근종의 원인과 증상

원장님들 중 많은 분들이 경추에 이상이 있으면서 대추혈 부분이 튀어나온 경우가 많은데 통계학적으로 심한 분들은 자궁에 물혹이나 근종이 생긴 경우이며, 대추혈 부분이 넓게 굽은 듯하고, 딱딱하게 굳은 분들은 자궁 근종 수술을 하였거나 자궁을 들어낸 경우가 많았다. 흔히 말하는 자궁 물혹의 정식 명칭은 '자궁근종'으로 가임기 여성 중 절반가량이 경험이 있을 정도로 흔한 질환이라고 한다. 중년으로 접어들면서 생기는 여성들의 자궁의 물혹, 원인과 증상을 알아보자.

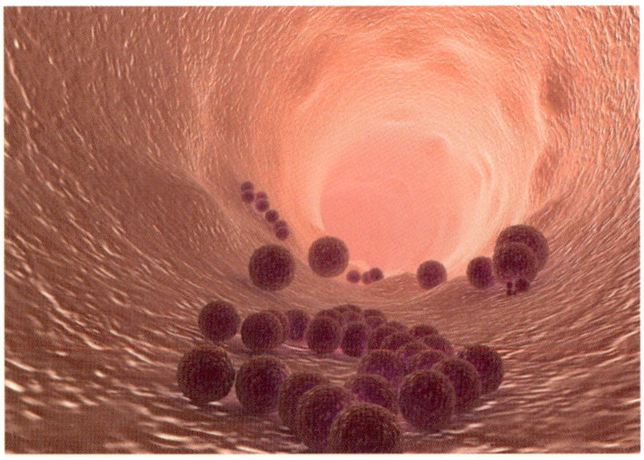

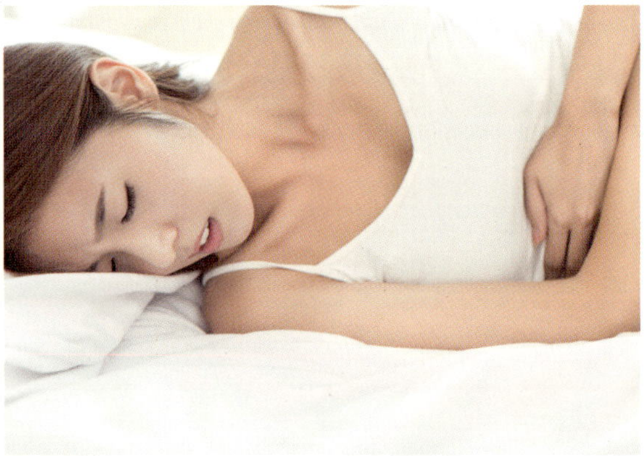

자궁근종이 생기는 원인은 정확히 밝혀지지는 않았지만 자궁벽 근육을 이루는 세포증식이 비정상적으로 진행되면서 근종을 형성하는 것으로 알려져 있다. 연령, 인종, 호르몬 등 다양한 요소도 관련되어 있다. 자궁근종은 기본적으로 체내에 순환이 잘 되지 않아 근종자체가 노폐물이 서로 모여 구성된 덩어리로, 혈액순환 방해요소인 스트레스와 냉증(찬 공기)이 심할 때 많이 발생된다. 또한 두통이나 소화불량, 변비도 기혈순환이 잘 되지 않아 생긴다.

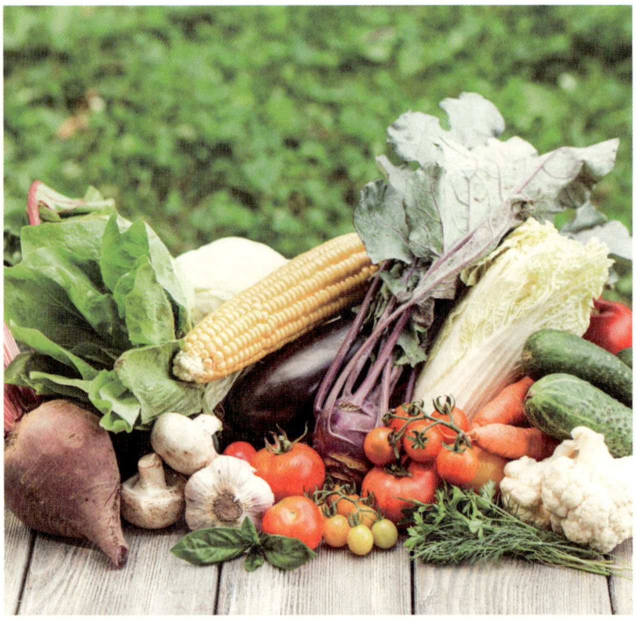

자궁은 혈액이 많이 모이는 장기로 혈액이 점차 산성화되면, 주기에 맞춰 배출되어야 할 혈액들이 점성이 있는 상태로 변하게 되고 제때 배출되지 못하면 들러붙어 생리통을 유발하고 자궁근종의 원인이 된다.

자궁근종은 쉽게 재발하는 질환 중 하나이다. 이렇게 수술을 하더라도 재발률이 매우 높은 이유는 근종을 제거하더라도 자궁의 환경에 변함이 없어

또다시 생기게 되는 것이다. 이 때문에 임신을 원하는 분들은 근종을 제거해도 임신율이 높아지는 것은 아니다.

자궁근종의 증상 또한 뚜렷한 증상이 없는 환자들이 많다. 우연히 자궁초음파 검사를 받다가 발견하는 경우가 많고, 환자 4명 중 1명에게서는 증상이 나타나는데 근종 크기나 위치, 형태에 따라 증상에도 차이가 있다. 자궁근종 의심 증상으로는 생리양이 많아졌거나 부정출혈 증상이 나타날 수 있다. 또한 부정출혈이라고 보기 미미할 정도의 소량의 출혈이 한 달 내내 지속될 수도 있으며, 이외에도 골반 통증이나 복통 등의 통증이 느껴지기도 하며 근종의 크기가 클 경우에는 소변이 자주 마려운 빈뇨증상이 나타날 수 있고 소변을 보고 나서도 시원하지 않거나 변비가 동반될 수 있다.

2) 한의학적 자궁근종

한의학에서는 자궁근종을 기혈이 울체(막히거나 가득 참)되어 생긴다고 본다. 그 원인으로는 칠기라고 하는 일곱 가지 감정 조절 장애로 인해 기가 막히면서 담이 생기고, 담이 소화기나 배설기관을 막아 허열이 오르게 한다는 것이다. 이렇게 막힌 상태가 계속되면 몸 안의 노폐물들이 덩어리가 되는데, 이것이 자궁에 쌓이면 자궁근종이 된다. 주로 예민하고 완벽주의 성향이 있는 여성에게 나타난다. 이와는 달리 자궁 속에 피가 부족해지면서 기혈이 정체되어 자궁근종이 생기기도 한다.

자궁근종은 무조건 수술해서 잘라낼 필요는 없다. 수술이나 약물치료를 결정하는 기준은 근종의 크기보다는 그 위치나 종류다. 불임이나 다른 질병을 유발할 것인지를 살펴보고 더 커지지 않는지도 고려해 보아야 한다. 만약 근종이 커지거나 위험한 곳에 생겼다면 수술로 떼어 내는 방법을 쓴다. 자궁근종 환자들은 스트레스를 많이 받고 월경통이 심해 예민해져 있기 때문에 심리적인 안정과, 자궁을 따듯하게 하는 쑥뜸이나 핫팩, 수정뜸은 더욱 좋다.

자궁근종은 지속적인 관리와 예방이 중요하다. 자궁이 냉하거나 혈류 순환이 원활하지 않을 경우, 여분의 에스트로겐이 과다할 경우 크기가 커질 수 있으므로 일상생활과 식생활의 주의를 요한다. 찬 음식, 동물성지방, 고기류를 피하고 채식 위주의 식단을 하며 평소 성질이 따뜻한 마늘, 자두, 살구, 토마토, 대추, 오렌지, 실파, 쑥, 갓, 미나리, 익모초 등을 섭취하면 좋다. 콩으로 만든 음식이 좋으며 유제품은 에스트로겐의 분비를 촉진하므로 피하는 것을 권한다.

여성 생식기를 위한 궁테라피 요법

1) 여성 생식기 질환, 질염

외음부가 심하게 가렵고 두부 비지처럼 생긴 분비물이 나온다. 냉대하가 많아지고 악취가 나고 색이 진해지면서 외음부가 가렵고 소변을 볼 때 통증과 아랫배가 묵직하게 떨어진 느낌이 들 때 여성들에게 흔한 질염이 생긴 것이다. 가장 흔한 것은 세균성 질염으로, 면역력이 약해지면 질 내의 정상적인 세균의 힘이 약해지면서 생긴다.

칸디다질염은 성관계로 전염되기도 하지만 당뇨, 임신, 비만, 항생제나 피임약의 복용 시에도 잘 발생한다. 분비물과 붉은 발진이 많이 나오고 간지럽다. 아랫배에 소리가 나면서 더부룩하고 팽팽하게 가스가 많이 찬다면 물혹이다. 한의학에서는 기체어혈형은 스트레스나 억압, 정신적인 충격, 유산, 자궁 관련 수술의 자극에 생기고, 담습응결형은 몸에 차갑고 습한 기운이 스며들면서 생긴다고 본다.

2) 피부와 생리통

얼굴은 오장육부의 거울이다. 오랜 질병은 얼굴에 병색을 나타내고, 근심이 생기면 오장의 문제는 얼굴에 여드름, 기미 등 얼굴의 색으로 드러난다. 한 달에 한 번, 여성들은 원치 않게 찾아오는 생리통으로 인해 고통을 호소한다. 생리통 통증의 정도는 개인마다 차이가 있지만 심한 경우 몸살은 물론 소화불량, 유방통, 부종, 구토와 같은 증상을 동반하기도 한다.

* 속발성 생리통 – 자궁근종, 골반염증, 자궁 내 용종, 자궁내막증, 골반 내 질환에 의해 발생한다. 방치하면 습관성 유산과 불임증의 원인이 되고 심장질환이나 위장장애 같은 합병증을 유발하며 최악의 상황으로 자궁을 적출하는 경우까지 가게 될 수도 있다.

* **원발성 생리통** – 골반 내 특별한 질환이 없는 상태에서 발생하는 통증으로, 일반적으로 젊은 여성층에서 많이 나타나는 생리통을 의미한다. 약물 진통제는 내성이나 부작용을 주의한다. 여성이라면 누구나 한 달에 한 번 하는 생리, 이 중 50%는 생리통(월경통)을 겪는다.

한의학에서의 생리통 치료와 냉대하, 냉증의 체질 개선 방법으로는 경혈 부위를 자극해 혈액순환을 도와주는 '침 치료'와 따뜻한 기운을 채워 자궁의 기혈 순환이 원활하도록 돕는 '뜸 치료', 하복부 신진대사를 회복 자궁과 난소 기능을 회복시키는 '고주파 치료' 등이 포함된다.

최근에는 한의원이나 산후조리원, 요양원에 수정테라피 제품을 도입하여 온열 뜸이나 괄사테라피를 병행하고 있다. 이유는 임산부 등 노약자나 심한 병증 환자에게는 고주파를 사용하지 못하기 때문이다. 피부관리실에서는 현행법으로 의료기인 고주파는 불법으로 사용하지 못하며, 한 카톡방에서는 30만 원에 올려놓고 판매하려 해도 사 가지 않는 실정이다. 기존에 사용했던 원장님들도 재구매를 안 하는 상황이다.

한의학에서 간장, 비장, 신장의 장기들은 자궁과 밀접한 관계로 이 세 가지 장기의 기능에 문제가 있을 때 계류 유산 및 자궁에도 문제가 발생해 생리통이 발생하는 것으로 본다.

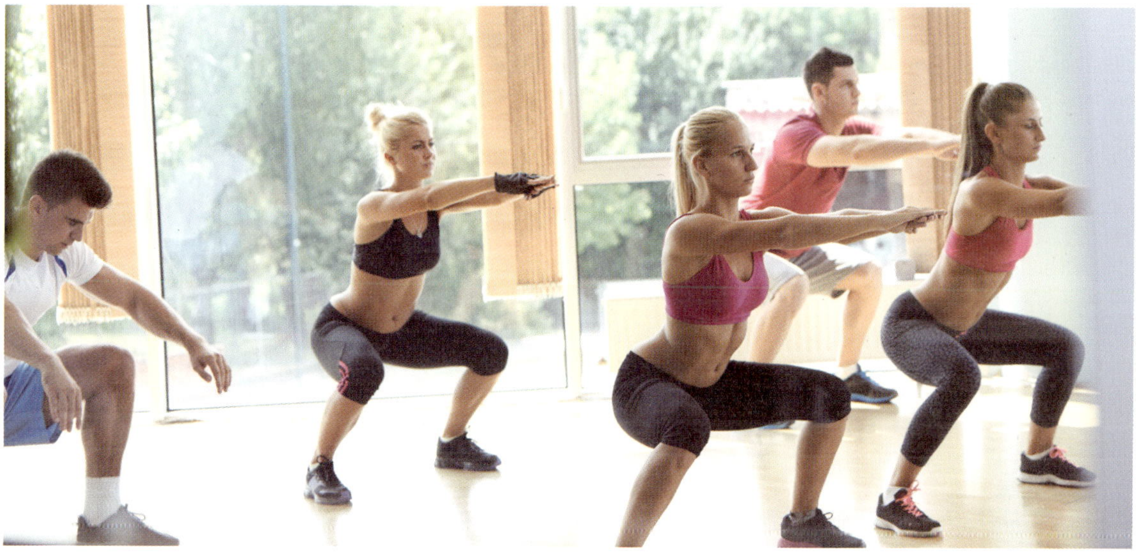

:: 건강한 힙 스쿼트 운동 (후방경사인 분은 스쿼트자세가 어려움) ::

3) 아이리스 수정테라피만의 생식기 관리

요즘 젊은 여성들의 심한 생리통, 생리불순과 정확한 이유를 알 수 없는 불임과 유산, 또한 여성보다 더 퍼센트가 높아지는 남성 난임도 문제가 되고 있어 여성뿐만 아니라 사회적 큰 문제로 대두되고 있다.

난임 여성의 원인은 늦은 결혼과 여러 가지 환경적인 요소와 이유가 명확히 나오지 않는 경우가 많은데, 네 집 중 한 집은 불임 문제로 고민하는 경우가 흔한 사실이다. 난임 관리 시 생식기 문제, 하복부 냉증, 전신부종의 고객은 한의학적 오행에 따른 난임형에 해당되고 전신관리를 병행하면서 이쁜이수정을 권한다.

수정의 효능 중『본초강목』,『동의 광물약전』에 나온 글 중 난임 여성에게 임신의 축복을 전달해 주는 역할을 한다고 쓰여 있다. 특히 임신 중 전자파에 대한 문제에도 안전하며, 수정의 고유파동으로 인체의 면역력을 최대한 극대화시키므로 산전 산후 관리에 아주 효과적이며, 임신 중 수정의 파동은 임산부와 태아의 뇌파를 안정시켜 편안하게 하며 심장을 강화시켜 주며, 또한 여성의 생식기관의 세균, 바이러스, 효모와 미생물의 끊임없는 침범으로 인한 생식기장애에 아이리스 수정테라피의 직접적인 요법으로 효과를 볼 수 있다.

“수정의 효능, 1초에 3천2백만여 회 파동과 온열 효과를 이용한 ‘이쁜이수정’ 직접 체험해 보고 깜짝 놀랐습니다. 일주일 동안 매일 40분씩 사용하였는데, 우선 냉이 줄어드는 것을 바로 눈으로 확인할 수 있었습니다. 2주 때부터는 일주일에 2번씩 한 달을 사용하였는데 요실금은 완전히 사라졌고, 질에 탄력과 기능이 높아진 것 또한 알게 되었습니다. 이유는 처음 제가 사용한 것은 직경 3.5㎝였는데, 한 달 후 3㎝를 사용해야 했기 때문입니다. 그리고 주위 분들이 얼굴이 V라인이 되었고, 예뻐졌다고들 했습니다.”

생식기는 우리 몸의 디톡스와 관련 있는 제2의 큰 배수구로 반사구인 얼굴과 목선이 예뻐지는 것은 당연하다. 그 후 여러 원장님들께서 체험 후 조기 폐경이 치유되어 다시 생리를 하기 시작한 사례와, 복부 살이 빠지고 치골부위 딱딱한 덩어리가 부드러워지고, 딱딱한 전신근육통이 부드러워진 사례, 얼굴색이 환해지고, 남편과의 관계가 좋아진 사례와 더불어 “정말 신기하게 소변을 너무 시원하게 봐요.”, “변비가 좋아 졌어요.”, “생리통이 없어졌어요.” 등의 여러 체험 후기가 있다. 체험 사례의 후기 내용을 정리해 보면, 냉증과 요실금, 하복부 냉증 치유, 복부 슬림 효과, 얼굴 부종 개선 효과 등이 있다.

많은 분들이 사용하여 효과를 보셨다. 더러는 여름에 생식기에 이쁜이수정을 삽입한 후 주무시다 분비물이 나와 간지러움을 호소한 분도 계셨다. “이상하게 불면증이 있었는데 이쁜이수정만 하면 잠이 와요.”라고 이야기하는 분이 많은데, 이유는 수정의 고유파동이 심장을 안정시키고, 뇌파를 알파파로 만들어 주기 때문이다. 그렇지만 잠이 오더라도 꼭 30분 사용 후 세척을 하고 주무시도록 하였고, 그 후 가려움증을 호소하는 일이 없었다.

놀라운 일은 폐경이었는데 생리가 다시 돌아온 경우가 다수 있었다는 사실이고, 그중 수정 전신관리를 받으면서 이쁜이수정을 사용했을 때가 가장 많은 효과를 보았다. 가끔 자궁 적출한 분들, 물혹이나 근종이 있는 분들이 문의를 하였으나, 정확한 데이터가 없어 그분들께 좋아진다고 말할 수 없었다. 필자는 얼마 전 산부인과에서 전에 있었던 물혹이 없어졌다는 말을 의사에게서 들었다.

뷰티산업에 새로운 궁테라피 요법을 더욱 개발하여 접근할 필요성에 따라 '아이리스 수정테라피'만의 직접적인 궁테라피의 개발 후 관리 제품으로 건강을 위한 생식기수정을 출시하여 많은 분들이 효과를 보셨다. 더러는 "이상하다.", " 성인용품 같다."고 인상을 찌푸리는 분도 계셨다. 이에 제품을 사용하신 분의 후기를 올린다.

"처음에는 두려움도 있었어요. 남들이 이상하게 보지 않을까. 하지만 막상 이쁜이 수정을 사용해 보니 너무 좋았어요." 이쁜이수정을 구입한 B씨(35 · 여성)는 "불편하고 아플 것이라는 건 오해였다. 수정 궁 제품 삽입 시 섬세하고 부드러웠고, 우선 냉이 없어져서 너무 좋고요, 평상시 하복부가 냉하여 복부가 팽팽해지면서 가스가 차는 게 사라져서 너무 좋습니다. 잠도 잘 오고, 피부도 맑아졌어요. 남편보다 나아요."라며 이쁜이수정을 일반 고객에게 많이 판매하셨다. "나만 좋으면 되나요? 같이 좋아야죠." 하는 말씀도 덧붙이셨다.

특히 이쁜이수정은 30대 여성의 수요가 많았다. 올해 기준 여성용 성인용품에서도 30대 여성의 구매 비중은 36%로 가장 높았으며 이어 40대가 35%, 50대도 11%에 달했으며 60대 이상은 3%에 불과했다.

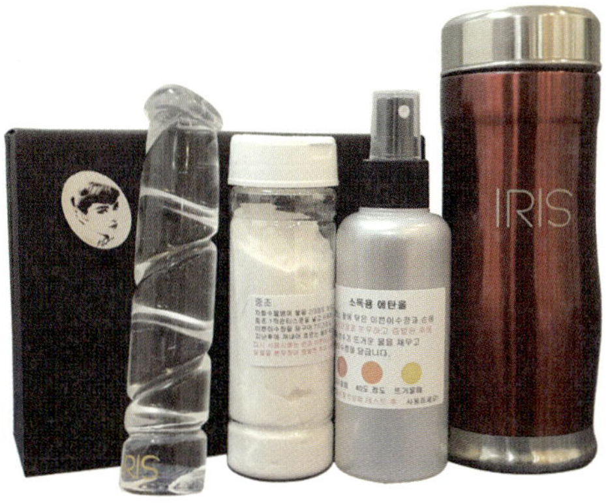

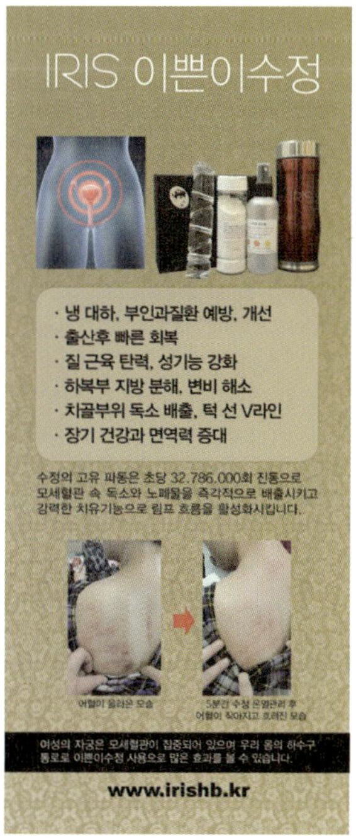

:: 이쁜이수정세트 ::

4) 이쁜이수정의 효능

* 일정한 파동작용을 하여 인체의 밸런스를 유지시키며, 세균을 감소시키거나 증식을 억제하는 효능이 있다.
* 원적외선과 복사열 발생으로 체내의 혈액순환을 적극적으로 도와 냉증과 질염 감소와 냄새 억제에 도움을 준다.
* 질 근육 수축작용으로 요실금을 억제시켜 준다.
* 수정은 접촉 부위의 재생을 돕고 독소를 배출시키는 효과가 있다.

자궁은 임신과 출산의 매우 중요한 장기이다. 자궁의 외형적인 구조적 문제는 골반의 틀어짐으로도 문제가 생길 수 있으며, 골반의 틀어짐은 허리, 어깨, 목, 척추의 이상 및 복부 비만과 위장 장애도 야기될 수 있다. 그러므로 평소에 척추의 바른 자세가 골반 및 자궁을 건강하게 하며, 나아가 노화를 늦출 수 있다.

자궁을 포함한 생식기 관리는 출산 전후 관리뿐만 아니라 사춘기 첫 월경과 결혼 전, 산전, 산중, 산후, 갱년기, 폐경 등의 여성에게 중요한 관리다. 여성의 생식기는 세균, 바이러스, 효모와 같은 미생물의 끊임없는 침범을 받고 있으며, 그로 말미암아 생식기 기능장애, 월경불순, 불임, 습담(지방 덩어리)등이 야기되고 있다.

자궁은 배꼽, 꼬리뼈 축에서 60도를 이루고 있으며, 정상적으로 방광이 비어 있을 때는 자궁 전체가 앞으로 기울어져 있다. 또한 자궁몸통의 세로축에서 자궁목과 자궁 몸통 사이의 120도 ~ 130도의 각이 앞으로 오목한 곡선으로 나타난다. 그러므로 자궁은 질의 세로축이 앞으로 오목하지만 엉치뼈 능선과는 평행하며, 자궁의 위치는 정중 시 상면과의 관계로 정의할 수 있다.

방광과 직장 사이 골반의 중앙에 위치하는 자궁은 서양의 배 모양과 흡사하며 크기는 계란보다 작으며, 길이는 8㎝이며 폭은 4 ~ 5㎝, 두께는 2.5㎝이다. 상부의 3분의 2 부분은 폭이 크고 이를 '자궁하체', 하부의 좁아진 3분의 1 부분을 '자궁 경부'라 한다. 자궁의 상부를 '자궁저'라 하고 이곳의 양쪽으로 난관이 있고, 양단에 '난소 → 자궁저에 연속 → 자궁체부의 내면 → 삼각형의 공간 → 자궁강 = 자궁 내막'이라 하며 자궁점막으로 싸여 있다. 자궁내막은 주기적으로 변화하여 두꺼워진다.

자중체부는 임신 시 태아가 발육하는 곳이며, 자궁경부는 분만할 때 커지는 부분으로 경부의 하방은 '자궁질부'라 하고 질 내에 돌출되어 있다. 자궁을 유지하는 인대에는 자궁을 감싸는 복막주름인 자궁광 인대, 자궁원 인대, 난소 인대 등이 있다.

월경주기는 수정, 임신, 폐경 및 여성 건강에 중요하다. 이 주기는 12 ~ 14세에 시작하며 첫 월경을 초경이라고 한다. 자궁 내막의 주기적인 출혈은 45세 ~ 55세경의 중년기에 여성의 출산 주기가 서서히 종료되면서 난포 호르몬(에스테로겐) 생산의 감소와 관련 있는 폐경의 과정에 들어가게 된다. 보통 자궁체부의 내막은 약 28일 주기이며 이를 '월경주기'라 하고, 월경기, 증식기, 분비기, 세 단계로 구분된다.
하복부의 불쾌함을 유발하는 골반의 순환 문제를 포함해서 종종 생리통, 치질 또는 하지정맥의 정맥류성 종창 등과도 관련이 있다. 또한 백대하, 다뇨증, 방광염과 허리 통증을 앓고 있는 경우도 종종 볼 수 있다. 변비 및 과식 또는 꽉 끼는 옷과 같은 요인들은 이러한 증상을 더 악화시킬 수 있으므로 주의가 필요하다.

필자도 요실금과 하복부냉증, 헛배부름 증상을 수정으로 해결하였다. 특히 이쁜이수정 신형은 정말 속이 시원할 정도로 효과가 빠르다. 이쁜이수정 세트 구성은 소독과 세척을 쉽게 할 수 있도록 구성되어 있고, 저처럼 장기 출장이 많은 분들도 안전하게 가지고 다니면서 사용할 수 있도록 구성되어 있다. 또한 원장님들의 궁 건강도 지키고, 고객님들께 잘 보이는 곳에 미니배너를 비치하여 문의하는 분들께 판매하여 홈에서 디톡스를 하므로 관리 효과가 높아진다는 것을 확인할 수 있으며, 판매로 인한 수익의 증대 효과도 나타난다.

| 갱년기 장애에 좋은 아로마와 운동요법

1) 갱년기 장애

한의학 서적 중『황제내경』이란 책의 '상고청진론'에 보면 갱년기에 대해 "여자 나이 49세가 되면 임신을 주관하는 임맥이 허해지고 간을 주관하는 발의 태충맥의 맥이 띠지 않고 쇠하면, 자식을 갖지 못하게 된다."와 같이 적고 있다. 나이가 들어 기혈이 줄어들어 일차적 생명 연장 능력을 하고 생식능력이 떨어져 여자 나이 49세가 되면 간의 기혈이 쇠해지면서 생리가 멈추는 것이다.

여성은 특히 음혈이 부족해지면서 갱년기가 시작되는데, 그래서 그 증상을 자세히 살펴보면 '양'의 특징인 열적인 성질이 두드러지게 나타나는 것을 알 수 있다. 갱년기 장애에 안면 홍조, 식은땀, 가슴이 두근거림, 심한 경우 불면증 증상이 오는 것이 이러한 이유다.

또한 열이 오르고 난 후 식은땀이 나듯 열을 식히는데, 이때 나는 땀은 열을 식히는 방어기능이 작동하여 반복적으로 나타난다. 이러한 비정상적 땀은 심장과 뇌에 부담을 주어 심장이 수시로 두근거리게 되어 불안하여 수면 중 자주 깨거나 뇌파가 불안정하여 꿈을 많이 꾸는 현상이 나타난다.

그래서 간의 혈이 허해지면 갱년기도 빨리 오고 생리도 빨리 끊어지는 현상이 나타난다. 일반적으로 간이 허한 경우 건강한 분도 생리 양이 현저히 적다. 단순히 갱년기 장애에 호르몬제보다는 간의 기혈을 높이는 간에 좋은 보양식과 스트레스 해소 방법을 찾아 그때그때 바로 해소하는 것이 가장 중요하다.

2) 안면홍조 증상

50대가 넘어가 폐경을 맞이한 여성의 60%에서 안면홍조가 나타나고, 조기폐경이나 난소를 제거한 경우에는 연령과 상관없이 안면홍조가 생길 수 있다. 가슴 두근거림, 입이 타는 듯 마르고, 고혈압약재, 협심증약재, 발기부전 치료제와 특히 신경계통 질환, 갑상선 질환, 부신종양 등도 영향을 준다.

여성의 폐경으로 여성 호르몬제인 항우울제나 항경련제를 장기 복용하는 것은 필요한 영양소의 결핍이나, 다른 장기의 순환장애를 일으키므로 장기 복용은 좋지 않다. 그 외 병원 치료로 레이저, IPL로 호전된다.

3) 안면홍조에 좋은 아로마와 운동요법

집에서 쉽게 할 수 있는 방법은 신장과 심장에 좋은 검은색과 붉은색 음식을 매일 섭취하고, 신장에 좋은 아로마 중 프랑킨센스, 쥬니퍼베리, 그레이프후르츠, 파인, 심장에 좋은 아로마인 자스민, 만다린, 네놀리, 라벤더, 일랑일랑 등 아로마 중 가장 본인에게 맞는 아로마를 향을 맡아 본 후 일주일에 2번 족욕 후, 괄사 발 마사지를 꼼꼼히 해 주고, 반신욕을 일주일 1번 정도 해 주는 것이다. 안면홍조는 열을 내려야 하니 청수정 괄사나 홍수정 진동기를 이용하여 얼굴과 목의 흉쇄유돌근과 림프를 하루에 한 번씩 순환시켜 주고, 허리 복부의 근육은 훌라후프를 이용하여 수시로 운동을 하면 많은 효과가 나타난다.

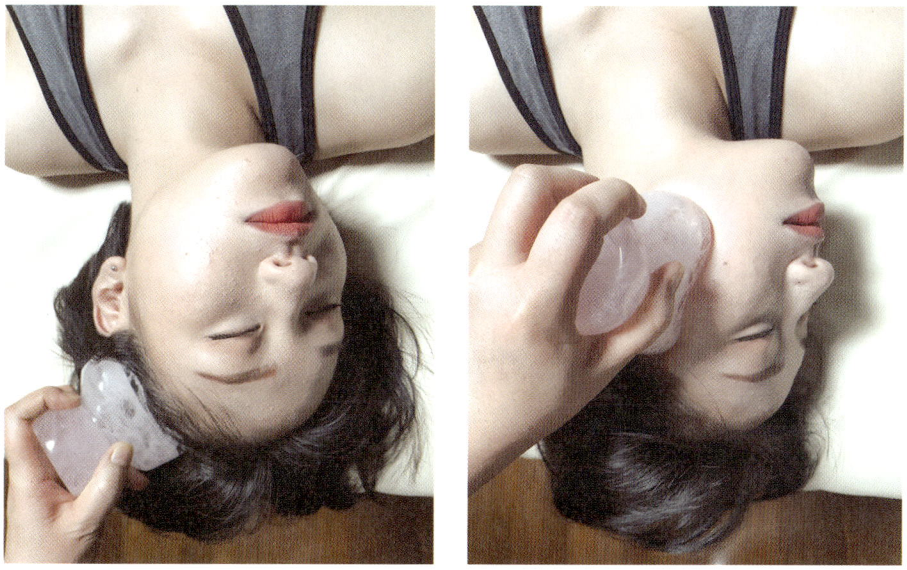

:: 장미수정 괄사, 두피와 페이스 관리 ::

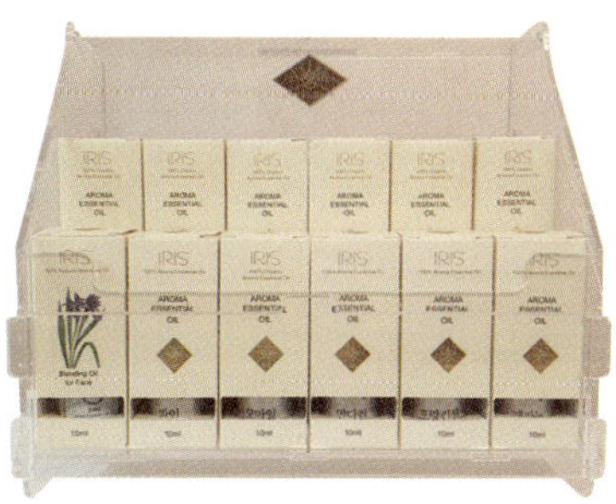

:: 아로마 미니 키트, 사진 ::

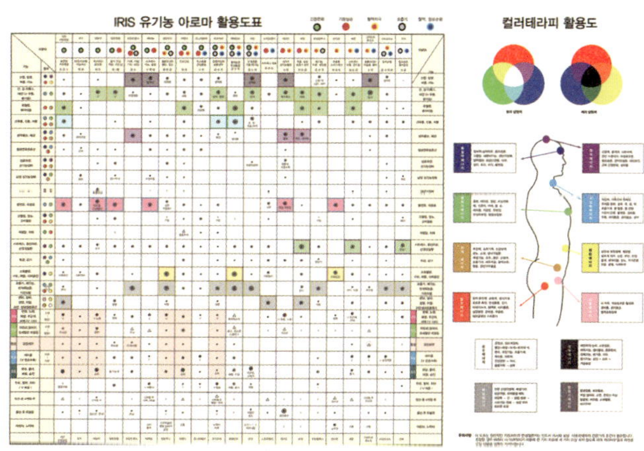

:: 아로마 미니 도표 ::

요실금의 원인과 수정테라피

최근 들어 소아·청소년 요실금 환자도 많아지는데, 소아기에는 요로 감염 및 나쁜 배뇨 습관 등으로 소변이 급하고, 자주 보고, 밤에 소변을 보는 증상인 과민성 방광에 의한 급하면서 참지 못하고 싸는 일이 흔하다. 드물기는 하지만 청소년기에도 학교에서 줄넘기하다 소변을 흘리는 학생들도 간혹 볼 수 있다.

여성 요실금의 발생과 예방에 제일 중요한 시기는 임신과 출산이 있는 청장년기이다. 임신말기 초산부 10명 중 4명 → 기침과 재채기 시 소변이 새는 복압성 요실금경험. 출산 후 6주 정도가 요실금 예방에 제일 중요한 시기이며 이때 산욕기 체조와 더불어 골반근육운동(항문을 움츠리는 케겔운동)을 열심히 해서 다친 골반근육 신경과 근육 자체를 회복시키도록 한다. 하지만 출산 후 요실금이 심하면서 골반근육운동을 못하는 경우에는 전신 마사지와 골반 마사지를 충분히 받으면 효과적이다.

노인의 경우는 약물치료보다 운동이 효과적이며, 노인들은 뇌의 노화, 방광의 노화로 소변의 문제와 특히 당뇨, 고혈압, 뇌질환, 척수질환 등이 있으면 소변을 자주 보거나 급해서 보는 과민성 방광이 문제가 된다. 약물치료로 완치가 가능한 경우가 대부분인데 노인들의 경우 먹는 약물들이 많으나, 약을 배설하는 능력이 떨어져 약물 사용 시 주의해야한다. 수술하면 완치되나, 예방이 더 효과적이므로 매일 시간을 정해놓고 꾸준히 골반근육 운동을 하는 것이 좋다.

기침이나 재채기를 할 때, 장바구니나 무거운 물건을 드는 순간, 복부 힘을 요하는 운동을 할 때 등 갑작스러운 상황에서 다양한 양상으로 나타난다. 요실금은 방치할수록 치료 기간이 늘어나 일상의 불편함을 호소하니, 빠른 시일 내로 상담을 받고 문제에 맞게 치료를 받는 것이 우선이다. 하지만 자신이 겪고 있는 요실금이 어떤 유형에 속하는지 원인은 무엇인지 제대로 파악하고 치료하려는 이는 그리 많지 않다. 기껏해야 가끔 생각날 때 하는 케겔운동으로 요실금에서 벗어날 수 있을 거라고 생각하지만 효과는 꾸준하지 못하다. 요실금 증상이 잦아질 때 골반 속 근육부터 강화해야 한다.

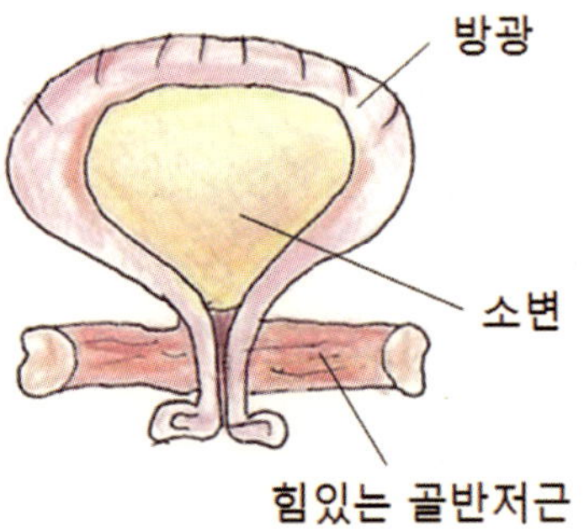

:: 정상인의 골반저근 상태 ::

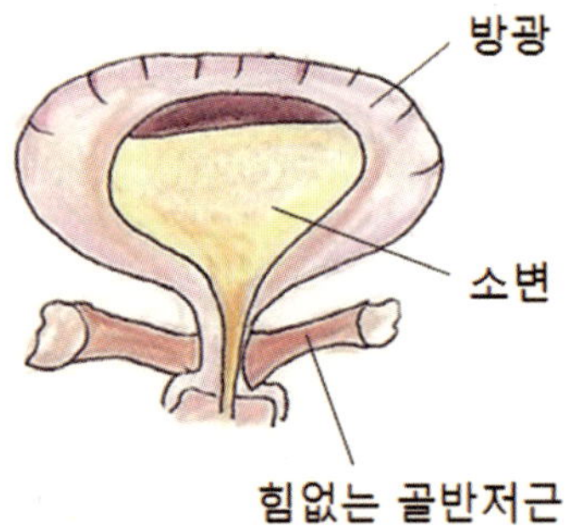

:: 요실금 환자의 골반저근 상태 ::

소변이 새어나오기 위해서는 골반하부구조물, 즉 요도괄약근, 방광근육, 질전벽근육 등 관련조직의 기능 약화로 배뇨압을 견디는 근육들의 힘이 약해지고 요도관의 위치가 쳐지게 되어 발생하는 것이다. 특히 요실금이나 질 수축에 직접적으로 영향을 미치는 '엉덩이 근육'이 퇴화되면서 엉덩이와 복부 힘이 약해져 소변을 참는 능력이 떨어진다.

대부분 요실금을 겪는 환자들의 체형은

굽은 등과 볼륨감 없는 엉덩이를 확인할 수 있으며, 골반 틀어짐으로 골반 통증, 허리 통증, 고관절 및 엉덩이통증 등 전신의 원인 모를 통증이 곳곳에서 유발된다.

비정상적으로 틀어지거나 벌어진 골반 주변의 근육, 인대, 힘줄 등 근막조직의 긴장감을 낮춰 주는 체형교정과 운동요법을 통해 틀어진 골반을 바로잡고, 정체된 혈액순환과 림프의 노폐물 배출을 돕는 전신마사지와 체질에 맞는 컬러테라피 음식을 적용하면 하체부종과 부기도 빠지고 요실금도 효과를 볼 수 있다. 유튜브에 '아이리스 수정테라피' – '힙업 안면 축소 관리'를 참고 바란다.

20. 복통의 원인과 복부 중요혈의 괄사요법

| 복부 근육의 기능과 압통점

통증부위의 복근은 복벽을 이루는 근육군으로 전복근(복직근, 추체근), 측복근(외복사근, 내복사근, 복횡근), 후복근(요근, 장골근, 허리네모근) 그룹으로 이루어진다. 이들 근육은 복강 내의 내장을 외부의 상해로부터 보호하고 복압을 높여 호흡을 도우며 배변과 배뇨, 분만 시 내장을 압박하는 기능을 촉진시킨다.

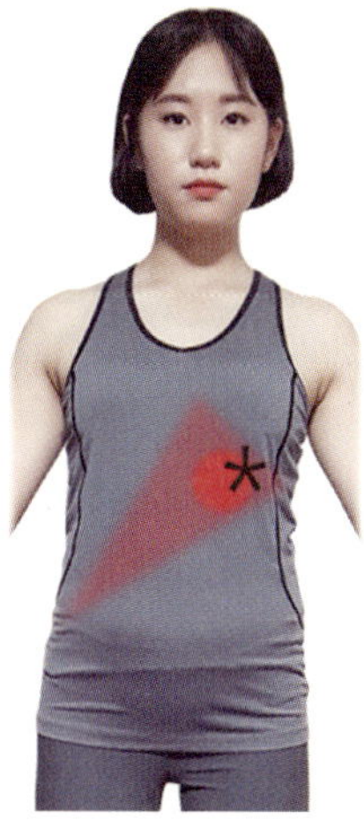

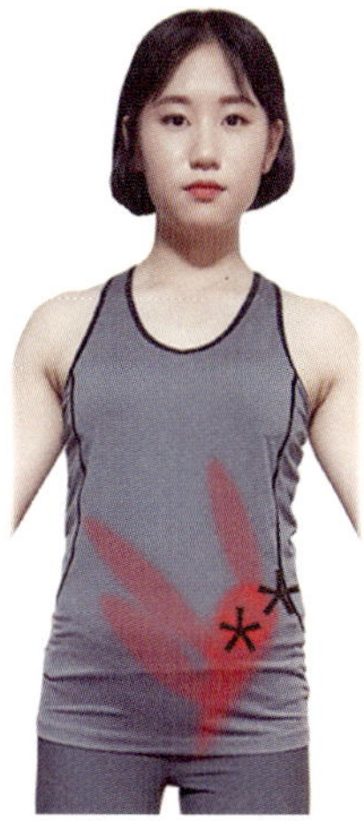

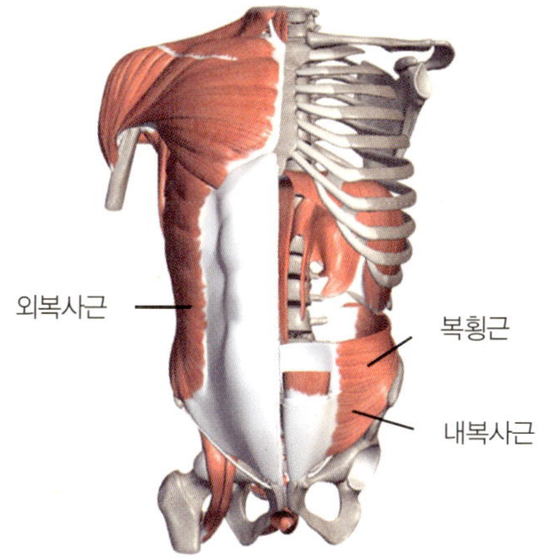

① **복직근** – 치골근에서 기시하여 제5~7번늑골연골에 정지한다. 몸통(굴곡), 척추(측굴) 지배신경(늑간신경).

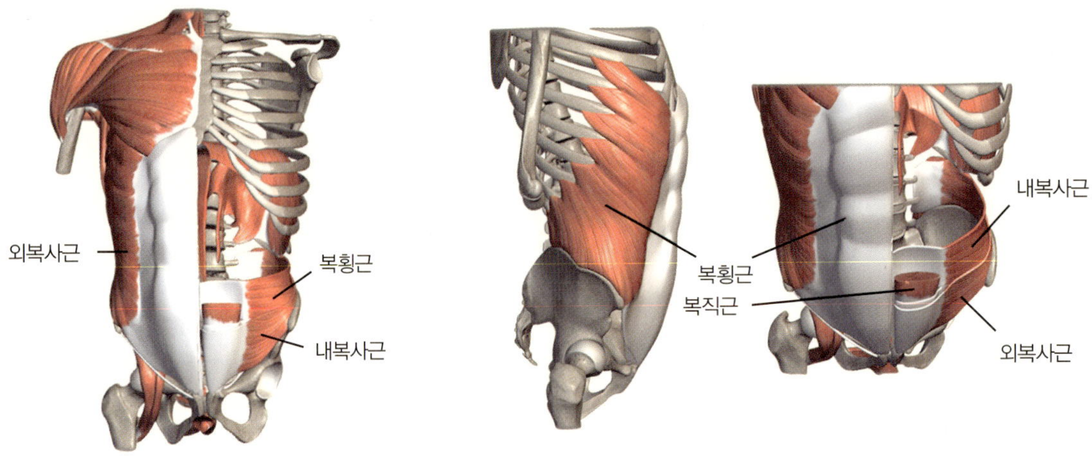

:: 복횡근 ::

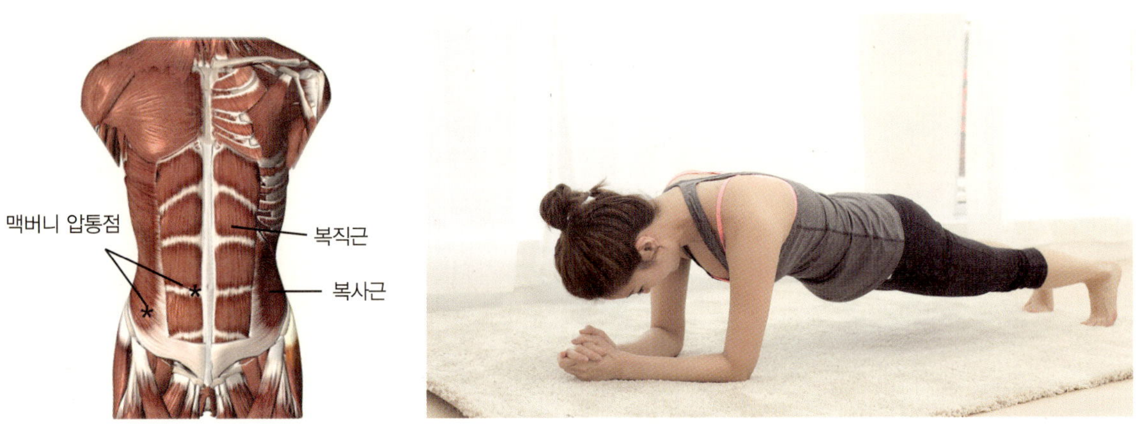

:: 내복사근 ::

② **복횡근 (코르셋근육)** 내장을 압축, 코어근육(복횡근, 횡경막, 다열근, 골저근), 지배신경(늑간신경).

③ **내복사근** – 몸통(굴곡), 척추(측굴,회전), 복압상승 지배신경(늑간신경).

④ **외복사근** – 몸통(굴곡),척추(측굴,회전), 복압상승 지배신경(늑간신경).

* **맥버니 압통점** – 복직근의 하부압통점이 압박되는 이 압통점은 충수염과 위치가 비슷하여 확실한 감별이 필요하다.

❙ 의학적 복통의 원인과 복부 냉증

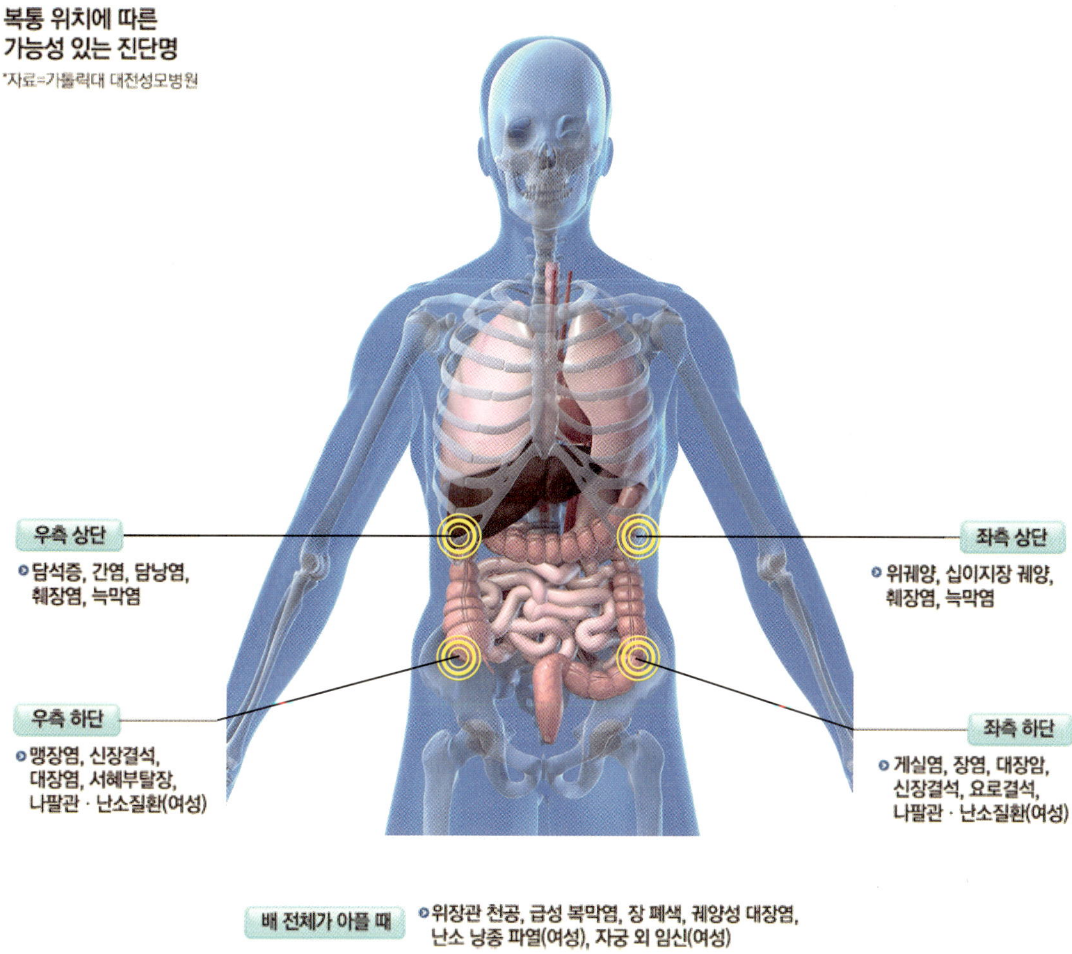

평생 살면서 배 한번 아프지 않은 사람은 없다. 배가 아프면 병원에 가서 진찰을 받고 그 원인을 파악한 후 정확한 치료를 받아야 하지만, 배가 조금 아프다고 매번 병원을 찾기란 그리 쉽지 않다. 우리 곁을 떠난 고(故) 신해철 씨도 수술 후 극심한 복통을 호소했지만 병원 측이 별것 아니라고 치부해 화(禍)를 키운 게 아니냐는 지적이 많다. 복통(腹痛)에는 반드시 이유가 있다.

복통의 위치에 따라 질환의 종류도 다르다. 복통 이유는 다양해 의사가 환자에게 복통 양상에 대해 여러 질문을 하게 되고 배를 직접 만져 보며 의심되는 질환에 맞는 검사를 실시한다. 복부 통증은 배를 좌우상하로 4등분해 각 위치별 나타나는 통증으로 어떤 장기에서 이상이 발생했는가를 미뤄 짐작할 수 있다.

1) 복통의 원인

- **상복부 통증** | 위장, 십이지장궤양, 췌장염 등의 원인.
- **하복부 통증** | 방광, 전립선감염증, 나팔관, 난소, 자궁감염증, 종양.
- **오른쪽 아랫부분(우하복부) 통증** | 매우 심각한 것은 충수돌기염(맹장염). 이 부위 통증을 유발하는 또 다른 원인은 신장결석, 대장염. 여성은 나팔관과 난소질환 등이 있으며, 이곳은 림프절이 잘 발달돼 있어 질환이 침범하기 쉽다.
- **복부의 오른쪽 윗부분(우상복부) 통증** | 담낭(쓸개)에 염증을 유발하는 담석증.
- **왼쪽 윗부분(좌상복부) 통증** | 이 부분에는 위장 대부분과 대장 일부, 비장이 위치해 있는데, 지속적인 통증이 있다면 위궤양이다.
- **특별한 장기가 없는 왼쪽 아랫부분(좌하복부) 통증** | 대변이 머물면서 여러 가지 염증을 일으키는 소화기 질환과 신장결석으로 생기며, 심하게 아플 경우 요로결석.
- **여성의 좌하복부 통증** | 나팔관과 난소에 감염증이 생겼을 가능성이 높다.

2) 복부 냉증

병원에선 배 전체가 따뜻한 사람은 몸 전체가 따뜻하고 건강한 사람이라고 한다. 일본 명의로 손꼽히는 이시하라 유미 박사는 "정상체온(36.5도)보다 체온이 1도 내려가면 면역력이 30% 이상 떨어지고 신진대사도 12%쯤 하락한다."며 "배가 차가운 사람은 신진대사가 제대로 이뤄지지 않아 면역력이 떨어진 상태여서 어떤 병에도 잘 걸린다."고 설명한다. 배꼽 아래가 차가운 증상은 대부분 여성에게서 나타나며 하반신 전체가 냉할 때 발생한다.

- **명치부위가 차가운 사람** | 위염, 위궤양, 위암과 같은 질환에 걸리기 쉽다.
- **오른쪽 옆구리의 명치 부위** | 간장병을 앓을 가능성이 높다.
- **여성들은 하복부가 차가울 경우** | 자궁, 난소, 방광, 신장, 대장하부, 직장 문제. 자궁근종, 자궁암, 생리불순, 생리통, 난소낭종, 난소암, 방광염, 신장염이나 요로의 염증·결석·암, 대장암에 걸리기 쉽다.

❙ 장의 한의학적 이해

1)『동의보감』에서 사기가 폐에서부터 신장에 들어갈 경우

어깨와 등이 아프고 너무 무거워지는 이 증상은 한자리에 오래 앉아 오래 일하는 직장인이나 스트레스가 심한 수험생에게 자주 생기는 것으로, 근막동통증후군을 의심해 볼 필요 있다. 한의학에서는 특히 어깨가 아픈 증상을 폐의 기능 이상으로 보기도 한다(척추의 맨 위가 대추혈 밑에 폐의 반사구). 어깨는 장기의 부위로 보면 폐와 연결되어 있다고 보기 때문에 폐 질환이 있으면 통증이 온다.

『동의보감』에는 폐에 사기가 들어가면 피부가 아프고 추웠다 더웠다를 반복하며 기운이 위로 올라 숨이 가쁘고 땀을 많이 흘리고 기침을 하며 어깨와 등이 움직이고 아프다고 적혀 있다. 한의학에서는 혈허증, 즉 혈액이 부족하면 생기는 것으로 본다. 피돌기를 해야 하는 심장에 혈액이 부족하여 심장이 갑자기 심하게 운동하게 되는 것이다. 천식의 대표적인 증상이다.

천식의 원인(쌕쌕소리, 천명음)은 허약체질, 폐에 담이 있는 것이다. 따라서 폐에 담을 제거하고, 풍한사를 제거하며, 혈액순환의 도움이 되는 차를 마시고, 허리까지 약하면 신장이 약한 것을 의심할 만하다.

또한『동의보감』에서는 사기가 신장에 들어가면 뼈가 아프고 다리가 저리며 배가 더부룩하고 허리가 아프고 대변을 보기 어렵고 어깨, 등, 목이 당기면서 아프고 때때로 어지럽다고 했다. 이는 '폐, 대장 → 금 → 수 → 방광, 신장'이라 하여 "금"의 기운이 "수"를 생해 주는 오행의 순환이 안 되는 경우이다.

2) 변비가 심한 경우

여성의 30% 정도가 변비가 오면 폐가스가 혈액 안으로 스며들게 되고 혈액 안으로 스며들어 몸이 무겁고 만성피로, 피부트러블, 냄새 등의 증상이 나타날 수 있다.

3) 설사를 너무 자주할 경우

설사를 하면 수분이 체외로 나가 수액 및 전해질을 보충해 주는 것이 급선무다. 한의학에서는 장의 기능이 약해서 평소 소화가 안 되면서 대변이 묽어진 경우 비위의 기능을 좋게 해야 한다고 말한다. 속이 냉하면 과민성대장증도 있다.

4) 복부 통증에 대한 내과적 소견과 한의학 소견의 공통점

우리는 의사는 아니지만 기본적인 복부 통증의 흐름에 대한 이해를 가지려면 우선적으로 장기의 위치를 알아야 하는데, 실제 장기가 위치한 곳에서의 통증을 유발한다는 점이다. 복부의 통증으로 샵에 오신 분들께 심한 경우는 병원에서 정확한 진단을 취할 수 있도록 도와주는 일도 중요하다. 그리고 일반적인 경우 한의학적 복부 진맥을 임맥선에서 보는데,

- ❖ **상초** | 거궐혈(심장, 폐 - 어깨, 승모근 풀어 줄 때 효과적)
- ❖ **중초** | 중완혈(간, 담, 비위 - 견갑골 끝 흉추 7번~ 흉추 12번의 풀면 효과적)
- ❖ **하초** | 관원혈(신장, 방광, 장 - 요추 1번~선골 4번을 풀어 주면 효과적)

이같이 문제를 해결할 수 있으며, 여러 사람을 진맥해 보면 건강한 장기는 손끝에서 힘 있게 움직이며, 맥이 흐름이 규칙적이라는 점을 알 수 있다. 그리고 그런 분들의 공통점은 규칙적인 유산소 운동과 스스로 건강을 유지하기 위한 여러 가지 방법을 하고 있다는 점이었다.

노폐물을 제거하는 복부 중요혈의 괄사요법

괄사 요법은 고객에 맞는 아로마를 브렌딩하여 골고루 바른 후 혈자리 기점으로 위, 아래 5㎝로 한 부분에 30회 이상, 양의 경줄기 선에 위치한 혈은 약간 아플 정도의 강도로, 음의 경줄기 선에 위치한 혈은 지그시 좀 길게 고객의 증상과 압통에 맞는 보사법으로 괄사요법을 하면, 노폐물이 가장 효과적으로 빠질 수 있다.

볼록 배를 납작하게 만드는 괄사 특효혈

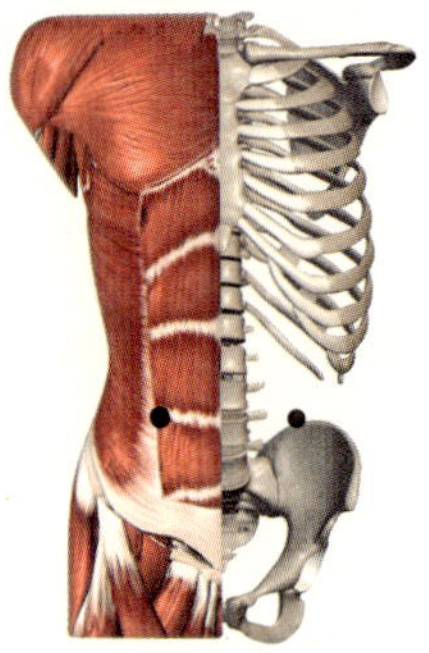

:: 양의 위경-천추혈 ::

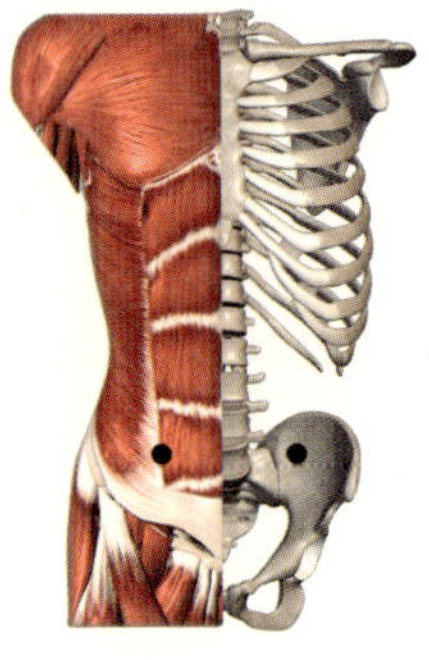

:: 양의 위경-대거혈 ::

① 배꼽 양 옆 손가락 두 마디 정도 떨어진 지점의 천추혈을 지그시 홍수정괄사로 누르며 마사지하면, 비만에 효과가 높다.

② 배꼽 아래 손가락 두 마디 정도 아래에서 오른쪽으로 두 마디 정도 떨어진 지점의 대거혈을 홍수정 괄사를 이용하여 지그시(보, 사법) 밀어 준다. 이때 양손을 포개어서 정확히 눌러 주면, 대장의 운동을 도와주어 변비에 효과적이다.

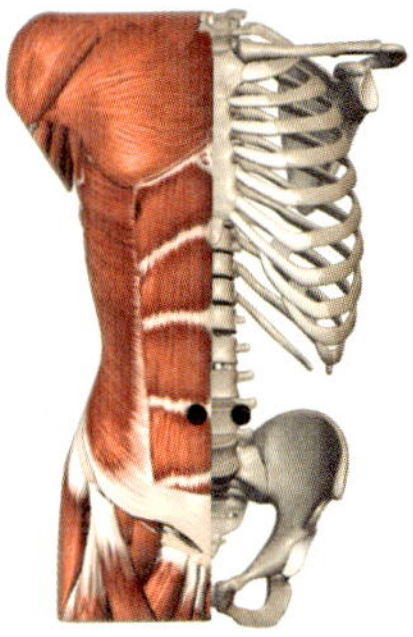

:: 음의 신장경-황유혈 ::

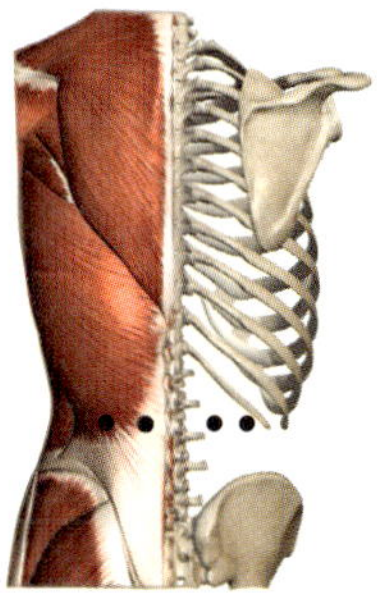

:: 양의 방광경-신유혈(중앙) 지실혈-(바깥) ::

③ 배꼽에서 양쪽으로 손가락 한 마디 정도 떨어져 있는 황유혈을 숨을 내뱉으며 꾹 누르면서 홍수정 괄사로 여러 번 깊이 자극한다.

④ 뒤쪽 허리 부분을 잡고 선 상태로 척추를 따라 청수정 괄사를 이용하여 신유혈과 지실혈을 지그시 밀어 준다.

⑤ 발바닥 움푹 파인 용천혈을 홍수정괄사로 반복 자극하면, 대장과 소장의 반사구로 이곳을 자극을 하면 허리 군살을 빼는 데 좋다.

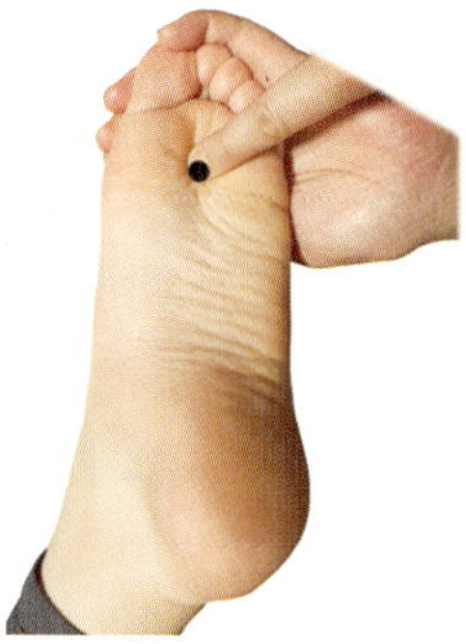

:: 음의 신장경-용천혈 ::

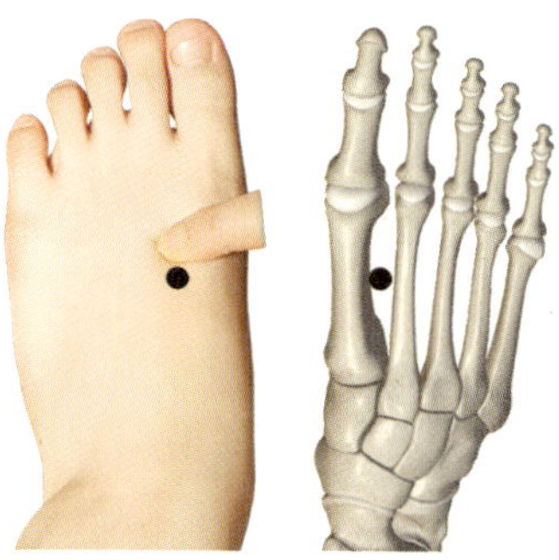

:: 음의 간경-태충혈) ::

⑥ 엄지 발등 푹 꺼진 부분에 위치한 태충혈에 청수정 괄사을 세워 모서리부분을 아주 짧게 자극해 주면 지방이 연소되며, 가슴 답답증에도 효과가 있다.

21. 난임클리닉 및 산전·산후관리

❙ 난임과 불임의 원인

한의학에서는 임신을 밭농사에 비유하여 설명을 많이 한다. 즉, 남성은 '씨앗'으로, 여성은 '밭'으로 비유한다. 종자가 불량인 경우는 남성의 성기능이 약하거나 정자의 양이 많지 않는 경우이며, 밭의 토양의 영양정도, 온도, 습도 그 외, 내적, 외적 조건이 맞지 않는 경우는 여성의 생식기가 황폐해진 땅이거나 너무 메마른 땅일 경우, 아니면 너무 물기가 많은 땅일 경우, 한겨울에 씨앗을 뿌린들 싹이 날 리 없으며 너무 차다거나 한여름 또한 씨앗이 말라 비틀어져 버릴 것이다. 너무 열이 많은 경우, 그 외 정신적 스트레스나 기혈이 허약한 상태도 불임을 야기할 수 있다.

임신이 되지 않는 경우는 한의학적으론 농사가 되지 않는 경우를 말한다. 자궁, 난소가 정상인지, 월경주기는 규칙적인지, 빈혈은 없는지, B형간염, 풍진 항체는 있는지, 질 속에 성병균이 있는지에 대한 정확한 검사를 받고 이상이 발견되면 적절한 치료를 받아야 한다. 특히 평소 월경이 불규칙한 여성, 하복부 복통이 자주 생기는 여성이라면 필히 결혼 전에 조기 검진을 받아야 할 것이다. 10명 중 불임과 난임 환자가 4명이라고 하니, 1년 내에 임신이 안 되는 경우에는 의학적 검사 필요하다.

1) 남성 난임·불임의 원인

최근 30~40대 남성 불임 환자가 크게 증가하고 있다. 5년간 '난임'에 대해 분석한 결과, 연평균 4.2%가 증가했다. 남성 증가율을 살펴보았을 때 연평균증가율의 경우, 남성이 여성보다 4배 이상 증가했다. 대개 정액수가 부족하거나 운동성이 부족하거나 정상 정자가 부족한 경우로, 정맥류, 잠복고환, 스트레스, 흡연, 열, 내분비 이상으로 분류된다.

한의학적으로는 남성불임의 원인에 대해 신장의 수기 및 정(精)의 부족으로 보고 있다. 정자 및 정액 생성이 제대로 되지 않는 경우, 원기가 허약하거나 신장에 한기가 있어 정자의 활동 저하를 초래하는 경우, 과도한 성행위에 의한 생식능력 저하, 위의 증상으로 인한 심리적 불안, 심신(心腎)의 부조화로 인한 조루 등을 남성불임의 원인으로 본다.

과도한 흡연과 과음, 스트레스로 인해 순간 불임으로 돌변하는 상황이 발생되기도 한다. 20대까지는 별 문제가 없다가 30대에 들어서 나쁜 습관들이 지속되면 남성불임의 위험성이 증가하게 된다. 그래서 첫째를 자연임신한 부부일지라도 둘째가 임신이 되지 않는 경우, 남성 측에 원인이 있다.

2) 여성 난임·불임의 원인

우선 선천적 자궁 이상인 경우, 자궁 경부암환자, 난소암 환자, 정신질환자, 내분비계 질환자, 당뇨병 환자, 초고도 비만 질환자, 자궁 기형 환자, 희귀병 환자, 백혈병 환자, HIV면역 질환자, 방사능 피폭자, 기타 의학적 불임 환자는 임신을 할 수 없으며, 신체적·정신적으로 건강해야만 임신이 가능하다.

그 외 스트레스 원인으로는 생리불순, 심한 생리통, 불면증, 하혈, 생리 중단, 과체중, 폭식증, 신경계 이상, 혈액순환장애, 복부비만, 기혈의 막힘, 복부비만, 자궁근종(30대-19%, 40대-51%, 50대-23%), 차가운 아랫배 등은 불임의 원인이지만 건강을 회복한 다음에 정신적 안정을 취하고 난 후 대부분 임신이 가능하다. 그렇다면 각각의 원인들에 대해 자세히 살펴보자.

① 배란장애

* 배란이 되지 않으면 난소에 터지지 않은 난포들이 여러 개 보일 수가 있다.
* 난포가 터지지 않으니 난자가 배출되지 못해 수정란이 만들어질 기회가 적다.
* 복부비만과 배란장애와 서로 관련이 깊다.

(만약 복부비만이 있는 여성이라면 반드시 복부비만의 해결을 병행하면서 임신을 준비하는 것이 중요하다.)

② 월경이 들쭉날쭉, 월경불순

'월경은 여성 건강의 척도'라는 말이 있듯이 월경을 규칙적으로 하는 것은 여성 건강의 기본이며, 임신의 기본 조건이다. 월경의 정상 범위는 주기가 21일부터 34일 정도로 보며, 월경 기간은 2일~7일까지, 월경양은 30~80cc 정도로 보고 있다. 월경을 하기 위해서는 배란이 선행되어야 한다.

③ 월경이 불순한 여성의 경우

배란이 불규칙할 가능성이 높기 때문에 수정의 가능성이 낮아져 임신이 어렵게 된다. 그러나 월경을 1년에 한 번 하는 여성이라 하더라도 규칙적인 경우라면 임신은 충분히 가능하다. 1년에 한 번 하는 월경을 피년(避年)이라고 하며 월경적으로는 아무런 이상이 없는 것으로 보고 있다. 이와 달리 월경이 들쭉날쭉한 월경불순이나, 월경을 불규칙으로 수개월간 하지 않는 무월경, 그리고 배란이 동반되지 않는 무배란 월경의 경우에는 임신이 쉽지 않다.

④ 월경통이 심한 것도 관계가 있을까?

초경을 시작하면서 골반 내에 특별한 이상 없이 1년에서 2년 이내의 월경시기에 주기적으로 발생하는 월경통인 '일차성 월경통'의 경우, 임신을 하게 되면 사라질 수 있다, 초경 월경통이 없고 나이가 들면서 갑자기 월경통이 발생하거나, 골반강 내 이상과 관련되어 나타나는 주기적인 월경통은 자궁내막증이나 자궁근종, 자궁선근증 같은 자궁질환으로 인해 유발되었을 가능성이 높다. 이를 '이차성 월경통'이라 하며, 이는 난임과 관련이 있다.

3) 자궁내막증이나 자궁근종의 경우

임신을 하게 되면 초기에 급격히 커지는 경우가 있으며, 경우에 따라서는 태아를 밀어낼 수 있어 유산의 가능성도 높아진다. 자궁내막증은 재발이 잦은데, 수술을 반복적으로 하게 되면 자궁의 임신능력이 떨어지고 자궁 스스로 임신을 거부하는 면역적인 난임이 될 가능성도 있다.

4) 다낭성난소증후군

건강한 정상 여성이라면 난소에 하나의 난포가 성숙되어 난자를 배출하게 되는데, 다낭성난소증후군을 앓고 있는 여성은 난포 여러 개가 자라다 터지지 못하고 자라나지 못하여 배란도 이루어지지 않게 된다. 그 이유는 하나만 키워서 배출해야 되는데 여러 개를 키우다 보니 어느 것도 성숙하게 자라지 못하는 것이다. 이렇게 되다 보니 배란이 안 될 뿐 아니라 난포에서 나오는 에스트로겐의 양만 늘어나게 되고 각종 부작용, 호르몬의 불균형까지 초래하게 된다. 이것이 남성호르몬의 증가로 이어지기도 한다.

❖ **다낭성난소증후군의 원인** | 비만, 호르몬 이상, 장기간의 심한 스트레스나 육체피로, 몸을 냉하게 만드는 생활습관, 불규칙한 수면, 음주 흡연 등

❖ **복부비만이 다낭성난소증후군을 유발** | 복부 지방은 담을 생성하고 열을 발산시킨다. 열은 곧 양을 뜻하는데, 양의 기운이 늘어나면 음양 균형이 깨지고 남성호르몬의 과다 분비를 일으켜 상대적으로 음의 기운은 줄고, 여성 호르몬의 비율이 낮아지면 배란이 잘 일어나지 않아 임신을 방해한

다. 그뿐만 아니라 당뇨병, 심장병, 고혈압, 지방간 등 각종 성인병에 걸릴 확률이 높다. 따라서 반드시 임신 전 복부비만을 해결해야 한다.

| 여성 난임의 구분에 따른 개선 방법

여성 난임을 구분하면, 간기울결형, 신허형, 습담형, 어혈형, 궁한형, 기혈 허약형의 여섯 가지로 나눌 수 있다. 그렇다면 각 종류별 증상과 개선 방법을 살펴보자.

① 간기울결형

❖ 과도한 정신적 스트레스로 인해 기(氣)가 울체되어 신체리듬 비정상 많은 유형

❖ **증상** | 생리불순, 생리전증후군, 유방이나 유두가 붓거나 통증, 한숨이나 화가 잘 나며 항시 우울해지기 쉽다.

개선 방법

* 음악, 운동, 산행요법 ,취미생활 등의 방법.
* 간에 좋은 야채와 과일을 충분히 섭취한다.
* 수정테라피 관리로 병행하면 효과적이다.

② 신허형

❖ **불임의 가장 주된 원인** | 신장, 자궁생식기의 기능 및 난소의 기능이 저하로 여성호르몬이 부족하거나 배란이 잘 되지 않는 경우

❖ **증상** | 생리불순, 성욕 저하, 허리나 무릎통증과 소변이 이롭지 못하면서 배란장애가 유발되며, 그 외 어지럼증이나 귀울림 등이 동반하기도 한다.

개선 방법

* 신음을 보하는 음식을 자주 섭취(진보라색 음식)한다.
* 하체강화운동 및 좌골운동을 꾸준히 하여 신양을 보호한다.

③ 습담형

❖ 비만한 여성이 자궁에 담음(痰飮)이 정체되어 생긴다. 다낭성 난포염을 유발한다.

❖ **증상** | 속이 울렁거리는 증상, 어지럼증, 기운이 없거나 몸이 무거워 자꾸만 눕고 싶은 증상, 만성적인 소화불량이 있는 경우.

개선 방법

* 습담이 자궁경관에 맺혀 있는 몸의 탁기와 불필요한 지방을 없애기 위해 식단관리와 운동요법, 수정테라피관리로 담습을 제거해야한다.

④ 어혈형

❖ 자궁의 어혈로 인한 착상장애로 발생하는 불임의 경우 전신의 혈액에 탁기가 생긴다.

❖ **증상** | 혈액순환이 안 되고, 생리불순, 그로인해 배란이나 착상이 잘 안 되는 경우, 생리통이 극심하고 혈액이 덩어리져서 나오는 것이 특징이다.

개선 방법

천연식품, 수정테라피요법 복부에 매일 수정 뜸요법.

⑤ 궁한형

❖ 신허형과 비슷한 유형으로 자궁이 너무 차서(寒) 배란이나 수정, 또는 착상이 안될 수 있다.

❖ **증상** | 생리불순 , 하복냉통, 대변이 묽고 요통이 있는 경우, 추위를 잘 타고 몸이 찬 사람에게 많은 유형이다.

개선 방법

* 몸을 따듯하게 하는 음식, 수정 테라피 뜸 요법.

⑥ 기혈 허약형

❖ 맞벌이부부가 직장 생활로 인해 과로가 누적되어 체력이 약하고 기혈이 부족해 체력이 급격히 약해진 여성은 불임의 위험이 높다.

❖ **증상** | 남성의 성기능이 약하거나 정자의 양이 많지 않는 경우, 여성의 자궁생식기의 온도 및 습도가 적당하지 못한 경우, 너무 차다거나 너무 열이 많은 경우, 혹은 너무 비만하다거나 너무 말라서 진액이 부족한 경우, 정신적 스트레스나 기혈이 허약한 상태도 불임을 야기할 수 있다.

이 밖에도 복부개구리 비만형(기허형)을 들 수 있다. 배에서 꾸룩거리는 소리도 잘 나고, 가스도 잘 차며, 설사를 자주 하기도 하며 혹은 교대로 변비가 있기도 해서 정상적인 변을 잘 못 보는 분들로, 흔히 속이 냉하다고들 표현한다. 냉한 경우는 몸을 차게 만들기 때문에 한즉통(寒則痛), 즉 몸이 차가운 경우 통증이 일어나기 쉬우며 여성의 경우 생리통으로 그 증상이 나타나는 분들이 많다. 속이 차기 때문에 그로 인해 임신에도 불리하게 작용을 한다.

대개는 타고나길 원기가 허약한 체질로 비위기능이 많이 떨어지게 되는데, 20대 초반까지는 몸이 말랐다가 20대 중반 접어들면서 배가 점차 나오기 시작한다. 다른 부위의 상태는 양호한데 유독 복부와 허벅지에만 지방이 모이게 된다. 몸이 말랐는데 복부만 나오기 때문에 배만 뽈록한 경우도 있는 마른비만에 해당된다.

이런 기허형 복부비만인 경우 원기를 강화시켜야 한다. 속을 따뜻하게 데워 줄 수 있는 뜸 요법을 같이 해 주게 되면 더욱 빨리 복부 비만이 해결될 수 있다. 기허형 복부비만의 경우에는 운동을 굳이 열심히 하지 않아도 된다는 점이 있다. 원기가 허해서 운동을 하면 피곤해지기 때문에 나중에 원기가 회복 후 그때 조금씩 운동을 해 보도록 하자. 원기를 회복되면 임신의 가능성은 더욱 높아진다.

| 난임·불임을 위한 푸드테라피

부부가 신체상 문제가 없는데 난임인 경우, 아기를 원하는 모든 여성들은 최소한 임신 3개월 전에 전문가의 진료를 통해 자궁을 깨끗이 하고 호르몬 분비 기능을 정상적으로 회복시킨 후 임신한다. 스트레스는 불임의 직접적인 원인이므로 마음을 편하게 먹는 것이 중요하다. 기혈 순환이 안 되어 몸이 차거나 어혈이나 수족냉증, 월경불순, 심한 월경통은 스트레스로 심한 경우로, 수정은 되어도 착상이 되지 않는 경우도 많으며, 이럴 때 너무 스트레스를 받지 말고 부부가 같이 치료를 받아야 한다.

식습관에 문제가 있는 걸까?

서구화 식습관은 임신 전에 채식 위주의 식습관으로 바꿔야 한다. 요즘은 웰빙 음식 섭취를 권장한다. 우유나 요구르트 대신 김칫국이나 동치미를 마시고, 청량음료보다 매실차나 야채 즙을 먹고, 부족한 엽산을 보충하기 위해 하루에 한 개씩 참외를 섭취하며 열무김치와 시금치 반찬을 섭취하는 것이 좋다. 이에 반해 임신을 시도한 여성 중 15%가 술이나 담배, 술, 커피로 반복적인 자연유산이 되었다고 하니, 금해야 한다.

비만으로 인한 다낭성난소증후군일 경우

식이조절로 체중을 감소한다. 체중을 5%만 감소해도 완화된다. 50% 이상이 식이요법에 효과를 보이므로, 음식 조절만 잘해도 충분히 예방이 가능하다. 혹 체중조절 이후에도 증상이 지속될 때는 증상별로 치료를 병행해야 한다. 다낭성난소증후군에 좋은 음식으로는 홍삼, 현미, 생선, 해바라기씨, 호박씨 등이 있다.

불임과 난임에는 어떤 음식이 좋을까?

건강한 음식, 생활습관, 성생활이 불임을 극복하고 건강한 아기를 낳을 수 있다는 것이 많은 의학자들의 공통된 견해이다. 남성 불임에 좋은 음식으로 토마토, 양파, 홍삼, 하수오, 밭마늘, 굴은 정자 생성에 도움이 되는 음식들이다.

아기를 원하는 남녀는 콩, 시금치, 아스파라거스 등으로 풍부한 엽산(비타민B군의 일종)을 충분히 섭취해야 하고, 부족한 경우에는 정자 수가 줄어들거나 유산의 위험이 있다. 최근 연구 자료에 남성의 고환에 라이코펜이 많으면 정자의 운동성 및 정자의 수가 증가한다고 한다. 라이코펜은 토마토, 수박 등에 많이 든 항산화물질이다.

대표적인 항산화 미네랄인 셀레늄(브라질너트, 씨앗 등에 풍부)은 항산화 비타민인 비타민E와 한 조가 돼 생식기가 유해산소로 손상되는 것을 막아 수태율을 높여 준다. 정자의 구성 성분인 셀레늄이 정자의 기능은 물론 성욕까지 증강시켜 준다는 연구 결과도 있고, 여성도 셀레늄 섭취가 부족하면 유산 위험이 커지게 된다.

아보카도, 너트, 올리브유 등에 풍부한 비타민E는 동물 실험에서 나이 먹은 암컷의 수정률을 높이는 것으로 연구 발표된 바 있다. 비타민B12와 철분도 불임 예방에 도움이 된다. 비타민B12나 철분 섭취 부족으로 불임 환자가 된 사람도 드물게 있다.

콩, 닭고기, 조개 등에 풍부한 아연은 배란에 필수적이며 정자가 성숙하는 데도 요긴하며, 최근엔 차에 든 폴리페놀(항산화물질)이 수태율을 높여 준다는 연구 결과도 나왔다. 스트레스를 줄이고 금연, 절주하는 것도 불임 예방에 중요하며, 가급적 농약이나 화학 비료를 덜 쓴 유기 농산물을 섭취하는 것이 좋다.

임신에 좋은 약초

생강, 쑥, 당귀, 익모초(육모초) 그 외 좋은 밭마늘, 대추차, 백출, 죽염이 있다. 건강한 음식, 생활습관, 성생활이 불임을 극복하고 건강한 아기를 낳을 수 있다는 것이 많은 의학자들의 공통된 견해이다.

| 유산 방지와 산전·산후 관리

1) 유산의 원인과 방지

유산은 큰 정신적 충격을 주며 출산하는 것과 같다. 산통만큼이나 육체적 고통도 크다. 그래서 한의학에서는 유산을 '반산'이라 한다. 예기치 않게 유산 후 소파수술을 받게 되며, 자궁의 손상으로 인해 자궁 경부 무력증, 유산, 자궁 외 임신, 자궁근종과 같은 자궁 내 질환 등 부작용과 후유증이 생길 수 있다.

계류유산의 경우에는 수술 과정을 겪게 되므로 자궁이 손상받을 가능성이 높다. 다음번 생리는 규칙적인 주기를 가진 여성의 경우에도 2주 정도의 오차는 생길 수 있다. 수술 후 대개 4주 내지 6주 사이에 생리를 하게 된다. 계류유산 후 첫 생리를 확인해 보는 것이 중요하다. 평소와 생리의 양과 형태가 비슷했는지 경과를 잘 관찰하기 바란다.

*** 습관성유산의 원인**

- 고령 임신자에게서 좀 더 자주 나타나며 자궁의 임신 능력이 노화되어 저하.
- 빈번한 수술로 인해 자궁의 면역체계가 비정상적으로 작동하다 보니 수정란을 공격할 수도 있다. 자연유산을 2회 이상 했다면 습관성 유산이 될 위험이 크다.
- 드문 경우로 수정란의 유전적 결함으로 인해 자궁 내에서 일정 기간 이상 자라지 못할 수도 있다. 이런 경우는 자손이 귀한 집안의 경우 의심해 볼 수 있다.
- 유전적 결함이 발견되었을 경우에는 자연임신보다는 시험관 시술로 유전적으로 건강한 수정란을 확인 후 시술받는 것이 유리하다.

*** 유산의 원인**

- 수정란에 원인이 있는 경우 → 모체에 원인이 있는 경우로 예상
- 뚜렷한 인과관계는 밝혀지지 못한 경우 → 최소의 안전 위한 산부인과적 정기적 검진
- 잘못된 식생활습관으로 인한 비타민 부족 → 영양불균형
- 격렬한 성적 흥분, 심한 운동, 스트레스, 음주와 흡연 등도 유산의 원인

유산의 뚜렷한 증세

태루는 임신 초기, 발생하는 자궁 출혈을 말하며 혈액은 신선한 빛깔을 띠고 양도 꽤 많다. 그러나 태루가 모두 유산되는 것은 아니며 단순한 증세일 수 있으므로 당황하지 말고 전문의의 지시를 받는 것이 중요하다. 한의학적으로 태루는 기가 허해서 생기고 기를 보강하면서 안태시키는 처방을 통해 유산을 방지한다.

＊ 유산 방지

- 임신초기 하혈이 있거나 유산기가 있을 때 임신초기 검진에서 아무런 이상이 없고, 자궁에 피가 고인다든지 혹은 하혈을 하면 불안해지고, 하혈이 심해지면 절박유산으로 갈 수도 있다. 이런 경험이 없어도 안태음을 미리 복용하셔서 유산을 막을 수 있도록 조치를 취하는 것도 중요하다.
- 임신 초기 2~3개월은 입덧이 시작할 때 유산의 위험이 가장 높은 시기이므로 5개월 전까지는 각별한 주의와 관리가 필요하다. 유산의 70 %이상이 임신 3개월 전후에 발생하기 때문이다.

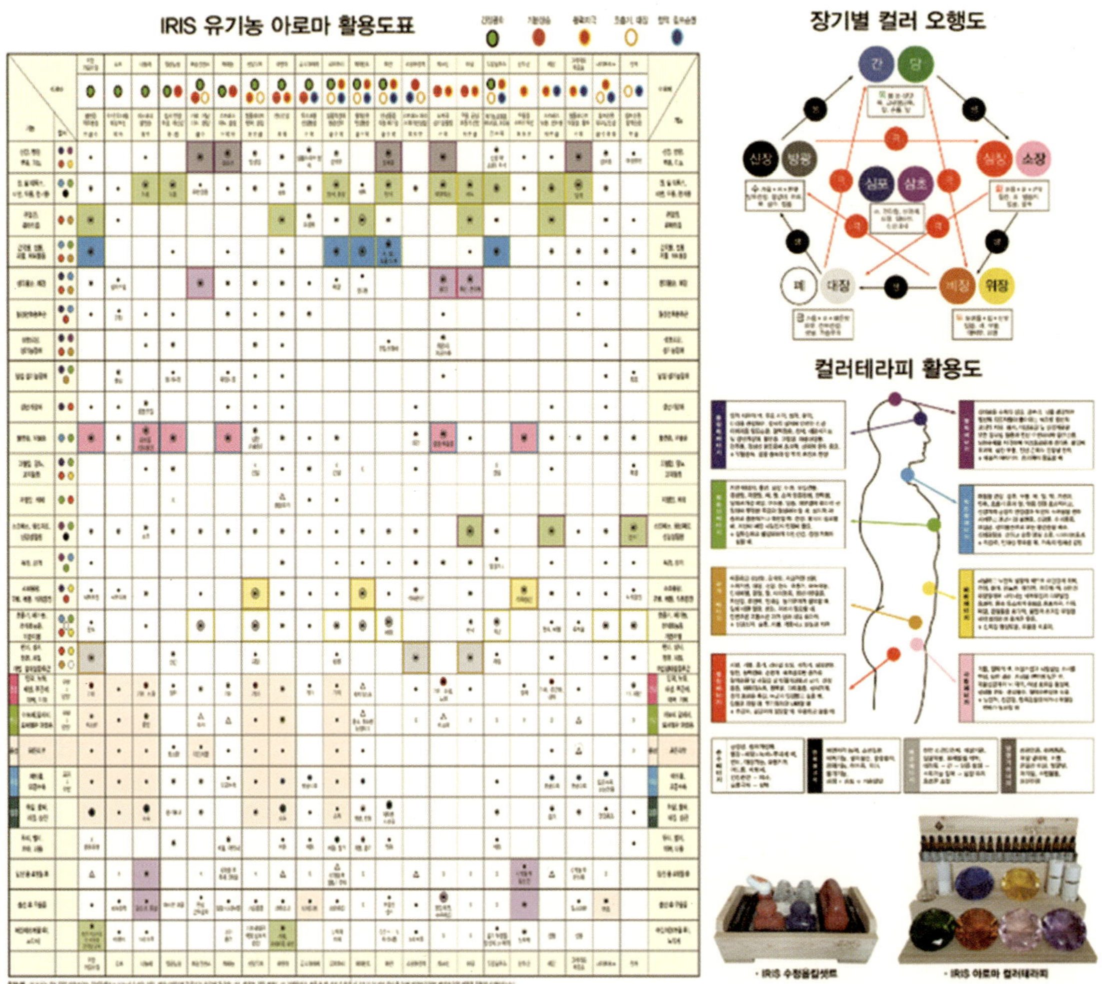

:: 산전 산후, 아로마 도표 사진 ::

2) 산전·산후 관리

운동과 식이요법을 통해서 몸을 정상 회복 후 임신을 해야 한다. 그래서 임신 최소한 3개월 전부터 부부가 냉증, 비만, 식이요법으로 디톡스 관리 후 임신 초기에 꼭 해야 할 검사를 꼼꼼히 체크한다.

임신이 되면 초기에는 안정을!

특히 임신 초기에 야근하는 것은 주의해야 한다. 임신으로 인해 피로감도 더 많아지며, 새로운 환경을 만들기 위해 몸이 과도기와 스트레스는 극복할 수 있는 대상이 아니므로 무조건 스트레스는 피해야 한다.

임신이 되면 주의해야 할 사항

임신이 확인되면 당분간은 냉정해질 필요가 있다. 자궁에 아기가 자리를 잡게 되면서 엄마와 연결이 이루어지는 임신 초기에는 심장부터 신경계통 등이 형성되며 적절한 휴식과 영양이 공급되어야 한다. 장기간의 운전이나 장기간 이동은 주의해야 한다. 해외여행이 잡혀 있었다면 다음으로 미루는 것이 좋다. 장시간 한 자세로 앉아 있지 않도록 하고 매운 떡볶이나 짠 오뎅 국물은 임신 기간 중에는 피하도록 한다. 직장을 다닌다면 야근은 피하고 저녁에 충분히 잠을 취하고 과로나 무거운 물건을 드는 일은 피해야 한다.

임신 중 관리

출산 직전 한 달 전부터 부종이 잘 빠지는 관리를 해야 하며, 출산 직전 일주일에 순산을 도와주는 관리를 해야 한다.

출산 후 관리

출산 직후 자궁수축과 어혈을 풀어 주는 관리를 해야 하며, 출산 후 1개월 이내에 수정관리로 기혈을 높고, 모유수유에 도움이 되는 수정 가슴 관리를 진행한다.

• 글을 마치며

안녕하세요. 아이리스 대표 박규리입니다. 저는 30년간 메이크업, 경락, 페이스, 풋 관리, 림프 마사지, 태국 마사지, 아로마, 천연화장품, 심리학 등 여러 뷰티 경험을 쌓고 교육을 해 왔습니다. 오랜 시간 동안에 제 손의 지문은 뭉개져 볼품이 없어지고 손에 힘을 너무 과하게 사용할 때는 손가락과 손목에 통증이 있었습니다. 경락 마사지 탓인가 하고 림프 마사지를 해 보았지만 허리를 너무 구부려 다시 허리에 통증이 왔습니다.

마지막으로 샵을 정리할 때가 생각납니다. 몸 상태가 너무 안 좋아 병원에 갔더니 "근육 무기력증" 초기라며, 너무 심한 운동을 계속적으로 반복할 때 생길 수 있어 전문 운동선수들이 걸릴 수 있는 병이라며, 무조건 일을 중단하라는 통보를 받았습니다. 그때당시 60평 정도의 샵을 오픈하여 1년 만에 보증금과 인테리어비용 이상의 수익을 올린 후 아로마와 천연화장품을 독학하여 샵에 도입하여 직접 만든 천연 프로그램을 실천하여 많은 분들의 호응을 받았습니다.

그리고 고객의 심리를 파악하고 브리핑을 성공하기 위해 '심리공부'도 게을리하지 않았습니다. 그래서인지 "네이버상" 고객우수 1위 업체였는데요. 회사 직원이 이런 말하긴, 진짜 한 번도 악플이 올라오지 않은 업체는 처음이라고 하더라고요. 그렇게 가정의 일도, 직원 관리도, 고객관리도 너무 쉼 없이 달려온 탓이겠죠.

"지금 나이에 드문 경우이니 오래 사시려면 쉬셔야 합니다."라는 의사 선생님의 말씀에 지금까지 내려놓지 못하던 샵을 한순간에 그만두어야 했습니다. 책을 쓰려고 준비했지만 시간이 없어 못했는데 그 바람에 책을 쓸 수 있는 동기가 되었습니다. 그리고 다시 이 일을 해야겠다 생각하여 '이런 디자인으로 만든 도구가 있으면 정말 좋을 텐데….' 하며 시작한 것이 2,000개가 넘는 샘플을 흙으로 만들었고, 가장 이상적인 제품을 원장님들께 써 보시도록 하여 지금의 제품들이 만들어졌습니다.

사실 샵을 정리하였지만 그보다 더 많은 에너지가 들어갔던 것 같습니다. 저는 자신합니다. 지금의 어려운 상황을 극복하고 관리사의 건강 지킴이 역할을 할 수 있다고. 이유는 간단합니다. 해 보았기 때문입니다. 이 일을 하면서 많은 분들이 저보고 완전히 제품에 미친 것 같다 하시며, 당신의 그 열정 때문에 "도와줄 수밖에 없겠다" 하셨습니다. 지금 많은 피부샵이 어려움을 겪고 있습니다. 지금의 어려운 상황이 어디까지 지속될지 저에게도 고민입니다. 하지만 저는 위기는 곧 기회라고 말씀드리고 싶습니다. 앞으로 지속적으로 고주파를 쓰지 못 하도록 제재는 강화될 듯싶습니다. 어려운 상황의 연속으로 '직원과 함께'가 아니라 나 홀로 끝까지 버터야 하는 원장님들이 늘어만 갑니다.

그리고 지금의 이 시기를 넘기는 원장님들과 관련 종사자님께 가장 중요한 사실을 말씀드리려 합니다. 관리하는 원장님의 건강이 있어야 버틸 수 있다고…. 그래서 아이리스 제품은 원장님들께 새로운 출발에 가장 좋은 제품이라고 말씀드리고 영업에 이익이 될 것을 약속드립니다. 제품을 사용 하시자마자 왜 그렇게 확신하는 말을 했는지 이해하시게 될 것입니다. 관리사의 제품은 왜 관리사가 만들어야 하는지 말입니다. 일반 확신이 없으시다면 제품 중 아무거나 하나를 구입해서 사용해 보시면 확실한 이해가 되실 겁니다.

아이리스는 관리사님의 건강과 관리받는 분의 건강을 같이 좋아지게 합니다. 저희 제품으로 관리하시는 원장님들께선 "정말 편하다. 관리만 받으면 잠이 오네, 어떤 원장님은 불면증에 시달렸는데 저도 잠이 잘 와요, 자니까 살 것 같다. 요즘 손이 안 아파서 좋아요. 수기 관리인 경락은 3-4일 지나야 몸이 가벼워지는데 이건 관리받자마자 몸이 산뜻 눈에 보이네. 바로 라인이 슬리밍해지는 것이 신기하다." 하십니다.

수정의 매력에 빠지면 다른 곳에는 절대 가지 않습니다. 이유는 다른 곳에서 3번 받아야 나오는 효과가 나오기 때문이며, 시간도 요즘은 30분이나 줄어도 고객은 만족해하십니다. 많은 관리 전후 사진은 홈페이지에서 가입 후 확인 가능하시고, 공유하는 사진으로 필요하시면 카톡으로 보내드립니다.

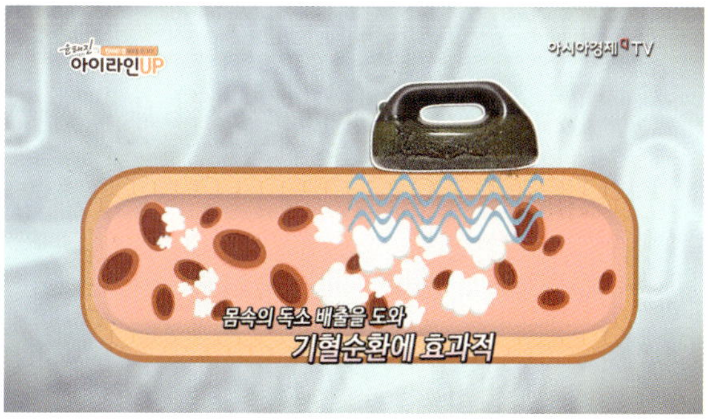

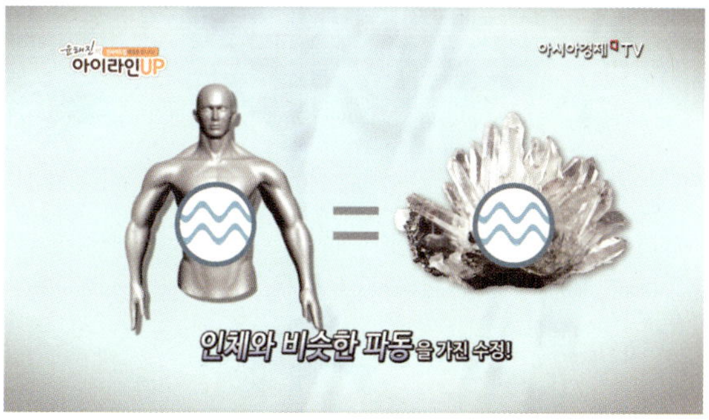

:: 수정이 인체에 미치는 영향 ::

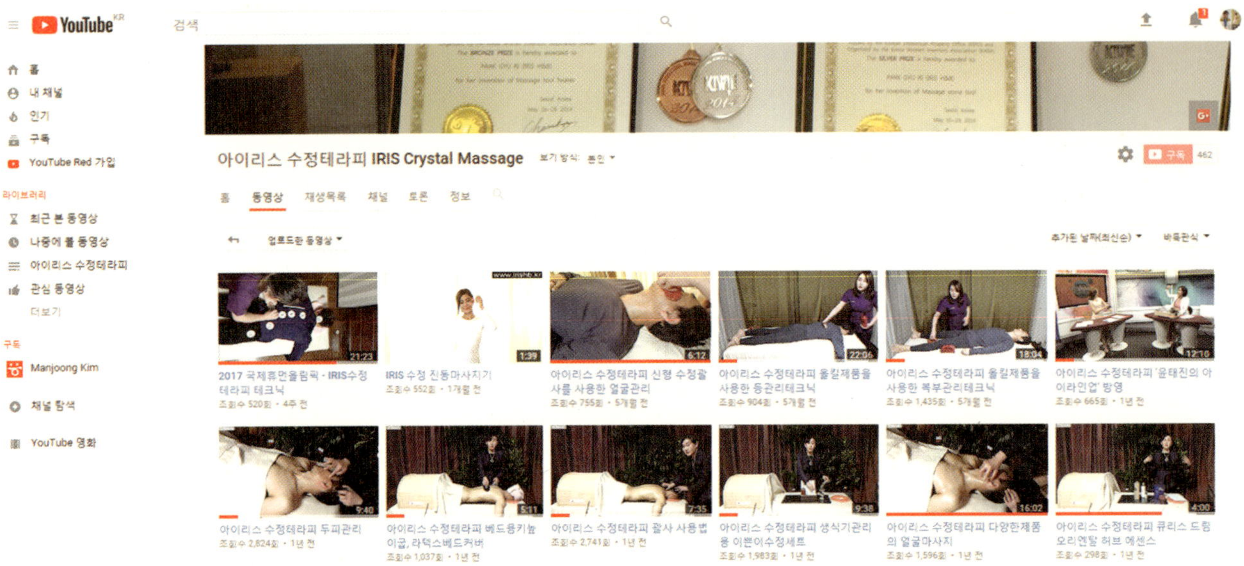

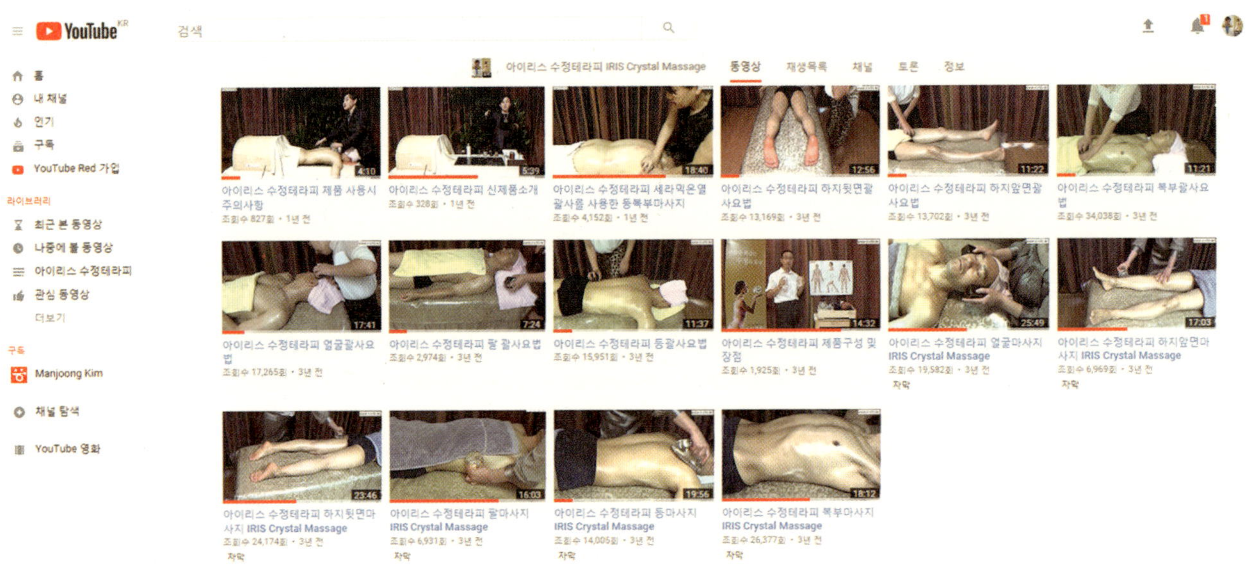

* 유튜브에서 '아이리스 수정테라피'를 검색하시면 원하시는 부위별 관리와 브리핑 동영상을 보실 수 있습니다.

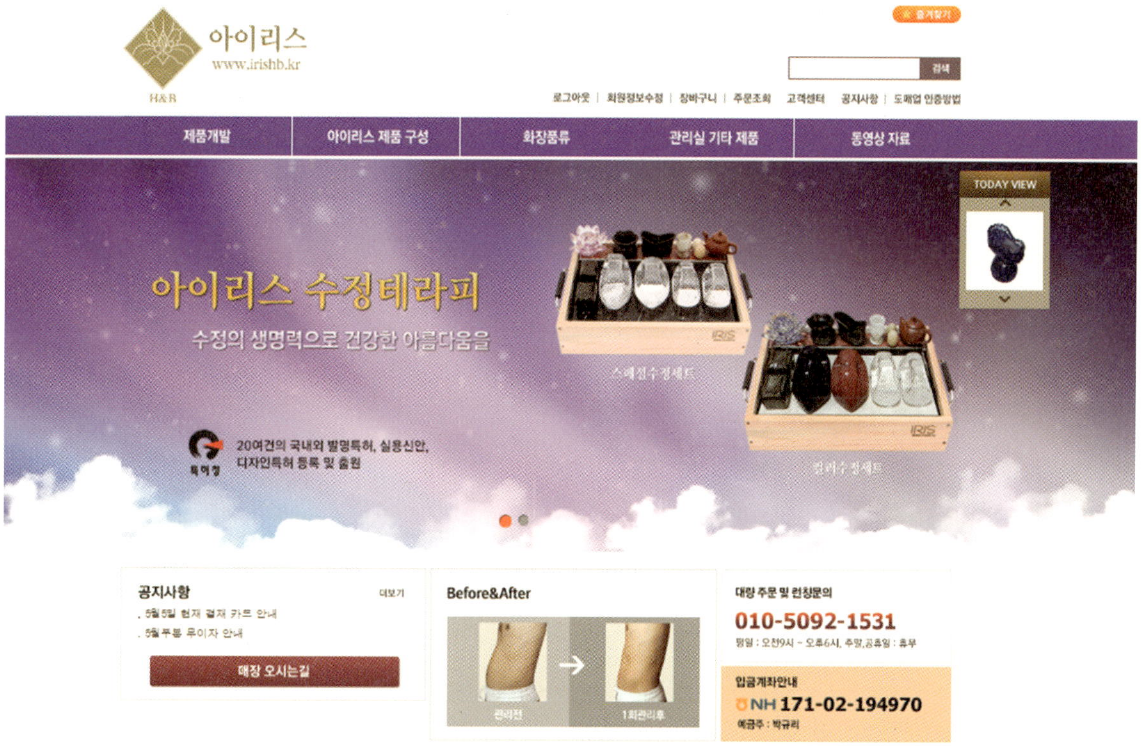

* www.irishb.kr 에 사업자 회원가입 후 제품별 구성을 보실 수 있습니다.

저희 아이리스제품은 한마디로 고객 관리 시 관리사의 허리와 손목에 무리가 없이 편안하며, 관리를 하면 할수록 관리사의 건강이 좋아집니다. 그리고 고객은 통증 없이 편안하면서도 빠른 다이어트 효과와 부작용이 없는 안전한 제품입니다.

스페셜 상품에 새로운 올킬제품과 아로마 컬러테라피 3가지 복합테라피입니다. 단품 구매도 가능하십니다.

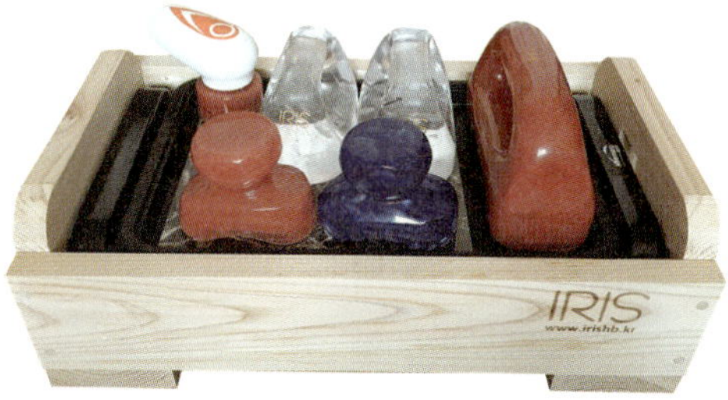

:: IRIS 수정올킬세트::

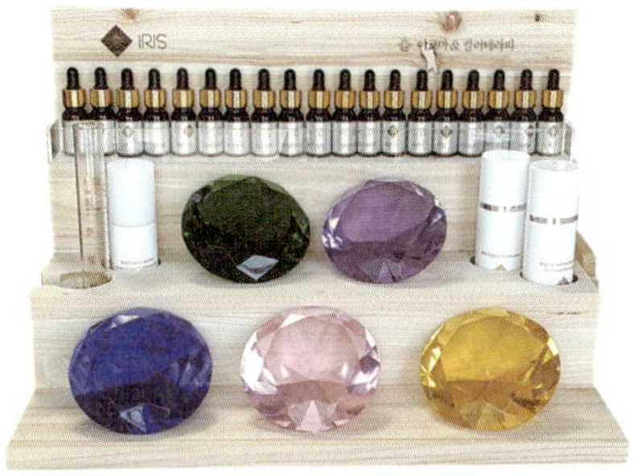

:: IRIS 아로마 컬러테라피세트::

Y 존 울화소통, 안면 축소관리

IRIS 3가지 복합테라피 활용한 맞춤형 체형관리
아이리스 3가지 융합테라피의 특별한 Y존 마사지

짧은 시간에 최대의 효과를 볼 수 있는 3가지 복합테라피 컬러, 수정, 아로마 테라피를 활용한 방법을 제시한다.

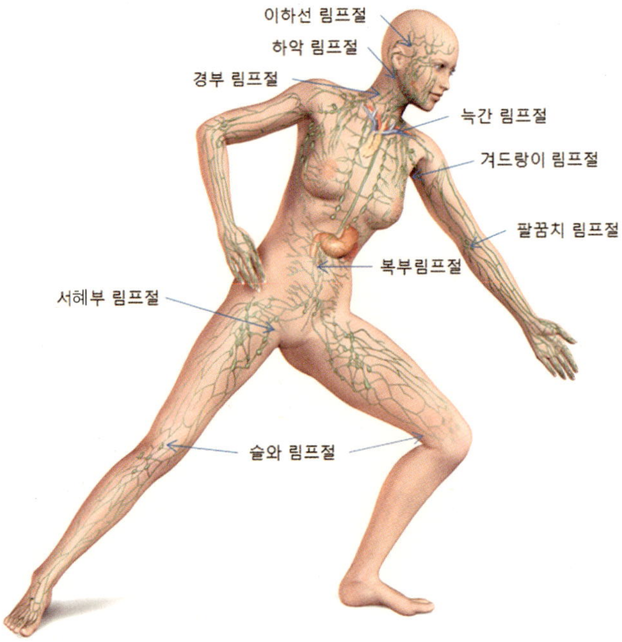

:: 인체에 흐르는 림프 ::

먼저 림프를 정확히 알아야 하는데, 이유는 림프흐름은 전신의 림프절을 따라 서혜부를 통해 배출되기 때문이다. 그런데 림프의 흐름을 막는 요인은 여러 가지가 있다. 그 모든 것이 모두 자가 면역체의 기능이 떨어질때 나타나는 특징이 있다.

그렇다면 자가 면역체의 흐름이 떨어지는 이유 중 꼭 알아야 할 사항은 육체적인 것도 있지만 정신적인 스트레스로 오는 경우가 많다는 것이다. 정신적인 스트레스에는 컬러테라피 요법으로 중추신경계를 자극하여 빠른 효과가 나타나는 것을 알고 이미 유럽 등 선진국이나 병원에서 발 빠르게 치료요법으로 사용되고 있지만 실상 샵에서는 어떻게 적용할 수 없었다.

아이리스에서 새롭게 개발한 3가지 융합테라피 프로그램

첫 번째, 컬러 크리스탈, 정신적 스트레스 차크라요법

컬러 크리스탈을 활용하여 고객께 여러 가지 테스트를 통해 고객의 현재의 건강상태에 맞는 온, 냉 컬러테라피를 관리에 쉽게 적용하여, 전신의 림프 순환 및 정신적인 문제를 안정화한 프로그램이다.

두 번째, 온열 수정테라피 해독관리

기존의 일반적인 수기 림프 마사지보다 관리사도 고객도 편안한 관리를 할 수 있는 온열 수정테라피를 활용하여 이미 많은 원장님들의 림프 디톡스 효과 체험을 통해 선택된 프로그램이다.

세 번재, 아로마 요법

아로마는 질병 치유의 효과로도 이미 사용하고 계신 원장님들이 많은 이유는 피부 관리 중 질병치유를 위해 아로마를 활용하여 효과를 보고 안정적인 고소득을 얻었기 때문이다.

아로마는 우리 코와 피부로 흡수되어 마사지의 효과를 극대화 시키며, 아로마에 따라 차이가 있지만 관리 후 효과가 폐를 통해 혈관을 타고 여러 장기에 밀접하게 작용하여 우리 몸의 호르몬을 대체하는 안전한 식물의 농축물이다.
이미 독일 등 유럽에선 고급 화장품 및 의약품에 적용되고 있어 인체의 자연 치유력을 극대화시켜주는 제품이다.
그러나 아로마 요법을 이미 도입하신 원장님들은 많지만 정확한 브렌딩 레시피와 지식을 공부하고 샵에 적용하기에는 애로사항이 많았기에 브렌딩되어 있는 제품들 선택하신다.

하지만 아로마를 공부헤 보면 천연 캐리어오일과 천연 아로마오일을 공장제조할 경우 공장에 들어가면 다시 방부처리를 해야 하는 문제점이 생겼다.
또 이미 브렌딩이 되어 있는 제품들은 그 고객께 딱 맞는 제품일 수 없고, 그 말인즉 아로마의 질병치유 효과에 어긋날 수도 있다.
아이리스는 고객이 오실 때마다 변화하는 아로마와 컬러테라피를 도표를 보고 3분 만에 선택하는 맞춤형 프로그램이다.

시간에 쫓기는 현대인들에게 짧은 시간에도 큰 효과가 오랫동안 유지되는 고객 만족을 느껴보실 수 있다.

처음 상담 시 주의 사항

고객의 병증 유무, 수술 유무, 병증에 대한 가족력, 섭취 약, 치료 병명, 간질, 고혈압, 저혈압, 류마티즘, 임신 예정자. 임신 중, 유아, 청소년, 노약자 등 을 상세히 적어야 한다. 이유는 고객층에 맞는 아로마의 브렌딩 퍼센트와 금해야 하는 아로마가 구분되어 있기 때문이다.

* 걸어 들어오는 걸음새 → 앉은 자세 (어깨 높이. 눈썹 높이, 목의 기울기) → 경추, 어깨, 척추, 골반의 틀어짐에 대해 정확히 파악 → 3가지 복합테라피와 체형 교정 동시 진행

아이리스 고객 상담 프로그램 순서

① 고객니즈 관찰

② 고객 증상 별 포인트 촉진- 얼굴안색, 바디변화, 통증부위 문진법

③ 경줄기도 고객께 이해 - 한의학적 저하된 장기 특징, 포인트 찾기

④ 고객의 문제점 경줄기를 따라가며- 외형의 변화된 특정부위 설명

⑤ 증상별 맞춤 경줄기 관리방법제시

⑥ 3가지 복합테라피 효과에 대한 내용 설명

⑦ 관리 전 후 효과와 비교사진 보여드며 고객 설득

⑧ 관리 후 수분 섭취, 증상 별 컬러푸드- 쉬운 운동 요법, 주의사항

⑨ 고객의 질문과 궁금증 해소 단계

컬러테라피 활용도

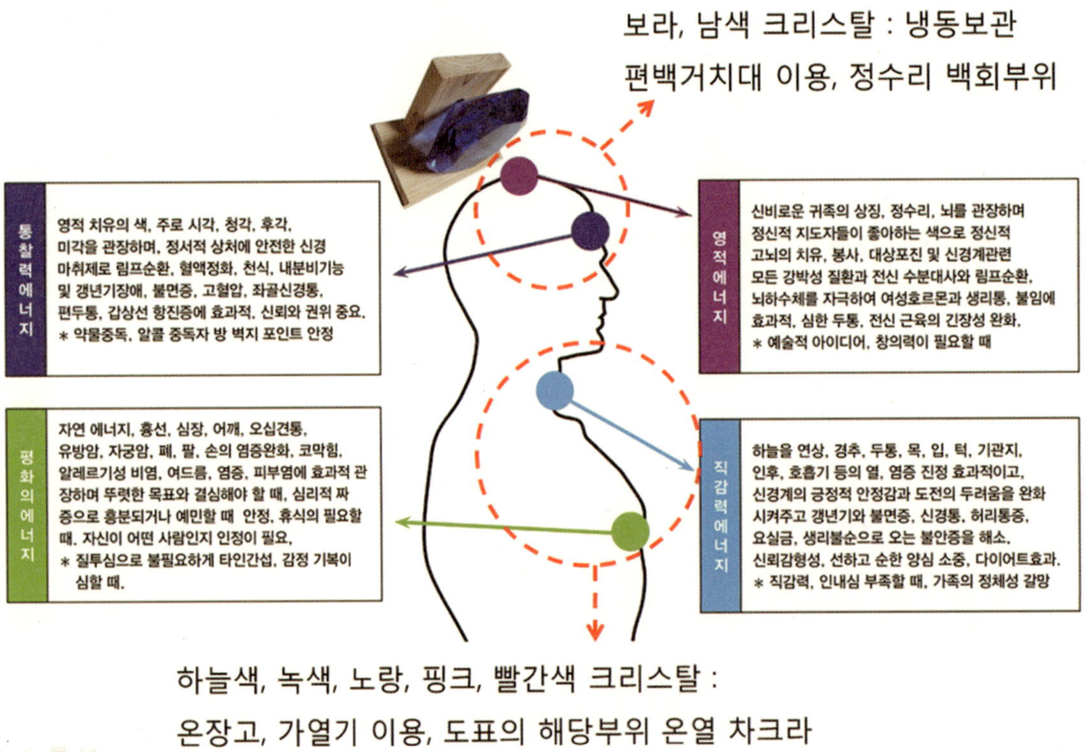

고객과 병증이나 통증에 맞는 컬러진단과 아로마 브렌딩 방법

① 고객과 함께 도표를 보고 가장 좋아했던 과거의 색과 현재 좋아하는 색상 선택하면 도표를 보고 영혼을 담아 포인트만 설명해 준다.

* 선택한 컬러테라피 색상에 맞게 온장고나 가열기 위에, 차갑게 할 컬러는 냉동실에 넣어둔다.

② 고객에게 아로마 도표 맨 위 상단에 5가지 중 가장 고객이 필요한 증상을 선택한다.

(긴장완화, 기분상승, 활력자극, 호흡기 대장, 혈액 림프순환)

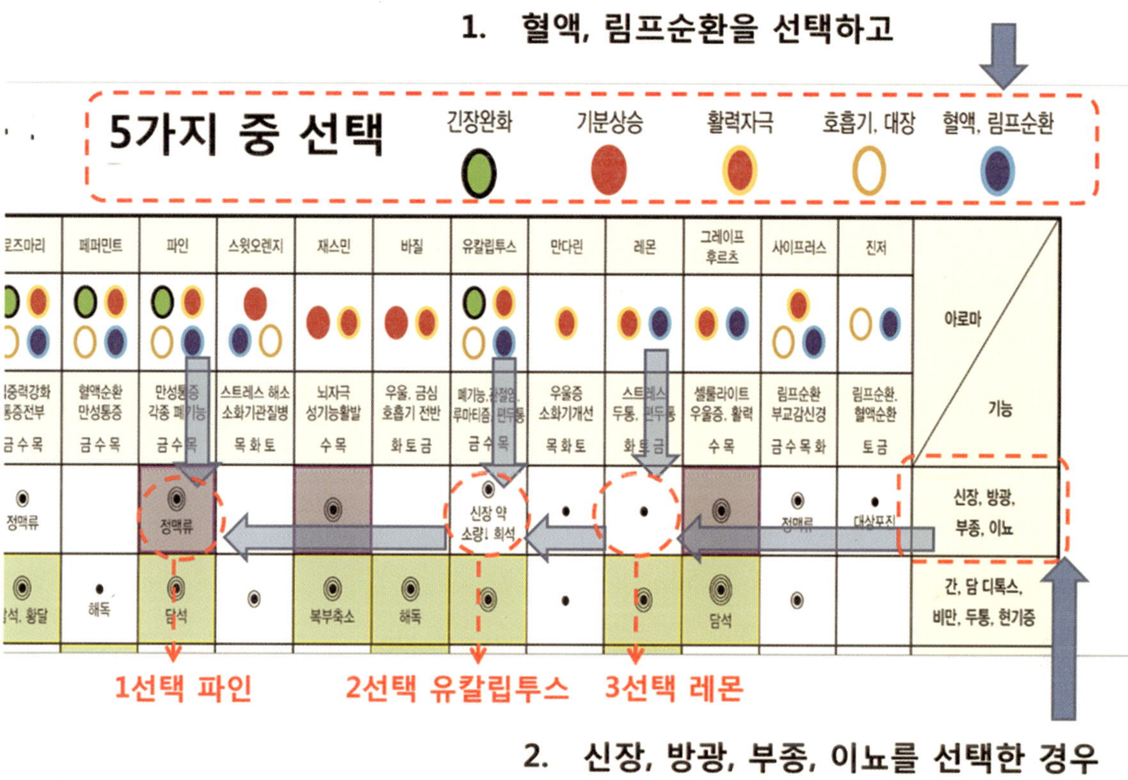

① 위에서 5가지 중 한가지를 선택한 후 천연오일(비이커셋팅 – 전신관리 40ml. 상체관리 20ml) 예시 고객 혈액림프순환 선택에 맞춤 아로마는 위에서 같은 색의 아로마를 위에서 아래로 쭉 내려간다.

② 평소 개선하고 싶은 증상을 신장, 방광 부종 이뇨를 개선라고 싶으시다면 증상 선택 옆으로–위에 도표에서 보듯 (도표 양 옆에 증상이 나와 있다)

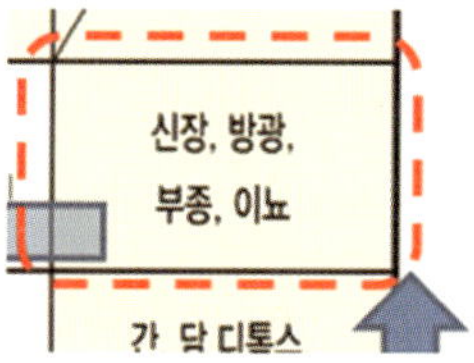

③ 고객의 혈액림프순환의 아로마를 위에서 아래로 찾고 평소 개선하고픈 증상 옆으로 두개의 도표에 마주치는 지점을 선택한다.

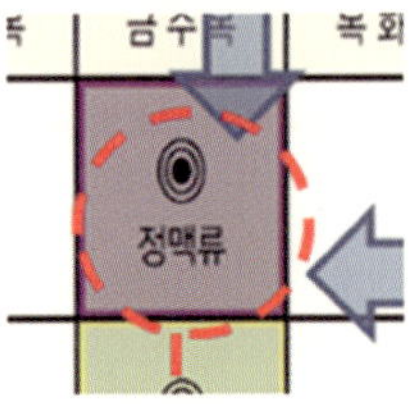

* **선택 시 잠깐 알고 시작하자 |** 고객 상담 시 사용을 고려하는 상담내용을 참작하여 선택하며, 도표 옆 병증 라인 옆으로 지나가다보면 동그라미 1개- '좋아요', 동그라미 두 개- '정말 좋아요', 동그라미 3개는 네모 박스 색칠- '아주 너무 좋아요' 이다.
  도표 옆에 병증 선택 시 제일 먼저 위에서 선택한 내용과 네모 박스에 교차하는 것을 제일 먼저 선택한다.
  두 번째는 병증에 대한 고객에 맞는 위에서 설명한 내용처럼 3가지 아로마를 선택한 후 고객께 직접 향을 맞게 하여, 가장 좋은 향 두 개를 선택하여 캐리어 오일에 브렌딩한다.

2% 브렌딩 아로마 비율

❖ **천연오일 + 비이커 셋팅 |** 전신관리 40ml 1가지 아로마 8방울씩 총 16방울.

❖ **천연오일 + 비이커 셋팅 |** 상,하체관리 20ml 1가지 아로마 4방울씩 총 8방울.

❖ **천연오일 + 비이커 셋팅 |** 페이스 관리 10ml 1가지 아로마 2방울씩, 총 4방울.
  1%는 10ml 아로마 2방울, 20ml 아로마 4방울, 40ml 아로마 8방울

* 전신바디 2% 페이스 1% 처음으로 아로마를 사용하는 고객 1%
  임신 중 가능한 아로마 1% 청소년, 노약자 1%
* 아토피 홍반 피부는 꼭 패치 테스트 후 20시간 확인 후 사용한다.
  IRIS 관리를 수정, 아로마, 컬러테라피를 동시에 할 수 있다.
  빠른 시간에 효과를 보기 위에 이중 3중으로 관리에 녹여 진행한다.

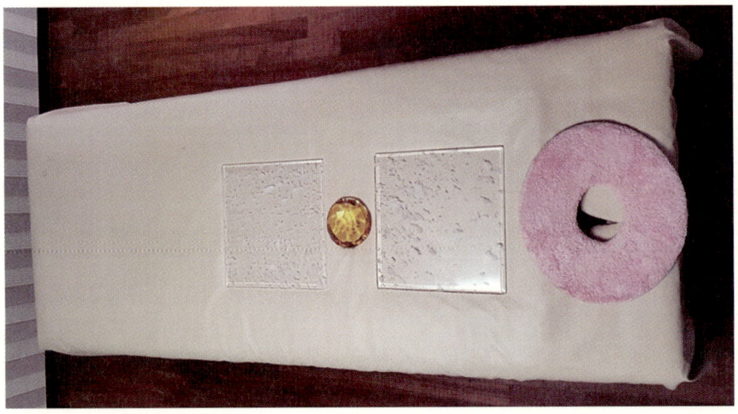

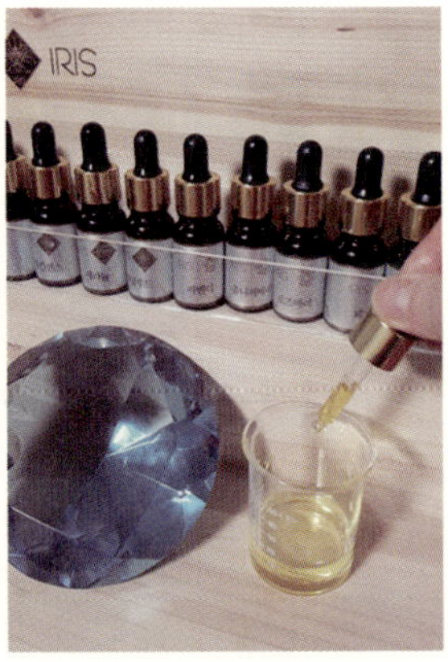

위의 사진의 수정판과 노란 컬러테라피는 온장고에 넣어두었다가 고객의 등 관리 시 가슴부터 (복부 중완-노란 컬러테라피) 관리를 동시에 하면 등 관리 후 복부는 바로 슬림해져 있다.

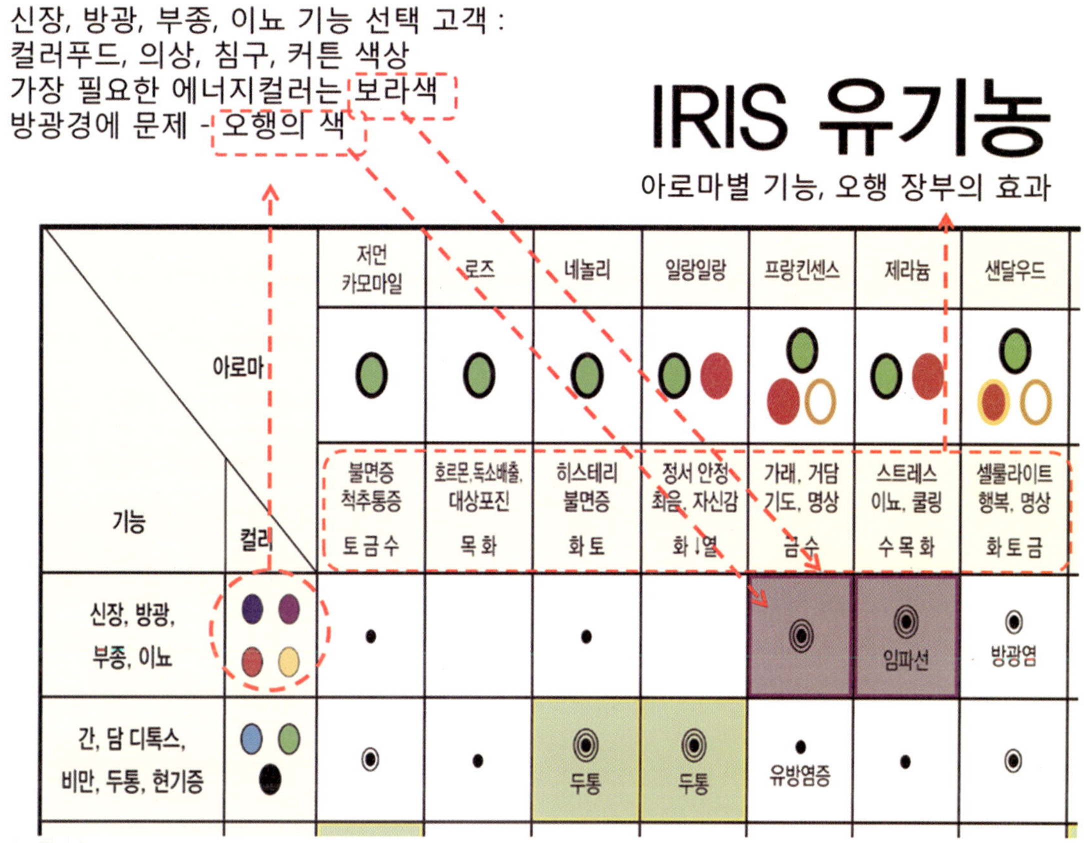

관리 후 도표의 맨 위 상단의 선택한 아로마 기능과 왼쪽 컬러 내용은 고객이 개선 증상을 옆으로 맨 끝에 컬러가 고객님께 필요한 컬러푸드 생활 포인트 색상도 설명해 준다.

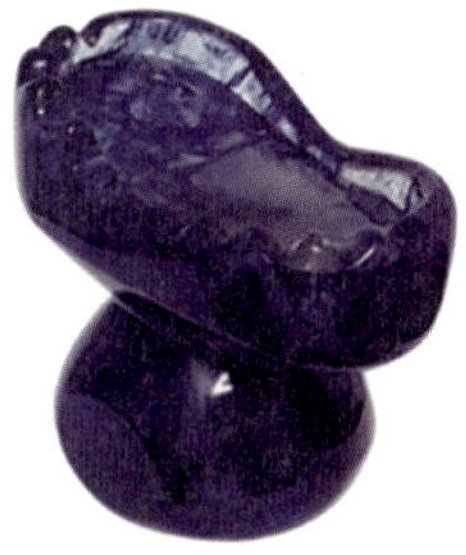

:: 청수정 괄사 ::

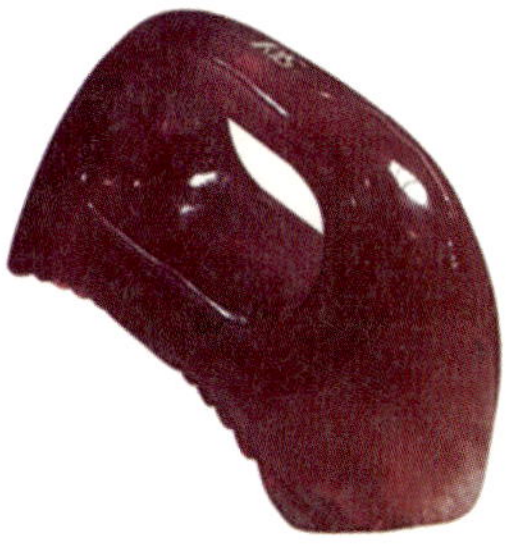

:: 홍수정 올킬 ::

Y-존 1시간 관리순서

① 청수정괄사 두피관리 3분 → 뒤 대퇴부 → 엉덩이, 등, 액와 → 어깨, 견정, 척추기립근(15분)

② 두피, 백회 → 측두근, 후두근 → 흉쇄유돌근 (5분)

③ 페이스 림프마사지 2개의 홍수정 진동마사지기 (5분)

④ 가슴, 액와 → 양 늑골, 복부, 치골 → 앞 대퇴부, 서혜부 → 액와, 허리 옆라인 → 복구 중앙 → 서혜부, 치골 (20분)

① 뒤 방광경 전체 관리 시작

아로마 브렌딩 맞춤 오일을 뒤 하지, 대퇴부, 엉덩이, 등 전체에 흡수시킨 후 수정판 2개와 노란색 컬러테라피 제품을 베드에 셋팅 → 온열수정 올킬 제품 시작~

방광경에 대퇴부부터 담경, 간경줄기 엉덩이방향 → 엉덩이부분 대둔근, 중둔근, 소둔근 → 생식기 방향으로 짧게 10회씩 밀어준 후 → 허리 요방형근을 작은 타원을 그리듯 짧게 압을 주어 20회씩 마사지

척추 반쪽 화타협지 길게 마사지한 후 견갑골에서 액와 방향으로 20회 → 다시 팔꿈치에서 액와방향으로 밀착 마사지(10회) 후 액와를 지그시 'ㄱ'자로 20회 마사지 → 전거근 허리 옆라인, 엉덩이, 미골로 나간다.

* 반대편도 한 번 더 반복한 후 고객의 머리위에서 청수정괄사로 방광경라인
(뒷목, 어깨 견정과 견갑골, 화타협지) 10회씩 반복
(뒤 대퇴부 관리와 엉덩이, 화타협지, 견갑골, 액와는 한의학적으로 양기의 방광경 전체의 흐름을 자극하면 서혜부의 노폐물을 앞 '음'만 자극하는 것보다 두 배 빠른 효과가 있기 때문에 15분간 진행한다)

② 앞 두피부터 페이스 관리

고객을 앞으로 돌아 눠운 상태에 바닥에는 수정판을 계속 놓고 진행 (전기장판 온도를 최고로 해두면, 계속 따뜻하다) 미리 온장고에 넣어둔

* 청수정 베게는 목, 눈, 귀 입에 좋은 청색 차크라
* 핑크색 수정은 생식기에 좋은 차크라를 치골에 올린다.

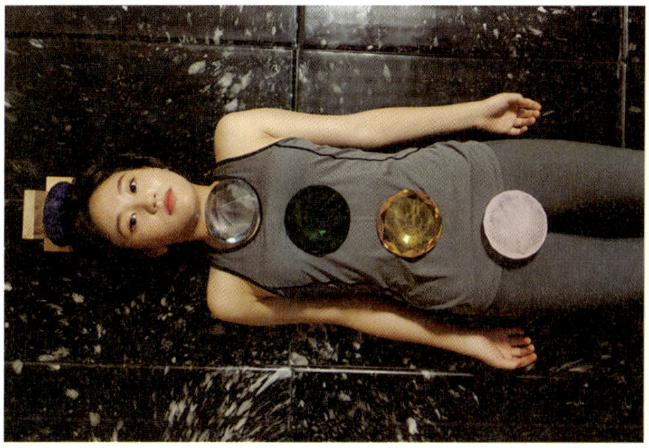

:: 수정방 – 컬러차크라 ::

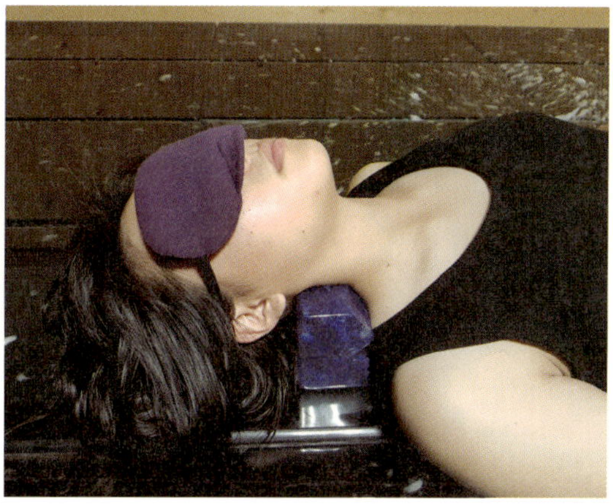

:: 수정 베개 ::

페이스 관리시작

* 클렌징 → 오가닉 유기농 3종 화장품을 흡수 → 홍수정 진동기를 활용하여 전중부터 ~ 앞 액와 ~ 두판상근, 흉쇄유돌근 ~ 턱 라인 ~ 팔자주름 → 교근, 협근 = 위경, 폐경 → 얼굴에 흐르는 경줄기 노랑, 은색 집중관리 → 얼굴 권료혈, 이하 림프절, → 측두근, 모상건막 전체적 위로 잡아당기 듯 마사지를 진행한다. (유튜브 아이리스 Y존 울화소통관리 참고)

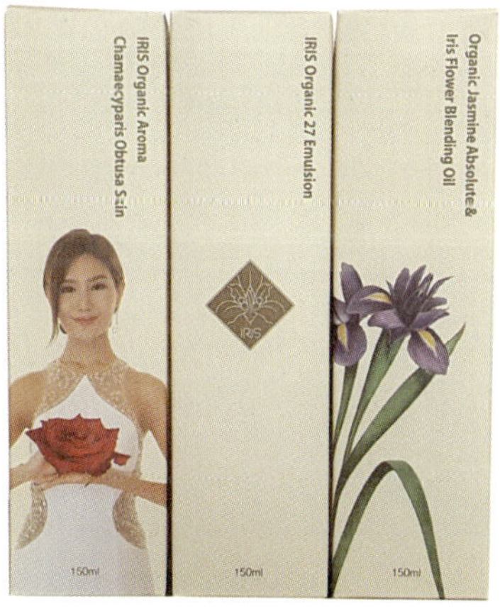

:: 유기농 3종 화장품 ::

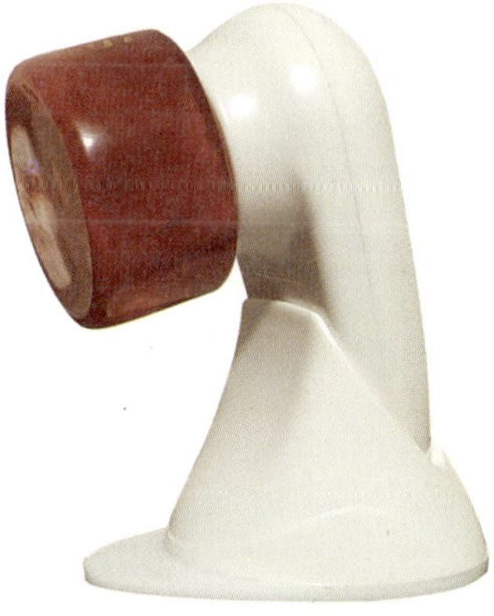

:: 홍수정 진동기 사진 ::

* 얼굴에 열이 많은 고객 분이나 스트레스가 많은 분들은 보라색 차크라 크리스탈을 냉동실에 두었다가 편백 거치대에 올려 머리에서 1.5cm 위치에 놓아 주면 팩이 끝난 이후 열이 떨어져 있다.

③ 가슴부터 앞 대퇴부까지

복부관리 만 할 경우: 15ml케리어 오일 + 아로마 6방울 브렌딩 후 복부와 대퇴부 오일 흡수

* 수정 올킬, 앞 하지관리(바닥에 놓고 3등분 천천히 밀고, 특히 서혜부는 3등분 집중관리) - 백수정을 이용하여 대흉근 - 전중혈 - 팔- 액와 - 복부 임맥 - 복부 시계방향 돌리기 - 서혜부-
* 수정 올킬로 늑골을 치지 않도록 하며, 힘을 빼고 강하지 않게 관리한다.
  늑골 밑으로 복부 전체 - 외복사근 - 내복사근- 하 복직근 순서로 부드럽게 고객께 호흡시키면서 관리한다.
* 홍수정 괄사로 늑골, 치골, 서혜부의 작은 곡선을 한 번더 정리 한다.

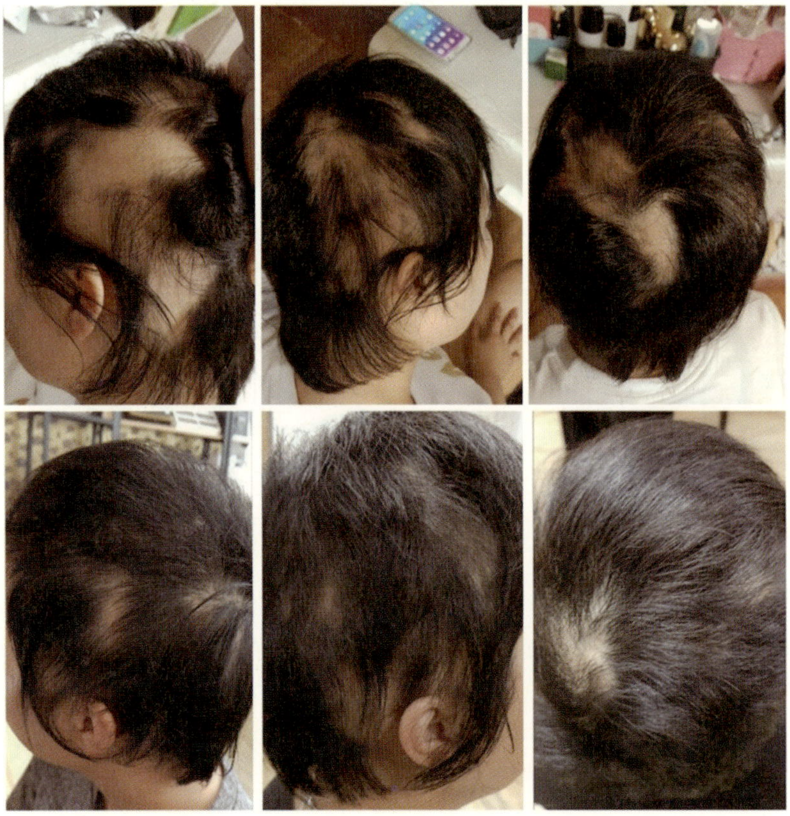

:: 빛나라 뷰티 강다윤 원장님의 두피수정 관리 전 후 ::

Before | after

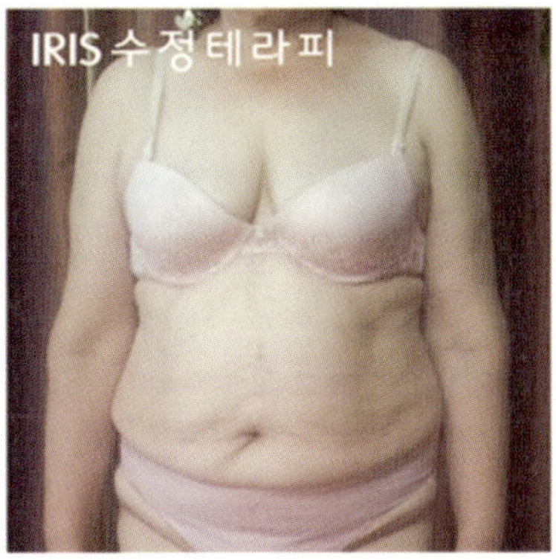

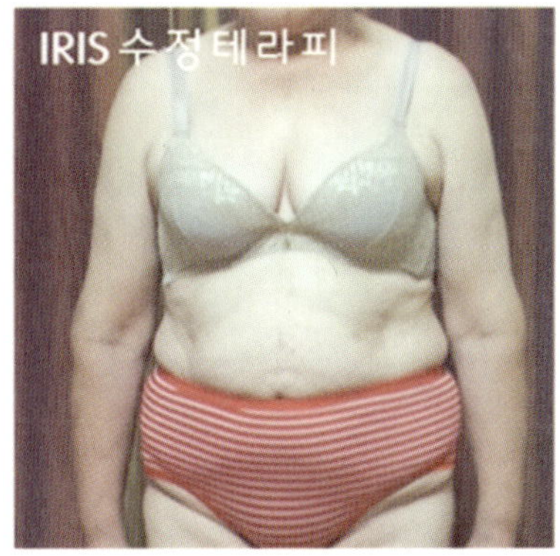

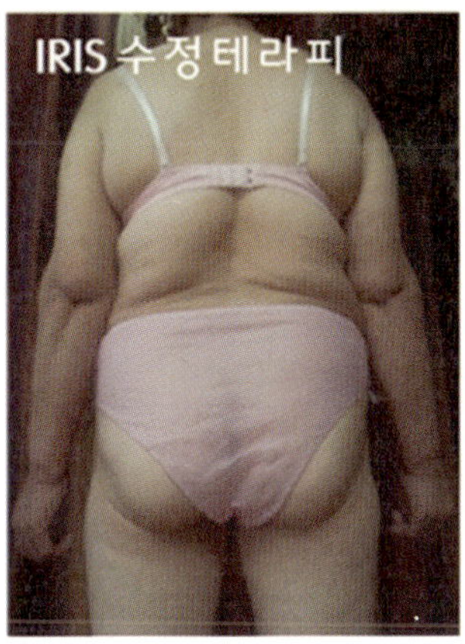

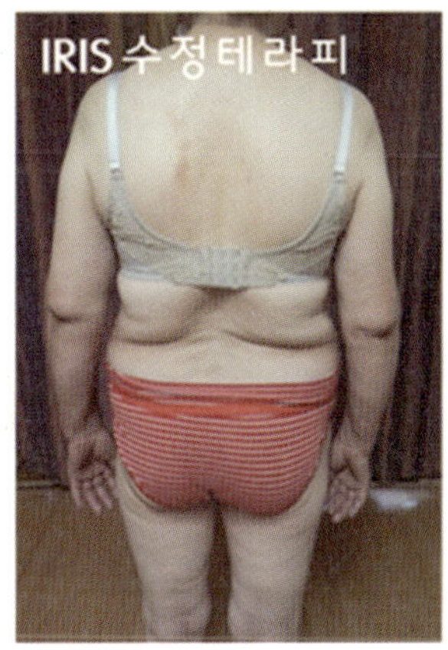

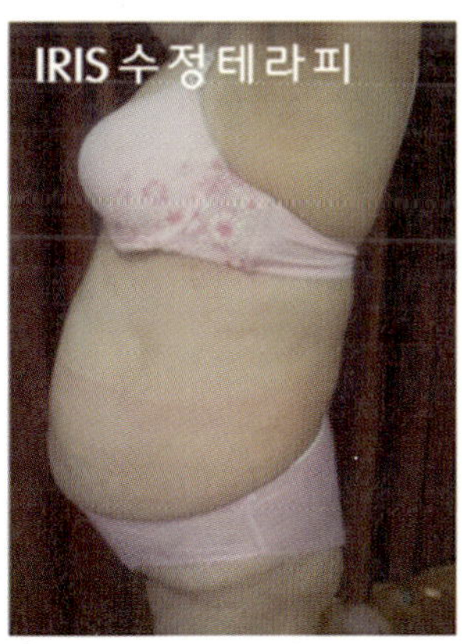

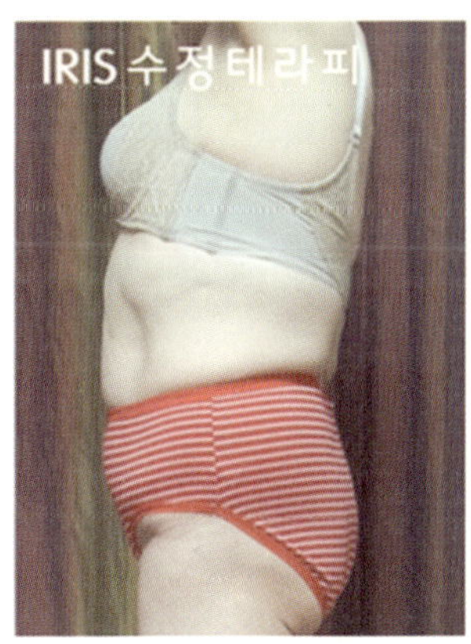

고도비만 60대

전신 3회 관리 후
허리둘레 9cm 줄어듬

* 아이리스 밴드 회원가입 하시면 50개 넘는 관리 전 후 효과 원본 사진 보내드립니다.

Before　　　　　　after

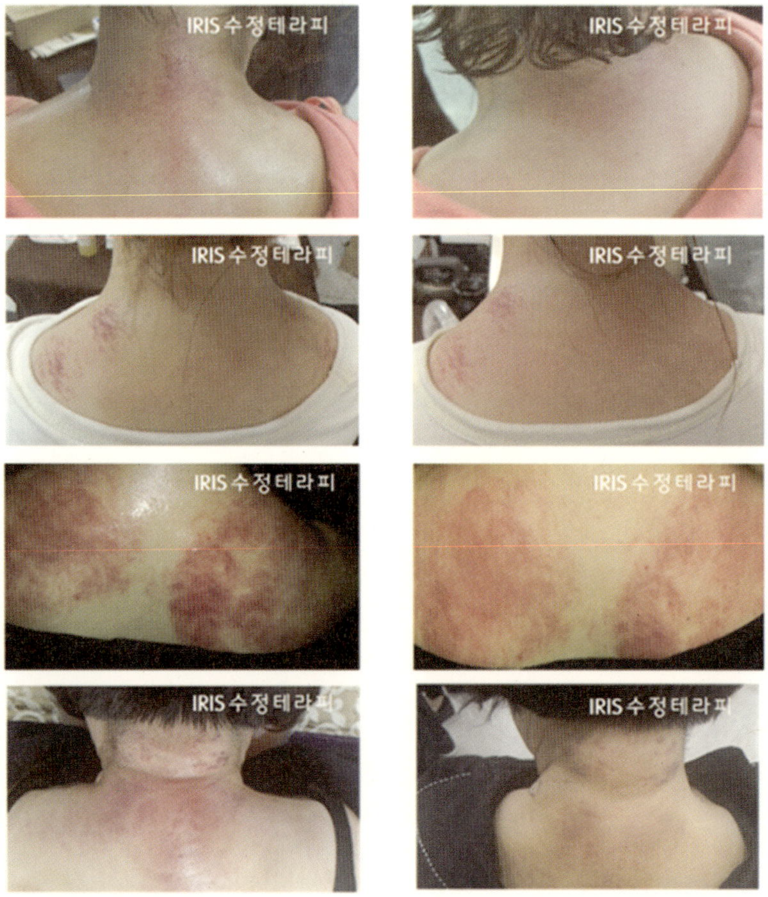

타 업체 기계관리 후
어혈이 올라온 모습

수정테라피 1회 관리 후
어혈이 작아지고 흐려진 모습

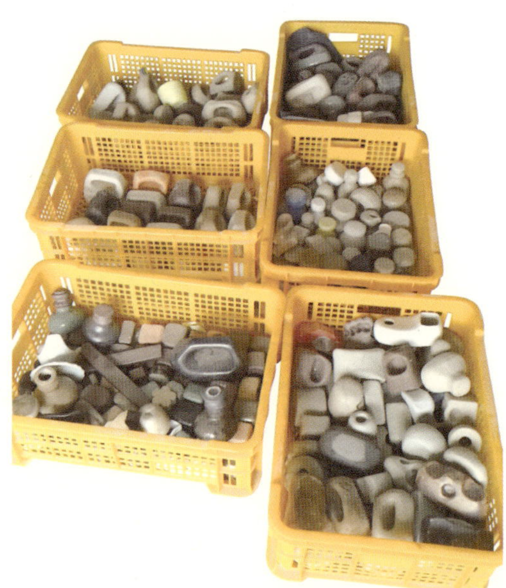

* 아이리스 초기 2000개 샘플 → 현장에서 많은 원장님들께 시연 테스트 후 제품 선택 방식

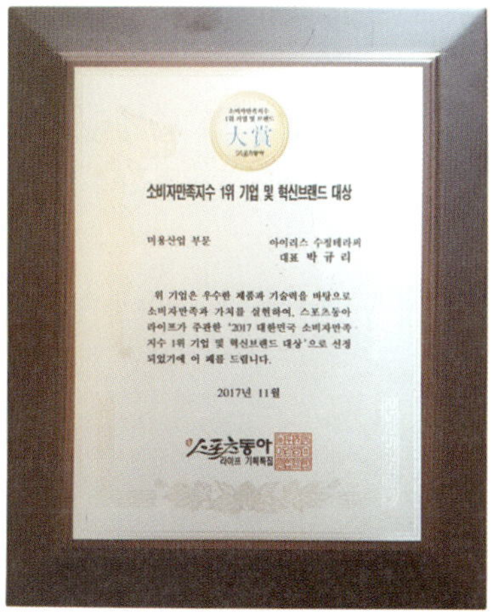

:: 소비자만족지수 "1위 기업 혁신브렌드" 대상 ::

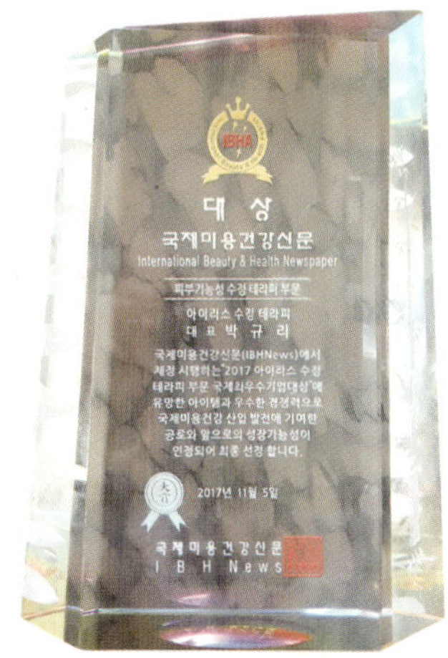

:: "국제최우수기업" 수정테라피 대상 ::

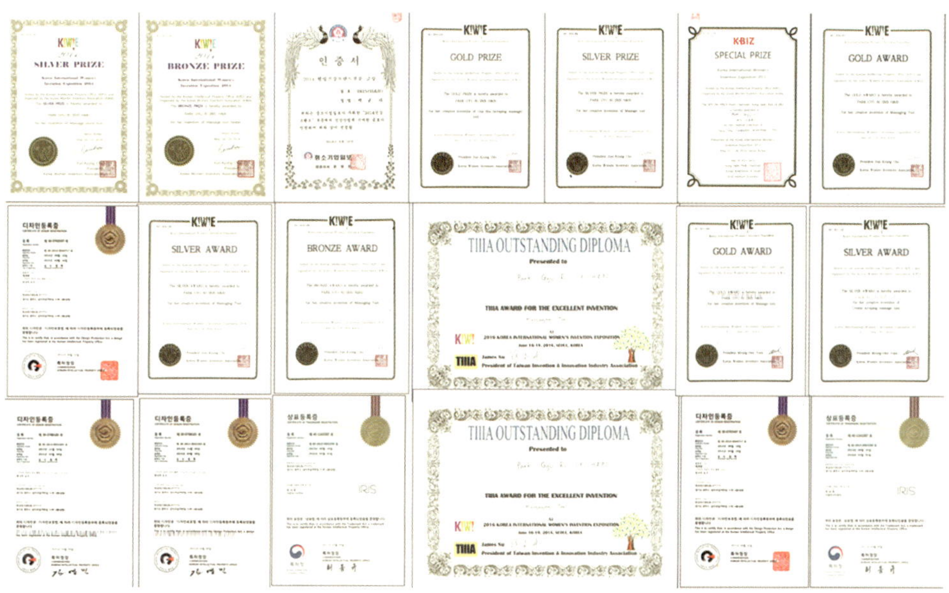

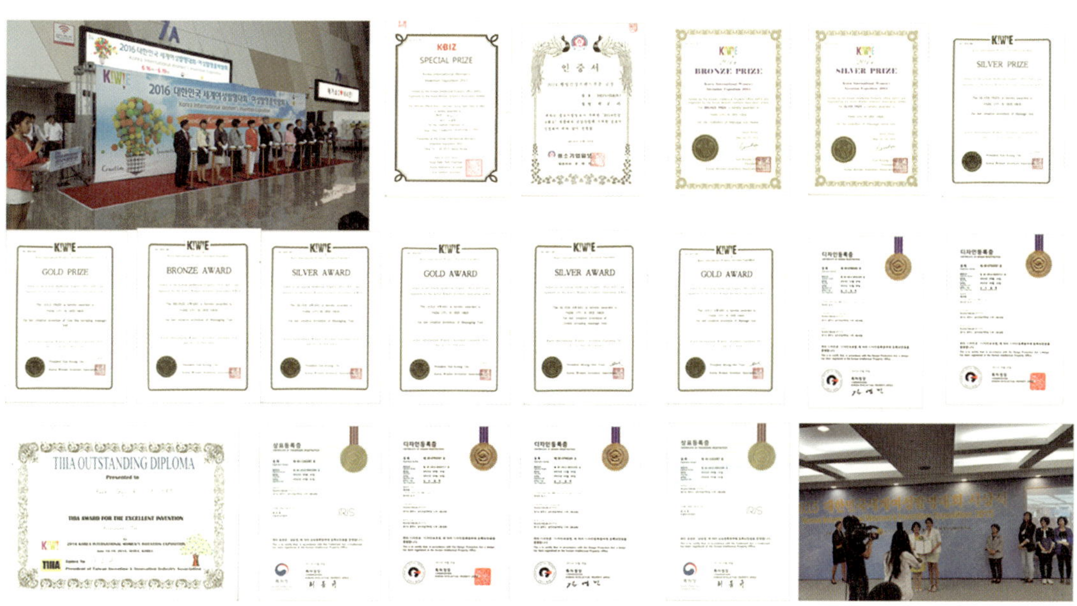

:: 아이리스 특허 및 상장 ::

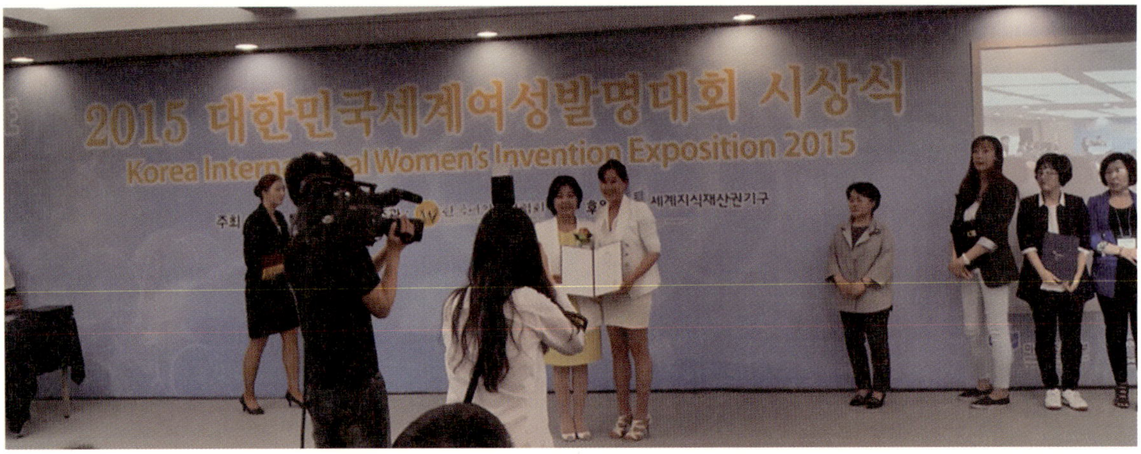

2017년 서울 국제 휴먼 올림픽 대회에 많은 회원분들과 같이 참가하여 성황리에 호응해 주셨고, 대회에서 "국제미용건강신문사 대상"을 수상하였습니다. 대회를 주최하신 국제 휴머니티 연맹 "정진욱 총재님"께 감사드리며, 참가해 주신 32명의 심사위원 및 선수분들께도 감사 드립니다.

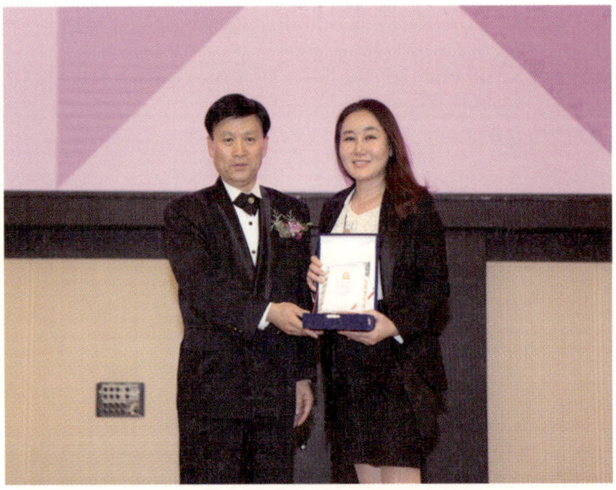

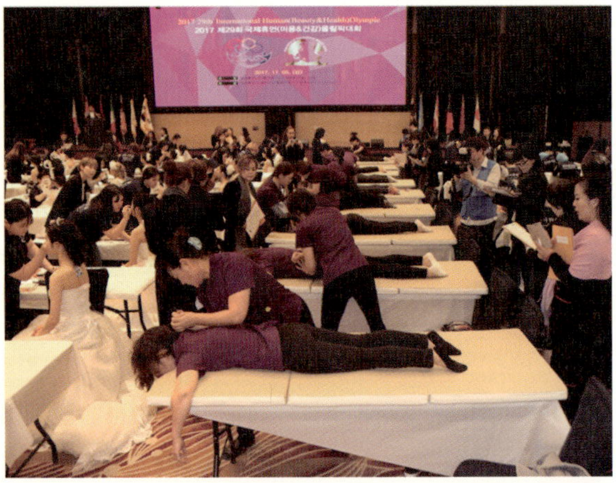

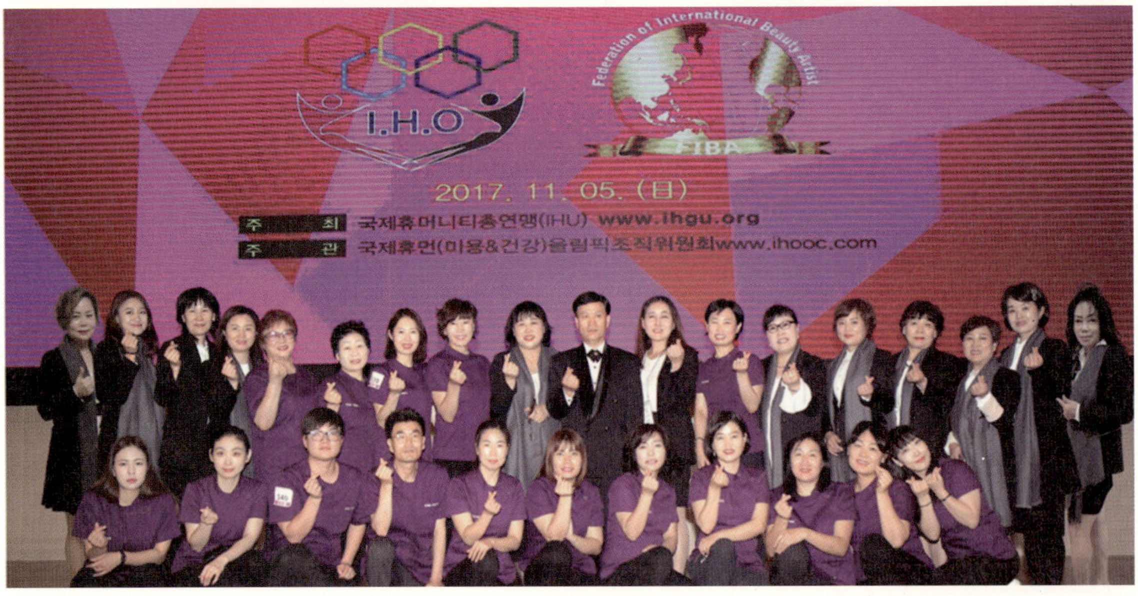

그러는 가운데 원장님들께 숙식하는 교육장을 만들어 교육을 활성화하였습니다. 또한 국외 수출을 준비하고자 외국 모델 "솜하타이"를 국내에 초청하여 진행하였습니다.

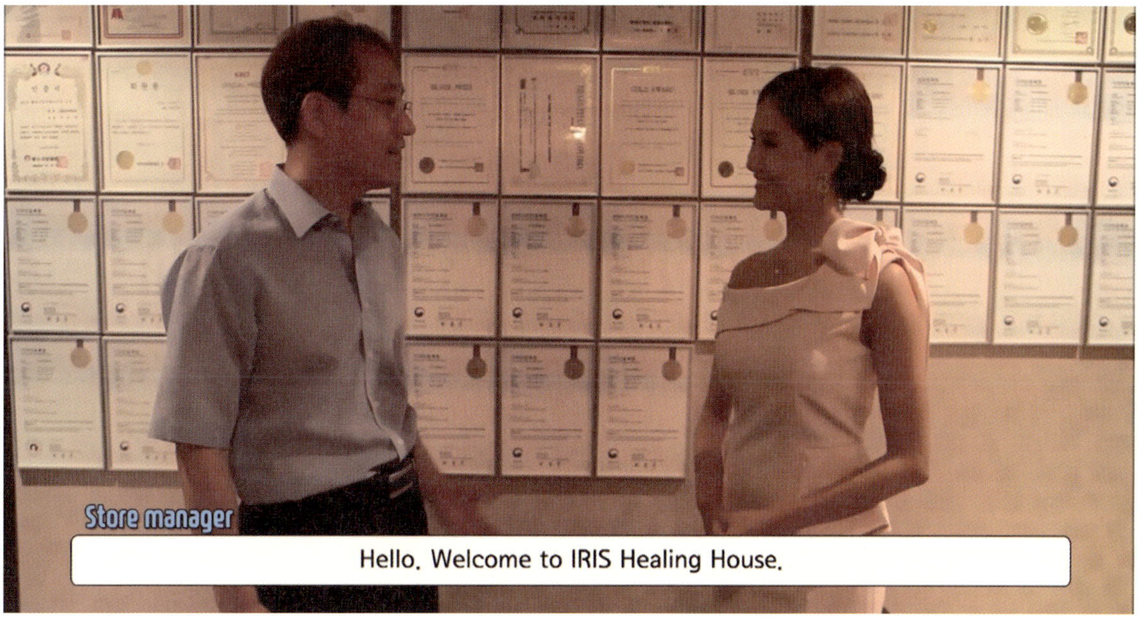
Store manager
Hello. Welcome to IRIS Healing House.

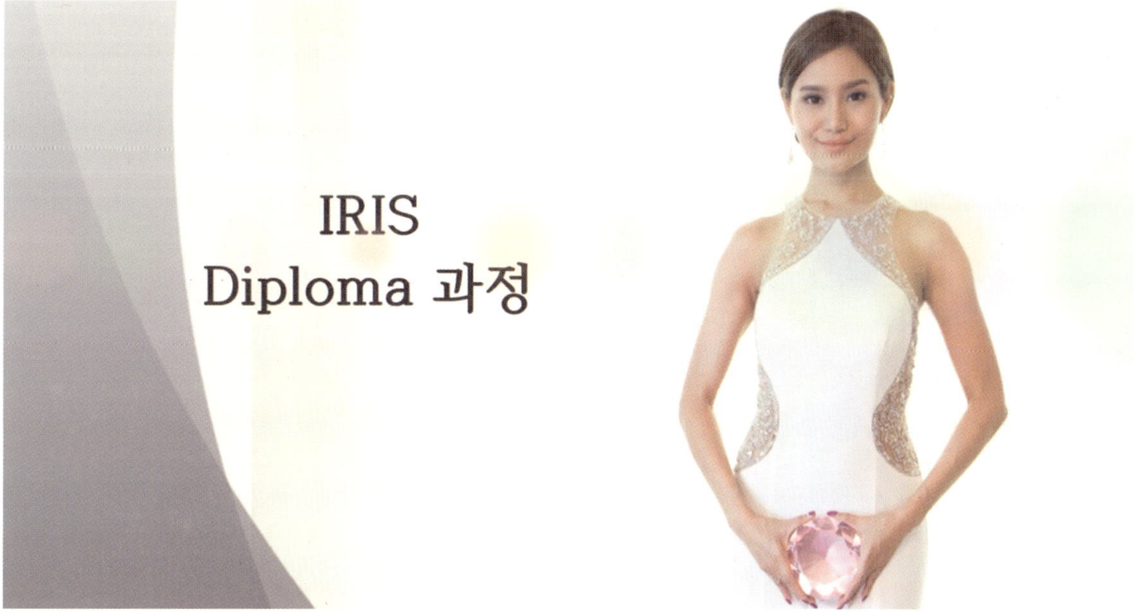
IRIS
Diploma 과정

* 아이리스 IRIS 3가지 Diploma과정과 전문 강사라인 및 체인점 본사 문의
TEL: 031-699-5679 / 홈페이지: www.irishb.kr

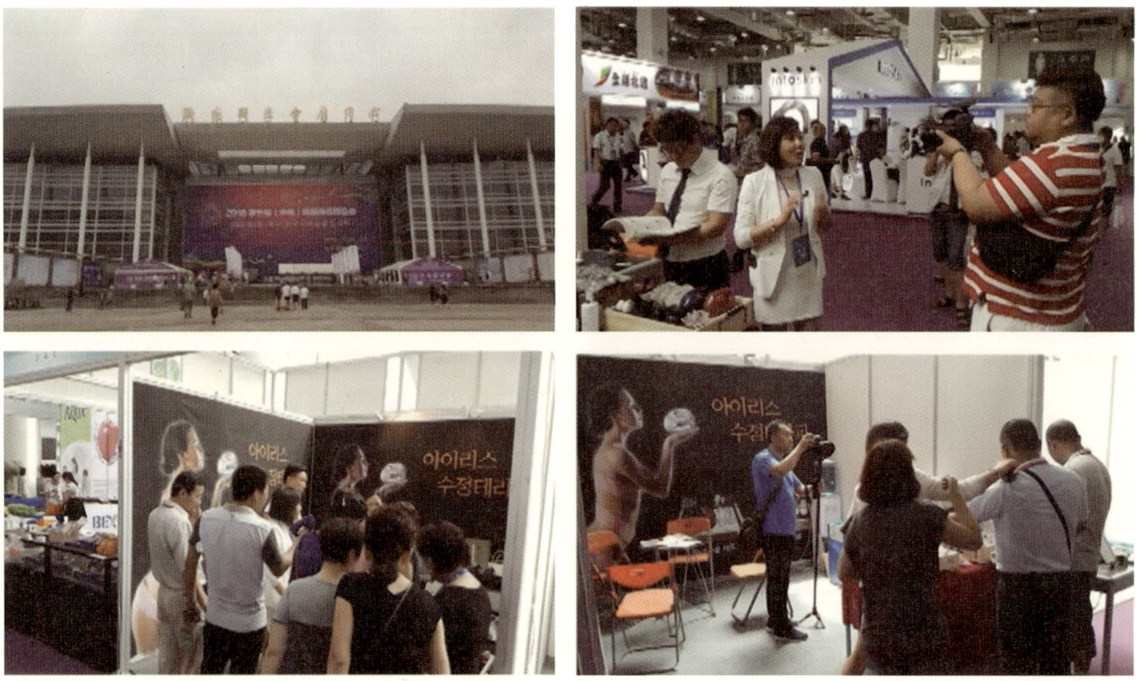

:: 중국 제남 한국 우수 상품 전 초정 행사 진행 ::

:: 전국 소상공인 교육 200명 강의. 전국 위생교육 행사. 경기도 단체 교육 등 ::

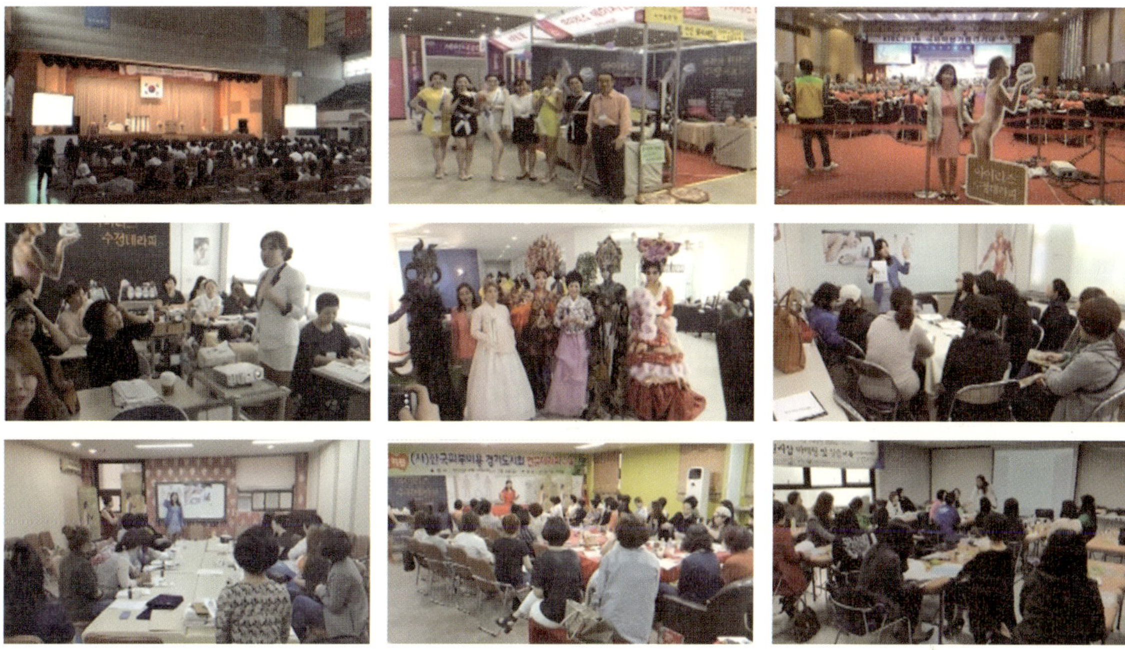

:: 아이리스 수정테라피 전국 소상공인 교육 및 경기도, 전국위생교육 각 단체교육 ::

아이리스 제품을 만들 수 있도록 도와주신 크고 작은 19개 업체들과 지인 분들과 여러 원장님들께 정말 감사함을 전합니다. 그리고 총 35개의 특허 출원 중인 제품 중 12개의 제품을 대한민국 세계발명대회에 참가하여 수상하였습니다. 피부미용사 협회 경기도 "박수진" 지회장님께도 감사드리며, 그리고 제 뒤에서 보이지 않게 도와주신 여러 장인 분들과 저희 신랑님께 감사함을 전합니다.

IRIS 제품의 특징은

첫 번째 처음 오픈하는 샵에 다른 일체의 도구나 제품을 구매하지 않아도 할 수 있도록 갖추어져 있습니다.

두 번째 고객 관리 시 바로 고객의 눈으로 확인되는 빠른 효과, 오래가는 관리로 브리핑 성공률은 아주 높습니다(등·복부 1회, 50분 관리로 허리 5-7㎝ 축소).

세 번째 직원이 바뀌어도 효과는 다르지 않으며, 고급 인력을 고용하지 않고, 동영상과 책을 활용하여 영업을 할 수 있습니다,

네 번째 오랫동안 틀어진 자세로 관리를 하면, 관리사의 경추와 좌골이 틀어져 몸에 이상을 초래하지만, 아이리스 제품은 몸을 정면에서 허리를 펴고 사용할 수 있도록 고안되어 있기 때문에 직업병이 생길 위험성을 최소화하였습니다.

다섯 번째 모든 제품이 천연제품으로 안전하게 사용할 수 있습니다.

여섯 번째 차별화된 맞춤형 관리로 고객의 빠른 신뢰와 티켓팅이 확실합니다. 또한 후 관리 프로그램은 고객의 확실한 신뢰로 안정적인 수입을 창출합니다.

일곱 번째 원장님의 포인트에 따라 무료 교육과 디프로마 수여, 샵 홍보를 위한 동영상을 유튜브에 업로드하여 영업에 도움이 되도록 서포트하여 동반성장을 추구합니다.

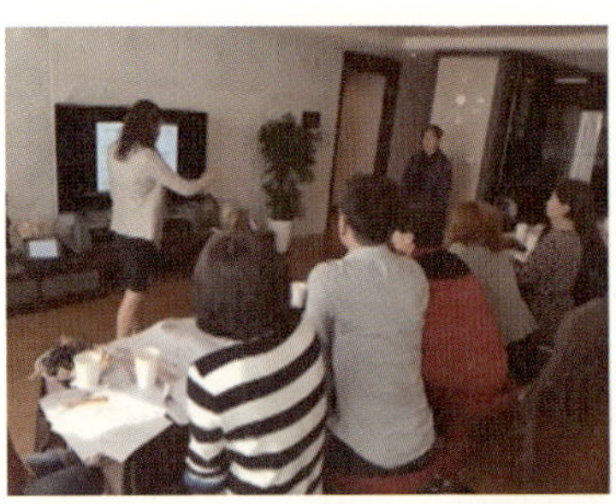
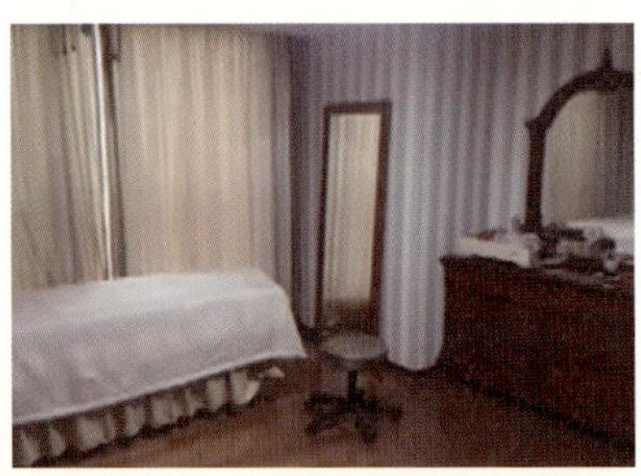
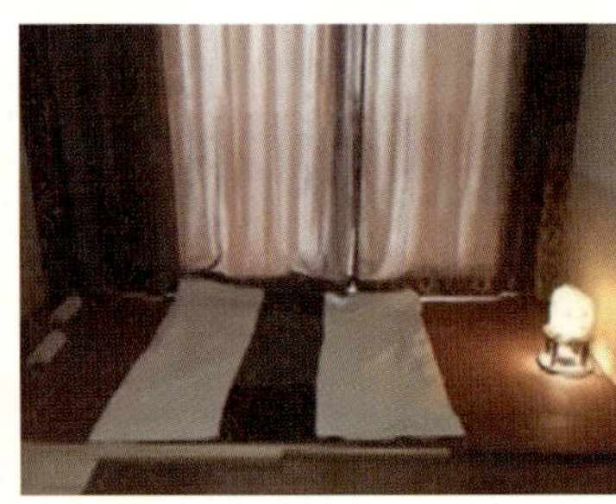
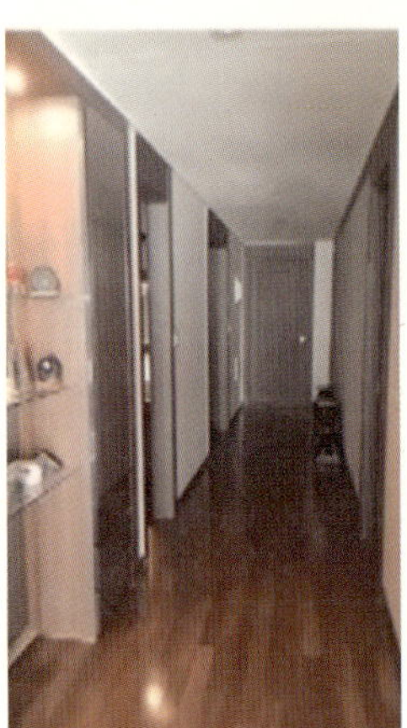
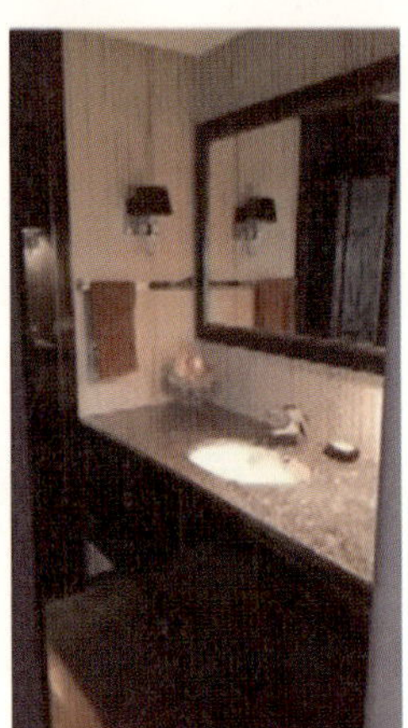
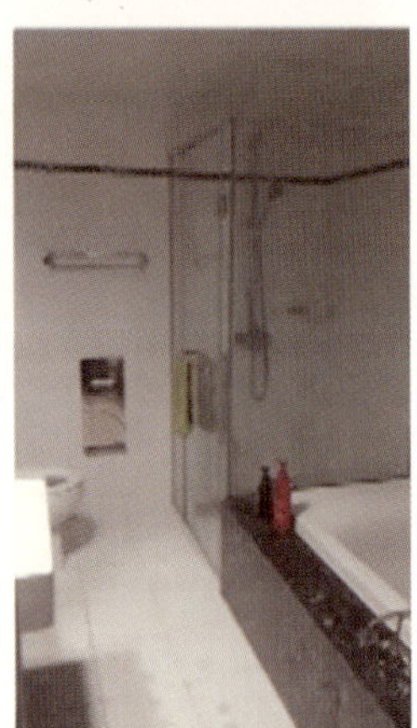

:: 원장님들 디프로마 과정 사진, 교육장 사진 등 ::

:: 아이리스 본사 교육장 ::

교육 후 IRIS 수정테라피 본사 3가지 디프로마증 수여

3가지 디프로마 테스트 → 디프로마 수여 후 → 점수 별 수정 트로피 증정

*** 한의학적 경줄기학 맞춤형 브리핑**

*** 아로마, 컬러테라피 질병치유**

*** 산전, 산후, 난임, 불임 교육**

* 밴드에 가입 하시면 아이리스 무료교육 진행합니다.

전신 근육도

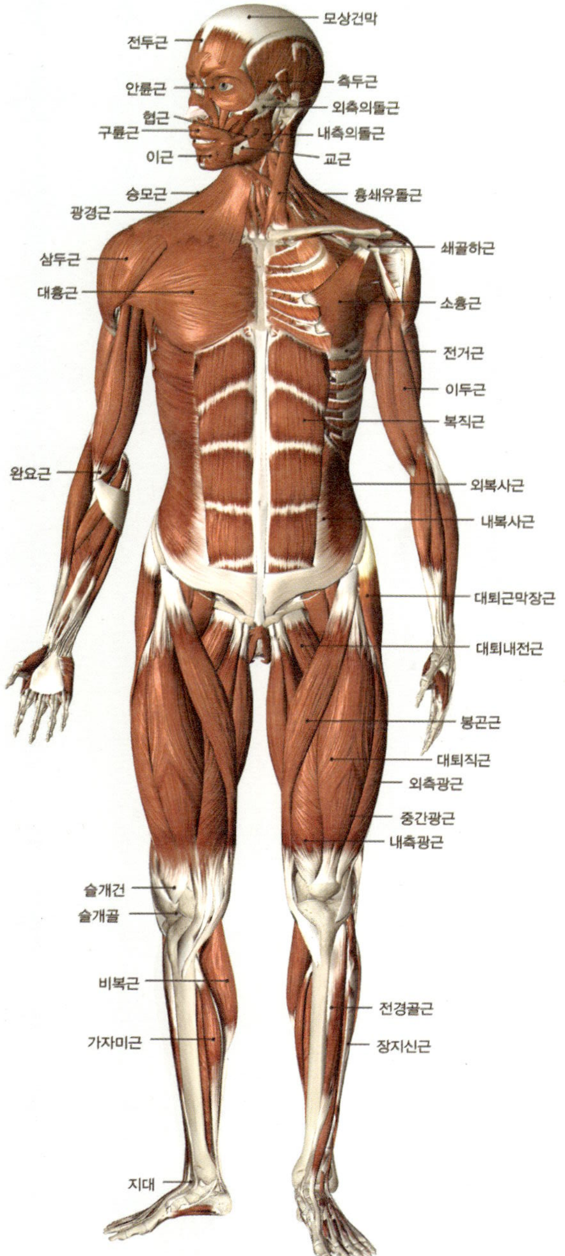
모상건막
전두근
안륜근
협근
구륜근
이근
측두근
외측익돌근
내측익돌근
교근
승모근
광경근
흉쇄유돌근
삼두근
대흉근
쇄골하근
소흉근
전거근
이두근
복직근
완요근
외복사근
내복사근
대퇴근막장근
대퇴내전근
봉곤근
대퇴직근
외측광근
중간광근
내측광근
슬개건
슬개골
비복근
가자미근
전경골근
장지신근
지대

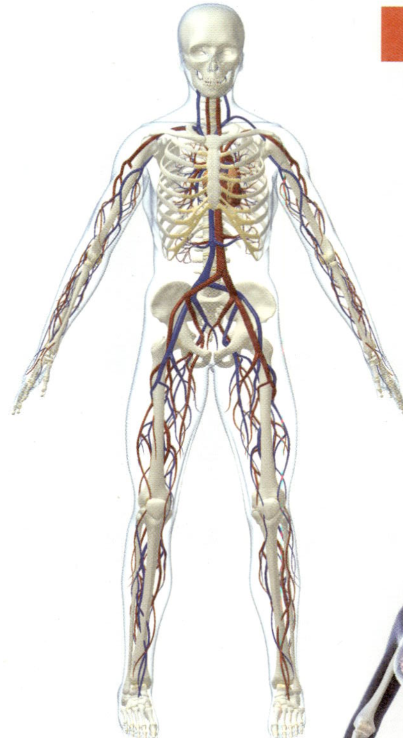

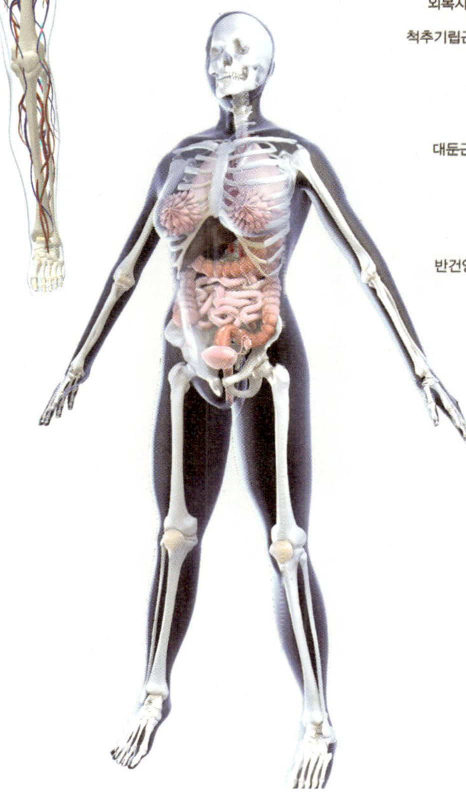

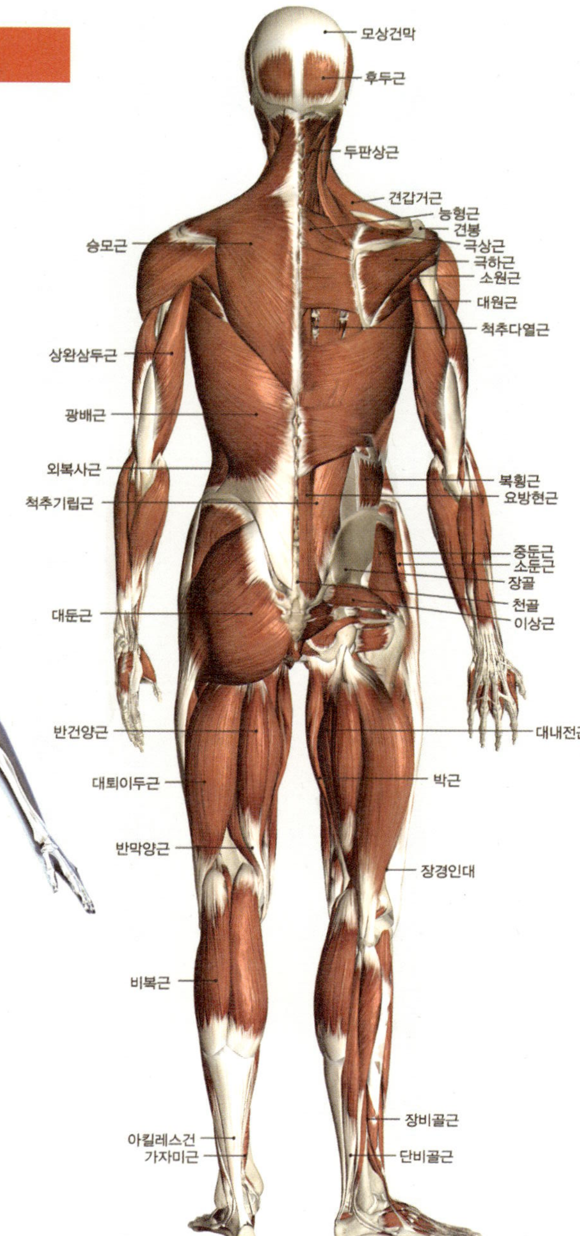
모상건막
후두근
두판상근
견갑거근
능형근
견봉
극상근
극하근
소원근
대원근
척추다열근
승모근
상완삼두근
광배근
외복사근
척추기립근
복횡근
요방현근
중둔근
소둔근
장골
천골
이상근
대둔근
반건양근
대내전근
대퇴이두근
박근
반막양근
장경인대
비복근
장비골근
아킬레스건
가자미근
단비골근

경줄기 주요 경혈

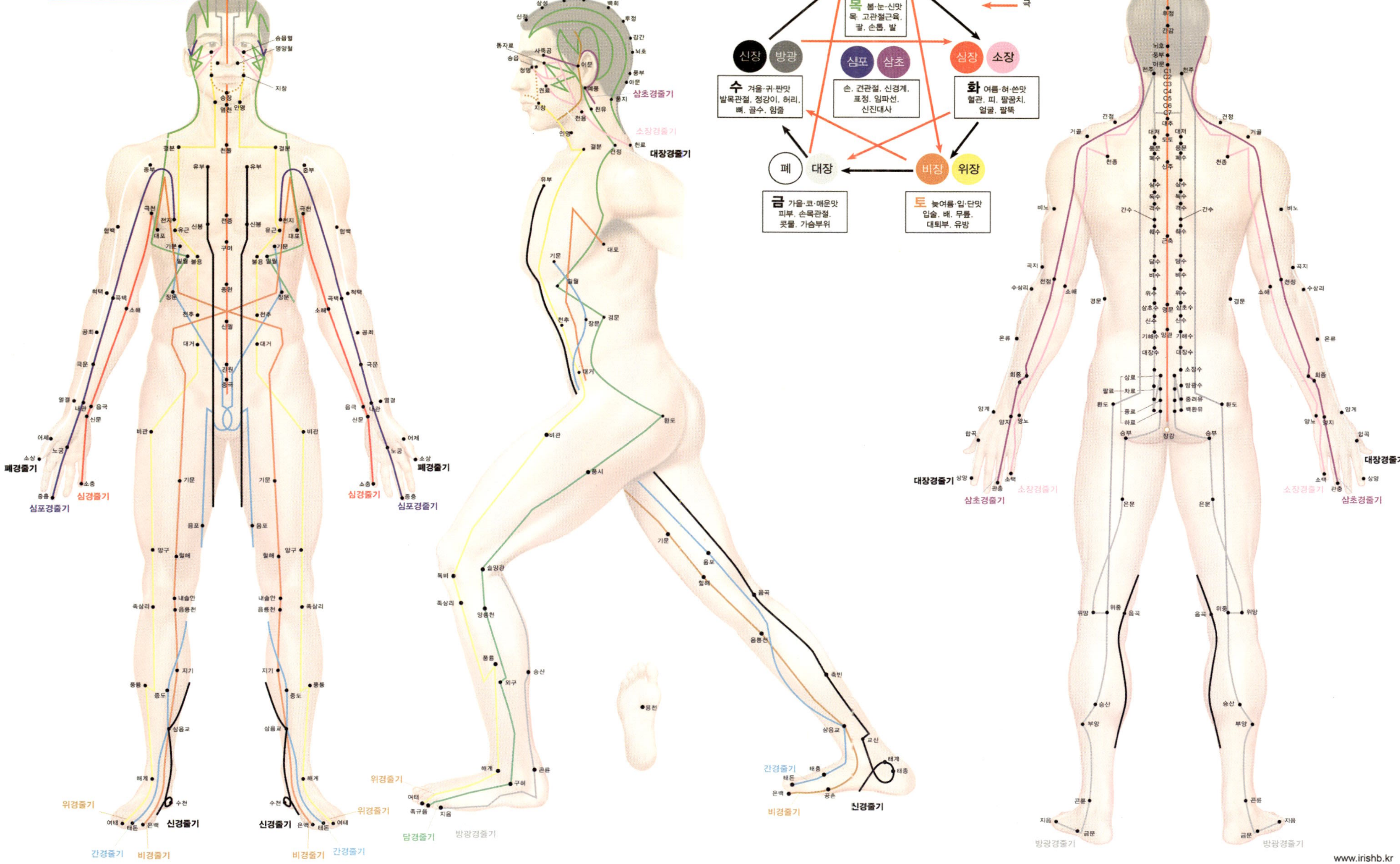

www.irishb.kr

IRIS 유기농 아로마 활용도표

범례: 긴장완화 / 기분상승 / 활력자극 / 호흡기, 대장 / 혈액, 림프순환

기능	컬러	저먼 카모마일	로즈	네놀리	일랑일랑	프랑킨센스	제라늄	샌달우드	라벤더	쥬니퍼베리	로즈마리	페퍼민트
(효능)		불면증 척추통증	호르몬,독소배출, 대상포진	히스테리 불면증	정서 안정 최음, 자신감	가래, 거담 기도, 명상	스트레스 이뇨, 출렁	셀룰라이트 행복, 명상	전신건강	독소배출 관절통증	집중력강화 통증전부	혈액순환 만성통증
(오행)		토 금 수	목 화	화 토	화 [illegible]	금 수	수 목 화	화 토 금	목 화	수 목	금 수 목	금 수 목
신장, 방광, 부종, 이뇨		●		●		◉	◉ 임파선	◉ 방광염	◉	◉ 셀룰라이트 분해	◉ 정맥류	
간, 담 디톡스, 비만, 두통, 현기증		◉	●	◉ 두통	◉ 두통	● 유방염증	●	◉	◉ 해독	◉	◉ 담석, 황달	● 해독
관절염, 류마티즘		◉	●						◉	◉ 좌골통	◉	◉
근육통, 진통, 치통, 허리통증		◉			●		●		◉		◉	◉
생리불순, 폐경		◉	● 생리조절			◉	◉	◉	◉	●	● 폐경	● 생리통
월경전후증후군		●	● 긴장	●	●		◉	●	◉	◉		
성호르몬, 성기능장애				●	◉			◉	●			
남성 성기능장애			◉ 불임		● 발기부전		● 무정자증	●	●			
갱년기장애		●	●	◉ 흥분조절			●	●	●			
불면증, 우울증		◉	◉	◉ 외로움, 만성불안	◉		◉	◉ 심한 우울증X	◉	●	◉	
고혈압, 당뇨, 고지혈증				●	◉			X 간질	●	◉	X 간질	X
저혈압, 치매					X				△ 졸음주의	●	●	
스트레스, 정신피로, 신경성질환		◉	◉	◉ 쇼크	◉	◉	◉	◉	◉	●	●	◉
독감, 감기		●							◉		●	●
소화불량, 구토, 복통, 식욕증진		● 식욕촉진	● 식욕억제	◉		●		◉	◉	●	●	◉
호흡기, 폐기능, 천식축농증, 기관지염		● 천식		●		◉		◉	◉	●	◉	◉
변비, 설사, 장염, 치질, 과민성대장증후군		◉			◉ 장염			● 치질			● 장염	
건성: 탄력, 노화, 재생, 주근깨, 미백, 기미	수분 ↓ 영양↑	◉ 기미	●	◉ 기미, 노화	● 정화	◉	◉ 기미	◉ 기미	◉	● 기미	● 기미	△ 패치테스트
민감: 아토피,알러지, 모세혈관 파열증	수분 ↓ 영양↑	◉ 최소량	●	◉ 홍반		△ 주의	△	●	◉		●	△ 홍조, 최소량 눈점막 X
중성: 모든피부		●	●	●	● 최소량	● 다크서클	●	●	●		●	●
지성: 여드름, 모공수축	모공 ↓ 수분	●	●	●	◉	◉	● 모공수축	●	◉	◉ 모공수축	●	◉
염증: 화상, 흉터, 버짐, 습진		◉	●	◉ 소독	증기효과	◉		◉	◉ 소독	●	● 소독	◉ 햇볕, 진정
두피, 멀미, 치아, 비듬		X 졸음유발			◉		◉ 비듬, 머릿니		● 비듬	● 비듬	◉ 비듬, 탈모	◉ 치통, 종기
임신 중 4개월 후		△	X	◉		X	6개월 후 목욕 3방울	X	△	X	△ 6개월 후 혈압↑ 주의	X
출산 후 우울증		●	● 피부탄력	● 임신선, 튼살	재스민 대용	● 튼살, 근육강화	● 질염 다리부종	● 가슴통증	● 산후조리	● 다이어트	● 순환촉진	X
어린이(6개월 후), 노약자		◉ 로먼 카모마일 0~6개월 면역성 강화	● 어린이	● 1세 이후			소아 충역	기저귀발진 햇빛 알러지 습진	◉ 산통, 0세이후 숙면		노약자 치매	

기능	파인	스윗오렌지	재스민	바질	유칼립투스	만다린	레몬	그레이프 후르츠	사이프러스	진저
(효능)	만성통증 각종 폐기능	스트레스 해소 소화기관질병	뇌자극 성기능활발	우울, 금심 호흡기 전반	폐기능,관절염, 류마티즘, 편두통	우울증 소화기개선	스트레스 두통, 편두통	셀룰라이트 우울증, 활력	림프순환 부교감신경	림프순환, 혈액순환
(오행)	금 수 목	목 화 토	수 목	화 토 금	금 수 목	목 화 토	화 토 금	수 목	금 수 목 화	토 금
신장, 방광, 부종, 이뇨	◉ 정맥류		◉		◉ 신장 약 소량↓ 희석	●	●	◉	◉ 정맥류	● 대상포진
간, 담 디톡스, 비만, 두통, 현기증	◉ 담석	◉	◉ 복부축소	◉ 해독	◉	●	◉	◉ 담석	◉	
관절염, 류마티즘	◉			◉	◉		◉		◉	●
근육통, 진통, 치통, 허리통증	◉ 손, 발, 좌골, 어깨			●	◉		◉	◉	◉	◉
생리불순, 폐경			◉ 불임	◉ 촉진, 생리통				●	◉	
월경전후증후군			●					●		
성호르몬, 성기능장애	● 전립선장애		◉ 최음제, 자궁수축						●	
남성 성기능장애			●						●	● 최음
갱년기장애		●					●		●	
불면증, 우울증		◉ 심장	◉ 중증 우울증	●		◉	◉	◉	◉	◉
고혈압, 당뇨, 고지혈증		●			X 간질		●			● 폐경
저혈압, 치매										
스트레스, 정신피로, 신경성질환	◉	◉		◉	◉		◉	●	◉	◉ 온도↑
독감, 감기	●	◉	◉	◉	● 열감기↓		●		●	●
소화불량, 구토, 복통, 식욕증진	●	◉ 식욕증진		◉		◉ 식욕증진	◉	●	●	● 식욕증진
호흡기, 폐기능, 천식축농증, 기관지염	◉ 폐렴			◉ 천식	◉ 거담		● 천식, 비염	● 후두염	◉	◉
변비, 설사, 장염, 치질, 과민성대장증후군		◉		◉	● 치질		◉		◉	◉
건성: 탄력, 노화, 재생, 주근깨, 미백, 기미		●	◉ 기미, 주름, 노화	●		● 정화	◉ 기미, 주근깨, 미백	●		◉ 1% 미만
민감: 아토피,알러지, 모세혈관 파열증		X	△ 최소량	X	X	X	X	△		X
중성: 모든피부							●	△		X
지성: 여드름, 모공수축					●		◉ 모공수축	◉ 모공수축	◉ 모공수축, 남성전용	
염증: 화상, 흉터, 버짐, 습진	◉ 피부병, 사마귀				◉		◉ 증기	◉	● 안면홍조	●
두피, 멀미, 치아, 비듬	● 잇몸				● 비듬					●
임신 중 4개월 후		△	X	X	X	● 6개월 후 임신선	△	6개월 후 반신욕	X	
출산 후 우울증	● 프랑킨센스	●	◉ 분만촉진, 수유촉진	X	X	◉		● 림프순환	◉ 부종	
어린이(6개월 후), 노약자	0.5 ~ 1% 희석사용	● 1세 이후	X	X	● 감기 두방울 반신욕 or 베개	◉ 노약자	산통	산통		

장기별 컬러 오행도

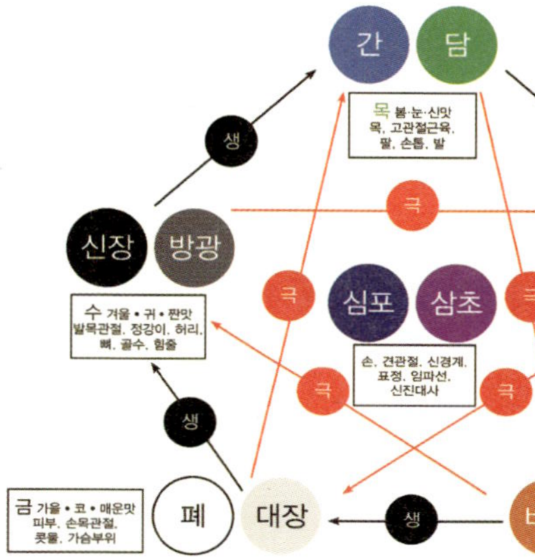

컬러테라피 활용도

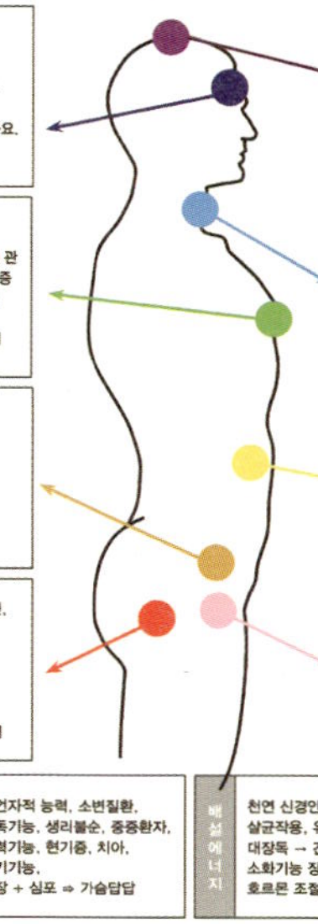

통찰력 에너지
영적 치유의 색, 주로 시각, 청각, 후각, 미각을 관장하며, 정서적 상처에 안전한 신경 마취제로 림프순환, 혈액정화, 천식, 내분비기능 및 갱년기장애, 불면증, 고혈압, 좌골신경통, 편두통, 갑상선 항진증에 효과적. 신뢰와 권위 중요.
* 약물중독, 알콜 중독자 방 벽지 포인트 안정

평화의 에너지
자연 에너지, 흉선, 심장, 어깨, 오십견통, 유방암, 자궁암, 폐, 팔, 손의 염증완화, 코막힘, 알레르기성 비염, 여드름, 염증, 피부염에 효과적 관장하며 뚜렷한 목표와 결심해야 할 때, 심리적 짜증으로 흥분되거나 예민할 때 안정, 휴식의 필요할 때, 자신이 어떤 사람인지 인정이 필요.
* 질투심으로 불필요하게 타인간섭, 감정 기복이 심할 때.

관계 에너지
따뜻하고 상냥함, 관대함, 사교적인 성향, 소화기관, 대장, 신장, 천식, 호흡기, 해독작용, 인대파열, 골절, 팔, 다리염증, 갱년기우울증, 자신감, 추진력, 인내심, 동기부여가 필요할 때, 일에 대한 열정, 변화, 격려가 필요할 때, 한편으론 고통스런 과거 상처 치유 효과적.
* 신경쇠약, 슬픔, 사별, 각종사고 상실감 치유

열정에너지
사랑, 기쁨, 용기, 리더쉽 상징, 개혁가, 심장관련, 혈전, 동맥경화, 순환계, 헤모글로빈 증가로 혈액순환 및 저혈압 및 빈혈개선효과 감기, 만성통증, 허리디스크, 정맥류, 다리통증, 생식기계, 성적 호르몬 촉진, 누군가 인정받고 싶을 때, 힘들고 지칠 때, 무기력하고 나태할 때.
* 추진력, 결단력이 필요할 때, 우울하고 슬플 때

영적에너지
신비로운 귀족의 상징, 정수리, 뇌를 관장하며 정신적 지도자들이 좋아하는 색으로 정신적 고뇌의 치유, 봉사, 대상포진 및 신경계관련 모든 강박성 질환과 전신 수분대사와 림프순환, 뇌하수체를 자극하여 여성호르몬과 생리통, 불임에 효과적, 심한 두통, 전신 근육의 긴장성 완화,
* 예술적 아이디어, 창의력이 필요할 때

직감력에너지
하늘을 연상, 경추, 두통, 목, 입, 턱, 기관지, 인후, 호흡기 등의 열, 염증 진정 효과적이고, 신경계의 긍정적 안정감과 도전의 두려움을 완화 시켜주고 갱년기와 불면증, 신경통, 허리통증, 요실금, 생리불순으로 오는 불안증을 해소. 신뢰감형성, 선하고 순한 양심 소중, 다이어트효과.
* 직감력, 인내심 부족할 때, 가족의 정체성 갈망

희망에너지
세심하고 낙천적 성향의 색으로 대인관계 회복, 간장, 쓸개, 당뇨병, 췌장염, 치유의 색, 심인성 위장장애로 나타나는 식욕부진과 피부발진 효과적, 몸속 독소제거 하므로 림프자극, 신장, 폐경, 관절통증 효과적, 불안과 초조한 부정한 생각 퇴치하여 즐거운 웃음.
* 신뢰감 형성도움, 우울증 치료제.

사랑에너지
기쁨, 행복의 색, 여성스럽고 사랑받는 소녀를 연상, 타인 배려, 자비와 연민이 많은 분, 자율신경계와 뇌 자극, 여성 호르몬 활성화, 생리통 완화, 생리불순, 혈액순환장애 도움,
* 낭만적, 친근감, 만족감필요하거나 좌절감 완화가 필요할 때

순수에너지
공정성, 림프계정화, 빨강+파랑+녹색=무지개 색, 변비, 대장기능, 호흡기계, 여드름, 아토피, 건강관련 → 의사, 슬픔극복 → 상복

정력에너지
예언자적 능력, 소변질환, 해독기능, 생리불순, 중증환자, 정력기능, 현기증, 치아, 발기기능, 심장 + 심포 ⇒ 가슴답답

배설에너지
천연 신경안정제, 배설기관, 살균작용, 유해물질 해독, 대장독 → 간 → 담즙 발생 → 소화기능 장애 → 심장 무리 호르몬 조절

방광기에너지
방광염증, 허리통증, 여성 냉대하, 소변, 전립선 이상, 얼굴빛, 머리컬, 소변불통, 심신진정

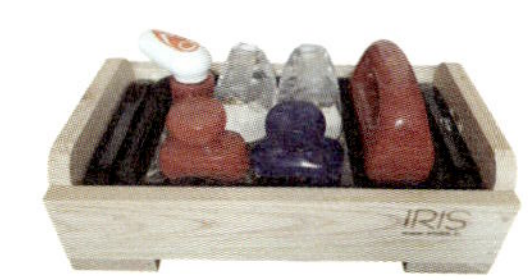

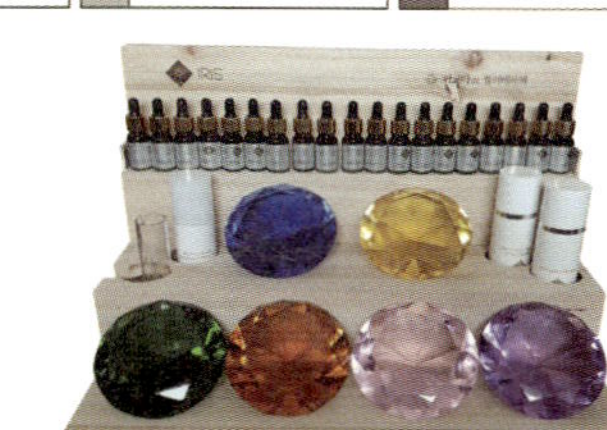